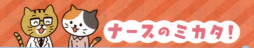

ナースのミカタ！

# 現場ですぐ引ける
# 医学・看護略語辞典

日本医療科学大学名誉教授
首都大学東京名誉教授
東京医療保健大学・大学院 非常勤講師

**飯田恭子** 著

ナツメ社

巻頭特集

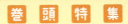

# 日常業務でよく使う!! 間違えやすい略語135選

- 医学・看護用語には同じ略語であっても、「時と場合」により、また「診療科」により、まったく違う意味で使われることがあります。また、同じ意味の日本語であっても、略語が違うことがあります。

- 巻頭特集（ii～xページ）では、そうした略語のうち、とくに覚えておきたい重要なものを次のように分類し、表形式でまとめました。

  **同略・異義語** → 同じ略語で、意味が異なるもの（ii～viiページ）
  **異略・同義語** → 異なる略語で、意味が同じもの（vii～xページ）

- 表には本文の記載ページが記してあります。訳語の解説を本文で確認して、現場で活用してください。

## 同略・異義語

同じ略語でも訳語（欧文）が異なる語句で、特に使用頻度の高いものを、本文よりピックアップしました。たとえば、救急時のABCは「気道・呼吸・循環」を指しますが、婦人科では「穿刺吸引細胞診」を指すことが多くなります。そうした観点から略語を再確認していきましょう。

| 略語 | 訳語 | 欧文 | ページ |
|---|---|---|---|
| ABC | 気道・呼吸・循環 | エアウェイ ブリージング サーキュレイション<br>airway, breathing, circulation | 13 |
|  | 穿刺吸引細胞診 | アスピレイション バイオプシー サイトロジー<br>aspiration biopsy cytology | 14 |
| AF | 羊水 | アムニオティック フルイド<br>amniotic fluid | 24 |
|  | 心房細動（Af） | エイトリアル ファイブリレイション<br>atrial fibrillation | 24 |
|  | 心房粗動（AFL） | エイトリアル フラター<br>atrial flutter | 25 |
| AG | アニオンギャップ | アナイオン ギャップ<br>anion gap | 25 |
|  | 血管造影 | アンジオグラフィー<br>angiography | 26 |

| | | | |
|---|---|---|---|
| **ALS** | 筋萎縮性側索硬化症<br>（きんいしゅくせいそくさくこうかしょう） | amyotrophic lateral sclerosis | 32 |
| | 二次救命処置<br>（にじきゅうめいしょち） | advanced life support | 32 |
| **AP** | 狭心症<br>（きょうしんしょう） | angina pectoris | 36 |
| | 動脈圧<br>（どうみゃくあつ） | arterial pressure | 36 |
| **BE** | 塩基過剰<br>（えんきかじょう） | base excess | 55 |
| | 気管支拡張症<br>（きかんしかくちょうしょう） | bronchiectasis | 55 |
| | 脳浮腫<br>（のうふしゅ） | brain edema | 55 |
| **BT** | 体温<br>（たいおん） | body temperature | 64 |
| | 脳腫瘍<br>（のうしゅよう） | brain tumor | 64 |
| | 膀胱腫瘍<br>（ぼうこうしゅよう） | bladder tumor | 64 |
| **CA** | 冠動脈<br>（かんどうみゃく） | coronary artery | 67 |
| | 腹腔動脈造影<br>（ふくくうどうみゃくぞうえい） | celiac angiography | 67 |
| | 不整脈<br>（ふせいみゃく） | cardiac arrhythmia | 68 |
| **CHF** | うっ血性心不全<br>（けつせいしんふぜん） | congestive heart failure | 82 |
| | 持続的血液濾過<br>（じぞくてきけつえきろか） | continuous hemofiltration | 82 |
| | 慢性心不全<br>（まんせいしんふぜん） | chronic heart failure | 82 |
| **CO** | 一酸化炭素<br>（いっさんかたんそ） | carbon monoxide | 90 |
| | 心拍出量<br>（しんはくしゅつりょう） | cardiac output | 90 |
| **CPA** | 心肺停止<br>（しんぱいていし） | cardiopulmonary arrest | 93 |
| | 肋骨横隔膜角<br>（ろっこつおうかくまくかく） | costophrenic angle | 93 |
| **DB** | III度熱傷<br>（さんどねっしょう） | deep burn | 109 |
| | 直接ビリルビン<br>（ちょくせつ） | direct bilirubin | 109 |
| **DIC** | 点滴静注胆嚢造影<br>（てんてきじょうちゅうたんのうぞうえい） | drip infusion cholecystography | 117 |
| | 播種性血管内凝固症候群<br>（はしゅせいけっかんないぎょうこしょうこうぐん） | disseminated intravascular coagulation | 118 |
| **DM** | 糖尿病<br>（とうにょうびょう） | diabetes mellitus | 121 |
| | 皮膚筋炎<br>（ひふきんえん） | dermatomyositis | 121 |
| **EB** | I度熱傷<br>（いちどねっしょう） | epidermal burn | 132 |
| | イー・ビー・ウイルス | Epstein-Barr virus | 132 |

# 巻頭特集

| | 用語 | 英語（読み） | ページ |
|---|---|---|---|
| **ET** | 駆出時間（くしゅつじかん） | ejection time（イジェクション タイム） | 151 |
| | ストーマ療法士（りょうほうし） | enterostomal therapist（エンテロストマル セラピスト） | 151 |
| | 内斜視（ないしゃし） | esotropia（エソトロウピア） | 152 |
| **FH** | 家族歴（かぞくれき） | family history（ファミリー ヒストリー） | 163 |
| | 劇症肝炎（げきしょうかんえん） | fulminant hepatitis（フルミナント ヘパタイティス） | 163 |
| **GP** | 一般医、家庭医（いっぱんい、かていい） | general practitioner（ジェネラル プラクティショナー） | 182 |
| | 進行性麻痺（しんこうせいまひ） | general paresis [paralysis]（ジェネラル パリーシス パラライシス） | 182 |
| **IC** | インフォームドコンセント | informed consent（インフォームド コンセント） | 211 |
| | 間欠性跛行（かんけつせいはこう） | intermittent claudication（インターミテント クロウディケイション） | 211 |
| **IP** | 間質性肺炎（かんしつせいはいえん） | interstitial pneumonia（インタースティシャル ニューモウニア） | 227 |
| | 腹腔内注射（ふくくうないちゅうしゃ） | intraperitoneal injection（イントラペリトニアル インジェクション） | 227 |
| **IVC** | 下大静脈（かだいじょうみゃく） | inferior vena cava（インフィアリアー ヴィーナ ケイヴァ） | 231 |
| | 経静脈性胆管造影（けいじょうみゃくせいたんかんぞうえい） | intravenous cholangiography（イントラヴィーナス コランジオグラフィー） | 231 |
| **KS** | カポジ肉腫（にくしゅ） | Kaposi's sarcoma（カポウシズ サルコウマ） | 241 |
| | 慢性副鼻腔炎（まんせいふくびくうえん） | Kombinierte Sinusitis（コンビニルテ シヌジティス） | 241 |
| **LA** | 左心房（さしんぼう） | left atrium（レフト エイトリアム） | 243 |
| | 乳酸（にゅうさん） | lactic acid（ラクティック アシッド） | 244 |
| **LDH** | 乳酸脱水素酵素（にゅうさんだっすいそこうそ） | lactate dehydrogenase（ラクテイト デヒドロジェネイス） | 250 |
| | 腰椎椎間板ヘルニア（ようついついかんばん） | lumbar disc hernia（ランバー ディスク ハーニア） | 250 |
| **LN** | リンパ節（せつ） | lymph node（リンフ ノウド） | 256 |
| | ループス腎炎（じんえん） | lupus nephritis（ルーパス ネフライティス） | 256 |
| **MCV** | 運動神経伝導速度（うんどうしんけいでんどうそくど） | motor nerve conduction velocity（モーター ナーヴ コンダクション ヴェロシティ） | 272 |
| | 平均赤血球容積（へいきんせっけっきゅうようせき） | mean corpuscular volume（ミーン コーパスキュラー ヴォリューム） | 273 |
| **MM** | 悪性黒色腫（あくせいこくしょくしゅ） | malignant melanoma（マリグナント メラノウマ） | 280 |
| | 多発性骨髄腫（たはつせいこつずいしゅ） | multiple myeloma（マルティプル マイエロウマ） | 280 |
| **MR** | 医療品情報担当者（いりょうひんじょうほうたんとうしゃ） | medical representative（メディカル リプレゼンタティヴ） | 285 |
| | 精神遅滞（せいしんちたい） | mental retardation（メンタル リターデイション） | 285 |
| | 僧帽弁逆流症（そうぼうべんぎゃくりゅうしょう） | mitral regurgitation（マイトラル レガージテイション） | 285 |

| | | | |
|---|---|---|---|
| **MRA** | 悪性関節リウマチ<br>（あくせいかんせつリウマチ） | マリグナント　リューマトイド　アースライティス<br>malignant rheumatoid  arthritis | 286 |
| | 磁気共鳴血管造影<br>（じききょうめいけっかんぞうえい） | マグネチック　レゾナンス　アンジオグラフィー<br>magnetic resonance angiography | 286 |
| **MS** | 僧帽弁狭窄症<br>（そうぼうべんきょうさくしょう） | マイトラル　ステノウシス<br>mitral stenosis | 287 |
| | 多発性硬化症<br>（たはつせいこうかしょう） | マルティプル　スクレロウシス<br>multiple sclerosis | 287 |
| | メニエール症候群<br>（メニエールしょうこうぐん） | メニエール　シンドロウム<br>Meniere syndrome | 287 |
| **OA** | 起立性蛋白尿<br>（きりつせいたんぱくにょう） | オーソウスタティック　アルビュメニューリア<br>orthostatic albuminuria | 308 |
| | 経口栄養<br>（けいこうえいよう） | オーラル　アリメンテイション<br>oral alimentation | 308 |
| | 変形性関節症<br>（へんけいせいかんせつしょう） | オスティオウアースライティス<br>osteoarthritis | 308 |
| **OD** | 右眼<br>（うがん） | オクルス　デグステル<br>oculus dexter | 310 |
| | 起立性調節障害<br>（きりつせいちょうせつしょうがい） | オーソウスタティック　ディスレギュレイション<br>orthostatic dysregulation | 311 |
| **ON** | 骨壊死<br>（こつえし） | オスティオウネクロウシス<br>osteonecrosis | 314 |
| | 視神経<br>（ししんけい） | オプティック　ナーヴ<br>optic  nerve | 315 |
| **OS** | 左眼<br>（さがん） | オクルス　シニステル<br>oculus sinister | 317 |
| | 僧帽弁開放音<br>（そうぼうべんかいほうおん） | オウプニング　スナップ<br>opening snap | 317 |
| **PA** | 心房圧<br>（しんぼうあつ） | エイトリル　プレッシャー<br>atrial  pressure | 320 |
| | 肺動脈<br>（はいどうみゃく） | パルモナリー　アーテリー<br>pulmonary artery | 320 |
| | 肺動脈弁閉鎖症<br>（はいどうみゃくべんへいさしょう） | パルモナリー　アトレイジア<br>pulmonary atresia | 320 |
| **PAG** | 骨盤動脈造影<br>（こつばんどうみゃくぞうえい） | ペルヴィック　アーテリオグラフィー<br>pelvic arteriography | 322 |
| | 骨盤内血管造影<br>（こつばんないけっかんぞうえい） | ペルヴィック　アンジオグラフィー<br>pelvic angiography | 322 |
| | 肺動脈造影<br>（はいどうみゃくぞうえい） | パルモナリー　アンジオグラフィー<br>pulmonary angiography | 322 |
| **PC** | 体位変換<br>（たいいへんかん） | ポジション　チェインジ<br>position change | 327 |
| | 肺毛細管<br>（はいもうさいかん） | パルモナリー　キャピラリー<br>pulmonary capillary | 328 |
| | プライマリーケア | プライマリー　ケア<br>primary care | 328 |
| **PD** | 進行<br>（しんこう） | プログレッシヴ　ディジーズ<br>progressive disease | 331 |
| | 膵頭十二指腸切除術<br>（すいとうじゅうにしちょうせつじょじゅつ） | パンクリアティック　デュオデネクトミー<br>pancreatic duodenectomy | 332 |
| | パーキンソン病<br>（パーキンソンびょう） | パーキンソンズ　ディジーズ<br>Parkinson's disease | 332 |
| | 腹膜透析<br>（ふくまくとうせき） | ペリトニアル　ダイアリシス<br>peritoneal dialysis | 332 |

同略・異義語　v

## 巻頭特集

| | | | |
|---|---|---|---|
| **PE** | 血漿交換 <br> けっしょうこうかん | プラズマ イクスチェインジ <br> plasma exchange | 333 |
| | 肺気腫 <br> はいきしゅ | パルモナリー エンフィジーマ <br> pulmonary emphysema | 333 |
| | 肺塞栓症 <br> はいそくせんしょう | パルモナリー エンボリズム <br> pulmonary embolism | 333 |
| **PH** | 既往歴 <br> きおうれき | パスト ヒストリー <br> past history | 337 |
| | 肺高血圧症 <br> はいこうけつあつしょう | パルモナリー ハイパーテンション <br> pulmonary hypertension | 338 |
| **PM** | 多発性筋炎 <br> たはつせいきんえん | ポリマイオサイティス <br> polymyositis | 345 |
| | ペースメーカー | ペイスメイカー <br> pacemaker | 345 |
| **PN** | 結節性多発性動脈炎 <br> けっせつせいたはつせいどうみゃくえん | ポリアーテライティス ノウドウサ <br> polyarteritis nodosa | 347 |
| | 静脈栄養 <br> じょうみゃくえいよう | パレンテラル ニュートリション <br> parenteral nutrition | 347 |
| | 腎盂腎炎 <br> じん う じんえん | パイエロネフライティス <br> pyelonephritis | 348 |
| **PT** | プロトロンビン時間 <br> じかん | プロスロンビン タイム <br> prothrombin time | 359 |
| | 理学療法（士） <br> りがくりょうほう（し） | フィジカル セラピー セラピスト <br> physical therapy [therapist] | 360 |
| **PTA** | 外傷後健忘 <br> がいしょうご けんぼう | ポスト トロウマティック アムニージア <br> post-traumatic amnesia | 360 |
| | 経皮的血管形成術 <br> けい ひ てきけっかんけいせいじゅつ | パーキュテイニアス トランスミナル アンジオプラスティ <br> percutaneous transluminal angioplasty | 360 |
| **PTP** | 圧迫包装 <br> あっぱくほうそう | プレス スルー パッケイジ <br> press through package | 364 |
| | 経皮経肝門脈造影 <br> けい ひ けいかんもんみゃくぞうえい | パーキュテイニアス トランスヘパティック ポートグラフィー <br> percutaneous transhepatic portography | 364 |
| **PV** | 真性赤血球増加症 <br> しんせいせっけっきゅうぞうか しょう | ポリサイセミア ヴェラ <br> polycythemia vera | 366 |
| | 肺静脈 <br> はいじょうみゃく | パルモナリー ヴェイン <br> pulmonary vein | 366 |
| | 肺動脈弁 <br> はいどうみゃくべん | パルモナリー ヴァルヴ <br> pulmonary valve | 366 |
| | 門脈 <br> もんみゃく | ポータル ヴェイン <br> portal vein | 366 |
| **RA** | 右心房 <br> うしんぼう | ライト エイトリアム <br> right atrium | 374 |
| | 関節リウマチ <br> かんせつ | リューマトイド アースライティス <br> rheumatoid arthritis | 375 |
| | 不応性貧血 <br> ふ おうせいひんけつ | リフラクトリー アニーミア <br> refractory anemia | 375 |
| **RK** | 角膜前面放射状切開術 <br> かくまくぜんめんほうしゃじょうせっかいじゅつ | レイディアル ケラトトミー <br> radial keratotomy | 386 |
| | 直腸がん <br> ちょくちょう | レクトゥムクレブス <br> Rectumkrebs | 386 |
| **RV** | 右心室 <br> うしんしつ | ライト ヴェントリクル <br> right ventricle | 395 |
| | 残気量 <br> ざん き りょう | リジデュアル ヴォリュム <br> residual volume | 395 |

| | | | | |
|---|---|---|---|---|
| **SAA** | 血清アミロイドA蛋白<br>（けっせい　エーたんぱく） | シアラム　アミロイド　エー　プロウティーン<br>serum amyloid A protein | | 398 |
| | ストークス・アダムス発作<br>（ほっさ） | ストークス　アダムス　アタック<br>Stokes-Adams attack | | 398 |
| **SCA** | 鎖骨下動脈<br>（さこつか　どうみゃく） | サブクレイヴィアン　アーテリー<br>subclavian artery | | 404 |
| | 上小脳動脈<br>（じょうしょうのうどうみゃく） | スーピリアー　セリベラー　アーテリー<br>superior cerebellar artery | | 404 |
| **SV** | 1回心拍出量<br>（いっかいしんぱくしゅつりょう） | ストロウク　ヴォリューム<br>stroke volume | | 429 |
| | 単心室<br>（たんしんしつ） | シングル　ヴェントリクル<br>single ventricle | | 429 |
| **VA** | 視力<br>（しりょく） | ヴィジュアル　アキュティ<br>visual acuity | | 470 |
| | 椎骨動脈<br>（ついこつどうみゃく） | ヴァーテブラル　アーテリー<br>vertebral artery | | 470 |
| **VF** | 視野<br>（しや） | ヴィジュアル　フィールド<br>visual field | | 479 |
| | 心室粗動<br>（しんしつ　そどう） | ヴェントリキュラー　フラター<br>ventricular flutter | | 479 |
| | 心室細動<br>（しんしつさいどう） | ヴェントリキュラー　ファイブリレイション<br>ventricular fibrillation | | 479 |
| **ZK** | 子宮頸がん<br>（しきゅうけいがん） | ツェルフィクスクレブス<br>Zervixkrebs | | 496 |
| | 舌がん<br>（ぜつがん） | ツンゲンクレブス<br>Zungenkrebs | | 496 |

# 異略・同義語

同じ訳語でも略語（欧文）が異なる語句で、特に使用頻度の高いものを、本文よりピックアップしてしています。たとえば、胃潰瘍には英語（GU）と独語（MG）の2つの略語があります。また、黄体刺激ホルモン（LSH）は、プロラクチン（PRL）ともいいます。そうした意味合いから複数の略語を覚えていきましょう。

| 訳語 | 略語 | 欧文 | ページ |
|---|---|---|---|
| 胃潰瘍<br>（いかいよう） | **GU** | ギャストリック　アルサー<br>gastric ulcer | 186 |
| | **MG** | マーゲン　ゲシュヴェル<br>Margen Geschwuer | 276 |
| 黄体刺激ホルモン<br>（おうたいしげき） | **LSH** | ルーティン　スティミュレイティング　ホウモウン<br>lutein - stimulating hormone | 261 |
| （プロラクチン） | **PRL** | プロラクティン<br>prolactin | 355 |
| 過敏性(大)腸症候群<br>（かびんせい　だい　ちょうしょうこうぐん） | **IBS** | イリタブル　バウエル　シンドロウム<br>irritable bowel syndrome | 211 |
| | **ICS** | イリタブル　コウロン　シンドロウム<br>irritable colon syndrome | 214 |

## 巻頭特集

| 日本語 | 略語 | 英語 | ページ |
|---|---|---|---|
| 冠動脈疾患<br>（虚血性心疾患） | **CAD** | コロナリー アーテリー ディジーズ<br>coronary artery disease | 69 |
| | **IHD** | イスキミック ハート ディジーズ<br>ischemic heart disease | 222 |
| 急性炎症性脱髄性<br>多発根神経（ギラ<br>ン・バレー症候群） | **AIDP** | アキュート インフラマトリー ディマイエリネイティング<br>acute inflammatory demyelinating<br>ポリラディキュロパシー<br>polyradicuropathy | 29 |
| | **GBS** | ギラン バレー シンドローム<br>Guillain-Barre syndrome | 173 |
| クレアチンキナーゼ<br>（クレアチンリン酸<br>分解酵素） | **CK** | クリーアチン カイネイス<br>creatine kinase | 85 |
| | **CPK** | クリーアチン フォスフォカイネイス<br>creatine phosphokinase | 94 |
| 経皮経肝胆管（道）<br>ドレナージ | **PTBD** | パーキュティニアス トランスヘパティックビリアリードレイニッジ<br>percutaneous transhepatic biliary drainage | 361 |
| | **PTCD** | パーキュテイニア オ トランスヘパティックコランジオ ドレイニッジ<br>percutaneous transhepatic cholangio drainage | 361 |
| 経皮薬物送達システ<br>ム（経皮吸収治療<br>システム） | **TDDS** | トランスダーマル ドラッグ デリヴァリー システム<br>transdermal drug delivery system | 440 |
| | **TTS** | トランスダーマル セラピューティック システム<br>transdermal therapeutic system | 456 |
| 血管心臓造影 | **ACG** | アンジオカーディオグラフィー<br>angiocardiography | 18 |
| | **AOG** | エイオートグラフィー<br>aortography | 36 |
| 高圧酸素療法 | **HBO** | ハイパーバリック オキシジェネイション<br>hyperbaric oxygenation | 190 |
| | **OHP** | オキシジェン ハイパーバリック プレッシャー<br>oxygen hyperbaric pressure | 312 |
| 高血圧 | **HBP** | ハイ ブラッド プレッシャー<br>high blood pressure | 190 |
| | **HT** | ハイパーテンション<br>hypertension | 206 |
| 再生不良性貧血 | **AA** | エイプラスティック アニーミア<br>aplastic anemia | 11 |
| | **Aplas** | エイプラスティック アニーミア<br>aplastic anemia | 38 |
| 最大換気量 | **MBC** | マキシマム ブリージング キャパシティ<br>maximum breathing capacity | 269 |
| | **MVV** | マキシマム ヴォランタリー ヴェンティレイション<br>maximum voluntary ventilation | 291 |
| 最大呼気流量<br>（ピークフロー率） | **MEF**<br>メフ | マキシマム エクスピラトリー フロウ<br>maximum expiratory flow | 274 |
| | **PEF**<br>ペフ | ピーク エクスピラトリー フロウ<br>peak expiratory flow | 334 |
| | **PFR** | ピーク フロウ レイト<br>peak flow rate | 336 |

| 十二指腸潰瘍 (じゅうにしちょうかいよう) | DU | デュオディナル アルサー duodenal ulcer | 128 |
|---|---|---|---|
| | UD | ウルクス デュオデニ ulcus duodeni | 464 |
| 食道がん (しょくどう) | EC, ECa | イソファジアル　カーシノウマ esophageal carcinoma | 133 |
| | OK (オーカー) | エソファガス　クレブス Oesophagus Krebs | 313 |
| 心室期外収縮 (しんしつきがいしゅうしゅく) | PVC | プリマチュア　ヴェントリキュラー コントラクション premature ventricular contraction | 366 |
| | VPC | ヴェントリキュラー プリマチュア　コントラクション ventricular premature contraction | 482 |
| 心電図 (しんでんず) | ECG | イレクトロカーディオグラム electrocardiogram | 134 |
| | EKG | エレクトロカルディオグラム Elektrokardiogramm | 140 |
| 心不全 (しんふぜん) | CF | カーディアック フェイリアー cardiac failure | 78 |
| | CI | カーディアック インサフィシエンシー cardiac insufficiency | 83 |
| 心房期外収縮 (しんぼうきがいしゅうしゅく) | APC | エイトリアル　プリマチュア　コントラクション atrial premature contraction | 37 |
| | PAC | プリマチュア　エイトリアル　コントラクション premature atrial contraction | 320 |
| 性行為感染症 (性病) (せいこういかんせんしょう（せいびょう）) | STD | セクシュアリー トランスミティッド ディジーズ sexually transmitted disease | 427 |
| | VD | ヴェニリアル ディジーズ venereal disease | 477 |
| 双極性障害 (躁うつ病) (そうきょくせいしょうがい（そううつびょう）) | BPD | バイポウラー ディスオーダー bipolar disorder | 61 |
| | MD | マニック ディプレッシヴ　サイコウシス manic depressive psychosis | 273 |
| 足関節・上腕血圧比 (そくかんせつ・じょうわんけつあつひ) | ABI | アンクル ブレイキアル ブレッシャー インデクス ankle brachial pressure index | 15 |
| | API | アンクル アーム ブレッシャー　インデクス ankle-arm pressure index | 38 |
| 多発性内分泌腺腫症 (たはつせいないぶんぴつせんしゅしょう) | MEA | マルティプル　エンドクリン　アデノマトウシス multiple endocrine adenomatosis | 274 |
| | MEN | マルティプル　エンドクリン　ニオプレイジア multiple endocrine neoplasia | 274 |
| 胆石 (たんせき) | GBS | ゴールブラダー ストウン ゴール ストウン gallbladder stone, gall stone | 174 |
| | GS | ゴールブラダー ストウン ゴール ストウン gallbladder stone, gall stone | 183 |
| 中心静脈栄養法 (完全静脈栄養) (ちゅうしんじょうみゃくえいようほう（かんぜんじょうみゃくえいよう）) | CVH | セントラル　ヴィーナス ハイパーアリメンテイション central venous hyperalimentation | 105 |
| | IVH | イントラヴィーナス ハイパーアリメンテイション intravenous hyperalimentation | 232 |
| | TPN | トータル　パレンテラル　ニュートリション total parenteral nutrition | 453 |

異略・同義語　ix

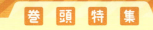

| 伝染性単核(球)症 | IM | infectious mononucleosis | 223 |
|---|---|---|---|
| | IMN | infectious mononucleosis | 224 |
| 特発性心筋症<br>(虚血性心筋障害) | ICM | idiopathic cardiomyopathy | 213 |
| | IMD | ischemic myocardial damage | 223 |
| 二次救命処置 | ACLS | advanced cardiovascular life support | 19 |
| | ALS | advanced life support | 32 |
| 肺塞栓症<br>(肺動脈血栓症) | PE | pulmonary embolism | 333 |
| | PTE | pulmonary thromboembolism | 362 |
| 肺動脈楔入圧<br>(肺毛細血管楔入圧) | PAWP | pulmonary arterial wedge pressure | 326 |
| | PCWP | pulmonary capillary wedge pressure | 331 |
| 分層植皮術 | STG | split thickness graft | 427 |
| | STSG | split thickness skin graft | 428 |
| 平均動脈圧 | MABP | mean arterial blood pressure | 266 |
| | MAP | mean arterial pressure | 267 |
| ヘマトクリット値 | Hct, hct | hematocrit | 191 |
| | Ht | hematocrit | 206 |
| 扁平上皮がん<br>(肺小細胞がん) | SCC | squamous cell carcinoma | 404 |
| | SCLC | small cell lung carcinoma [cancer] | 406 |
| 膜性糸球体腎炎<br>(膜性腎症) | MGN | membranous glomerulonephritis | 277 |
| | MN | membranous nephropathy | 282 |
| 慢性閉塞性肺疾患 | COLD | chronic obstructive lung disease | 91 |
| | COPD | chronic obstructive pulmonary disease | 92 |
| (肺)容量減少手術 | LVRS | lung volume reduction surgery | 264 |
| | VRS | volume reduction surgery | 483 |
| 来院時心肺停止<br>(到着時死亡) | CPAOA | cardiopulmonary arrest on arrival | 93 |
| | DOA | dead on arrival | 123 |

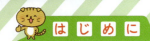

## はじめに

### 医療で必須の略語を5,000語収録！

　医療技術の進歩・高度化に伴い、看護師に求められる知識や技術は高度化してきている。また、急速な国際化、情報化とともに国際共通語としての英語の習得は基本的教養としてあらゆる職種に求められてきている。特に欧米で学問体系化された看護学においては、多くの用語・概念は国際的に英語で発信されており、日本においても訳語を当てずにカタカナ表記され、共通語として理解されているのが一般的である。

　大学院修士・博士過程などの高度な教育機関も急増し、日本における看護研究も非常に進んできている。単に海外の先端技術や知識の習得にとどまらず、日本からの積極的発信が期待されている。国内における国際学会への参加、海外での学会参加、論文の発信、国際ジャーナルへの投稿など、熱心な看護師も多く、同時に海外のライセンス取得、また海外の病院勤務や国際現場で活躍する看護師も増えてきている。

　専門職として英語力を自在に活用していくためには、その基盤となる語彙力の習得が必須要件である。特に医療ではカルテやテキストはもちろん、現場で頻用される略語は非常に多岐にわたり、領域の共通言語として誤解を生じないよう正確な知識が求められる。

　看護・医療は技術の高度化とともに、幅広く専門分化しており、領域によって多様な内容が同一の略語で表記されていることも多い。

　本書では、臨床現場や文献中に使用されている略語について、可能な限り多くの例を集め、ルビを振りかつ簡潔な解説をつけることによって便利な一冊とした。本辞典が看護師必携の書となれば幸いである。

飯田恭子

＊本書は『看護師のための早引き医学・看護略語辞典』に情報を追加し、増ページ、再編集したものです。

# 本書の使い方

医療の現場で耳にすることの多い約5,000語の欧文略語(付録を含む)をアルファベット順に記載し、わかりやすく解説してあります。多数の同義語・派生語などを記し、参照ページをつけています。

## 略語

- 大文字→小文字の順に並べてあります。
- 同じ略語の場合は、訳語のあいうえお順にしてあります。
- 記号・数字は順に関係しません。
  例 A/G→AG
  　 d4A→dA
  　 17-KS→KS
- ギリシャ文字は慣用的にアルファベットに組み込みました。
  例 αGI→aGI
  　 βHCG→bHCG
  　 γ-GTP→gGTP
  　 μg→mg
  　 Mφ→Mp

## その他

- ( )書きは語句の省略、または補足説明を表します。
- [ ]書きは直前の語句の言い換えを表します。

## 注意

- 略語、訳語、欧文は代表的なものが記してありますが、医療機関によって異なる場合があります。
- 検査値の基準値も測定法で異なったり、別の単位で表記されることがあります。

---

## CRL ▶▶▶ CRVO

**CRL** 胎児頭殿長 crown-rump length
胎児の頭骨先端から殿部の突出部までの長さ。

**CRMN**[抗生] カルモナム (carumonam)
モノバクタム系抗菌薬。

**CRP**[重要] C反応性蛋白 carbon reactive protein
炎症が起こると肝臓で合成され、血液中に増加してくる蛋白質。

**CRPS** 複合性局所疼痛症候群 complex regional pain syndrome
外傷後などに、疼痛が異常に遷延する慢性神経障害性疼痛。

**CRRT** 持続的腎機能代替療法 continuous renal replacement therapy
体外血液浄化療法の一つ。主に急性腎不全などの重症患者に対し、24時間連続で血液からの水分除去、電解質バランスの補正、老廃物の除去を行う方法。
参 主な血液浄化法 P.192

**CRS** カテーテル敗血症 catheter related sepsis
カテーテル留置が原因で起こる敗血症。

**CRS**[重要] 先天性風疹症候群 congenital rubella syndrome
免疫のない女性が妊娠初期に風疹に罹患し、風疹ウイルスが胎児に感染して起こる先天障害。先天性心疾患、難聴、白内障が主な症状。

**CRT** 心臓再同期療法 cardiac resynchronization therapy
両心室ペーシングともいい、右室と左室を同時にペーシングすることで同期不全を改善する治療法。

**CRT** 毛細血管充填時間 capillary refilling time
親指の爪を5秒間圧迫後、元の色に戻るまでの時間で、循環動態を評価する方法。ブランチテスト。

**CRVO** 網膜中心静脈閉塞症 central retinal vein occlusion
網膜中心静脈の閉塞によって、循環障害が起こる眼疾患。
参 BRVO(網膜静脈分枝閉塞症) P.62

---

## 同義語・派生語 / 参照ページ

- 同義語は同マークをつけ、参照ページを記してあります。
- 派生語・類義語・反対語、参照する図・表には参マークをつけ、参照ページを記しました。

**重要マーク**
- 臨床現場で用いる頻度が高い略語を約2,000語ピックアップして、「重要マーク」をつけました。

**図・表**
- 重要な病名や分類、手技・療法などを、図・表で示してあります。
- 図・表のあるページは、もくじで一覧できます。

CS ▶▶▶ CSAS

**インデックス**

**CS** 圧挫[挫滅]症候群 crush syndrome
事故などで長時間圧迫を受けた筋肉が、解放されたときに起こるさまざまな障害。

**CS** 冠静脈洞 coronary sinus
左房室間溝に存在し、大心静脈、中心静脈からの血液が流れ込み、右房に注ぐ。

■ 冠循環

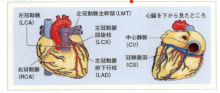

**CS** 頸椎脊椎症 cervical spondylosis
加齢による頸椎の変形や、椎間板の変性によって起こる疾患。頸椎症ともいう。

**CS*** サイクロセリン(cycloserine)
抗結核薬。

**CS** 膀胱鏡 cystoscope
膀胱内を直接観察するための内視鏡。

**CS, C/S** 帝王切開、カイザー、シーセクション Cesarean section
自然分娩が不可能または危険な場合に、母体の開腹手術により胎児を摘出する出産法。

**CSAS** 中枢性睡眠時無呼吸症候群 central sleep apnea syndrome
脳の呼吸中枢の異常によって無呼吸状態が起こる睡眠障害。

**語源**
- 英語以外の略語は、訳語の後ろに語源となった言語を記してあります。
  ドイツ語→(独)　フランス語→(仏)
  ギリシャ語→(希)　ラテン語→(ラ)

**薬剤**
- 薬剤の略語は、色を変え、「*」をつけています。
- 薬効分類にしたがって、「薬剤マーク」をつけています。

中枢→中枢神経用薬
麻酔→全身麻酔剤
解熱→解熱鎮痛消炎剤
末梢→末梢神経系用薬
感覚→感覚器用薬
循環→循環器管用剤
強心→強心剤
降圧→血圧降下剤
拡張→血管拡張剤
呼吸→呼吸器官用薬
消化→消化器用薬
ホル→ホルモン剤
外皮→外皮用薬
滋養→滋養強壮薬
血液→血液・体液用薬
代謝→代謝性医薬品
解毒→解毒剤
糖尿→糖尿病用剤
腫瘍→腫瘍用薬
放射→放射性医薬品
アレ→アレルギー用薬
漢方→漢方製剤
抗生→抗生物質製剤
化学→化学療法剤
抗ウ→抗ウイルス剤
生物→生物学的製剤

# も く じ

- ● 巻頭特集 ……………………… i
- ● はじめに ……………………… 1
- ● 本書の使い方 ………………… 2

## 医学・看護略語 …………………… 9

| | | | | |
|---|---|---|---|---|
| **A** | 10 | **N** | 292 |
| **B** | 50 | **O** | 308 |
| **C** | 67 | **P** | 319 |
| **D** | 108 | **Q** | 370 |
| **E** | 131 | **R** | 374 |
| **F** | 155 | **S** | 397 |
| **G** | 172 | **T** | 433 |
| **H** | 187 | **U** | 461 |
| **I** | 209 | **V** | 470 |
| **J** | 234 | **W** | 486 |
| **K** | 238 | **X** | 491 |
| **L** | 243 | **Y** | 494 |
| **M** | 265 | **Z** | 495 |

## 図・表

- ● 大腸の領域区分 ……………… 10
- ● 主なペースメーカーの
  モード（様式）………………… 12
- ● 胸骨圧迫（心臓）マッサージの
  手技 …………………………… 13
- ● ABCDEアプローチ …………… 14
- ● ABO式判定 …………………… 15
- ● 膝関節の構造 ………………… 19
- ● Secondary ABCD survey
  （二次ABCD評価）……………… 19
- ● 脳・頸部の動脈 ……………… 28
- ● 消化器系の動脈 ……………… 30
- ● 主な白血病 …………………… 32
- ● AMPLEヒストリー …………… 34
- ● アプガースコア ……………… 38
- ● 呼吸不全の分類 ……………… 41

- ●薬物血中濃度曲線 ………… 46
- ●心臓の弁の構造 …………… 47
- ●単極肢誘導 ………………… 48
- ●ビルロート法 ……………… 50
- ●基礎体温 …………………… 53
- ●Primary ABCD …………… 58
- ●聴力検査に関連する
  主な略語 ………………… 60
- ●BPD（児頭大横径）………… 61
- ●生検・手術検体の種類 …… 66
- ●主な電解質の基準値 ……… 68
- ●白内障手術に関連する
  主な略語 ………………… 71
- ●食道の領域区分 …………… 77
- ●視力を表す主な略語 ……… 79
- ●ショックの5P（症状）…… 80
- ●完全左脚ブロックと
  完全右脚ブロック ……… 86
- ●心筋症に関連する
  主な略語 ………………… 87
- ●手の関節 …………………… 88
- ●冠循環 ……………………… 99
- ●異常呼吸 ………………… 100
- ●CVH（中心静脈栄養法）の
  カテーテル留置 ……… 105
- ●DESIGN褥瘡状態判定スケール
  （日本褥瘡学会）……… 114
- ●主な皮疹 ………………… 116
- ●足の関節 ………………… 118
- ●主な認知症と原因 ……… 120
- ●糖尿病の分類 …………… 121
- ●主な膠原病 ……………… 121

- ●胃切除（GR）の方法……… 125
- ●二重エネルギーX線吸収法 ………………… 130
- ●心臓の興奮と心電図
  波形の関係 …………… 134
- ●新生児の体重区分 ……… 140
- ●EMR（内視鏡的粘膜切除術）………………… 142
- ●内視鏡による膵胆管造影・
  ドレナージに関連する主な
  略語 …………………… 144
- ●外眼筋（左眼）…………… 145
- ●ESD（内視鏡的粘膜下層
  剥離術）………………… 150
- ●EVL（内視鏡的静脈瘤結紮術）………………… 154
- ●FAB分類 ………………… 155
- ●抗体の構造 ……………… 156
- ●空腹時血糖値の区分
  （静脈血漿値）………… 159
- ●主な血液製剤の種類 …… 163
- ●FNS（大腿神経伸展テスト）………………… 167
- ●フェイススケール ……… 169
- ●胃がんの形態分類 ……… 174
- ●GCS（Glasgow Coma Scale）………………… 175
- ●グラム染色と主な病原菌 … 181
- ●ドレーン（チューブ）の種類 ………………… 184
- ●胃瘻カテーテルの種類 … 185
- ●胃潰瘍の形態分類 ……… 186

# もくじ

- 主な心筋マーカー ……… 188
- 主な血液浄化法 ……… 192
- リポ蛋白の種類 ……… 193
- 長谷川式認知症スケール … 194
- 肝性脳症による昏睡度の
  分類 ……… 195
- 運動麻痺の分布分類 ……… 196
- ヒュー・ジョーンズ分類 … 200
- 心雑音の種類 ……… 201
- HTO（高位脛骨骨切り術）… 207
- ICD（植込み型除細動器）… 212
- 専門看護師・認定看護師・認定
  看護管理者（日本看護協会）
  ……… 213
- 心臓の刺激伝導系 ……… 214
- 専門的な集中治療部［室］… 215
- 注射の種類 ……… 216
- ヒト免疫グロブリン
  （抗体）の種類 ……… 219
- ウイルス肝炎の特徴 ……… 220
- 胆管・門脈・肝動脈の構造 … 221
- 成人の1日あたりの
  イン・アウト ……… 225
- IVT（点滴静注血栓溶解療）… 233
- JCS（Japan Coma Scale：
  3-3-9度方式） ……… 234
- 関節（可動関節）の種類 … 237
- 血液循環 ……… 243
- 上腕骨骨折の保存療法 … 244
- 主なホルモン ……… 252
- 腰椎穿刺と体位 ……… 257
- リポ蛋白の構造 ……… 258

- 瞳孔の大きさの異常 ……… 260
- 肝臓病の推移 ……… 264
- 胃の領域区分 ……… 265
- イレウスの種類と症状 … 268
- ミルウォーキーブレース … 269
- 体内の電解質バランス … 276
- 乳がんのできやすい部位 … 281
- 呼吸管理に関する用語 … 290
- 神経系の分類 ……… 292
- 血球の分化 ……… 297
- （短）下肢装具 ……… 306
- NYHA分類
  （循環機能の評価） ……… 307
- ODC（酸素解離曲線） ……… 311
- 主な日和見感染症 ……… 313
- 整形外科の手術療法 ……… 316
- 血液ガス分析の略語 ……… 321
- 末梢動脈疾患の
  フォンテイン分類 ……… 322
- 歩行障害の種類 ……… 324
- PCD（プログラム細胞死
  〈アポトーシス〉）と壊死の
  比較 ……… 328
- がんの治療効果判定に
  関する用語（RECIST〈最
  長径の和の変化〉） ……… 331
- Ph1染色体 ……… 338
- 主な腫瘍マーカー ……… 342
- 栄養投与経路 ……… 347
- 心電図（正常洞調律） ……… 353
- PS（パフォーマンス
  ステータス） ……… 356

- ●PTCA（経皮経管的冠動脈形成術） …………… 361
- ●PTCRA（ロタブレーター） …………… 362
- ●気胸 …………… 369
- ●QT時間の変化 …………… 373
- ●バイタルサインの基準値 …………… 374
- ●RAO（寛骨臼回転骨切り術） …………… 376
- ●主な病的反射 …………… 382
- ●肺音の分類 …………… 384
- ●RICES …………… 385
- ●ROMT（関節可動域テスト） …………… 389
- ●R-Y（ルーワイ吻合術） …………… 396
- ●注射針 …………… 401
- ●注射針の太さ別用途 …………… 401
- ●熱傷深度による分類と病態 …………… 408
- ●（可動）関節の構造 …………… 410
- ●スワン・ガンツカテーテル …………… 411
- ●スワン・ガンツカテーテルの測定基準値 …………… 411
- ●ショックの分類 …………… 413
- ●失語症の種類 …………… 416
- ●ルーベンシュタイン分類（洞不全症候群） …………… 424
- ●アレルギーの種類 …………… 426
- ●主な不整脈 …………… 430
- ●心臓の収縮期と拡張期 …………… 432
- ●異常な脈拍 …………… 435

- ●輸血に伴う副作用と症状 …………… 436
- ●トルサード・ド・ポアンツ …………… 441
- ●内反足の三症状 …………… 443
- ●主な先天性心疾患 …………… 444
- ●人工股関節全置換術 …………… 445
- ●人工膝関節全置換術 …………… 447
- ●深部体温の測定法と適応 …………… 449
- ●TNM分類 …………… 451
- ●ファロー四徴症の病態 …………… 451
- ●TVP（経尿道的前立腺蒸散術） …………… 458
- ●肩関節脱臼の整復法 …………… 459
- ●ティンパノグラム …………… 460
- ●アンダーアームブレース …………… 461
- ●狭心症の分類（発症誘因） …………… 462
- ●狭心症の分類（経過） …………… 462
- ●狭心症の分類（発症機序） …………… 462
- ●UHR（人工骨頭置換術） …………… 465
- ●肺におけるガス交換（$CO_2$の排出） …………… 472
- ●ペインスケール …………… 473
- ●肺気量分画 …………… 475
- ●吸引分娩と鉗子分娩 …………… 478
- ●ペースメーカー電極植込みパターン …………… 485
- ●ウェクスラー式知能検査の種類 …………… 486
- ●伴性遺伝 …………… 491
- ●食道・胃粘膜接合部 …………… 496

## もくじ

### 付録（その他の略語）・・・・・・・・・・・・・・・・・・・・498

- リハビリテーション・介護に関する略語 ・・・・・・・ 498
- 検査値に関する略語 ・・・・・・・・・・・・・・・・・・・・・・・・・・ 515
- 単位に関する略語（記号）・・・・・・・・・・・・・・・・・・・・ 529
- 処方箋に関する略語 ・・・・・・・・・・・・・・・・・・・・・・・・・・ 533
- 医療従事者に関する略語 ・・・・・・・・・・・・・・・・・・・・・ 536
- 学会・機関・組織に関する略語 ・・・・・・・・・・・・・・・ 538
- 薬剤に関する略語 ・・・・・・・・・・・・・・・・・・・・・・・・・・・・ 552
- 数詞・乗数・元素記号に関する略語 ・・・・・・・・・・ 574

### 付録（人体の名称）・・・・・・・・・・・・・・・・・・・・・・580

| | | |
|---|---|---|
| 骨格 ▶ skeleton ・・・・・・・・・ 580 | 肛門 ▶ anus ・・・・・・・・・・・・・ 589 |
| 筋肉 ▶ muscle ・・・・・・・・・・ 581 | 泌尿器 ▶ urinary organs ・・・ 590 |
| 心臓 ▶ heart ・・・・・・・・・・・ 582 | 腎臓 ▶ kidney ・・・・・・・・・・ 590 |
| 血管 ▶ blood vessel ・・・・・ 582 | 膀胱・尿道 ▶ urinary bladder, |
| リンパ節 ▶ lymph node ・・・・ 583 | 　urethra ・・・・・・・・・・・ 591 |
| 気道 ▶ respiratory tract / airway | 脳 ▶ brain ・・・・・・・・・・・・・ 592 |
| ・・・・・・・・・・・・・・・・・ 584 | 神経 ▶ nerve ・・・・・・・・・・・ 592 |
| 肺 ▶ lung ・・・・・・・・・・・・・・ 585 | ニューロン ▶ neuron ・・・・・・ 593 |
| 肺胞 ▶ alveolus ・・・・・・・・・ 585 | 脊髄 ▶ spinal cord ・・・・・・ 593 |
| 消化器 ▶ digestive organs ・・・ 586 | 目 ▶ eye ・・・・・・・・・・・・・・・ 594 |
| 肝臓 ▶ liver ・・・・・・・・・・・・ 587 | 耳 ▶ ear ・・・・・・・・・・・・・・・ 594 |
| 胆嚢 ▶ gall(-)bladder ・・・・ 587 | 鼻 ▶ nose ・・・・・・・・・・・・・ 595 |
| 胃 ▶ stomach ・・・・・・・・・・ 588 | 皮膚 ▶ skin ・・・・・・・・・・・・ 595 |
| 膵臓 ▶ pancreas ・・・・・・・・ 588 | 口 ▶ mouth ・・・・・・・・・・・・ 596 |
| 小腸・大腸 ▶ small intestine, | 舌 ▶ tongue ・・・・・・・・・・・ 596 |
| 　large intestine ・・・・ 589 | 歯 ▶ tooth ・・・・・・・・・・・・・ 597 |

### 索引 ・・・・・・・・・・・・・・・・・・ 598

- 本文・カバーデザイン
  /柴崎精治（マルプデザイン）
- 本文イラスト／西原宏史　成瀬瞳
- 執筆協力／横田京子
- 編集協力／ knowm
- 編集担当／森田直（ナツメ出版企画）

# 医学・看護 略語

| | | |
|---|---|---|
| A ----- 10 | F ----- 155 | K ----- 238 |
| B ----- 50 | G ----- 172 | L ----- 243 |
| C ----- 67 | H ----- 187 | M ----- 265 |
| D ----- 108 | I ----- 209 | N ----- 292 |
| E ----- 131 | J ----- 234 | O ----- 308 |

| | | |
|---|---|---|
| P ----- 319 | U ----- 461 | Z ----- 495 |
| Q ----- 370 | V ----- 470 | |
| R ----- 374 | W ----- 486 | |
| S ----- 397 | X ----- 491 | |
| T ----- 433 | Y ----- 494 | |

A ▶▶▶ AA

**A　アセスメント**　assessment
重要
評価、査定。看護上では、患者から情報を収集して分析・判断を行うこと。

**A　アレルギー**　allergy
食物、金属など特定の抗原物質に対して、免疫反応が過剰に起こることをいう。参 アレルギーの種類 P.426

**A　アンジオテンシン**　angiotensin
血管収縮、血圧上昇の作用がある生理活性物質。

**A　上行結腸**　ascending colon
重要
結腸の盲腸終末部から右結腸曲まで。

■ 大腸の領域区分

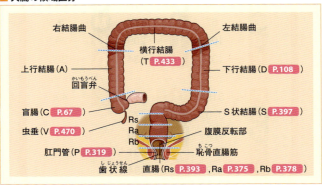

**a　動脈**　artery
重要

**AA　匿名断酒会、匿名の酒害者会**　alcoholics anonymous
アルコール依存症者のための自助グループの一形態。

**AA ▶▶▶ AAE**

**A**

**重要**

**AA** 再生不良性貧血 aplastic anemia
骨髄の造血幹細胞の異常で、血液中の白血球、赤血球、血小板のすべてが減少する（汎血球減少）疾患。 同 Aplas P.38

**AA** 人工流産 artificial abortion
妊娠第22週未満の時期に行われる人工妊娠中絶。 同 IA P.209

**重要**

**AAA, AAA** 急性不安発作 acute anxiety attack
パニック障害の症状の一つ。

**重要**

**AAA, AAA** 腹部大動脈瘤 abdominal aortic aneurysm
腹部大動脈の一部が瘤のように膨らんだ状態（動脈瘤）になること。

**AAA, AAA** 芳香族アミノ酸 aromatic amino acid
フェニルアラニン、トリプトファン、ヒスチジン、チロシン、チロキシンなど。 参 BCAA（分岐鎖アミノ酸） P.54

**重要**

**AACG** 急性閉塞隅角緑内障 acute angle closure glaucoma
眼圧の急激な上昇によって発生し、突然の激しい眼痛、頭痛、嘔吐などの症状が出る緑内障。

**AAD** 抗生剤関連下痢症 antibiotics - associated diarrhea
抗菌薬の投与により腸内細菌叢が影響を受けて発症する下痢。

**a-ADCO2** 肺胞気・動脈血二酸化炭素分圧較差
alveolar-arterial carbon dioxide tension difference 動脈血と肺胞気の二酸化炭素分圧の差のこと。高値の場合は、高炭酸ガス血症などの疑いがある。

**重要**

**A-aDO2** 肺胞気・動脈血酸素分圧較差 alveolar-arterial oxygen difference
肺胞気と動脈血の酸素分圧の差。肺における血液酸素化能を表す指標となり、差が大きいほど酸素化が悪いことを示す。

**重要**

**AAE** 大動脈弁輪拡張症 annulo aortic ectasia
上行大動脈基部の瘤様拡大により、大動脈弁輪が引っ張られて広がる病態。大動脈弁逆流をきたす単独の疾患としては最も多い。

11

## AAG ▶▶▶ AAS

**重要**　**AAG**　アミロイドアンジオパチー　<ruby>amyloid<rt>アミロイド</rt></ruby> <ruby>angiopathy<rt>アンジオパシー</rt></ruby>

脳血管にアミロイドが沈着する脳血管障害のことで、頭蓋内出血や微小出血を発症する。**同** CAA（脳アミロイド血管症）**P.69**

**重要**　**AAH**　異型腺腫様過形成　<ruby>atypical<rt>エイティピカル</rt></ruby> <ruby>adenomatous<rt>アデノウマタス</rt></ruby> <ruby>hyperplasia<rt>ハイパープレイジア</rt></ruby>

腺がんの前がん状態。

**重要**　**AAI**　心房抑制型心房ペーシング　<ruby>atrium<rt>エイトリウム</rt></ruby> <ruby>atrium<rt>エイトリウム</rt></ruby> <ruby>inhibit<rt>インヒビット</rt></ruby> <ruby>pacing<rt>ペイシング</rt></ruby>

心臓ペーシング療法で、ペースメーカーのモード（様式）の一つ。

### ■ 主なペースメーカーのモード（様式）

| モード | 刺激する部位 | 感知する部位 | 自己心拍に対する反応 |
|---|---|---|---|
| **AAI** 型 | 心房（A） | 心房（A） | 抑制（I） |
| **VVI** 型 | 心室（V） | 心室（V） | 抑制（I） |
| **DDI** 型 | 心房・心室（D） | 心房・心室（D） | 抑制（I） |
| **DDD** 型 | 心房・心室（D） | 心房・心室（D） | 抑制・同期（D） |
| **VDD** 型 | 心室（V） | 心房・心室（D） | 抑制・同期（D） |

● ペースメーカーの機能は3文字のアルファベットで表され、上記のような表示が広く用いられている。
● 刺激や感知を行う場所→心房（A）、心室（V）、心房＋心室（D）
　感知に対する反応→抑制（I）、同期（T）、抑制＋同期（D）　　D：Dual（二つ）

**AAR**　抗原抗体反応　<ruby>antigen<rt>アンティジェン</rt></ruby> <ruby>antibody<rt>アンティボディ</rt></ruby> <ruby>reaction<rt>リアクション</rt></ruby>

体内に侵入した異質物（抗原）と、それに対応して産生される抗体との特異的な反応。

**AAS**　環軸椎亜脱臼　<ruby>atlantoaxial<rt>アトラントアキシアル</rt></ruby> <ruby>subluxation<rt>サブラクセイション</rt></ruby>

第1頸椎の環椎と第2頸椎の軸椎を結合する関節が、4mm以上ずれている状態。完全にはずれた状態は環軸椎脱臼という。

**重要**　**AAS**　大動脈弓症候群　<ruby>aortic<rt>エイオーティック</rt></ruby> <ruby>arch<rt>アーチ</rt></ruby> <ruby>syndrome<rt>シンドロウム</rt></ruby>

大動脈から分枝する主幹動脈が狭窄または閉塞することにより、頭部や上肢に虚血症状が現れる疾患の総称。

## AAU 急性前部ぶどう膜炎 acute anterior uveitis
片側眼球のぶどう膜に突然発症する炎症の強い疾患。前房に線維素が出てくるのが特徴。

## AAV 順応性補助換気 adaptive assisted ventilation
人工呼吸器の換気モードの一つ。

## AB 抗生物質 antibiotics
重要

微生物の産生物に由来し、ほかの微生物などの細胞の増殖や機能を阻害する薬剤の総称。抗菌薬、抗真菌薬、抗ウイルス薬、抗がん剤を含むが、その大部分は抗菌薬。

## Ab 抗体 antibody
重要

体内に侵入してきた抗原に対してBリンパ球が産生し、抗原と特異的に反応する免疫グロブリンの総称。

## ABB 酸塩基平衡 acid base balance
生体内の細胞の適切な活動のために、肺と腎臓の働きで血液(細胞外液)の酸・塩基バランスがpH7.40前後の非常に狭い範囲に保たれていること。

## ABC 気道・呼吸・循環 airway, breathing, circulation
重要

救命処置のABC。気道を確保し、人工呼吸と胸骨圧迫(心臓)マッサージを行う。

### ■ 胸骨圧迫(心臓)マッサージの手技

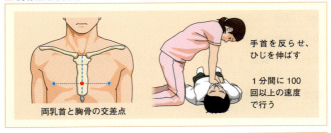

## ABC ▶▶▶ ABE

**ABC** 穿刺吸引細胞診 aspiration biopsy cytology
病変部に針を刺し、吸引して採取した細胞を調べる検査。

**ABCDE** ABCDE アプローチ airway, breathing, circulation, dysfunction of central nervous system, exposure & environmental control
外傷患者を迅速に検査・治療するための診療ガイドライン。

■ ABCDEアプローチ

| 略語 | 意味 |
|---|---|
| A：Airway | 気道評価→気道確保と頸椎保護 |
| B：Breathing | 呼吸評価→呼吸管理と致命的な胸部外傷の処置 |
| C：Circulation | 循環評価→心肺蘇生と止血 |
| D：Dysfunction of CNS (central nervous system) | 生命を脅かす中枢神経障害の評価 |
| E：Exposure & Environmental Control | 脱衣と体温管理 |

**ABC syndrome** ABC症候群 angry backfiring C-nociceptor syndrome
逆行性C神経線維興奮症候群。交感神経ブロックや患部の加温によって、かえって疼痛などの症状が増悪する症候群。

**abd** 外転 abduction
体幹から離れるように外方に向かう動き。

**abd** 腹部 abdomen

**abd** 腹部の abdominal

**Abd X-P** 腹部X線撮影 abdominal X-ray photography
腹部にX線を照射して病変を確認する検査。

**ABE** 急性細菌性心内膜炎 acute bacterial endocarditis
心臓の内膜が細菌感染を起こし、高熱や心臓弁の穿孔など、深刻な症状を呈する疾患。

14

**ABG** 動脈血ガス arterial blood gas

呼吸状態、酸塩基平衡状態を調べるために動脈血の酸素分圧（$PaO_2$）、二酸化炭素分圧（$PaCO_2$）、水素イオン濃度（pH）などを測定すること。

**ABI** 足関節・上腕血圧比 ankle brachial pressure index

上肢血圧と下肢血圧の比。下肢動脈狭窄や閉塞の程度を表す指標となる。 同 API P.38

**ABK*** アルベカシン（arbekacin）

アミノグリコシド系抗菌薬。

**ABMT** 自家骨髄移植 autologous bone marrow transplantation

白血病や悪性リンパ腫の治療法。あらかじめ採取しておいた自分の骨髄細胞を、大量化学療法後に体内に戻す方法。

**ABO** ABO式血液型 ABO blood group system

赤血球にある表面抗原と、血漿にある抗体の型により、4種類に分類される血液型。

■ **ABO式判定**

| 血液型 | 表検査 | | 裏検査 | |
|---|---|---|---|---|
| | 抗A凝集素 | 抗B凝集素 | A抗原 | B抗原 |
| A型 | ● | ○ | ○ | ● |
| B型 | ○ | ● | ● | ○ |
| O型 | ○ | ○ | ● | ● |
| AB型 | ● | ● | ○ | ○ |

●赤血球の抗原と血清中の凝集素の組み合わせにより判定する

●…凝集する
○…凝集しない

**ABP** 急性細菌性前立腺炎 acute bacterial prostatitis

細菌の感染が尿路や血流から前立腺に広がることで起こる疾患。

**ABP** 動脈圧 arterial blood pressure

動脈にかかる血液の圧力のこと。

## ABPA ▶▶▶ ABVD

**重要** **ABPA** **アレルギー性気管支肺アスペルギルス症**
allergic broncho- pulmonary aspergillosis　真菌のアスペルギルスに対するアレルギー反応によって起こる。肺炎によく似た症状が現れるのが特徴。

**抗生** **ABPC**[*] **アンピシリン**(ampicillin [aminobenzyl penicillin])
ペニシリン系抗菌薬。

**抗生** **ABPC/MCIPC**[*] **アンピシリン・クロキサシリン**(ampicillin・cloxacillin)
βラクタマーゼ阻害薬配合ペニシリン系抗菌薬。

**抗生** **ABPC/SBT**[*] **アンピシリン・スルバクタム**(ampicillin・sulbactam)
βラクタマーゼ阻害薬配合ペニシリン系抗菌薬。

**ABPF** **アレルギー性気管支肺真菌症**
allergic broncho-pulmonary fungal disease　肺に真菌が感染して起こるアレルギー疾患。喘息などさまざまな呼吸器症状がみられる。

**ABPM** **自由行動下血圧測定** ambulatory blood pressure monitoring
携帯型自動血圧計で、自由行動下の血圧を連続して測定する検査。

**重要** **ABR** **聴性脳幹反応** auditory brainstem response
聴覚刺激に対する脳幹部の電位変化を記録するもの。難聴や脳幹障害の診断に使用。 同 BEAR P.55

**ABSCT** **自家末梢血幹細胞移植**
autologous peripheral blood stem cell transplantation　自分の末梢血から造血幹細胞を採取して移植する造血器腫瘍の治療法。

**ABU** **無症候性細菌尿** asymptomatic bacteriuria
持続的に尿中に細菌が増殖していても、尿路感染に関連した症状がない状態をいう。

**腫瘍** **ABVD**[*] **アドリアマイシン＋ブレオマイシン＋ビンブラスチン＋ダカルバジン**(adriamycin＋bleomycin＋vinblastine＋dacarbazine)
ホジキンリンパ腫に用いる併用化学療法。

16

**AC ▶▶▶ ACEI**

**A**

**重要** **AC** 腺がん（せん） adenocarcinoma（アデノカーシノウマ）
腺組織に由来するがん。

**重要** **AC** 腹囲（ふくい） abdominal circumference（アブドミナル サーカムフレンス）
内臓脂肪の蓄積を調べるために測定するもので、メタボリックシンドロームの診断基準の一つ。

**解毒** **AC*** アセチルシステイン（acetylcistein）
鎮咳薬（ちんがい）、アセトアミノフェン中毒の解毒薬に使われる。

**腫瘍** **AC*** アドリアマイシン＋シクロホスファミド
（adriamycin＋cyclophosphamide）　乳がんに対する併用化学療法。

**a.c.** 食前（しょくぜん） ante cibum（アンテ チブム）（ラ）

**重要** **ACA** 前大脳動脈（ぜんだいのうどうみゃく） **P.28** anterior cerebral artery（アンテリアー セリブラル アーテリー）
内頸動脈（ないけい）から左右に2本分岐する動脈。視神経の後方を走り、前交通動脈でつながる。

**ACBG** 大動脈冠動脈バイパス術（だいどうみゃくかんどうみゃく じゅつ） aortocoronary bypass graft（エイオートコロナリー バイパス グラフト）
虚血性心疾患（きょけつ）に対して行う手術の一つ。
**同** CABG（冠動脈大動脈バイパス移植術） **P.69**

**ACBT** 自動周期呼吸法、アクティブサイクル呼吸法（じどうしゅうき こきゅうほう） 
active cycle of breathing technique（アクティブ サイクル オブ ブリージング テクニーク）　意識障害がなく気道分泌物が多い
患者に対して、呼吸の大きさを変えて排痰（はいたん）を促す方法。

**ACD** アレルギー性接触皮膚炎（せいせっしょく ひ ふ えん） allergic contact dermatitis（アラージック コンタクト ダーマタイティス）
抗原となる物質が皮膚と接触することでアレルギー反応が起こり、かゆみ、紅斑を伴って発症する皮膚炎。

**降圧** **ACEI*** アンジオテンシン変換酵素阻害薬（へんかんこう そ そ がいやく）
angiotensin converting enzyme inhibitor（アンジオテンシン コンヴァーティング エンザイム インヒビター）　降圧薬の一つ。血管収縮によって血圧を上昇させる働きのあるアンジオテンシンⅡの産生を抑制することで、血圧降下作用を示す。

# A cell ▶▶▶ AC-IOL

**A cell　アクセサリー細胞**　accessory cell

B細胞、T細胞の免疫機能を補助する細胞の総称。補助細胞。

**重要**

**ACG　血管心臓造影**　angiocardiography

カテーテルを静脈または動脈などに挿入し、造影剤を注入して連続撮影を行うX線検査。**同** AOG **P.36**

**重要**

**ACG　心尖拍動図**　apex cardiogram

心臓収縮期に、前胸壁に打ちつけられて生じる心尖部の拍動をとらえ、波形として記録した心電図。

**重要**

**ACH　副腎皮質ホルモン**　adrenocortical hormone

副腎皮質から分泌されるステロイドホルモンの総称。電解質を調節するなどの作用をもつ糖質コルチコイド、糖代謝に作用する鉱質コルチコイドが代表的なもの。抗炎症作用、免疫抑制作用がある。

**重要**

**ACh　アセチルコリン**　acetylcholine

神経伝達物質の一つ。コリン作動作用、自律神経作用をもつ。

**AChA　前脈絡叢動脈**　anterior choroidal artery

クモ膜下腔を走る細い動脈で、後交通動脈の分岐部より遠位の内頸動脈から分岐する。

**AChE　アセチルコリンエステラーゼ**　acetylcholine esterase

アセチルコリン（ACh）を特異的に分解する酵素。アセチルコリンによって神経伝達を行うシナプスに存在し、アセチルコリンによる神経伝達を停止させる。

**ACI　副腎皮質機能不全**　adrenocortical insufficiency

副腎自体や下垂体の病気により、副腎皮質ホルモンの生成・分泌が異常になるもの。

**AC-IOL　前房レンズ**　anterior chamber intraocular lens

白内障などの治療のために、前房の中に挿入する眼内レンズ。

## ACKD ▶▶▶ ACLS

**ACKD** 後天性嚢胞腎 acquired cystic kidney disease
慢性腎不全の合併症。萎縮した腎臓に嚢胞が多発する疾患で、透析期間が長いほど発症しやすい。

**ACL** 前十字靱帯 anterior cruciate ligament
膝(ひざ)関節の四つの靱帯のうちの一つ。大腿骨と脛骨をつなぎ、膝を安定させる役割がある。

■ 膝関節の構造

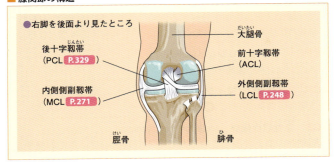

●右脚を後面より見たところ
- 後十字靱帯（PCL P.329）
- 内側側副靱帯（MCL P.271）
- 大腿骨
- 前十字靱帯（ACL）
- 外側側副靱帯（LCL P.248）
- 脛骨
- 腓骨

**ACLE** 急性皮膚エリテマトーデス acute cutaneous lupus erythematosus
光線過敏症を示す環状紅斑など、皮膚症状が主症状のエリテマトーデス。突然の発熱によって発症する。

**ACLS** 二次救命処置 advanced cardiovascular life support
一次救命処置(BLS P.58)に引き続き行われる医療従事者が行う救命処置。同 ALS P.32

■ Secondary ABCD survey（二次ABCD評価）

| 略語 | 意味 | 略語 | 意味 |
| --- | --- | --- | --- |
| A：Airway | 気道確保（気管挿管など） | C：Circulation | 循環管理（薬剤投与など） |
| B：Breathing | 呼吸管理（人工呼吸器など） | D：Differential diagnosis | 鑑別診断（原因検索） |

19

## ACM ▶▶▶ ACTH

**腫瘍** **ACM**<sup>*</sup> アクラシノマイシン（aclacinomycin）
抗悪性腫瘍薬の一つ。 **同** ACR

**腫瘍** **ACNU**<sup>*</sup> ニムスチン（nimustine）
抗悪性腫瘍薬の一つ。

**重要** **Acom** 前交通動脈 **P.28** anterior communicating artery
左右の前大脳動脈を連絡する短い動脈。

**重要** **ACP** 酸ホスファターゼ acid phosphatase
リン酸エステルを加水分解する酵素のうち、酸性に至適pHをもつ
酵素群の総称。前立腺に多く含まれ、前立腺疾患の指標となる。

**抗生** **ACPC**<sup>*</sup> シクラシリン（ciclacillin）
ペニシリン系抗菌薬の一つ。

**腫瘍** **ACR**<sup>*</sup> アクラシノマイシン（aclacinomycin）
抗悪性腫瘍薬の一つ。 **同** ACM

**ACS** 急性冠症候群 acute coronary syndrome
冠動脈の血流が障害されて起こる不安定狭心症、急性心筋梗塞、
心臓突然死の総称。

**重要** **ACT** 活性化凝固時間 activated coagulation time
採血後、血液凝固までの時間を測定する検査。ベッドサイドで簡
易に測定できるため、体外循環導入時などに利用される。

**腫瘍** **ACT**<sup>*</sup> アクチノマイシン（actinomycin）
抗悪性腫瘍薬の一つ。

**腫瘍** **ACT-D**<sup>*</sup> アクチノマイシンD（actinomycin D）
抗悪性腫瘍薬の一つ。

**重要** **ACTH** 副腎皮質刺激ホルモン **P.252** adrenocorticotropic hormone
下垂体前葉から分泌され、副腎皮質に作用して副腎皮質ホルモン
の生合成と分泌を促すホルモン。

**ACV ▶▶▶ Ad**

**A**

**ACV　補助調節換気**　assist control ventilation

人工呼吸器の換気モードの一つ。患者の自発呼吸の有無に合わせて作動する。

**抗ウ ACV\*　アシクロビル**（acyclovir）

抗ウイルス薬の一つ。

**ACVD　アテローム硬化性心血管疾患**
atherosclerotic cardiovascular disease　過剰なコレステロールなどの沈着で生じるアテローム硬化（粥状動脈硬化）によって引き起こされる心臓血管疾患。

**AD　アトピー性皮膚炎**　atopic dermatitis

重要

生活環境や食生活、遺伝など、さまざまな要因が重なり合って発症するアレルギー性の皮膚疾患。①かゆみ、②特徴的な皮疹および分布、③慢性・反復性の経過、①〜③のすべてがあてはまるものをいう。

**AD　アドレナリン**　adrenaline

副腎髄質ホルモンの一つ。昇圧薬として用いられる。

**AD　アルツハイマー病**　Alzheimer disease

重要

脳細胞の萎縮により発症する進行性の認知症。記憶障害、見当識障害などがみられる。

**AD　常染色体優性遺伝**　autosomal dominant

常染色体の２本のうち、どちらかに異常遺伝子があると発病する遺伝形式。

重要

**Ad　入院**　admission　同 Adm **P.22**

**Ad　付属器**　adnexa

卵巣と卵管の総称。

**Ad　付属器炎**　adnexa, adnexitis

卵巣や卵管が細菌感染して炎症を起こした状態。

21

**AdC ▶▶▶ Adm**

**AdC** 副腎皮質〔ふくじん ひしつ〕 adrenal cortex〔アドリーナル コーテクス〕

副腎の外側部分で、多種のステロイドホルモンを分泌する。

**ad-ca** 腺がん〔せん〕 adenocarcinoma〔アデノカーシノウマ〕 同 AC **P.17**

**add** 内転〔ないてん〕 adduction〔アダクション〕

体幹に近づくように内方に向かう動き。

**重要 ADEM** 急性散在性脳脊髄炎〔きゅうせいさんざいせいのうせきずいえん〕 acute disseminated encephalomyelitis〔アキュート ディセミネイティド エンセファロマイアライティス〕

主にワクチン接種後やウイルス感染後に起こるアレルギー性の脳脊髄炎。髄鞘が破壊される脱髄が起こり、炎症が散在性に生じる。

**ADEN** 急性播種性表皮壊死症〔きゅうせいはしゅせいひょうひえししょう〕 acute disseminated epidermal necrosis〔アキュート ディセミネイティド エピダーマル ネクロウシス〕

薬剤の服用が原因で、全身の皮膚が急激に壊死する疾患。スティーブンス・ジョンソン症候群（SJS **P.414** ）、中毒性表皮壊死症（TEN **P.442** ）などが代表的。

**重要 ADH** 抗利尿ホルモン〔こうりにょう〕 antidiuretic hormone〔アンティダイユレティック ホウモウン〕

下垂体後葉から分泌されるホルモンで、尿量を調節する。

同 VP（バソプレシン）**P.482** 。

**重要 ADHD** 注意欠陥・多動性障害〔ちゅういけっかん・たどうせいしょうがい〕 attention deficit hyperactivity disorders〔アテンション デフィット ハイパーアクティヴィティ ディスオーダーズ〕

年齢・発達にそぐわない注意散漫、集中力の欠如、衝動性、多動などを特徴とする発達障害。

**重要 ADL** 日常生活動作〔にちじょうせいかつどうさ〕 activities of daily living〔アクティヴィティーズ オブ デイリー リヴィング〕

食事、排泄、入浴、更衣、歩行など、日常生活の基本的な動作。

**腫瘍 ADM**＊ アドリアマイシン（adriamycin）

抗悪性腫瘍薬。同 DXR（ドキソルビシン）**P.130**

**AdM** 副腎髄質〔ふくじんずいしつ〕 adrenal medulla〔アドリーナル メデューラ〕

副腎皮質に包まれて存在し、アドレナリン、ノルアドレナリン、ドパミンを分泌する。

**Adm** 入院〔にゅういん〕 admission〔アドミッション〕 同 Ad **P.21**

**ADME ▶▶▶ AED**

**A**

**ADME** 吸収・分布・代謝・排泄
absorption, distribution, metabolism and excretion 薬剤が作用を発現するまでの体内動態。

**重要** **ADP** アデノシン二リン酸 adenosine diphosphate
筋線維がもつエネルギー化合物。アデノシン三リン酸が加水分解して、一つのリン酸基を放したもの。

**ADR** 薬物有害反応 adverse drug reaction
薬物の使用によって生じる好ましくない反応。副作用（SE **P.409** ）と同義。

**重要** **ADS** 解剖学的死腔 anatomical dead space
呼吸系の全体積から、ガス交換に関与する肺胞体積を除いた空間。

**重要** **ADS** 抗利尿物質 antidiuretic substance
抗利尿ホルモンを含む物質。

**ADV** アデノウイルス adenovirus
かぜ症候群を引き起こすDNAウイルス群。

**AE** 腸性肢端皮膚炎 acrodermatitis enteropathica
亜鉛の欠乏が原因で、四肢末端や口の周囲などに丘疹や膿胞ができる疾患。

**重要** **Ae** 腹部食道 **P.77** abdominal esophagus
頸・胸・腹部の三つの領域に分けられる食道のうち、腹腔内食道を指す。

**AE-AMP** 上腕切断 above elbow amputation
腕を上腕骨の部分で切断すること。関節部分で切り離すことは「離断」という。

**重要** **AED** 自動体外除細動器 automated external defibrillator
致死的な不整脈を感知すると、自動的に除細動する医療機器。

23

## AEDH ▶▶▶ AFB

**重要** **AEDH** 急性硬膜外血腫 acute epidural hematoma
主として頭部外傷により、硬膜と頭蓋骨との間に血腫が形成された状態をいう。

**AEP** 急性好酸球肺炎 acute eosinophilic pneumonia
肺胞に好酸球が充満し、急性呼吸不全を起こすアレルギー性肺疾患。

**AEP** 聴覚誘発電位 auditory evoked potential
音刺激を受けたときに生じる脳波をいう。聴力障害の有無や脳死の判定などに用いられる。

**AF** アマルガム充填 amalgam filling
歯の窩洞にアマルガムを充填する歯科修復方法。

**AF** 大泉門 anterior fontanel
新生児の頭頂部にみられる頭蓋骨の間隙。泉門のなかでは最大で、前頭骨と左右の頭頂骨の間にあり、生後1年から1年半で閉じる。

**重要** **AF** 羊水 amniotic fluid
胎児付属物の一つで、羊水腔を満たす生理的液体。胎児を保護する役割をもつ。

**重要** **AF, Af** 心房細動 P.430 atrial fibrillation
350～600回/分の不規則な心房興奮が房室結節に無秩序に伝わり、心室興奮も無秩序になる不整脈。高齢者に多く、脳梗塞の原因となる。

**AFB** 腋窩大腿動脈バイパス axillo-femoral bypass
病変が腸骨動脈閉塞、または腹部大動脈閉塞の場合に、腋窩動脈から大腿動脈までバイパスを作る手術。

**重要** **AFB** 抗酸菌 acid-fast bacillus
グラム陽性桿菌で、細胞壁の脂質含量が高いため消毒薬抵抗性が強い。結核菌と非結核性抗酸菌が含まれる。

**AFB ▶▶▶ AG**

**A**

**重要** **AFB** **無酢酸透析**（むさくさんとうせき） acetate-free biofiltration

血液透析（HD P.192）の際に、酢酸を含まない透析液を用いる方法。透析アミロイドーシスなどの合併症を減らすことができる。

**AFD** **相当重量児**（そうとうじゅうりょうじ） appropriate for dates infant

出生体重が在胎週数に相当する新生児。

**AFE** **羊水塞栓症**（ようすいそくせんしょう） amniotic fluid embolism

分娩中や分娩直後、羊水などが母体の血液中に流入することにより、血圧低下、呼吸不全が母体に起こる重篤な疾患。

**AFI** **羊水指標**（ようすいしひょう） amniotic fluid index

超音波検査で測定した羊水量が、正常範囲内かどうかをみる指標。

**重要** **AFL, AF** **心房粗動**（しんぼうそどう） P.430 atrial flutter

心房が不規則に250～350回/分の興奮を起こし、心房からの興奮は房室結節で1：4などにブロック（間引き）され、脈は規則的なリズムの頻拍になる不整脈。

**AFO** **踵（かかと）・下肢整形**（しょう・かしせいけい） ankle-foot orthosis

脳卒中など片麻痺患者の歩行改善に用いる装具。

**重要** **AFP** **α-フェトプロテイン**（アルフェト アルファ） α-fetoprotein

胎児の血清に含まれる糖蛋白質。肝臓系の腫瘍マーカー P.342。

**AFTN** **自律（性）機能性甲状腺結節**（じりつ（せい）きのうせいこうじょうせんけっせつ）
autonomously functioning thyroid nodule 甲状腺ホルモンを産生・分泌する良性腫瘍。プランマー病（Plummer disease）ともいう。

**AFV** **羊水量**（ようすいりょう） amniotic fluid volume

羊水量は超音波検査で推定する。羊水量800mL以上は羊水過多、200mL以下は羊水過少とされる。

**重要** **AG** **アニオンギャップ** anion gap

陰イオンギャップ。定量された陽イオンと陰イオンの差で、電解質バランスをみる指標となる。

## AG ▶▶▶ AGN

**重要**
### AG　血管造影(けっかんぞうえい)　angiography(アンジオグラフィー)
血管に造影剤を注入して行うX線撮影。

### A/G　アルブミン・グロブリン比　albumin(アルブミン)-globulin(グロブリン) ratio(レイシオウ)
血清中のアルブミンと総グロブリンの比率。肝障害、ネフローゼ症候群などではアルブミンの低下により、多発性骨髄腫、膠原病などではグロブリンの増加により、A/G比は低下する。

### Ag　抗原(こうげん)　antigen(アンティジェン)
細菌毒素、菌体成分、多くの異種蛋白(たんぱく)質など、免疫反応を引き起こす性質をもつ物質の総称。

**重要**
### AGA　アレルギー性(せい)肉芽腫性(にくげしゅせい)血管炎(けっかんえん)　allergic(アラージック) granulomatous(グラニュロマタス) angiitis(アンジアイティス)
同 CSS（チャーグ・ストラウス症候群）P.102

### AGA　妊娠期間相当(にんしんきかんそうとう)の児(じ)の大(おお)きさ　appropriate(アプロプリエイト) for(フォア) gestational(ジェステイショナル) age(エイジ)
参 AFD（相当重量児）P.25

**重要**
### AGE　急性胃腸炎(きゅうせいいちょうえん)　acute(アキュート) gastroenteritis(ギャストロエンテリティス)
突然の嘔吐(おうと)や下痢(げり)を伴う一過性の胃腸の炎症。ウイルス性のものが圧倒的に多い。

**糖尿**
### αGI*　α(アルファ)-グルコシダーゼ阻害薬(そがいやく)　α(アルファ)-glucosidase(グルコサイデイス) inhibitor(インヒビター)
糖尿病の治療薬の一つ。ショ糖など二糖類の分解を遅らせることで、食後高血糖を抑制する。

**重要**
### AGML　急性胃粘膜病変(きゅうせいいねんまくびょうへん)　acute(アキュート) gastric(ギャストリック) mucosal(ミュコウサル) lesion(リージョン)
胃の粘膜障害による出血性疾患の総称で、突然の激しい胃部痛で発症する。急性出血性胃炎、出血性糜爛(びらん)など。

**重要**
### AGN　急性糸球体腎炎(きゅうせいしきゅうたいじんえん)　acute(アキュート) glomerulonephritis(グロウメリュロネフライティス)
多くは溶連菌（化膿連鎖球菌(かのう)）感染症から続発したもので、腎臓の糸球体に急激に炎症が起こる疾患。

# AGS ▶▶▶ AHP

**A**

**重要** **AGS** **副腎性器症候群** adrenogenital syndrome

副腎皮質由来の性ステロイドの過剰分泌により、性器異常や性機能の異常をきたす症候群。男性化型と女性化型に分かれるが、大部分が男性化型で、女性仮性半陰陽の代表疾患。

**重要** **AH** **急性肝炎** acute hepatitis

ウイルス感染や薬物などによって起こる急性の肝炎。

**Ah** **遠視性乱視** astigmatismus hypermetropicus

遠視と乱視が混在している状態。弱視や斜視の原因となる。

**参 Am**（近視性乱視） **P.33**

**AHA, AIHA** **自己免疫性溶血性貧血** autoimmune hemolytic anemia

免疫機構に異常が生じ、自己抗体によって赤血球が破壊されて貧血が起こる疾患。

**AHC** **急性出血性結膜炎** acute hemorrhagic conjunctivitis

ウイルスによって起こる感染力の強い結膜炎。鮮やかな結膜下出血が特徴。

**重要** **AHD** **後天性心疾患** acquired heart disease

心筋梗塞や狭心症、心臓症など、生後に発症してくる心臓病。

**重要** **AHF** **急性心不全** acute heart failure

心臓の機能が急激に低下して、全身に十分な量の血液を送れなくなった状態。

**重要** **AHI** **無呼吸・低換気指数** apnea hypopnea index

睡眠1時間あたりで発生する無呼吸（10秒以上の呼吸停止）と低呼吸（10秒以上の時間、換気量が50％以上低下）の平均回数。睡眠時無呼吸症の重症度指標。

**AHP** **急性出血性膵炎** acute hemorrhagic pancreatitis

急性膵炎が重症化したもので、膵酵素が血管に作用して強い出血がみられる。

27

## AHTR ▶▶▶ AID

### AHTR 急性溶血性輸血副作用、急性溶血性輸血反応
acute hemolytic transfusion reaction　同 HTR（溶血性輸血副作用）P.207

### AI 無呼吸指数　apnea index
睡眠1時間あたりの無呼吸（10秒以上の呼吸停止）の回数。

### AIA アスピリン喘息　aspirin-induced asthma
アスピリンなど非ステロイド性消炎鎮痛薬によって誘発される喘息発作。

### AICA 前下小脳動脈　anterior inferior cerebellar artery
小脳に血液を供給する動脈の一つ。脳底動脈の側面から分岐し、小脳に至る。

■ 脳・頸部の動脈

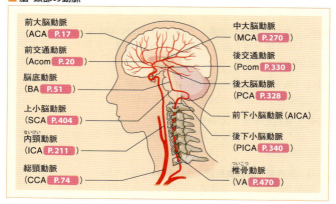

前大脳動脈（ACA P.17）
前交通動脈（Acom P.20）
脳底動脈（BA P.51）
上小脳動脈（SCA P.404）
内頸動脈（ICA P.211）
総頸動脈（CCA P.74）
中大脳動脈（MCA P.270）
後交通動脈（Pcom P.330）
後大脳動脈（PCA P.328）
前下小脳動脈（AICA）
後下小脳動脈（PICA P.340）
椎骨動脈（VA P.470）

### AID 白内障吸引灌流装置　aspiration and infusion device
白内障手術に使われる医療機器。灌流液を眼球内に流入させ、白濁した水晶体を摘出する装置。

### AID 非配偶者間人工授精　artificial insemination with donor's semen
夫以外の男性の精子を使う人工授精。

**AIDP ▶▶▶ AIP**

**A**

**AIDP** 急性炎症性脱髄性多発根神経炎
きゅうせいえんしょうせいだつずいせい た はつこんしんけいえん
アキュート インフラマトリー ディマイエリネイティング ポリレイディキュロパシー
acute inflammatory demyelinating polyradicuropathy

同 GBS（ギラン・バレー症候群）**P.173**

**AIDS** 後天性免疫不全症候群
エイズ こうてんせいめんえきふ ぜんしょうこうぐん
アクワイアード イミューン ディフィシェンシー シンドロウム
acquired immune deficiency syndrome

HIV（ヒト免疫不全ウイルス）に感染して発症する疾患。免疫細胞が破壊され、重篤な免疫不全を起こす。

**AIE** 急性感染性心内膜炎
きゅうせいかんせんせいしんないまくえん
アキュート インフェクシャス エンドカーダイティス
acute infectious endocarditis

心内膜や弁膜、大血管内膜などに細菌感染が起こり、敗血症、血管塞栓、心障害などの症状を生じる全身性敗血症性疾患。同 IE **P.218**

**AIH** 自己免疫性肝炎
じ こめんえきせいかんえん
オートイミューン ヘパタイティス
autoimmune hepatitis

自分の体内にできる抗体が肝細胞を攻撃し、破壊するために起こる慢性肝炎。

**AIH** 自己免疫性高脂血症
じ こめんえきせいこう し けっしょう
オートイミューン ハイパーリピデミア
autoimmune hyperlipidemia

自己抗体の出現によって生じる脂質異常症。

**AIH** 配偶者間人工授精
はいぐうしゃかんじんこうじゅせい
アーティフィシャル インセミネイション バイ ハズバンド
artificial insemination by husband

夫の精子を使う人工授精。

**AIN** 急性間質性腎炎
きゅうせいかんしつせいじんえん
アキュート インタースティシャル ネフライティス
acute interstitial nephritis

急性腎炎の一つで、抗菌薬、解熱鎮痛薬などの服用で起こる腎尿細管周囲の炎症。発熱、発疹、関節痛、嘔気、むくみなどの症状が現れる。

**AION** 前部虚血性視神経症
ぜんぶ きょけつせい し しんけいしょう
アンテリアー イスキミック オプティック ニューロパシー
anterior ischemic optic neuropathy

動脈の炎症や硬化によって視神経に循環障害が起こり、視力低下や視野障害をきたす眼疾患。

**AIP** 急性間質性肺炎
きゅうせいかんしつせいはいえん
アキュート インタースティシャル ニューモウニア
acute interstitial pneumonia

肺胞隔壁など肺の間質部分に急性の炎症が起こり、最終的に線維化する難治性疾患。

## AIPD ▶▶▶ AK

### AIPD 前下膵十二指腸動脈 anterior inferior pancreaticoduodenal artery
上腸間膜動脈から分岐し、後腹膜で膵頭を上行する動脈。

■ 消化器系の動脈

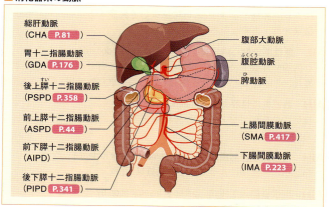

- 総肝動脈（CHA P.81）
- 胃十二指腸動脈（GDA P.176）
- 後上膵十二指腸動脈（PSPD P.358）
- 前上膵十二指腸動脈（ASPD P.44）
- 前下膵十二指腸動脈（AIPD）
- 後下膵十二指腸動脈（PIPD P.341）
- 腹部大動脈
- 腹腔動脈
- 脾動脈
- 上腸間膜動脈（SMA P.417）
- 下腸間膜動脈（IMA P.223）

### AIS 簡易式外傷スケール abbreviated injury scale
外傷の種類と解剖学的重症度を表すコード体系。

### AIT 養子免疫療法 adoptive immunotherapy
採取した自己のリンパ球を活性化させ、体内に戻してがんの進行抑制を図る治療法。

### AITD 自己免疫性甲状腺疾患 autoimmune thyroid disease
免疫機構に異常が生じ、自己抗体が甲状腺組織を攻撃することで起こる。バセドウ病、橋本病など。圧倒的に女性に多い。

### AJ アキレス腱反射 ankle jerk 　同 ATR P.45

### AK 乱視矯正角膜切開術 astigmatic keratotomy
乱視矯正を目的に、角膜の周辺部に深い切り込みを入れる手術。

**AK-AMP ▶▶▶ ALL**

**A**

**AK-AMP** アンプ 大腿切断、膝上切断 above knee amputation
膝(ひざ)関節から上で切断すること。

**AKI** 急性腎障害 acute kidney injury
腎機能が急速に失われ、腎不全の状態になったものをいう。

抗生 **AKM**＊ ベカナマイシン（bekanamycin）
アミノグリコシド系抗菌薬の一つ。

重要 **Alb** アルブミン albumin
生物の体内に含まれる水溶性蛋白質の総称で、卵白アルブミン、血清アルブミンなどがある。医学領域では血清アルブミンを指すことが多い。

重要 **ALD** アルコール性肝障害 alcoholic liver disease
過度な飲酒によって引き起こされる肝障害。

**ALD** アルドステロン aldosterone
副腎皮質で合成・分泌されるステロイドホルモンの一つ。

**ALH** 下垂体前葉ホルモン anterior lobe hormone 同 APH P.38

**ALI** アルゴンレーザー虹彩切開術 argon laser iridotomy
瞳孔ブロックの解除を目的に、緑内障に行われるレーザー手術。

**ALI** 急性肺損傷、急性肺障[傷]害 acute lung injury
さまざまな傷病に続いて急性に発症する肺水腫で、心不全、腎不全、血管内水分過剰だけでは説明できないものの総称。
参 ARDS（急性呼吸窮迫症候群）P.41

重要 **A-line** 動脈ライン、Aライン arterial line
動脈内にカテーテルを挿入し、モニターに接続して持続的に血圧や脈拍などの血行動態を観察したり、動脈血採血ができるようにすること。

**ALL** 前縦靱帯 anterior longitudinal ligament 脊柱の前面を幅広く縦に走行する靱帯。

31

## ALL ▶▶▶ ALT

**ALL** 急性リンパ性白血病 acute lymphocytic [lymphoblastic] leukemia

重要

幼若な分化段階にあるリンパ球が悪性化し、主に骨髄で急速に異常増殖する疾患。どの年齢層にも発生するが、小児に多い。

### ■ 主な白血病

| 名称 | 特徴 |
|---|---|
| **AML：急性骨髄性白血病** | 骨髄系の造血細胞が腫瘍化し、分化能を失ったもの |
| **CML：慢性骨髄性白血病** | 骨髄系の造血細胞が腫瘍化し、分化するもの(各発達段階の細胞が出現) |
| **ALL：急性リンパ性白血病** | リンパ球系の造血細胞が腫瘍化し、分化能を失ったもの |
| **CLL：慢性リンパ性白血病** | リンパ球系の造血細胞が腫瘍化し、分化するもの(各発達段階の細胞が出現) |

- 白血病は、「腫瘍起源が骨髄系か、リンパ系か」、また「分化能を保っているかどうか(慢性・急性)」という分け方がある
- さらに、急性前骨髄球性白血病(APL)、急性単球性白血病(AMoL)、成人T細胞白血病(ATL)など、多くの種類の白血病がある **P.155**

---

**ALP, Al-P** アルカリホスファターゼ alkaline phosphatase

重要

アルカリ条件下でリン酸化合物を分解できる酵素。肝・胆道疾患、骨疾患の指標となる。

**ALS** 筋萎縮性側索硬化症 amyotrophic lateral sclerosis

重要

運動ニューロンが選択的、進行性に変性・消失して、重篤な筋萎縮と筋力低下が進行する原因不明の疾患。主に中年以降に発症し、個人差が大きいが、平均3.5年で死亡する。

**ALS** 二次救命処置 advanced life support **同 ACLS P.19**

重要

**ALT** アラニンアミノトランスフェラーゼ alanine aminotransferase

重要

とくに肝細胞内に多く含まれる酵素。肝臓が障害されると血中ALT活性の上昇がみられる。旧名称はGPT。

## ALTE ▶▶▶ AMK

**A**

**ALTE** 乳幼児突然性危急事態 apparent life threatening event

乳幼児が突然、原因不明の無呼吸、顔面蒼白、チアノーゼ、呼吸窮迫、筋緊張低下などを発症するもの。回復には強い刺激や蘇生処置が必要となる。 🔗 SIDS（乳児突然死症候群） **P.414**

**ALTK** 自動角膜層状切開術 automated lamellar therapeutic keratoplasty

角膜を層状に切除する手術法。角膜移植などに使われる。

**AM** アメーバ性髄膜脳炎 amebic meningoencephalitis

淡水に生息するアメーバが鼻から嗅神経を伝って脳に侵入し、引き起こす疾患。

**AM** 扁桃体 amygdala

側頭葉内側の奥に存在する神経核。不安や恐怖を感じる部分とされる。

**Am** 近視性乱視 astigmatismus myopicus

近視と乱視が混在した状態。 🔗 Ah（遠視性乱視） **P.27**

**AMC** 上腕筋囲 arm muscle circumference

栄養状態を推定するために行う身体計測の測定項目の一つ。

**AMD** 加齢黄斑変性症 age-related macular degeneration

加齢により網膜の中心部である黄斑に異常が生じ、視機能が低下してくる眼疾患。高齢者の失明原因の一つ。

**腫瘍**
**AMD** * アクチノマイシンD（actinomycin D）

抗悪性腫瘍薬の一つ。ホジキン病などに用いる。

**重要**
**AMI** 急性心筋梗塞 acute myocardial infarction

血栓などで冠動脈が急速に閉塞し、心筋が虚血状態になって壊死する疾患。

**抗生**
**AMK** * アミカシン（amikacin）

アミノグリコシド系抗菌薬。

33

## AML ▶▶▶ AMPLE

**重要** **AML** 急性骨髄性白血病 P.32
acute myeloid [myelogenous] leukemia 骨髄系の造血細胞ががん化し、異常な白血球が増加することで正常な造血ができなくなる疾患。

**AML** 血管筋脂肪腫 angiomyolipoma
血管・平滑筋・脂肪成分からなる良性の腫瘍。主に腎臓に生じる。

**重要** **AMoL** 急性単球性白血病 acute monocytic leukemia
急性骨髄性白血病の一つで、造血幹細胞から少し成長した単芽球が腫瘍化したもの。

**中枢** **AMP***  アミトリプチリン（amitriptyline）
三環系抗うつ薬。鎮静作用が強い。

**重要** **Amp** アンプテーション amputation
四肢の切断。アンプ。

**Amp** アンプル ampule
1回分の注射薬剤を入れたガラス小瓶。密封容器。

**抗生** **AMPC***  アモキシシリン（amoxicillin）
ペニシリン系抗菌薬。

**抗生** **AMPH-B***  アムホテリシンB（amphotericin B）
抗真菌薬。

**重要** **AMPLE** AMPLEヒストリー
allergy, medication, past history & pregnancy, last meal, event 病歴聴取に必要な項目。

■ AMPLEヒストリー

| 略語 | 内容 |
|---|---|
| A：allergy | アレルギー歴 |
| M：medication | 服用中の薬剤、嗜好品 |
| P：past history & pregnancy | 既往歴、妊娠の有無 |

| 略語 | 内容 |
|---|---|
| L：last meal | 最後にとった食事 |
| E：event | 受傷機転、現場の状況 |

34

**Amy ▶▶▶ ANP**

**A**

**重要 Amy, AMY　アミラーゼ　amylase**
膵臓や唾液腺から分泌される消化酵素で、膵機能や唾液腺障害の指標。

**AN　黒色表皮腫　acanthosis nigricans**
頸部、腋窩、外陰部などに、黒褐色の色素沈着と角質肥厚化が起こる疾患。悪性型の場合は、胃がんなどとのかかわりが指摘されている。

**AN　神経性無食欲症、拒食症　anorexia nervosa（ラ）**
若年層に好発し、やせ願望などから、食物摂取の不良または拒否を招き、体重減少に至ることを特徴とする疾患。
📷 BN（神経性過食症）　P.59

**重要 ANA　抗核抗体　antinuclear antibody**
代表的な自己抗体で、細胞の核内に存在するさまざまな抗原物質に対する抗体群の総称。

**重要 ANCA　抗好中球細胞質抗体　anti-neutrophil cytoplasmic antibody**
自己抗体の一つ。ウェゲナー肉芽腫、壊死性糸球体腎炎、血管炎などで高値を示す。

**ANE　血管神経性浮腫　angioneurotic edema**
皮下組織、粘膜下組織に生じる局所的な浮腫。クインケ浮腫ともいい、薬剤の副作用や蕁麻疹の合併症として出現することが多い。

**重要 ANF　心房性ナトリウム利尿因子　atrial natriuretic factor**　同 ANP

**ANM　問診　Anamnese（独）**
診断の手がかりにするために患者から必要な情報を聞き出すこと。アナムネ。

**ANP　心房性ナトリウム利尿ペプチド　atrial natriuretic peptide**
心房で合成され、利尿促進、血管拡張、血圧降下の作用をもつペプチドホルモン。心機能、循環血漿量の指標とされる。
📷 主な心筋マーカー　P.188

35

## ANS ▶▶▶ APA

**ANS** 自律神経系 autonomic nervous system

意識に関係なく生理的過程を調節する神経系。交感神経系と副交感神経系の大きく二つに分類される。 📖 神経系の分類 **P.292**

**Ao** 大動脈 aorta

全身に血液を送る動脈の本幹。左心室から出て上行大動脈・大動脈弓・下行大動脈を形成し、腹部大動脈に至る。

**AOG** 大動脈造影 aortography 📖 ACG（血管心臓造影） **P.18**

**AOM** 急性中耳炎 acute otitis media

ウイルスや細菌の感染によって急激に起こる中耳の炎症。 同 OMA **P.314**

**AOSC** 急性閉塞性化膿性胆管炎 acute obstructive suppurative cholangitis

胆管炎、胆嚢炎などの胆道感染症のうち、敗血症によるショックや意識障害を起こした重篤な病態。

**AP** 狭心症 angina pectoris

冠動脈の硬化などによって一過性の心筋虚血が生じ、胸痛、胸部圧迫などが起こる疾患。 📖 狭心症の分類 **P.462**

**AP** 動脈圧 arterial pressure

動脈血管内の圧力。血圧。

**A-P** 前後撮影 antero-posterior view [projection]

胸部単純X線写真の撮影方向。腹背撮影。

**Ap** アプガースコア appearance-pulse-grimace-activity-respiration score

同 APGAR

**APA** アルドステロン産生腺腫 aldosterone-producing adenoma

副腎皮質からのアルドステロンの過剰分泌によって生じるもので、PC（原発性アルドステロン症）を引き起こす。

**APACHE ▶▶▶ APGAR**

**A**

**APACHE　アパッシェ重症度評価基準**
acute physiology and chronic health evaluation　急性生理的異常および慢性度による重症度評価基準。ICU、CCUなどで用いられる。

**APAT　アンドロゲン産生副腎腫瘍**　androgen producing adrenal tumor
男性ホルモンのアンドロゲンを過剰に分泌する副腎腫瘍。

**APB　心房期外収縮**　atrial premature beat　同 PAC P.320

**APBD　膵管胆道合流異常**
anomalous arrangement of pancreaticobiliary ducts　膵管と胆管が十二指腸壁外で合流する先天性の異常。膵液と胆汁が相互に逆流し、胆管炎などを起こす。

**APC　アルゴンプラズマ凝固法**　argon plasma coagulation
アルゴンをプラズマ化して内視鏡下で放出し、組織の焼灼・凝固を行う方法。

重要
**APC　心房期外収縮**　atrial premature contraction　同 PAC P.320

重要
**APD　自動腹膜透析**　automated peritoneal dialysis
自動的に透析液を交換する装置を使って腹膜透析を行う方法。
参 PD（腹膜透析）P.332

重要
**APDL　日常生活関連動作**　activities parallel to daily living
ADL（日常生活動作 P.22 ）に関連した、より幅広い複雑な動作のこと。買い物、調理、掃除、洗濯など。

重要
**APE　急性肺塞栓症**　acute pulmonary embolism
肺動脈の血栓により肺循環が障害される疾患。多くは下肢深部静脈の血栓による。

重要
**APGAR　アプガースコア**
appearance-pulse-grimace-activity-respiration score　出生直後の新生児の状態を、皮膚色、心拍数、筋緊張、呼吸などの項目ごとに点数で評価する方法（次ページ表）。同 Ap

37

## APGAR ▶▶▶ APN

### ■ アプガースコア

| 略語 | 点数 | | |
|---|---|---|---|
| | 0 | 1 | 2 |
| **A**：appearance（皮膚色） | 全身蒼白、チアノーゼ | 四肢にチアノーゼ | 全身ピンク |
| **P**：pulse（心拍数） | 心静止 | 100回/分以下 | 100回/分以上 |
| **G**：grimace（反射） | 反応なし | 顔をしかめる | 泣く |
| **A**：activity（筋緊張） | 弛緩している | 四肢を少し曲げる | 四肢を活発に動かす |
| **R**：respiration（呼吸） | なし | 困難、弱々しい | 活発、強い |

- 生後1分と5分に、各項目について点数評価する
- 7点以上＝正常、4〜6点＝軽度仮死、0〜3点＝重症仮死

**APH** 下垂体前葉ホルモン anterior pituitary hormone

脳下垂体前葉から分泌されるホルモンの総称。副腎皮質刺激ホルモン（ACTH）、甲状腺刺激ホルモン（TSH）、成長ホルモン（GH）など。
同 ALH P.23

重要 **API** 足関節・上腕血圧比 ankle-arm pressure index 同 ABI P.15

**Apico** 歯根尖切除術 apicotomy

歯根の先端に感染病巣がある場合に、歯根の先端ごと病巣を直接摘出し、歯の健康な部分のみを歯肉に残す方法。

重要 **APL** 急性前骨髄球性白血病 acute promyelocytic leukemia

急性骨髄性白血病 P.34 の一つで、白血球の成分である顆粒球や単球、赤血球、血小板の元になる骨髄前駆細胞が腫瘍化した疾患。

重要 **Aplas** 再生不良性貧血 aplastic anemia 同 AA P.11

**APN** 急性腎盂腎炎 acute pyelonephritis

腎盂や腎実質に起こる細菌感染症。女性に多く、大腸菌による膀胱からの上行性感染であることが多い。

38

**APO ▶▶▶ APTT**

**A**

**APO** 脳卒中 apoplexy

脳の血管の障害で、血管が破れる脳出血やクモ膜下出血、血管が詰まる脳梗塞のことをいう。（同 CVA（脳血管障害）**P.104**

**Apo** アポリポ蛋白 apolipoprotein

脂質は水に不溶性のため、血液中ではリポ蛋白 **P.258** として運搬される。この蛋白部分のこと。

**重要 APP** 虫垂切除術 appendectomy

急性虫垂炎などの手術の一つ。

**重要 Appe** 虫垂炎 appendicitis

盲腸の先端に続く虫垂の炎症。

**APR** 腹会陰式直腸切断術 abdominoperineal resection

直腸がんなどで、直腸や肛門を切除して、小腸末端を人工肛門につなぐ手術。マイルス手術ともいう。

**APRV** 気道圧開放換気 airway pressure release ventilation

人工呼吸器の換気モードの一つ。高圧相での自発呼吸と、高いPEEPを短時間開放しての呼吸補助で構成される。

**重要 APS** 抗リン脂質抗体症候群 antiphospholipid antibody syndrome

自己免疫疾患の一つで、リン脂質に対する自己抗体ができ、血液凝固が亢進し、さまざまな血栓症を起こす。

**中枢 APT*** アセチルフェネトライド（acetylpheneturide）

抗てんかん薬の一つ。

**重要 APTT** 活性化部分トロンボプラスチン時間

activated partial thromboplastin time　血液の凝固に関与するトロンボプラスチンの凝固時間を測定して、凝固能を調べる検査。内因性凝固活性の指標。

39

**APUDoma ▶▶▶ ARC**

### APUDoma　アプドーマ

amine precursor uptake and decarboxylation cell tumor　アミン前駆物質を取り込んで脱炭酸を行うAPUD細胞から発生する内分泌腫瘍。

### AR　アレルギー性鼻炎　allergic rhinitis

発作性反復性のくしゃみ、鼻水、鼻づまりが三大症状。通年性と季節性があり、季節性の代表的なものが花粉症。

### AR　常染色体劣性遺伝　autosomal recessive

常染色体の2本のうち、どちらかに異常がある段階では発病しないが、両方ともに異常がある場合は発病する遺伝形式。

### AR　大動脈弁逆流症　aortic regurgitation

**重要**

大動脈弁の閉まりが悪いために、左心室からの血液が、拡張期に再び左心室に逆流してくる疾患。大動脈弁閉鎖不全症。

### Ara-A*　ビダラビン（vidarabine）

**抗ウ**

核酸の誘導体で抗ウイルス薬の一つ。

### Ara-C*　シタラビン（cytarabine）

**腫瘍**

核酸の誘導体で抗悪性腫瘍薬の一つ。

同 CAR（シトシンアラビノシド）**P.71**

### ARAS　上行性網様体賦活系　ascending reticular activating system

覚醒に関与する脳神経系システム。系の中心は中脳に存在し、感覚刺激を視床、さらに大脳皮質へと投射する。同 RAS **P.377**

### ARB*　アンジオテンシンⅡ受容体拮抗薬

**降圧**

angiotensin Ⅱ receptor blocker　降圧薬の一つ。血圧上昇にかかわるアンジオテンシンⅡの受容体への結合を阻害する。

### ARC　エイズ関連症候群　AIDS-related complex

エイズに関連する症状はあるものの、発症の診断基準を満たしていない病状。

## ARCD ▶▶▶ ARM

**ARCD** **後天性嚢胞腎** acquired renal cystic disease
*重要*

腎不全の透析治療中に、腎臓に嚢胞が多発する疾患。透析歴が長いほど合併が多い。

**ARDS** **急性呼吸窮迫症候群** acute respiratory distress syndrome
*重要*

敗血症、肺炎、多発外傷などの重症患者に突然起こる急性の肺損傷。低酸素状態の呼吸不全、肺水腫などが起こる。

🔵 ALI（急性肺損傷） **P.31**

**ARF** **急性呼吸不全** acute respiratory failure
*重要*

酸素、二酸化炭素のガス交換が急激に著しく障害され、各臓器に酸素を送ることが難しくなる状態。

### ■ 呼吸不全の分類

| 名称 | 特徴 | 代表的疾患 |
|---|---|---|
| ARF：急性呼吸不全 | 発症経過において、週単位で悪化するもの | 急性呼吸窮迫症候群（ARDS） |
| CRF：慢性呼吸不全 | 呼吸不全の状態が少なくとも1か月以上持続するもの | 慢性閉塞性肺疾患(COPD)、間質性肺炎(IP)、気管支拡張症(BE) |

**ARF** **急性腎不全** acute renal failure
*重要*

腎機能が急激に低下または停止する状態で、乏尿性と非乏尿性に分類される。

**ARG** **オートラジオグラフィー** autoradiography

放射性物質が放出するβ線、γ線などの放射線でX線フィルムを感光させ、放射性物質の量や分布を調べる方法。

**ARI** ***** **アルドース還元酵素阻害薬** aldose reductase inhibitor
*代謝*

糖尿病の合併症である神経障害を改善する薬。

**ARM** **人工破水** artificial rupture of membrane

分娩を進行させるために、人工的に卵膜を破裂させて破水を起こすこと。

41

## ARN ▶▶▶ Asc-A

**ARN** 急性網膜壊死 acute retinal necrosis

ヘルペスウィルスの眼内感染により網膜に壊死病巣が形成され、続発性網膜剥離や視神経萎縮が急性に進行して失明する、極めて予後不良な疾患。

**ARP** 寄与危険度割合 attributable risk percent

罹患者のうち、何パーセントの人が危険因子に曝露したことが原因で罹患したかを示す割合。

**ART** 生殖補助技術 assisted reproductive technology

卵子と精子を体外で授精させる体外授精の技術など、不妊症治療の総称。

**ARVD** 不整脈原性右室異形成症 arrhythmogenic right ventricular dysplasia 右室心筋の線維化などにより右室拡大や右室不全が生じ、致死的な不整脈を誘発する疾患。

**AS** 大動脈弁狭窄症 aortic stenosis

大動脈弁の狭窄によって血液が通りにくくなり、左心室の心筋肥大が起こる疾患。

**AS** 乱視 astigmatism

角膜や水晶体の歪みが原因で、焦点が合わなくなる眼球の屈折異常。

**ASA** アダムス・ストークス発作 Adams-Stokes attack

不整脈に起因する失神、痙攣などの発作症状。 同 SAA **P.398**

**ASC** 無症候性キャリア asymptomatic carrier

病原体に感染しても明瞭な症状が現れず、発病に至らない病原体の保有者。

**Asc-A** 上行大動脈 ascending aorta

左心室から出る大動脈の最初の部分。根元には大動脈弁があり、上行して大動脈弓を形成する。

42

**ASCVD ▶▶▶ ASO**

**A**

**ASCVD　動脈硬化性心血管疾患** arteriosclerotic cardiovascular disease

動脈硬化による狭窄や閉塞によって、心臓血管系に影響を及ぼす多くの疾患の総称。

**ASD　自家感作性皮膚炎** autosensitized dermatitis

からだの一部に限局している皮膚炎（原発巣）が急激に悪化し、紅斑や丘疹が全身に拡大する皮膚炎。

**ASD　心房中隔欠損** atrial septal defect

左右の心房の間にある心房中隔に穴が開いている先天性心疾患。

参 **主な先天性心疾患** P.444

**ASDH　急性硬膜下血腫** acute subdural hematoma

硬膜と脳の間に血液がたまり、血腫が形成された状態。多くは頭部外傷が原因。

**ASF　脊椎前方固定** anterior spinal fusion

頸椎や腰椎の前方から侵入して脊椎を固定する方法。頸椎椎間板ヘルニアなどで行われる。

**ASHD　動脈硬化性心疾患** arteriosclerotic heart disease

冠動脈の肥厚・硬化により、血流障害が起こって生じる心臓疾患。

**ASK　抗ストレプトキナーゼ抗体** antistreptokinase antibody

溶連菌が産生する酵素に対する抗体。溶連菌感染で上昇するため、血清診断に用いられる。

**ASLO, ASO　抗ストレプトリジンO** antistreptolysin-O

溶連菌が産生する溶血毒素に対する抗体。溶連菌感染の指標。

**ASLO T　抗ストレプトリジンO価測定試験** antistreptolysin-O test

溶連菌感染の有無を調べる検査。

**ASO　閉塞性動脈硬化症** arteriosclerosis obliterans

下肢に流れる主幹動脈に動脈硬化性閉塞が起こり、下肢が虚血状態になる疾患。

43

## ASP ▶▶▶ AT

**ASP** 急性化膿性耳下腺炎 acute suppurative parotitis

細菌感染によって発症し、耳下腺の発赤と腫れ、痛みが生じる。

**Asp** アスパラギン酸 aspartic acid

必須アミノ酸の一つ。

**抗生** **ASPC**＊ アスポキシシリン（aspoxicillin）

ペニシリン系抗菌薬。

**重要** **ASPD** 前上膵十二指腸動脈 **P.30**
anterior superior pancreatic duodenal artery 胃十二指腸動脈から分岐
し、膵頭を下行する動脈。

**重要** **ASR** 大動脈弁狭窄兼逆流症 aortic stenosis and regurgitation

大動脈の狭窄により弁の開放に支障が生じ、血液が逆流する疾患。

**A-S Syndrome** アダムス・ストークス症候群
Adams-Stokes syndrome 不整脈による心拍出量の低下で徐脈が起
こり、脳虚血状態となって意識消失や痙攣が生じる症候群。

**参 ASA P.42**

**重要** **AST** アスパラギン酸アミノトランスフェラーゼ aspartate aminotransferase

肝細胞のほか赤血球、骨格筋などに分布する酵素で、細胞の壊死・
破壊により血中に流出する。肝疾患の指標。旧名称はGOT。

**抗生** **ASTM**＊ アストロマイシン（astromicin）

アミノグリコシド系抗菌薬。

**AT** 嫌気性代謝閾値 anaerobic threshold

無酸素性代謝閾値ともいい、有酸素運動における上限の運動強度。

**AT** 聴神経腫瘍 acoustic tumor

多くは内耳神経の前庭神経から発生する良性の脳腫瘍。

**重要** **AT** 動脈血栓症 arterial thrombosis

何らかの原因で血液の一部が固まり、動脈の中で血栓形成が起こ
る疾患。

# AT-Ⅲ ▶▶▶ Atr

**A**

## AT-Ⅲ　アンチトロンビンⅢ　antithrombin Ⅲ
**重要**

トロンビンの作用を抑制する凝固阻害因子。播種性血管内凝固症候群（DIC **P.118** ）、ネフローゼ症候群で低下する。

## ATG　抗胸腺細胞グロブリン　antithymocyte globulin

抗リンパ球グロブリンともいい、再生不良性貧血の免疫抑制療法で使われている。

## ATH　腹式子宮全摘術　abdominal total hysterectomy
**重要**

開腹して子宮を全摘出する手術。

## ATLL　成人T細胞白血病・リンパ腫　adult T-cell leukemia / lymphoma
**重要**

ヒトT細胞白血病ウイルス1型（HTLV-1）感染を原因とする悪性リンパ腫。

## ATM　非定型抗酸菌症　atypical mycobacteriosis
**重要**

非定型抗酸菌（結核菌以外の抗酸菌）により発症した呼吸器感染症のこと。最近は非結核性抗酸菌（NTM）と呼ぶ。

## ATN　急性尿細管壊死　acute tubular necrosis

腎虚血や腎毒性物質によって、尿細管が壊死を起こした状態。

## ATP　アデノシン三リン酸　adenosine triphosphate
**重要**

筋線維がもつエネルギー化合物。アデノシンに三つのリン酸基が結合し、リン酸基が一つ外れるごとにエネルギーを放出する。

## ATP　自己免疫性血小板減少性紫斑病
**重要**

autoimmune thrombocytopenic purpura　血小板に対する自己抗体が生じ、血小板の破壊・減少が起こる疾患。主に皮下出血がみられる。

## ATR　アキレス腱反射　Achilles tendon reflex
**重要**

アキレス腱を叩打すると足が底屈する反射。神経障害などがあると消失する。**同** AJ **P.30**

## Atr, atr　萎縮　atrophy

臓器や組織の容積が減少し、その機能が低下した状態。

## ATRA ▶▶▶ Aus

### ATRA* 全トランス型レチノイン酸 トレチノイン
all-trans retinoic acid　ビタミンAの活性型代謝産物で、急性前骨髄球性白血病（APL P.38）の治療に使われる。

### ATSD アルツハイマー型老年認知症 Alzheimer type senile dementia
65歳以上の高齢で発症するAD（アルツハイマー病 P.21）をいう。

### Au-Ag オーストラリア抗原 Australia antigen
HBs抗原（B型肝炎ウイルス表面抗原）の旧称。

### AUC （血中濃度）曲線下面積 area under the curve
投与した薬物の血中濃度と時間の関係を示したグラフで、描かれた曲線と横軸に囲まれた部分の面積をいう。

■ 薬物血中濃度曲線

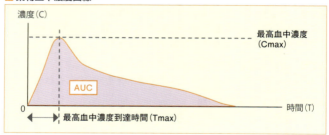

### AUR* オーラノフィン（auranofin）
金を含む抗リウマチ薬。

### AUS 腹部超音波 abdominal ultrasonography
腹部に超音波をあて、返ってくるエコーを画像化することで腹腔内臓器を観察する検査。

### Aus 子宮内容除去術 Auskratzung（独）
妊娠中絶や流産時に、人工的な手段によって胎児や胎盤などを除去する手術。

## AV 奇静脈 azygos vein
脊柱の右側を上行し、上大静脈に合流する静脈。左側のものは半奇静脈という。

## AV 大動脈弁 aortic valve
左心室と大動脈の間にあり、逆流を防いでいる。通常、三つの弁尖からなる。

■ 心臓の弁の構造

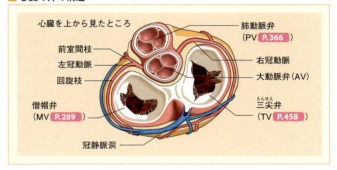

## Av アデノイド、腺様増殖症 adenoid vegetation
咽頭リンパ組織の一つである咽頭扁桃（アデノイド）が、病的に肥大した状態。

## AVA 動静脈吻合 arteriovenous anastomosis
細動脈と細静脈を直結する血管で、毛細血管のバイパス。眼底などにみられる。

## AV block 房室ブロック P.431 atrioventricular block
心臓の刺激伝導系で、心房からの刺激が心室に伝わらない、もしくは遅滞する状態。

## a-vDO2 動静脈血酸素較差 arteriovenous oxygen difference
動脈血と静脈血に含まれる酸素量の差のこと。酸素利用能の指標。

## AVF ▶▶▶ AVNRT

**重要** **AVF** 動静脈瘻 arteriovenous fistula
動脈と静脈の間にできる異常な連絡通路のことで、血液は毛細血管を迂回して直接動脈から静脈へ流れるようになる。

**重要** **aVF** 左足増高単極肢誘導 augmented vector foot
心電図誘導法の一つ。通常、左足と不関電極との電位差を測定する。

■ 単極肢誘導

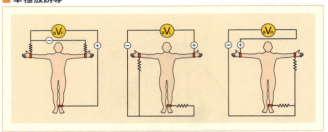

**avg** 平均 average

**重要** **AVH** 急性ウイルス性肝炎 acute viral hepatitis
肝炎ウイルスに感染して起こる急性の肝炎。

**重要** **aVL** 左手増高単極肢誘導 augmented vector of left arm
心電図誘導法の一つ。左手と不関電極間の電位差を測定する。

**重要** **AVM, AV mal** 動静脈奇形 arteriovenous malformation
動脈が静脈と吻合しているために、毛細血管を経由せずに直接静脈に流れ込み、吻合部には血管塊が形成される先天奇形。

**重要** **AVN** 房室結節 atrioventricular node
心房と心室の間にあり、心臓の拍動を起こす刺激伝導系の一部。

**重要** **AVNRT** 房室結節リエントリー性頻拍
atrioventricular node reentry tachycardia 房室結節内に二つの伝導路が存在し、それによってリエントリー回路が形成されて起こる頻脈。

## AVP ▶▶▶ AZTEC

**AVP** アルギニンバソプレシン arginine vasopressin

下垂体後葉で合成・分泌される抗利尿ホルモン。水分の再吸収促進作用により、血圧を上げる働きがある。

**重要**
**AVP** 大動脈弁形成術 aortic valvuloplasty

大動脈弁狭窄症や大動脈弁閉鎖不全症に適応。自分の弁を修復し、機能を回復させる手術。

**重要**
**AVR** 大動脈弁置換術 aortic valve replacement

正常に機能しなくなった大動脈弁を摘出し、人工弁に置換する手術。人工弁には、機械弁と生体弁の2種類がある。

**重要**
**aVR** 右手増高単極肢誘導 augmented vector of right arm

心電図誘導法の一つ。右手と不関電極間の電位差を測定する。

**AV shunt** 動脈静脈シャント artery-vein shunt

動静脈吻合（AVA）などにより動脈から毛細血管を介さずに直接静脈へ血液が流れること。人工透析のために前腕に動静脈シャント形成術が行われる。

**AW, aw** 気道 airway

**AWO** 気道閉塞 airway obstruction

意識レベル低下での舌根沈下、異物による閉塞、気管支喘息など、さまざまな原因で気道が詰まり、呼吸困難になる状態。

**循環**
**AZA*** アセタゾラミド、アセタゾールアミド（acetazolamide）

緑内障、てんかん、メニエール病などに使われる薬。

**抗生**
**AZM*** アジスロマイシン（azithromycin）

マクロライド系抗菌薬。

**代謝**
**AZP*** アザチオプリン（azathioprine）

免疫抑制薬。

**AZTEC** アズテック法 amplitude zone time epoch coding

コンピュータによる解析法の一つで、心電図解析に使われる。

49

## B

**B 血液 blood**
血管内を循環する体液。血球、血漿からなる。

**B B細胞 bone marrow derived cell** (同) B-cell P.54

**B-Ⅰ ビルロートⅠ法 Billroth's operation Ⅰ**
幽門側胃切除後の再建方式。残った胃と十二指腸を直接吻合する。

**B-Ⅱ ビルロートⅡ法 Billroth's operation Ⅱ**
幽門側胃切除後の再建方式。十二指腸断端を閉じ、残った胃と空腸を吻合する。

■ ビルロート法

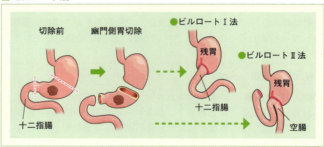

**BA 気管支喘息 bronchial asthma**
気管支がアレルギーなどで炎症を起こして過敏になり、何かの刺激で腫れたり痰が出て狭窄し、呼吸困難、喘鳴などを生じる慢性疾患。

**BA 胆汁酸 bile acid**
肝細胞で生成される胆汁の主成分。

**BA 胆道閉鎖症 biliary atresia** (同) CBA (先天性胆道閉鎖症) P.72

# BA ▶▶▶ BALT

**BA** 脳底動脈 P.28 basilar artery 〔重要〕
左右の椎骨動脈が頭蓋内で合流して1本になった動脈で、脳底部で2本の後大動脈に分枝する。

**Ba** バリウム barium
アルカリ土類金属の一つ。硫酸バリウムは消化管造影剤として使われる。

**BAC** 血中アルコール濃度 blood alcohol concentration

**BAE** 気管支動脈塞栓術 bronchial artery embolization 〔重要〕
喀血に対する治療法。気管支動脈に塞栓物を詰めて出血を止める。

**BAG** 上腕動脈造影 brachial arteriography 〔重要〕
上腕動脈から造影剤を注入して行うX線検査。脳血管や腹部血管に行う。

**BAK**＊ ベンザルコニウム (benzalkonium chloride) 〔外皮〕
陽イオン界面活性剤で、消毒薬・殺菌薬として使う。

**BAL** 気管支肺胞洗浄 bronchoalveolar lavage 〔重要〕
肺胞に生理食塩水を注入し、それを吸引回収して疾患を診断する方法。

**BAL**＊ バル（商品名） British anti-Lewisite 〔代謝〕
ジメルカプロール (dimercaprol) の商品名。有機砒素化合物で毒薬のルイサイト (lewisite) に対する解毒薬。ヒ素、水銀、鉛などの中毒に使う。

**BALF** 気管支肺胞洗浄液 bronchoalveolar lavage fluid
気管支肺胞洗浄（BAL）で注入した生理食塩水を回収した液。細菌などの病原体、悪性細胞などを検索し、診断につなげる。

**BALT** 気管支関連リンパ組織 bronchus-associated lymphoid tissue 〔重要〕
気管支壁に存在するリンパ組織で、気道粘膜の免疫学的防御に重要な役割をもつ。

# BAO ▶▶▶ BB

**BAO** 基礎酸分泌量 basal acid output

早朝空腹時に刺激しない状態での胃酸分泌量。胃管を挿入して胃液を採取して検査する。 参MAO（最大胃酸分泌量）P.267

**BAP** 骨型アルカリホスファターゼ bone-alkaline phosphatase

アルカリホスファターゼのアイソザイムの一つ。骨芽細胞や骨形成状態を反映し、副甲状腺機能亢進症や悪性腫瘍骨転移で上昇する。

**抗生**

**BAPC*** バカンピシリン（bacampicillin）

ペニシリン系抗菌薬。

**BAR-therapy** バー療法

BUdR antimetabolite-continuous intraarterial infusion-radiation therapy

5-FUなど代謝拮抗薬による化学療法と、放射線増感薬BUdRを併用した放射線照射を組み合わせた悪性腫瘍の治療法。脳腫瘍などに使われる。

**重要**

**BAS** バルーン式心房中隔開口術 balloon atrial septostomy

右房から右室への経路がない心奇形に行う手術。心房中隔をバルーンで広げて連絡させるもの。

**重要**

**BB** 緩衝塩基 buffer base

生体内で緩衝に関与している重炭酸イオン、リン酸1水素イオン、蛋白質などの塩基の総和。

**BB** 清拭 bed bath

身体を拭いて清潔を保つこと。

**BB** 乳房生検 breast biopsy

乳がんの診断のために組織の一部を採取すること。小さな病変にはマンモグラフィーを応用したマンモトーム生検が行われる。

**循環**

**BB*** β遮断薬 β-blocker

交感神経遮断薬。高血圧、不整脈などの治療薬として用いられる。

## BBB 脚（きゃく）ブロック bundle branch block
心臓の伝導障害の一つ。右脚か左脚または両脚で、電気的刺激の伝導が障害されている状態。

## BBB 血液脳関門（けつえきのうかんもん） blood brain barrier
脳血管から神経細胞への有害物質の侵入を防御するシステム。

## BBBB 両脚（りょうきゃく）ブロック bilateral bundle branch block
心臓の伝導障害の一つ。右脚と、左前枝・後枝・中隔枝のいずれかで、電気的刺激の伝導が障害されている状態。

## BBD 良性乳房疾患（りょうせいにゅうぼうしっかん） benign breast disease
乳がんと間違えやすい良性の乳腺疾患。乳腺症、線維腺腫など。

## BBT 基礎体温（きそたいおん） basal body temperature
からだが最も安静な状態での体温。早朝に覚醒してからだを動かさずに測定する。女性では排卵サイクルと関連している。

■ **基礎体温**

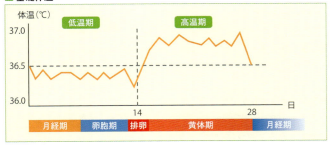

## BC 血液培養（けつえきばいよう） blood culture
無菌的に採血した血液をボトル中の培地に接種して、血液中の細菌・真菌の有無を調べる臨床検査法。

## BC 乳（にゅう）がん breast cancer
乳腺に生じる悪性腫瘍（しゅよう）。

## BC ▶▶▶ BCS

**外皮** **BC**[*] **バシトラシン・フラジオマイシン**（bacitracin・fradiomycin）
ポリペプチド系抗菌薬のバシトラシンとアミノグリコシド系抗菌薬のフラジオマイシンとの合剤。皮膚などの外用薬として使う。

**BCAA** **分岐鎖アミノ酸** branched chain amino acid
必須アミノ酸のうち、バリン・ロイシン・イソロイシンをいう。
参 AAA（芳香族アミノ酸） P.11

**重要** **BCC** **基底細胞がん** basal cell carcinoma
表皮細胞の悪性腫瘍で、多くは高齢者の顔面に発生する。

**腫瘍** **BCD**[*] **ブレオマイシン＋シクロホスファミド＋アクチノマイシンD**
（bleomycin＋cyclophosphamide＋actinomycin D） 悪性骨腫瘍などに
用いられる併用化学療法。

**BCE** **基底細胞上皮腫** basal cell epithelioma
基底細胞がんに同じ。表面が黒く、中央が潰瘍化している。

**重要** **B-cell** **B細胞** bone marrow derived cell
Bリンパ球ともいうリンパ球の一つ。抗原に反応して増殖し、抗体（免疫グロブリン）産生細胞に分化する。同 B P.50

**重要** **BCG** **カルメット・ゲラン桿菌** Bacille de Calmette et Guérin（仏）
ウシ型結核菌。結核予防ワクチンや膀胱がんの治療薬に使用される。

**BCN** **ブレストケアナース** breast care nurse
乳がん患者に専門的なケアを行う乳がん看護認定看護師。

**解熱** **BCP**[*] **パラミヂン（商品名）、ブコローム**（paramidin, bucolome）
非ステロイド性抗炎症薬。尿酸排泄作用があり、痛風にも使う。

**BCR** **無菌室** biological clean room
外界からの感染を予防する設備が整った部屋。

**重要** **BCS** **被虐待児症候群** battered child syndrome
両親などの保護者から虐待を受けた子どもにみられる心身の障害。

# BD ▶▶▶ BEE

**BD** **脳死** brain death
脳幹を含む脳全体の機能が不可逆的に停止すること。

**BD\*** **気管支拡張薬** bronchodilator
気道を広げることで呼吸困難を改善する薬。気管支喘息などで用いる。

**BDI** **ベックうつ病尺度** Beck's depression inventory
ベック（Beck）が考案した抑うつ状態の重症度を判断するための評価表。

**BE** **塩基過剰** P.321 base excess
代謝性（非呼吸性）因子の状態を表す酸塩基平衡の指標の一つ。血液ガス分析から計算する。

**BE** **気管支拡張症** bronchiectasis
気管支が不可逆的に拡張した疾患。先天性障害、小児期の肺炎や肺結核などの感染症により、気管支の壁が破壊されることが原因で生じる。

**BE** **脳浮腫** brain edema
脳組織に正常の範囲を超えた量の水分がたまり、脳が腫れた状態。脳梗塞、頭部外傷などが原因となる。

**BE** **バリウム注腸** barium enema
肛門からバリウム液と空気を注入し、大腸粘膜に付着したバリウムをX線撮影する大腸の検査法。

**BE-AMP** **前腕切断** below elbow amputation
前腕を肘（ひじ）関節下部から切断すること。

**BEAR** **聴性脳幹反応** brainstem evoked auditory response 同 ABR P.16

**BEE** **基礎エネルギー消費量** basal energy expenditure
生命を維持するのに必要な最小限のエネルギー量。
参 TEE（必要エネルギー消費量） P.442

## BEL ▶▶▶ BH

**重要**

**BEL** **骨盤位** Beckenendlage（独）

子宮内の胎児が、頭部より骨盤部を子宮口側に向けている状態。逆子ともいい、異常胎位の一つ。

**BEP** **脳誘発電位** brain evoked potential

外界からの感覚刺激に対して脳に生じる電位変動。刺激伝導路の異常を調べる検査に用いる。

**腫瘍**

**BEP\*** **ブレオマイシン＋エトポシド＋シスプラチン（プラチノール）**

（bleomycin＋etoposide＋cisplatin [platinol]） 悪性腫瘍に対する併用化学療法。睾丸腫瘍、胚細胞腫などに使われる。

**BET** **合成血** blood for exchange transfusion

O型の赤血球をAB型の血漿に浮遊した製剤。ABO式血液型不適合による新生児溶血性疾患に対する交換輸血に使われる。

**BF** **バイオフィードバック** biofeedback

生体の現象を工学的に検出し、光や音の形で意識上に提示することで体内の状態を調節すること。

**重要**

**BF, BFS** **気管支内視鏡検査** bronchofiberscopy

ファイバースコープを口または鼻から挿入し、喉頭、気管、気管支などを観察する検査。

**BG** **血糖** blood glucose 同 BS **P.62**

**重要**

**BGA** **血液ガス分析** **P.321** blood gas analysis

血液中に含まれる酸素や二酸化炭素の分圧、重炭酸イオン濃度、pHを測定する検査。通常、動脈血を測定（動脈血ガス：ABG **P.15**）。

**BGT** **ベンダー・ゲシュタルトテスト** Bender-Gestalt test

視覚・運動形態機能を測定するための図形複写作業検査。L.ベンダーによって作成された。

**BH** **出生身長** birth height 出生直後の新生児の身長。

**BH** **身長** body height

## BHAC ▶▶▶ BIPM

**BHAC*** エノシタビン（enocitabine）
抗悪性腫瘍薬。

**βHCG** ヒト絨毛性ゴナドトロピンβ分画コア定量
β human chorionic gonadotropin　腫瘍マーカー P.342 の一つ。子宮頸がん、子宮体がん、卵巣がんなどの指標になる。

**BHL** 両側肺門リンパ節腫脹　bilateral hilar lymphadenopathy
両側の肺門リンパ節が腫脹した状態。サルコイドーシスなどでみられる。

**BI** 熱傷指数　burn index
熱傷の重症度判定基準。熱傷面積と熱傷深度 P.408 から算出する。
参 PBI（熱傷予後指数）P.327

**BIL, Bil** ビリルビン　bilirubin
古い赤血球中のヘモグロビン由来の物質で、肝臓が産生する胆汁の主成分の一つ。肝・胆道系疾患の指標。

**BIP** 間質性肺炎を伴う閉塞性細気管支炎
bronchiolitis obliterans with classical interstitial pneumonia　特発性間質性肺炎（IIP P.222 ）の一つ。同 BOOP P.61 。

**BIP*** ブレオマイシン＋イホスファミド＋シスプラチン（プラチノール）（bleomycin＋ifosfamide＋cisplatin [platinol]）
悪性腫瘍に対する併用化学療法。子宮頸がんなどに使われる。

**BiPAP** 二相性陽圧呼吸　biphasic [bilevel] positive airway pressure
人工呼吸器の換気モードの一つで、二つの気道内圧を切り替える。
参 CPAP（持続的気道陽圧法）P.93

**BIPM*** ビアペネム（biapenem）
カルバペネム系抗菌薬。

## BJP ▶▶▶ BMD

**BJP　ベンス・ジョーンズ蛋白（たんぱく）　Bence-Jones protein**
`重要`
異常構造免疫グロブリンで、単クローン性、L鎖の2量体として存在し、尿中に排泄される。多発性骨髄腫（こつずいしゅ）、アミロイドーシスなどで出現する。

**BK　ブラジキニン　bradykinin**
血圧降下作用を有するほか、発痛物質として炎症発現に関与するペプチド。

**BK-AMP（ビーケー　アンプ）　下腿切断（かたい）　below knee amputation（ビロウ　ニー　アンピュテイション）**
膝（ひざ）関節（かんせつ）から下で切断すること。

**BLM, BLEO\*　ブレオマイシン（bleomycin）**
`腫瘍`
抗悪性腫瘍薬（しゅよう）。

**BLS　一次救命処置（いちじきゅうめいしょち）　basic life support（ベイシック　ライフ　サポート）**
`重要`
心肺停止を起こした人に対し、その場に居合わせた人が行う応急手当。胸骨圧迫や人工呼吸、AEDの使用など。

参 ACLS（二次救命処置）　`P.19`

### ■ Primary　ABCD（プライマリー　エービーシーディー）

| 略語 | 意味 | 略語 | 意味 |
|---|---|---|---|
| A：Airway | 気道（気道確保） | C：Circulation | 循環（脈の確認、胸骨圧迫心臓マッサージ） |
| B：Breathing | 呼吸（呼吸の有無、人工呼吸） | D：Defibrillation | 除細動（AED） |

**BM　骨髄（こつずい）　bone marrow（ボウン　マロウ）**
骨内部を満たすやわらかい組織。造血の場である赤色骨髄と、脂肪に置き換わった黄色骨髄がある。

**BM, BMs　便通（べんつう）　bowel movement(s)（バウエル　ムーヴメント）**
`重要`

**BMD　骨（塩）密度（こつえんみつど）　bone mineral density（ボウン　ミネラル　デンシティ）**
`重要`
骨に含まれるカルシウムなどの密度。骨の強さの指標となる。

**BMI ▶▶▶ BO**

**B**

**重要 BMI　体格指数** body mass index
肥満度を示す指数。体重（kg）を身長（m）の 2 乗で割ったもの。
BMI 22が理想体重。

**重要 BMP　骨形成因子** bone morphogenetic protein
骨形成を誘導する蛋白性因子。

**重要 BMR　基礎代謝率** basal metabolic rate
生命を維持するために最低限必要な 1 日あたりのエネルギー量。性
別、年齢、体格などの影響を受ける。**参** RMR（安静時代謝率）**P.387**

**重要 BMT　骨髄移植** bone marrow transplantation
造血幹細胞を含む骨髄液を移植すること。白血病などの血液疾患
の治療で行われる。

**BN　神経性過[大]食症** bulimia nervosa（ラ）
摂食障害の一つ。体重に対する過度のこだわりなどを背景に、む
ちゃ食いの反復と、それを解消して体重増加防止のための絶食や
食事制限などをする。**参** AN（神経性無食欲症）**P.35**

**BNBAS　ブラゼルトン新生児行動評価尺度**
Brazelton neonatal behavioral assessment scale　新生児の神経行動発
達の評価方法。運動能力、誘発反応、生理的安定性などに関する
評価を行う。

**重要 BNC　膀胱頸部拘縮** bladder neck contracture
膀胱頸部が狭くなり、尿路の通過障害が生じる状態。

**重要 BNP　脳性ナトリウム利尿ペプチド** brain natriuretic peptide
心臓に負荷がかかったときに心室から分泌されるホルモンで、利
尿作用・血管拡張作用などをもつ。ブタの脳から最初に同定された。
**参** ANP **P.35**

**BO　腸閉塞** bowel obstruction
イレウスともいい、腸管内容の通過障害をきたしている重篤な病
態。**同** IO **P.226**，**参** イレウスの種類と症状 **P.268**

59

## BO ▶▶▶ BOMP

**BO** 閉塞性細気管支炎 bronchiolitis obliterans

末梢気道である細気管支に起こる炎症により、気道に閉塞が生じる気管支炎。

**BOA** 聴性行動反応検査 behavioral observation audiometry

音に対してさまざまな反応を示す乳幼児の聴性行動反応を利用して行う聴力検査。

### ■ 聴力検査に関連する主な略語

| 略語 | 欧文（和訳） |
|------|------------|
| ABR | auditory brainstem response（聴性脳幹反応） |
| BEAR | brainstem evoked auditory response（聴性脳幹反応） |
| BOA | behavioral observation audiometry（聴性行動反応検査） |
| COR | conditioned orientation response audiometry（条件詮索反応聴力検査） |
| ERA | electric [evoked] response audiometry（誘発反応聴力検査） |
| PTA | pure tone audiometry [average]（純音聴力検査） |
| SRT | speech reception threshold（語音聴取閾値） |
| Tym | tympanogram（ティンパノグラム） |

**BOAI** バルーン閉塞下動注法 balloon occluded arterial infusion

悪性腫瘍の栄養動脈に対してバルーンカテーテルを留置して、抗悪性腫瘍薬を投与し、動脈を一時的に閉塞させて効果を上げる治療法。子宮頸がんなどに用いる。

**BOHA** バルーン閉塞下肝動脈造影

balloon occluded hepatic arteriography　バルーンカテーテルで一時的に肝動脈の血流を遮断して行う造影法。

**BOMP**\* ブレオマイシン＋ビンクリスチン（オンコビン）＋マイトマイシンC＋シスプラチン（プラチノール）（bleomycin＋vincristine [oncovin]＋mitomycin C＋cisplatin [platinol]）

子宮頸がんに対する併用化学療法。

## BOOP 器質化肺炎を伴う閉塞性細気管支炎
bronchiolitis obliterans organizing pneumonia　同 BIP（間質性肺炎を伴う閉塞性細気管支炎）P.57

## BP 血圧　blood pressure
血管壁にかかる血流の圧力。参 バイタルサインの基準値 P.374

## BP ベル麻痺　Bell palsy
原因を特定できない顔面神経麻痺。

## BPD 気管支肺異形成症　bronchopulmonary dysplasia
未熟児の慢性肺損傷の一つ。酸素補給や長期間の機械的人工換気が原因となる。

## BPD 児頭大横径　biparietal diameter
胎児の頭蓋骨の最大左右幅。超音波検査で測定し、妊娠後期の胎児発育の目安となる。

■ BPD（児頭大横径）

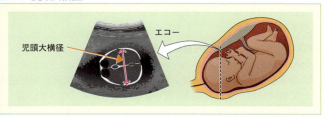

## BPD 双極性障害　bipolar disorder
躁状態とうつ状態が交互に現れる精神疾患。同 MD（躁うつ病）P.273

## BPH 良性前立腺肥大症　benign prostatic hyperplasia　同 PH P.338

## BPPV 良性発作性頭位めまい症　benign paroxysmal positional vertigo
特定の頭位で誘発される「頭位誘発性めまい」を主徴とする疾患で、眼振を伴う。

## BPSD ▸▸▸ BS

**BPSD　認知症の行動・心理症状**
behavioral and psychological symptoms of dementia　認知症に伴う粗暴
な行動、被害妄想、昼夜逆転、失禁などの行動や心理的な症状。
以前は「周辺症状」「問題行動」といわれていた。

**重要　Bq　ベクレル　becquerel**
放射能量を表す単位。

**重要　bra, brady　徐脈　bradycardia**
脈拍数が1分間に60回未満の状態。

**BRAO　網膜動脈分枝閉塞症　branch retinal artery occlusion**
網膜動脈の分枝動脈が硬化し、閉塞する眼疾患。

**BRM　生体応答調節物質　biological response modifiers**
腫瘍に対する生体の抵抗を、免疫系やホルモンの分泌などにより
調節する物質。

**BRO　気管支鏡検査　bronchoscopy**
経口または経鼻的に気管支鏡を挿入し、肺や気管支などを直接観
察する検査。

**重要　BRTO　バルーン下逆行性経静脈的塞栓術**
balloon occluded retrograde transvenous obliteration　バルーンカテーテ
ルを胃静脈血の流出路に挿入し、血流とは逆方向に硬化剤を注入
して胃静脈瘤を固める手術。胃静脈瘤治療の主流になっている。

**BRVO　網膜静脈分枝閉塞症　branch retinal vein occlusion**
動脈硬化などにより網膜静脈が動脈との交差部で閉塞し、眼底出
血や浮腫を起こす眼疾患。　📗参CRVO（網膜中心静脈閉塞症）　P.98

**重要　BS　血糖　blood sugar**
血液中のブドウ糖の濃度。　🟥同BG　P.56

**重要　BS　呼吸音　breath sound**
呼吸運動によって発生する肺部音。

62

**BS ▶▶▶ BSO**

**B**

**重要** **BS** 腸（雑）音 bowel sound
腹部の聴診で聞こえる腸の活動音。

**重要** **B's** バビンスキー反射 P.382 Babinski's reflex
足底伸筋反射。病的反射の一つ。陽性の場合、錐体路障害を示唆する。

**重要** **BSA** 体表面積 body surface area
体表面の面積。薬剤の投与量を算出するときなどに用いる。

**重要** **BSE** ウシ海綿状脳症 bovine spongiform encephalopathy
プリオン蛋白質が原因とされる牛の脳症。狂牛病。ヒト変異型クロイツフェルトヤコブ病との関連が指摘されている。

**重要** **BSE** 乳房自己検診 breast self examination
変化を目で確認する視診法と、手で触れて確認する触診法がある。

**腫瘍** **BSF*** ブスルファン（マブリン）（busulfan）
抗悪性腫瘍薬。

**BSG** 赤血球沈降速度 Blutsenkungsgeschwindigkeit（独） 同 ESR P.151
抗凝固剤を加えた血液をガラス管に入れて静置し、赤血球が沈んでいく速度を測る検査。炎症や血液疾患の有無などを調べる。

**BSI** 血流感染 blood stream infection
血管内留置カテーテルに伴う感染症。

**BSI** 生体物質隔離 body substance isolation
患者の湿性体液、排泄物、血液などは感染性があるという前提で感染対策を行うこと。

**重要** **BSN** 看護学士 bachelor of science in nursing
看護系の大学で必要単位を修得した者、または専門学校専門課程を卒業して学士を申請した者に与えられる学位。

**重要** **BSO** 両側卵巣卵管切除術 bilateral salpingo-oophorectomy
両側の卵巣、卵管を切除する手術。

## BSP test ▶▶▶ BTR

**BSP test　ブロムサルファレイン排泄試験**　bromsulphalein test

肝機能検査法の一つ。色素であるブロムサルファレインを静注し、排泄時間を測定する。

**重要**　**BSR**　赤血球沈降速度　blood sedimentation rate　同 ESR　P.151

**BSS**　平衡塩類溶液　balanced salt solution

組織液と等張になるように調合された生理的塩類溶液。

**腫瘍**　**BST*　ベスタチン(商品名)、ウベニメクス**(bestatin, ubenimex)

抗悪性腫瘍薬。

**重要**　**BT**　体温　body temperature

バイタルサイン　P.374　の一つ。

**重要**　**BT**　脳腫瘍　brain tumor

頭蓋内に発生する腫瘍の総称。

**重要**　**BT**　膀胱腫瘍　bladder tumor

膀胱に発生する腫瘍で、ほとんどが悪性腫瘍(膀胱がん)。

**BT, BT shunt　ブラロック・タウシグ短絡術**　Blalock-Taussig shunt

鎖骨下動脈を肺動脈に吻合することにより、肺血流を増やす手術。ブラロック(Blalock)とタウシグ(Taussig)が開発し、チアノーゼ性心疾患の子どもに使われた。

**BTB　ブロムチモールブルー**　bromthymol blue

pH指示薬の一つ。酸性で黄色、中性で緑色、アルカリ性で青色を示す。

**BTF**　輸血　blood transfusion

健常者から採取した血液または血漿・赤血球・血小板などの血液成分を患者の静脈内に注入すること。

**BTR**　上腕二頭筋腱反射　biceps tendon reflex

生理的な反射の一つ。上腕二頭筋腱に刺激を与えると、正常なら肘(ひじ)関節が屈曲する。

# BTS ▶▶▶ BW

**BTS** **徐脈頻脈症候群** bradycardia-tachycardia syndrome

洞不全症候群（SSS **P.424**）の一つ。洞機能障害による徐脈に加えて、発作性上室性頻脈が合併する病態。

**アレ** **BUC*** **ブシラミン**（bucillamine）

抗リウマチ薬。

**重要** **BUN** **血液尿素窒素** blood urea nitrogen

血液中の尿素に含まれる窒素分のこと。腎疾患の指標。

**腫瘍** **BUS*** **ブスルファン**（busulfan）

抗悪性腫瘍薬。

**BUT** **涙膜破壊時間** break-up time of tear film

角膜上での涙液の保持力と安定性を診断する検査。フルオレセインを点眼して行う。

**BV** **循環血液量** blood volume

体内を循環している血液の量。体重の約8％を占める。

**BV** **両心室の** biventricular

心臓の右心室と左心室。

**BVAS** **両心室補助人工心臓** biventricular assist system

自己の心臓を温存したうえで、左右両心室の機能を補助代行する人工心臓。

**BVH** **両室肥大** biventricular hypertrophy

心臓の右心室と左心室両方が肥大した状態。

**BVM** **バッグバルブマスク** bag valve mask

自動膨張するバッグがついた換気マスク。通称アンビューバッグ。

**BW** **出生時体重** birth weight

出生直後の新生児の体重。

**重要** **BW** **体重** body weight

## BWG syndrome ▶▶▶ BZS

**BWG syndrome** ブランド・ホワイト・ガーランド症候群

Bland-White-Garland syndrome　左冠動脈肺動脈起始症。大動脈からではなく、肺動脈から左冠動脈が起始する先天的心疾患。

**BX, Bx** 生検　biopsy

生体から組織の一部を採取し、顕微鏡観察によって病気の診断を行うこと。

### ■ 生検・手術検体の種類

| 採取方法 | 対象となる臓器 |
|---|---|
| CT、エコー、針生検、生検 | 軟部、乳腺、縦隔、心筋、肝臓、腎臓、前立腺 |
| 内視鏡 | 消化管（食道、胃、十二指腸、小腸、大腸）、気管支・肺、膀胱、関節 |
| 腹腔鏡 | 肝臓、腹腔、骨盤臓器 |
| 胸腔鏡 | 肺、縦隔組織 |
| 試験切除、掻爬 | 皮膚、リンパ節、軟部・骨、筋肉・神経、乳腺、子宮内容、子宮頸部・内膜、 |

**BZD**\* ベンゾジアゼピン（benzodiazepine）

`呼吸`

睡眠薬、抗不安薬。

**BZS** ホウ酸亜鉛華軟膏　Bor Zink Salbe（独）

褥瘡などに使われる外用薬。「ボチ」と俗称した。

**C ▶▶▶ CA**

## C

**C カリエス** Caries
う蝕の深度を示す記号。C1からC4まである。

**重要 C クリアランス** clearance
（腎臓などによる）物質の排泄のこと。
📖 Ccr（クレアチニンクリアランス）**P.75**

**C コンプライアンス** compliance
要求・命令などに応じること。

**C システイン** cysteine
アミノ酸の一つ。Cysとも略す。

**C 皮質** cortex
大脳皮質、副腎皮質など、実質臓器の外層を形成する部分。

**重要 C 盲腸** **P.10** cecum
大腸の一部で、回盲弁以下の嚢状部をいう。

**C サイクル** cycle
周期。

**C 毛細（血）管** capillary

**CA カテコールアミン、カテコラミン** catecholamine
モノアミン神経伝達物質。アドレナリン、ノルアドレナリン、ドパミンがある。

**重要 CA 冠動脈** **P.99** coronary artery
心臓の周囲を走行し、心臓の細胞に酸素や栄養を供給する血管。

**重要 CA 腹腔動脈造影** celiac angiography
腹腔動脈にカテーテルを挿入して造影剤を注入し、血管の形態をX線撮影する検査。

**重要** **CA　不整脈**　cardiac arrhythmia
脈拍数や脈拍のリズムが乱れた状態。

**降圧** **CA\*　カルシウム拮抗薬**　calcium antagonist
細胞内へのカルシウム流入を抑制することで降圧作用がある。高血圧症、狭心症の治療薬。

**重要** **CA19-9　糖鎖抗原19-9**　P.342　carbohydrate antigen 19-9
腫瘍マーカーの一つ。消化器がん、とくに膵がんで高値になる。

**重要** **CA125　がん抗原125**　P.342　cancer antigen 125
腫瘍マーカーの一つ。卵巣がん、子宮体がんなどの指標になる。

**重要** **Ca　カルシウムの元素記号**　P.276　calcium
アルカリ土類金属元素の一つ。体内では主に骨と歯に存在する。

### ■ 主な電解質の基準値

| 種類 | 基準値 | 疑われる疾患 |
|---|---|---|
| Ca：カルシウム | 8.4～10.2 mg/dL | 高値：副甲状腺機能亢進症、がん、白血病、多発性骨髄炎、ビタミンD中毒<br>低値：副腎皮質機能低下症、腎不全、急性膵炎、ビタミンD欠乏 |
| Na：ナトリウム | 137～149 mEq/L | 高値：脱水、尿崩症、糖尿病性昏睡、クッシング症候群、原発性アルドステロン症<br>低値：うっ血性心不全、肝硬変、ネフローゼ症候群、腎不全、甲状腺機能低下症、熱傷 |
| K：カリウム | 3.7～5.0 mEq/L | 高値：腎不全、アジソン病、低アルドステロン症、尿細管障害<br>低値：原発性アルドステロン症、クッシング症候群、呼吸不全症候群、拒食症 |
| Cl：クロール | 102～110 mEq/L | 高値：脱水、尿細管障害、腎不全、副腎皮質機能亢進症、過換気症候群<br>低値：肺炎、肺気腫、腎障害、原発性アルドステロン症、副腎皮質機能低下症 |

**Ca ▶▶▶ CAG**

**C**

**Ca, ca** **がん** cancer
重要

悪性腫瘍と同義で、上皮細胞由来の癌と非上皮細胞由来の肉腫を含む。

---

**Ca, ca** **癌(腫)** carcinoma
重要

上皮細胞由来の悪性腫瘍。胃癌、皮膚癌など。

---

**CAA** **脳アミロイド血管症** cerebral amyloid angiopathy

老廃物であるアミロイドが脳内に蓄積することで起こる脳疾患。
同 AAG **P.12**

---

**CABG** **冠動脈大動脈バイパス移植術** coronary artery bypass graft
重要

冠動脈の狭窄部に、患者本人から採取した正常な血管をつなげてバイパスを作り、血流量の回復をはかる手術。同 ACBG **P.17**

---

**CACG** **慢性閉塞隅角緑内障** chronic angle-closure glaucoma

房水の出口である隅角が閉塞し、眼圧が上がることで起こる眼疾患。

---

**CaCO₂** **動脈血二酸化炭素含量** arterial carbon dioxide content

動脈血中の二酸化炭素濃度。

---

**CAD** **冠動脈疾患** coronary artery disease
重要

動脈硬化などで、心筋に酸素と栄養を送る冠動脈の血流が不十分になって起こる疾患。狭心症、心筋梗塞など。
同 IHD(虚血性心疾患) **P.222**

---

**CAF*** **シクロホスファミド＋アドリアマイシン＋フルオロウラシル**
腫瘍

(cyclophosphamide＋adriamycin＋fluorouracil) 乳がんなどに用いる併用化学療法。

---

**CAG** **冠動脈造影** coronary angiography
重要

冠動脈に造影剤を注入し、血管の形態をX線撮影する検査。

---

**CAG** **頸動脈造影** carotid angiography

頸動脈に造影剤を注入し、血管の形態をX線撮影する検査。

69

## CAG ▶▶▶ CaO2

**重要** **CAG** 脳血管造影（のうけっかんぞうえい） cerebral angiography

脳血管に造影剤を注入し、血管の形態をX線撮影する検査。

**重要** **CAH** 慢性活動性肝炎（まんせいかつどうせいかんえん） chronic active hepatitis

肝細胞の破壊と線維化が慢性的に持続している状態。最終的には肝硬変となる。 **参** CIH（慢性非活動性肝炎） **P.84**

**感覚** **CAI**[*] 炭酸脱水酵素阻害薬（たんさんだっすいこうそそがいやく） carbonic anhydrase inhibitor

体内の余分な水分を排出する作用があり、主に緑内障の治療（房水の産生を減らす）に使われる。

**CAL** 冠動脈病変（かんどうみゃくびょうへん） coronary arterial lesion

冠動脈に狭窄や閉塞などがみられる病変の総称。

**重要** **cal** カロリー calorie

熱量の単位。栄養学ではCを大文字で「Cal」と書いて、1 Cal＝1,000cal＝1 kcalを意味し、大カロリーとも読む。

**CAM** 絨毛膜羊膜炎（じゅうもうまくようまくえん） chorioamnionitis

妊娠中に、絨毛膜と羊膜が細菌感染を起こすことによって生じる炎症性疾患。

**重要** **CAM** 補完・代替医療（ほかん・だいたいいりょう） complementary and alternative medicine

西洋医学を補完する医療、またそれに代わる医療。漢方薬、鍼灸、健康食品、アロマセラピーなど。

**抗生** **CAM**[*] クラリスロマイシン（clarithromycin）

マクロライド系抗菌薬。

**cAMP** 環状アデノシン一リン酸（かんじょうアデノシンいちリンさん） cyclic adenosine monophosphate

アデノシン三リン酸から合成され、一部ホルモンや神経伝達物質のメッセンジャーとして働く化合物。

**重要** **CaO2** 動脈血酸素含量（どうみゃくけつさんそがんりょう） arterial oxygen content

動脈血中のヘモグロビンに結合した酸素濃度と、物理的に血液中に溶解した酸素濃度の合計。

70

CAP ▶▶▶ CAV

**CAP** * シクロホスファミド＋アドリアマイシン＋シスプラチン（プラチノール）(cyclophosphamide＋adriamycin＋cisplatin1 [platinol])

腫瘍

悪性腫瘍に対する併用化学療法。卵巣がんに用いる。同 PAC P.321

C

**Cap, cap** カプセル capsule

ゼラチンなどの円筒形の基剤に、粉末や顆粒状の薬を入れて形成させた薬剤。

**CAPD** 持続携帯式腹膜透析 continuous ambulatory peritoneal dialysis

重要

自分の腹膜を透析膜として使い、自分で透析液を交換しながら行う血液浄化法。参 主な血液浄化法 P.192

**CAR** * シトシンアラビノシド（cytosine arabinoside）

腫瘍

抗悪性腫瘍薬。同 Ara-C（シタラビン） P.40

**Cat** 白内障 cataract

重要

水晶体に濁りが生じて、網膜に鮮明な像が結べなくなる眼疾患。

■ 白内障手術に関連する主な略語

| 略語 | 欧文（和訳） |
|---|---|
| CCC | continuous curvilinear capsulorrhexis（連続円形破囊術） |
| ECCE | extracapsular cataract extraction（水晶体囊外摘出術） |
| I/A | irrigation / aspiration（灌流・吸引） |
| ICCE | intracapsular cataract extraction（水晶体［白内障］囊内摘出術） |
| IOL | intraocular lens（眼内レンズ） |
| PEA (=KPE) | phaco-emulsification and aspiration（水晶体乳化吸引術）=Kelman phacoemulsification（ケルマン超音波白内障破砕吸引術） |
| PC-IOL | posterior chamber intraocular lens（後房内レンズ、後房レンズ） |
| PPL | pars plana lensectomy（経毛様体扁平部水晶体切除術） |

**CAV** * シクロホスファミド＋アドリアマイシン＋ビンクリスチン

腫瘍

（cyclophosphamide＋adriamycin＋vincristine）　悪性腫瘍に対する併用化学療法。肺がんに用いる。

71

## CAVB ▶▶▶ CBC

**重要** **CAVB** 完全房室ブロック complete atrioventricular block
心臓の刺激伝導系で、心房から心室への刺激が完全に途絶えてしまう状態。Ⅲ度房室ブロック。

**重要** **CAVC** 共通房室弁口 common atrioventricular canal
二つの房室弁（三尖弁と僧帽弁）と房室中隔のすべてが欠損した先天性心疾患。参 **主な先天性心疾患** **P.444**

**CAVH** 持続的動静脈血液濾過 continuous arteriovenous hemofiltration
動静脈圧差を利用して体外循環させた血液を、持続緩徐式血液濾過器を用いてきわめて緩徐に濾過を行い、あわせて置換液を補充する治療法。参 **主な血液浄化法** **P.192**

**CAVHD** 持続的動静脈血液透析
continuous arteriovenous hemodialysis　24時間持続的に動脈から血液を取り出し、透析器で物質除去を行って静脈に戻す血液浄化法。
参 **主な血液浄化法** **P.192**

**CAVHDF** 持続的動静脈血液濾過透析
continuous arteriovenous hemodiafiltration　24時間持続的に動脈から血液を取り出し、限外濾過と透析を行って静脈に戻す血液浄化法。
参 **主な血液浄化法** **P.192**

**抗生** **CAZ**＊ セフタジジム（ceftazidime）
第三世代セフェム系抗菌薬。

**CB** 慢性気管支炎 chronic bronchitis
痰を伴う咳が、過去2年以上、毎年3か月以上続く病態をいう。

**重要** **CBA** 先天性胆道閉鎖症 congenital biliary atresia
胆道が閉鎖しているために、胆汁が十二指腸に流れない先天性疾患。同 **BA** **P.50**

**重要** **CBC** 全血球算定 complete blood count
赤血球数、白血球数、血小板数、ヘモグロビン量の測定。

CBD ▶▶▶ CBZ

**CBD** 先天性胆道拡張症 congenital biliary dilatation

胆管が先天的に拡張している疾患で、多くは膵胆管合流異常を伴う。

**重要 CBD** 総胆管 common bile duct

胆管のうち、肝臓から出た肝管と胆嚢管の合流部から十二指腸までの部分。

**CBD** 大脳皮質基底核変性症 corticobasal degeneration

大脳半球が萎縮し、パーキンソン症状と大脳皮質症状がみられる神経変性疾患。

**腫瘍 CBDCA**＊ カルボプラチン（carboplatin）

抗悪性腫瘍薬。

**重要 CBF** 冠動脈血流量 coronary blood flow

大動脈から心筋に送り込まれる血流量。

**重要 CBF** 脳血流量 cerebral blood flow

脳血管を流れる血流の量。

**抗生 CBPZ**＊ セフブペラゾン（cefbuperazone）

セファマイシン系抗菌薬。

**重要 CBR** 完全床上安静 complete bed rest

トイレや洗面時の歩行も禁止で、終日ベッドに横になっていること。絶対安静。

**CBSCT** 臍帯血幹細胞移植 cord blood stem cell transplantation

胎盤から臍帯血を集め、造血幹細胞を採取して移植する治療法。

**重要 CBT** 認知行動療法 cognitive behavioral therapy

患者の否定的な認識を患者自身で克服できるように、行動科学で導く治療法。

**中枢 CBZ**＊ カルバマゼピン（carbamazepine）

抗てんかん薬、抗精神病薬。

73

## CC ▶▶▶ CCHD

**CC　クリティカルケア**　critical care
重症集中ケア。

**重要　CC　主訴**　chief complaint
患者が最も強く訴える症状のこと。

**CC　心臓カテーテル法**　cardiac catheterization
冠動脈にカテーテルを挿入することをいい、心機能検査、血管造影などに利用される。

**重要　CCA　総頸動脈**　P.28　common carotid artery
右総頸動脈は腕頭動脈から、左総頸動脈は大動脈弓から分岐する動脈で、脳に血液を送る。

**重要　CCAM　先天性嚢胞状腺腫様奇形**
congenital cystic adenomatoid malformation　片肺の局所に多数の嚢胞が形成される先天性の形成異常。

**循環　CCB\*　カルシウムチャネル遮断薬**　calcium channel blocker
カルシウム拮抗薬。血管を拡張させる作用があり、高血圧、狭心症に用いる。

**CCC　連続円形破嚢術**　continuous curvilinear capsulorrhexis
白内障の手術法。水晶体前嚢の中心を円形に開口して行う。

**重要　CCF　頸動脈海綿静脈洞瘻**　carotid-cavernous fistula
海綿静脈と内頸動脈の間に動静脈瘻ができ、眼球突出、眼部の浮腫などが生じる疾患。多くは外傷に起因する。

**CCH　慢性胆汁性肝炎**　chronic cholestatic hepatitis
慢性の胆管炎により胆汁が停滞して生じる疾患。炎症が持続すると、肝硬変、肝不全へと進行する。

**重要　CCHD　チアノーゼ性先天性心疾患**　cyanotic congenital heart disease
先天性心疾患のうち、チアノーゼを生じる疾患。ファロー四徴症（TOF）が代表的。🌐 主な先天性心疾患　P.444

74

CCI ▶▶▶ CCZ

**CCI** **外傷性脳障害** craniocerebral injuries
頭部に強い衝撃が加わることで起こる脳損傷。

**CCK** **コレシストキニン** cholecystokinin
十二指腸の粘膜細胞から分泌されるホルモンで、膵液の分泌を促す。肝・膵の外分泌異常の指標。以前はパンクレオザイミンとも呼んだ。同 CCK-PZ, PZ **P.369** , 参 PS test **P.359**

**CCK-PZ** **コレシストキニン・パンクレオザイミン**
cholecystokinin- pancreozymin 同 CCK, PZ **P.369** , 参 PS test **P.359**

**CCL*** **セファクロル**（cefaclor）
第二世代セフェム系抗菌薬。

**CCM** **うっ血型心筋症** **P.87** congestive cardiomyopathy
心室の筋肉収縮が悪くなることで心臓が拡張する原因不明の疾患。特発性拡張型心筋症。

**CCM** **非開胸心マッサージ** closed chest cardiac massage
心停止の際に行う心臓マッサージ。手術を要する「開胸」と区別する意味がある。

**CCP** **慢性複雑性腎盂腎炎** chronic complicated pyelonephritis
尿路に基礎疾患があり、尿流の停滞部分で細菌感染を起こしたことで発症する腎盂腎炎。

**Ccr** **クレアチニンクリアランス** creatinine clearance
血清中と尿中のクレアチニンの量を測定して算出する腎機能の指標。糸球体濾過量（GFR）の近似値として使われる。
参 Cr（クレアチニン） **P.96**

**CCU** **冠疾患集中治療部［室］** **P.215** coronary care unit
冠動脈疾患の集中治療を行う部門。

**CCZ*** **クロコナゾール**（croconazole）
抗真菌薬。

75

**CD ▶▶▶ CDX**

**CD　クローン病　Crohn's disease**
原因不明の慢性全層性炎症性疾患で、消化管のどの部位にも発生しえる。

重要　**CD　接触性皮膚炎　contact dermatitis**
原因物質に直接触れることで起こる皮膚の炎症。かぶれ。

**CD　治療線量　curative dose**
悪性腫瘍の放射線治療で、80〜90％程度の確率で腫瘍を治癒できる線量。

**CD　脈絡膜剥離　choroidal detachment**
脈絡膜が腫れて膨隆し、脈絡上板がはがれる眼疾患。高血圧や糖尿病の全身状態としてみられる。

**cd　カンデラ　candela**
光度の単位。

重要　**CDC　米国疾病管理予防センター**
Centers for Disease Control and Prevention　感染症を研究している米国の専門機関。

消化　**CDCA\*　ケノデオキシコール酸（chenodeoxycholic acid）**
肝臓で合成される胆汁酸の一つ。胆石の治療薬に使われる。

腫瘍　**CDDP\*　シスプラチン（プラチノール）**
（cis-diamminedichloroplatinum(II) [cisplatin, platinol]）　抗悪性腫瘍薬。

重要　**CDH　先天性股関節脱臼　congenital dislocation of hip**
出生前後に股関節が外れる疾患。圧倒的に女児に多い。
同　DDH（発育性股関節脱臼）　P.113

抗生　**CDTR-PI\*　セフジトレンピボキシル（cefditoren pivoxil）**
第三世代セフェム系抗菌薬。

抗生　**CDX\*　セファドロキシル（cefadroxil）**
第一世代セフェム系抗菌薬。

**Cdyn 動肺コンプライアンス** dynamic lung compliance

気流が存在する状態での肺の膨らみやすさの指標。換気量と気流速度を、換気中に連続的に記録して算出する。

参 Cst（静肺コンプライアンス）P.102

**CDZM* セフォジジム** (cefodizime)

第三世代セフェム系抗菌薬。

**CE カーペンター・エドワーズ弁** Carpentier-Edwards valve

大動脈弁用の生体人工心臓弁。

**Ce 頸部食道** cervical esophagus

食道のうち、入口部から胸骨上縁までの部位を指す。

■ 食道の領域区分

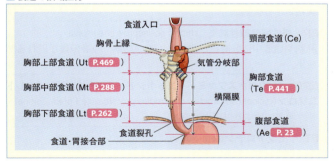

**CEA がん胎児性抗原** carcinoembryonic antigen

大腸がん組織と胎児の腸管粘膜に存在する蛋白。腫瘍マーカー P.342 の一つ。

**CEA 頸動脈内膜切除術** carotid endarterectomy

頸動脈狭窄を起こしている血栓を、変性した動脈の内膜とともに切除して血流をよくする手術法。

## CECT ▶▶▶ CF

**CECT** 造影CT contrast enhanced CT
X線吸収率が高い造影剤を用いる断層撮影。

**抗生** **CED**\* セフラジン（cefradine）
第一世代セフェム系抗菌薬。

**腫瘍** **CEF**\* シクロホスファミド＋エピルビシン＋フルオロウラシル
（cyclophosphamide＋epirubicin＋fluorouracil）悪性腫瘍に対する併用化学療法。乳がんに対する代表的な治療法。

**抗生** **CEMT-PI**\* セフェタメトピボキシル（cefetamet pivoxil）
第二世代セフェム系抗菌薬。

**重要** **CEN** 認定看護師 P.213 certified expert nurse
特定の看護分野において、熟練した技術と看護知識で看護ケアを実践できる看護師。

**重要** **CEP** 慢性好酸球性肺炎 chronic eosinophilic pneumonia
肺胞や血液中に好酸球が増加し、咳や喀痰、呼吸困難が現れる肺疾患。

**腫瘍** **CEPP**\* シクロホスファミド＋エトポシド＋プロカルバジン＋プレドニゾロン（cyclophosphamide＋etoposide＋procarbazine＋prednisolone）
悪性腫瘍に対する併用化学療法。非ホジキンリンパ腫に使われる。

**抗生** **CET**\* セファロチン（cephalothin）
第一世代セフェム系抗菌薬。

**抗生** **CETB**\* セフチブテン（ceftibuten）
第三世代セフェム系抗菌薬。

**抗生** **CEX**\* セファレキシン（cephalexin）
第一世代セフェム系抗菌薬。

**抗生** **CEZ**\* セファゾリン（cefazolin）
第一世代セフェム系抗菌薬。

**重要** **CF** 心不全 cardiac failure 同 CI P.83

**CF** 大腸内視鏡検査 colonofiberscopy
肛門から内視鏡を挿入し、大腸全体を観察する検査。

**CF** 嚢胞性線維症 cystic fibrosis
外分泌腺の遺伝性疾患。白人に多く発症する。

**CF, C.F.** 指数弁 counting fingers
眼前の指の数を判別できる距離によって視力を表す場合に用いる語。

■ 視力を表す主な略語

| 略語 | 欧文（和訳） |
|---|---|
| CF, C.F. | counting fingers（指数弁） |
| HM, H.M. | hand movement（手動弁） |
| LP | light perception（光覚弁） |
| n.c. | non corrigunt（矯正不能） |
| NLP | no light perception（光覚なし） |

| 略語 | 欧文（和訳） |
|---|---|
| Nv | naked vision（裸眼視力） |
| VA | visual acuity（視力） |
| v.d. | visus dexter（右眼視力） |
| v.s. | visus sinister（左眼視力） |

 **CFDN**[*] セフジニル（cefdinir）
第三世代セフェム系抗菌薬。

**CFF** 限界フリッカー値 critical flicker frequency
高頻度に点滅する光を見て、ちらつきを弁別できる限界の頻度値のこと。

 **CFIX**[*] セフィキシム（cefixime）
第三世代セフェム系抗菌薬。

 **CFPM**[*] セフェピム（cefepime）
第三世代セフェム系抗菌薬。

 **CFPN-PI**[*] セフカペンピボキシル（cefcapene pivoxil）
第三世代セフェム系抗菌薬。

## CFS ▶▶▶ CGS

**重要** **CFS** 大腸ファイバースコープ（だいちょう） colonofiberscope 同 CF P.79

**重要** **CFS** 慢性疲労症候群（まんせいひろうしょうこうぐん） chronic fatigue syndrome
原因不明の著しい疲労が長期間続く疾患。

**抗生** **CFS*** セフスロジン（cefsulodin）
第三世代セフェム系抗菌薬。

**抗生** **CFT*** セファトリジン（cefatrizine）
第一世代セフェム系抗菌薬。

**抗生** **CFTM-PI*** セフテラムピボキシル（cefteram pivoxil）
第三世代セフェム系抗菌薬。

**重要** **CG** 膀胱造影（ぼうこうぞうえい） cystography
膀胱に造影剤を注入し、X線撮影してその形態を調べる検査。

**重要** **CGD** 慢性肉芽腫症（まんせいにくげしゅしょう） chronic granulomatous disease
食細胞機能異常を原因とする先天性の免疫不全疾患。

**重要** **CGN** 慢性糸球体腎炎（まんせいしきゅうたいじんえん） chronic glomerulonephritis
腎糸球体の慢性的な炎症による疾患の総称。IgA腎症、膜性腎症、
膜性増殖性糸球体腎炎、急速進行型糸球体腎炎などがある。

**CGP** 循環顆粒球プール（じゅんかんかりゅうきゅう） circulating granulocyte pool
異物の侵入がないか、血流に乗って血管内を見回っている顆粒球。
参 MGP（辺縁顆粒球プール）P.277

**CGS** 心原性ショック（しんげんせい）P.413 cardiogenic shock
心機能が急激に悪化して循環不全、血圧低下を起こし、危険な状
態になること。

### ■ ショックの5P（症状）

| pallor | 顔面蒼白（がんめんそうはく） | pulselessness | 脈拍触知不能 |
|---|---|---|---|
| prostration | 虚脱（きょだつ） | pulmonary deficiency | 呼吸不全 |
| perspiration | 冷汗 | | |

**CH ▶▶▶ CHC**

**CH** 先天性甲状腺機能低下症 congenital hypothyroidism
甲状腺が正常に発達しないために、甲状腺機能が失われる疾患。クレチン症ともいう。

**CH** 病歴 clinical history
カルテに記載する患者の既往歴、現症、経過、治療など。

**CH** 慢性肝炎 chronic hepatitis
主に肝炎ウイルスに感染して起こる慢性の肝炎。C型肝炎ウイルスによるものが多い。

**CH50, CH-50** 血清補体価 50% complement hemolysis
感作赤血球を50%溶血させる補体の量。補体C1〜C9からなる古典経路の総合的な活性の指標で、補体の産生低下や消費亢進で低値を示す。

**CHA** 総肝動脈 **P.30** common hepatic artery
腹腔動脈の分枝。肝臓へ血液を送る。

**CHAI** 肝動脈持続動注療法 continuous hepatic arterial infusion
肝動脈にカテーテルを留置して、直接抗がん剤を注入する治療法。

**CHASE*** シクロホスファミド＋シタラビン＋エトポシド＋デキサメタゾン（cyclophosphamide＋cytarabine＋etoposide＋dexamethasone）
非ホジキンリンパ腫に対する併用化学療法。

**CHB** 完全心ブロック complete heart block
心房から心室への刺激伝導がまったくない状態。

**CHB** B型慢性肝炎 chronic hepatitis B
B型肝炎ウイルスの感染により、6か月以上にわたって肝臓の炎症が続いている状態。

**CHC** C型慢性肝炎 chronic hepatitis C
C型肝炎ウイルスの感染により、6か月以上にわたって肝臓の炎症が続いている状態。

## CHD ▶▶▶ CHG

**CHD** **持続的血液透析** continuous hemodialysis

持続的に施行する血液透析療法。📄主な血液浄化法 P.192

**重要** **CHD** **先天性心疾患** congenital heart disease

生まれながらもっている心臓の形の異常をいう。最も多いのは心室中隔欠損。📄主な先天性心疾患 P.444

**CHD** **チアノーゼ性心疾患** cyanotic heart disease

静脈血が心臓内の形態異常により直接動脈血に混じって全身に送られてチアノーゼを呈する先天性心疾患。先天性心疾患の約30%を占める。📄主な先天性心疾患 P.444

**CHDF** **持続的血液濾過透析** continuous hemodiafiltration

持続的に施行する血液濾過透析療法。📄主な血液浄化法 P.192

**CHE** **慢性肝性脳症** chronic hepatic encephalopathy

肝不全の一症状である肝性脳症（HE P.195 ）が持続している状態。

**重要** **ChE** **コリンエステラーゼ** cholinesterase

コリンエステル類の加水分解酵素。アセチルコリンのみを特異的に分解する特異的AChEと非特異的ChEがあり、血清ChEは主に肝臓で合成された非特異的ChEを測定している。

**重要** **CHF** **うっ血性心不全** congestive heart failure

心臓のポンプ機能が障害された状態で、体循環と肺循環にうっ血が生じる。

**重要** **CHF** **持続的血液濾過** continuous hemofiltration

持続的に施行する血液濾過療法。📄主な血液浄化法 P.192

**重要** **CHF** **慢性心不全** chronic heart failure

さまざまな循環器疾患によって心機能低下が慢性的にみられ、さらに進行していく症候群。

**外皮** **CHG** * **グルコン酸クロルヘキシジン** chlorhexidine gluconate

外皮用殺菌消毒薬。水溶液又はエタノール溶液として用いる。

## ChIVPP ▶▶▶ CI

**腫瘍**

**ChIVPP**<sup>*</sup> **クロラムブシル＋ビンブラスチン＋プロカルバジン＋プレドニゾロン**（chlorambucil＋vinblastine＋procarbazine＋prednisolone）
ホジキンリンパ腫（しゅ）に対する併用化学療法。

**Chol** **コレステロール** cholesterol
肝臓で合成される脂質の一つ。胆汁酸（たんじゅう）、ステロイドホルモン、ビタミンDなどの原料になる。

**CHOLE** **胆石症**（たんせきしょう） cholelithiasis
胆嚢（たんのう）の中に、胆汁（たんじゅう）の成分が固まった結石ができる疾患。

**chorio** **絨毛上皮腫**（じゅうもうじょうひしゅ） chorioepithelioma
分娩や流産後、胎盤由来の絨毛細胞から発生する悪性腫瘍（しゅよう）。

**CHPP** **持続温熱腹膜灌流療法**（じぞくおんねつふくまくかんりゅうりょうほう）
continuous hyperthermic peritoneal perfusion　悪性腫瘍（しゅよう）に対する温熱療法の一つ。腹腔内再発を予防するため、腹腔（ふくくう）内の病巣を切除後、回復した状態で加温した抗悪性腫瘍液を腹腔内に注ぎ、灌流させる方法。**同** IPHP（腹腔内温熱灌流法）**P.227**

**chpx** **水痘**（すいとう） chickenpox
水痘帯状疱疹（たいじょうほうしん）ウイルスの感染による疾患。

**重要**

**CI** **心係数**（しんけいすう） cardiac index
心拍出量を体表面積で割ったもの。個体差を除くために用いられる。**参** スワン・ガンツカテーテルの基準値 **P.411**

**重要**

**CI** **心不全**（しんふぜん） cardiac insufficiency
心臓のポンプ機能が低下し、十分な循環量を保てなくなった病態。**同** CF **P.78**

**重要**

**CI** **脳梗塞**（のうこうそく） cerebral infarction
脳血管が詰まることで血液が供給されず、脳組織が壊死（えし）する脳血管障害。

## CIA ▶▶▶ CIS

**重要** **CIA** 総腸骨動脈 common iliac artery
下肢へ血液を送る動脈。骨盤内で内腸骨動脈と外腸骨動脈に分岐する。

**CIC** 清潔間欠導尿 clean intermittent catheterization
一定時間ごとに尿道口にカテーテルを挿入し、尿を体外に排出する方法。参 CISC

**重要** **CIDP** 慢性炎症性脱髄性多発神経症
chronic inflammatory demyelinating polyneuropathy　2か月以上にわたり、左右対称性の四肢の運動・感覚性障害が進行または再燃する末梢神経疾患（神経炎）。

**CIH** 慢性非活動性肝炎 chronic inactive hepatitis
慢性肝炎のうち、肝細胞の破壊と線維化の進行が軽度な状態。
参 CAH（慢性活動性肝炎） **P.70**

**CIII** 持続静脈内インスリン注入療法
continuous intravenous insulin infusion　静脈内にカテーテルを留置し、ポンプを使って持続的にインスリンを注入して血糖コントロールを図る方法。

**重要** **CIIP** 慢性特発性腸管仮性閉塞症
chronic idiopathic intestinal pseudo-obstruction　腸管に原因となる狭窄や閉塞は認められないが、腸閉塞に似た症状を繰り返す疾患。

**CIJ** コレステロール指数 cholesterol index of Japan
食品が血液中のコレステロールをどのくらい増やすかを数値で示したもの。

**CINAHL** シナール Cumulative index to Nursing ＆ Allied Health Literature
Cinahl Information Systems社が作成している看護学のデータベース。看護・関連保健文献累積索引。

**重要** **CIS** 上皮内がん carcinoma in situ
がん細胞が上皮内だけで細胞分裂を繰り返し、転移性のないがん。

84

**CISC** 清潔間欠自己導尿 clean intermittent selfcatheterization
一定時間ごとに患者が自分で尿道口にカテーテルを挿入し、尿を排出する方法。参 CIC

腫瘍 **CISCA**[*] シスプラチン＋シクロホスファミド＋アドリアマイシン
（cisplatin＋cyclophosphamide＋adriamycin）　悪性腫瘍に対する併用化学療法。膀胱がんなどに使われる。

腫瘍 **CJ**[*] シクロホスファミド＋カルボプラチン
（cyclophosphamide＋carboplatin）　卵巣がんに対する併用化学療法。

重要 **CJD** クロイツフェルト・ヤコブ［ヤコプ］病 Creutzfeldt-Jakob disease
亜急性海綿状脳症。プリオン蛋白が脳内に侵入して起こる脳神経細胞障害。

重要 **C-J stomy** 総胆管空腸吻合術 choledocho-jejunostomy
総胆管と空腸をつなぎ、新たに胆汁の通り道を作る手術。十二指腸がんなどに適応。

重要 **CK** クレアチンキナーゼ creatine kinase
骨格筋や心筋、脳細胞などに多く含まれる酵素。心筋マーカー P.189 の一つ。同 CPK（クレアチンリン酸分解酵素） P.94

重要 **CKD** 慢性腎臓病 chronic kidney disease
蛋白尿と糸球体濾過値の低下のいずれか、または両方が3か月以上続く状態をいう。

**CL** コンタクトレンズ contact lens
視力矯正のために、角膜に直接装着するレンズ。

抗生 **CL**[*] コリスチン（colistin）
ポリペプチド系抗菌薬。

重要 **Cl** 塩素（クロール）の元素記号 P.68 P.276 chloride
電解質成分の一つで、血清中の陰イオンの約70％を占める。

## CLB ▶▶▶ CLL

**CLB**\*  クロバザム (clobazam)

抗てんかん薬。

**CLBBB**  完全左脚ブロック  complete left bundle branch block

心臓の刺激伝導系のうち、左脚が障害された状態で、刺激は右脚のみに伝えられる。QRS波の幅が0.12秒以上のもの。

参 CRBBB（完全右脚ブロック）P.97

■ 完全左脚ブロックと完全右脚ブロック

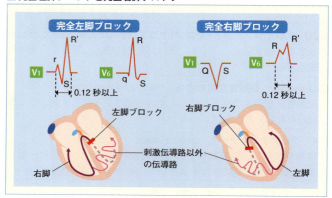

**CLD**  慢性肝疾患  chronic liver disease

肝臓の線維化が進む疾患の総称。多くは肝炎ウイルスに起因する。

**CLD**  慢性肺疾患  chronic lung disease

肺胞や気管支の障害によって、呼吸機能が低下する疾患の総称。超低出生体重児で人工換気療法が長引いた場合に多い。

**CLDM**\*  クリンダマイシン (clindamycin)

リンコマイシン系抗菌薬。

**CLL**  慢性リンパ性白血病  P.32  chronic lymphocytic leukemia

リンパ球系の造血細胞が腫瘍化し、分化能を保っている白血病。

**CLP ▶▶▶ CME**

**CLP** **口唇口蓋裂** こうしんこうがいれつ cleft lip and palate

顔面先天奇形の一つで、唇や口の中が割れているもの。発生頻度は500人に1人程度。みつくち、兎唇ともいわれる。 同CP P.92

**CLSH** **黄体刺激ホルモン** おうたいしげき corpus luteum-stimulating hormone 同LSH P.261

**CM** **心筋症** しんきんしょう cardiomyopathy

重要

心筋そのものの異常によって心機能障害を起こしている疾患。肥大型と拡張型に大別できる。

■ **心筋症に関連する主な略語**

| 略語 | 欧文(和訳) |
|---|---|
| CCM | congestive cardiomyopathy（うっ血型［特発性拡張型］心筋症） |
| DCM | dilated cardiomyopathy（拡張型心筋症） |
| HCM | hypertrophic cardiomyopathy（肥大型心筋症） |
| HOCM | hypertrophic obstructive cardiomyopathy（閉塞性肥大型心筋症） |
| ICM =PMD | idiopathic cardiomyopathy（特発性心筋症［虚血性心筋障害］） =primary myocardial disease（原発性心筋症） |
| RCM | restrictive cardiomyopathy（拘束型心筋症） |

**CM** **先天奇形** せんてんきけい congenital malformation

遺伝子や染色体の異常、感染症、薬剤などさまざまな原因で、先天的に形態異常がある状態。

**CM** **造影剤** ぞうえいざい contrast medium

画像診断において、画像をより明確にし、診断能を向上させるために用いる薬剤。

**CME** **囊胞状黄斑浮腫** のうほうじょうおうはんふしゅ cystoids macular edema

重要

網膜黄斑部付近の血管から水分が漏出して浮腫が起こり、黄斑網膜の膨化、囊胞形成、非裂孔性の網膜剥離などを合併した変化を起こすこと。糖尿病、網膜静脈閉塞症などが原因となる。

## CMF ▶▶▶ CML

**CMF**＊ シクロホスファミド＋メトトレキサート＋フルオロウラシル
（cyclophosphamide＋methotrexate＋fluorouracil） 乳がんに対する併用化学療法。

**CMG** 膀胱内圧検査 cystometrography
尿の貯留や排出などの膀胱機能を調べる検査。

**CMI** コーネル健康調査表 Cornel medical index
質問紙法の性格検査で、自覚症状のプロフィール作成にもとづいて容易に判定が可能。網羅的な心理評価尺度として、精神疾患のスクリーニングや、精神的問題の深刻度の測定に用いられる。

**CM joint, CMJ** 手根中手骨関節、CM関節 carpometacarpal joint
遠位手根骨と第2・第5手根骨をつなぐ複関節（3個以上の骨が一つの関節を形成しているもの）。

■ 手の関節

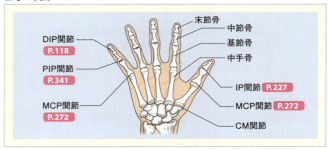

**CMK** 先天性多嚢胞腎 congenital multicystic kidney
先天的に両側の腎臓に多発性の嚢胞ができる遺伝性疾患で、多くは腎不全に至る。

**CML** 慢性骨髄性白血病 P.32 chronic myelogenous leukemia
骨髄系の造血細胞が腫瘍化し、分化能を保っている白血病。フィラデルフィア染色体と呼ばれる遺伝子異常がみられる。

**CMNX ▶▶▶ CMZ**

**C**

**抗生** **CMNX**[*] セフミノクス（cefminox）
第三世代セフェム系抗菌薬。

**腫瘍** **C-MOPP**[*] シクロホスファミド＋ビンクリスチン＋プロカルバジン＋プレドニゾロン（cyclophosphamide＋vincristine＋procarbazine＋prednisolone）
ホジキン病に対する併用化学療法。

**CMP** 膝蓋軟骨軟化症 chondromalacia patellae
大腿骨との間にある膝蓋骨の関節軟骨が軟化して変形する疾患。膝の使いすぎが原因で起こり、長距離ランナーに多くみられ、ランナー膝ともいう。

**CMPD** 慢性骨髄増殖性疾患 chronic myeloproliferative disease
骨髄の機能が慢性・病的に亢進し、赤血球、白血球、血小板の増加が起こる疾患。①慢性骨髄性白血病（CML）、②真性多血症（真性赤血球増加症〈PV〉 **P.366**）、③本態性血小板血症（ET） **P.152**、④（特発性）骨髄線維症（MF） **P.275** の病型がある。

**CMT** 子宮頸管粘液検査 cervical mucus test
不妊治療の一つ。排卵期の頸管粘液を採取して、性状や量を調べる。

**重要** **CMT** シャルコー・マリー・ツース病 Charcot-Marie-Tooth disease
下腿の筋萎縮と感覚障害が起こる遺伝性の神経障害。

**重要** **CMV** サイトメガロウイルス cytomegalovirus
ヘルペスウイルス科の一つ。不顕性感染だが、妊婦が感染すると流産・死産のリスクが高く、胎児が感染すると、出生後に障害が現れることがある。

**抗生** **CMX**[*] セフメノキシム（cefmenoxime）
第三世代セフェム系抗菌薬。

**抗生** **CMZ**[*] セフメタゾール（cefmetazole）
第二世代セフェム系抗菌薬。

89

## CN ▶▶▶ CO

**CN** 脳神経(のうしんけい) cranial nerve
脳から直接出ている12対の末梢神経。

**C Neuro** 心臓神経症(しんぞうしんけいしょう) cardiac neurosis
心血管系に病変がないにもかかわらず、動悸、息切れなどの循環器症状が現れるもの。

**CNL** 慢性好中球性白血病(まんせいこうちゅうきゅうせいはっけつびょう) chronic neutrophilic leukemia
まれな骨髄増殖性疾患の一つ。末梢血中の好中球系細胞の増加が原因で起こる骨髄異形成および肝脾腫大が特徴。

**CNS** クリニカルナーススペシャリスト clinical nurse specialist
米国の専門看護師。

**CNS** 専門看護師(せんもんかんごし) P.213 certified nurse specialist
特定の専門看護分野の知識および技術を深め、相談・教育・研究などの役割も果たせる看護師。

**CNS** 中枢神経系(ちゅうすうしんけいけい) P.292 central nervous system
脳と脊髄(せきずい)を合わせた神経系。

**CNSDC** 慢性非化膿性破壊性胆管炎(まんせいひかのうせいはかいせいたんかんえん)
chronic non-suppurative destructive cholangitis 原発性胆汁(たんじゅう)性肝硬変(PBC P.327 )の病理学的所見。胆管上皮細胞の変性・壊死が小葉間胆管の破壊・消滅をきたし、胆汁が慢性進行性にうっ滞した状態。

**CNV** 脈絡膜新生血管(みゃくらくまくしんせいけっかん) choroidal neovascularization
脈絡膜から生じる病的な血管。重度の場合は出血や網膜剥離(もうまくはくり)を起こす。滲出(しんしゅつ)型加齢黄斑(おうはん)変性に合併することが多い。

**CO** 一酸化炭素(いっさんかたんそ) carbon monoxide
炭素含有物の不完全燃焼によって生じる無色・無臭の気体。強力な毒性があり、体内に吸い込むと微量でも酸素欠乏状態になる。

**CO** 心拍出量(しんはくしゅつりょう) P.411 cardiac output
心臓から毎分駆出される血液量。心機能の指標。

90

**CO2 ▶▶▶ COM**

**C**

---

**CO2** 二酸化炭素の化学式 carbon dioxide

重要

生物の呼吸や発酵、炭素の完全燃焼などの際に生じる無色・無臭の気体。

---

**Co** コバルトの元素記号 cobalt

金属元素の一つ。放射性同位体コバルト60はγ線源として放射線治療に使われる。

---

**COA** 大動脈狭窄症 coarctation of the aorta

重要

大動脈弓遠位部が限局性に狭窄する先天性心疾患。ほかの心内奇形を合併するため、新生児期から1年以内に心不全を起こすことが多く、下半身への血流低下で腎不全や肝不全をきたす。

📖 主な先天性心疾患 **P.444**

---

**CoA** コエンザイム（補酵素）A coenzyme A

パントテン酸を構成成分として含む補酵素の一つ。脂肪代謝で重要な役割を果たす。

---

**Coag T** 全血凝固時間 coagulation time

採取した静脈血が凝固するまでの時間を測定する検査。

---

**COC** 石灰化歯原生嚢胞 calcifying odontogenic cyst

前歯部の顎骨内に嚢胞ができる疾患。浸潤性増殖を示す腫瘍性病変。

---

**CODE*** シスプラチン＋ビンクリスチン（オンコビン）＋ドキソルビシン＋エトポシド（cisplatin＋vincristine＋doxorubicin＋etoposide）

腫瘍

胸腺がんや肺小細胞がんなどに対する併用化学療法。

---

**COLD** 慢性閉塞性肺疾患 chronic obstructive lung disease

重要

同 COPD **P.92**

---

**COM** 慢性中耳炎 chronic otitis media

鼓膜の穿孔とそれに伴う難聴、炎症による耳漏、肉芽の形成を主徴とする中耳の疾患。

91

## COP ▶▶▶ CP

**重要**
**COP** 膠質浸透圧 colloid osmotic pressure
血漿蛋白質（アルブミンとグロブリン）による浸透圧。これにより水を血管内に保持する。

**COPA** カフ付き口咽頭エアウェイ cuffed oropharyngeal airway
経口エアウェイにカフがついたもの。最も簡単な気道確保方法だが、嘔吐時には吐物を出すことができない。

**重要**
**COPD** 慢性閉塞性肺疾患 chronic obstructive pulmonary disease
タバコ煙を主とする有害物質を長期に吸入曝露することで生じる肺の炎症性疾患で、進行性の気道閉塞を生じ、体動時の呼吸困難や慢性の咳・痰を特徴とする。

**腫瘍**
**COPP**\* シクロホスファミド＋ビンクリスチン（オンコビン）＋プロカルバジン＋プレドニゾロン（cyclophosphamide＋vincristine＋procarbazine＋prednisolone）
ホジキン病に対する併用化学療法。

**COR** 条件詮索反応聴力検査 conditioned orientation response audiometry
新生児から乳幼児までを対象とした聴力検査。音が聴こえると玩具が見えることを学習させて行う。

**重要**
**Cosm** 浸透圧クリアランス osmolal clearance
尿細管機能の指標。溶質を含まない自由水の排泄程度を調べる。

**重要**
**COX** シクロオキシゲナーゼ cyclooxygenase
プロスタグランジンを産生する酵素。COX-1、COX-2、COX-3のアイソザイムがある。

**CP** 口蓋裂 cleft palate 同 CLP P.87

**重要**
**CP** 脳性麻痺 cerebral palsy
出生前や出生時、または出生直後に脳に受けた外傷がもとで筋肉の制御ができなくなり、けいれんや麻痺、そのほかの神経障害が起こる疾患。

**CP ▶▶▶ CPC**

**C**

**CP** 肺性心 cor pulmonale
重要
肺病変が原因で肺動脈圧が上昇し、右心室の肥大・拡張から機能不全に至る心疾患。

**CP\*** クロラムフェニコール（chloramphenicol）
抗生
クロラムフェニコール系抗菌薬。

**CP\*** シクロホスファミド＋シスプラチン（プラチノール）
腫瘍
（cyclophosphamide＋cisplatin） 卵巣がんに対する併用化学療法。

**CP\*** シスプラチン（プラチノール）＋ペプロマイシン
腫瘍
（cisplatin ＋peplomycin） 頭頸部がんに対する併用化学療法。

**CPA** 心肺停止 cardiopulmonary arrest
重要
心臓と呼吸の機能が突然停止した状態。

**CPA** 肋骨横隔膜角 costophrenic angle
重要
単純胸部Ｘ線写真で肺底外側部の壁側胸膜の折り返し部分の角度。正常は鋭角になるが、胸水貯留などでは鈍角になる。

**CPAAA** 来院直後心肺停止
重要
cardiopulmonary arrest immediately after arrival 医療機関へ来院直後に、心・肺機能のいずれか、または両方が停止した状態。

**CPAOA** 来院時心肺停止 cardiopulmonary arrest on arrival
重要
病院搬入までの心肺蘇生法の有無を問わず、医療機関への来院時に、心・肺機能のいずれか、または両方が停止した状態。以前はDOA（dead on arrival **P.123** ）といった。

**CPAP** 持続的気道陽圧法 continuous positive airway pressure
重要
人工呼吸器の換気モード。患者の呼吸時に一定の陽圧をかけ、気道内圧を持続的に陽圧にする。**参** BiPAP（二相性陽圧呼吸）**P.57**

**CPC** 臨床病理検討会 clinico-pathological conference
重要
臨床経過と治療内容、さらに病理解剖を通して、診断が妥当であったかを検討するカンファレンス。

93

## CPCR ▶▶▶ CPK

**CPCR** 心肺脳蘇生 cardiopulmonary cerebral resuscitation

呼吸・循環機能を回復させ、脳へ酸素を供給するために行う救命救急処置。

**重要 CPD** 児頭骨盤不均衡 cephalo-pelvic disproportion

胎児の頭が母体の骨盤より大きく、骨盤を通過できないと判断された状態。

**CPD** 伝染性膿疱性皮膚炎 contagious pustular dermatitis

オルフウイルス感染により丘疹や水疱を生じ、体表・外貌の異常をきたす羊、山羊、カモシカなどの感染症。人畜共通感染症で、農家、獣医など動物と直接接触する人に罹患する危険性があり、届出伝染病に指定されている。

**CPD** 慢性腹膜透析 chronic peritoneal dialysis

長期に及ぶCAPD（持続携帯式腹膜透析 P.71 ）。

**CPD solution** クエン酸−リン酸−ブドウ糖液
citrate-phosphate-dextrose solution 抗凝固剤入りの血液保存液。

**抗生 CPDX-PX**＊ セフポドキシムプロキセチル（cefpodoxime proxetil）

第三世代セフェム系抗菌薬。

**CPE** 持続的血漿交換 continuous plasma exchange

原因物質を含む血漿と新鮮凍結血漿の交換を持続的に行う治療法。
参 主な血液浄化法 P.192

**重要 CPE** 慢性肺気腫 chronic pulmonary emphysema

肺胞の破壊が続き、肺全体が膨らんだ状態になって呼吸困難をきたす疾患。

**化学 CPFX**＊ シプロフロキサシン（ciprofloxacin）

ニューキノロン系抗菌薬。

**重要 CPK** クレアチンリン酸分解酵素 creatine phosphokinase 同 CK P.85

CPL ▶▶▶ CPR

**CPL** **頭蓋形成術** cranioplasty

開頭術後、頭蓋骨の欠損部分に人工骨を入れて元の形にする手術。

**CPM** **持続的他動運動装置** continuous passive motion apparatus

術後の関節を外部から連続的に運動させて、回復を促進させる器械。

**CPM\*** **シクロホスファミド**（cyclophosphamide）

抗悪性腫瘍薬。

**CPP** **冠灌流圧** coronary perfusion pressure

冠血管の圧力。「冠灌流圧＝拡張期血圧（DSP）－左室拡張末期圧（LVEDP）」の関係にある。

**CPP** **脳灌流圧** cerebral perfusion pressure

平均動脈圧（MAP）と平均頭蓋内圧の差。脳血流はCPPに比例する。

📖 CVR（脳血管抵抗）**P.106**

**CPPD** **ピロリン酸カルシウム二水和物**

calcium pyrophosphate dihydrate　関節腔内で結晶化して沈着し、ピロリン酸カルシウム二水和物結晶沈着症を起こす。

**CPPD** **ピロリン酸カルシウム二水和物結晶沈着症**

calcium pyrophosphate dihydrate deposition disease　関節炎を代表として多彩な臨床症状を呈する疾患。CPPDが関節軟骨や周囲組織に結晶化して沈着するため、X線検査では石灰化を呈する。偽痛風、軟骨石灰化症ともいう。

**CPPV** **持続陽圧換気** continuous positive pressure ventilation

人工呼吸器の換気モード。吸気時はIPPV（間欠的陽圧換気）と同様で、呼気終末に一定の陽圧（PEEP）をかける。

**CPR** **心肺蘇生** cardiopulmonary resuscitation

突然心肺停止した場合に行う救急救命処置。近年は心肺脳蘇生（CPCR）という概念が用いられている。

95

## CPR ▶▶▶ CRAO

**抗生** **CPR**[*] **セフピロム**（cefpirome）
第三世代セフェム系抗菌薬。

**CPX test** **心肺運動負荷試験** cardiopulmonary exercise test
トレッドミルやエルゴメーターを使って、運動負荷中の心電図と呼気ガス分析を行い、心臓、肺、筋肉の動きを総合的に評価する検査。

**中枢** **CPZ**[*] **クロルプロマジン**（chlorpromazine）
抗精神病薬。

**抗生** **CPZ**[*] **セフォペラゾン**（cefoperazone）
第三世代セフェム系抗菌薬。

**CR** **咳嗽反射** cough reflex
異物などが気管に入ると、咳をして体外に出そうとする身体の反応。

**重要** **CR** **完全寛解** complete remission
治療に反応して、がんの徴候がすべて消失すること。必ずしもがんの治癒を意味しない。完全奏効ともいう。

**重要** **CR** **完全奏効** P.331 complete response
抗がん剤標準治療の判定基準用語。腫瘍が消滅し、その状態が4週間持続している。

**重要** **Cr** **クレアチニン** creatinine
筋肉中にあるクレアチンが代謝されてできる物質。腎機能の指標。

**CRAI** **膵局所動注療法** continuous regional arterial infusion
重症急性膵炎の治療法。蛋白質分解酵素阻害薬、抗菌薬を大腿動脈などから投与し、膵組織の壊死と感染を予防する。

**CRAO** **網膜中心動脈閉塞症** central retinal artery occlusion
網膜の中心動脈が詰まって虚血状態に陥り、視力低下が起こる眼疾患。

**CRBBB ▶▶▶ CRH**

**C**

**CRBBB　完全右脚ブロック**　complete right bundle branch block

心臓の刺激伝導系のうち、右脚が障害された状態。QRS波の幅が0.12秒以上のもの。📖CLBBB（完全左脚ブロック）**P.86**

**CR-BSI　カテーテル関連血流感染**
catheter-related blood stream infection　血管内カテーテルの留置により生じる血液経路の感染。

**CRC　治験コーディネーター**　clinical research coordinator

医師と患者の間に立ち、治験を円滑に進めるためにサポートする治験協力者。

**CRD　慢性呼吸器疾患**　chronic respiratory disease

長期にわたる非感染性呼吸器疾患の総称。喘息、慢性閉塞性肺疾患が代表的。

**CREST　カルシウム沈着、レイノー現象、食道機能異常、強指症、毛細血管拡張症**
calcinosis, Raynaud's phenomenon, esophageal dysfunction, sclerodactyly, telangiectasia　限局性強皮症・強指症とも呼ばれる膠原病の一つ。病名のような症状がみられる。クレスト症候群。

**CRF　副腎皮質刺激ホルモン放出因子**　corticotrophin releasing factor
同 CRH

**CRF　慢性呼吸不全 P.41**　chronic respiratory failure

換気がうまくいかない呼吸不全の状態が1か月以上続くものをいう。

**CRF　慢性腎不全**　chronic renal failure

慢性的に進行する腎臓病によって、腎機能が徐々に低下していく病変。

**CRH　副腎皮質刺激ホルモン放出ホルモン**
corticotrophin releasing hormone　視床下部から分泌され、下垂体に作用して副腎皮質刺激ホルモンの分泌を促すホルモン。

## CRL ▶▶▶ CRVO

**CRL** 胎児頭殿長 crown-rump length

胎児の頭骨先端から殿部の突出部までの長さ。

**抗生** **CRMN*** カルモナム (carumonam)

モノバクタム系抗菌薬。

**重要** **CRP** C反応性蛋白 carbon reactive protein

炎症が起こると肝臓で合成され、血液中に増加してくる蛋白質。

**CRPS** 複合性局所疼痛症候群 complex regional pain syndrome

外傷後などに、疼痛が異常に遷延する慢性神経障害性疼痛。

**CRRT** 持続的腎機能代替療法 continuous renal replacement therapy

体外血液浄化療法の一つ。主に急性腎不全などの重症患者に対し、24時間連続で血液からの水分除去、電解質バランスの補正、老廃物の除去を行う方法。参 主な血液浄化法 **P.192**

**CRS** カテーテル敗血症 catheter related sepsis

カテーテル留置が原因で起こる敗血症。

**重要** **CRS** 先天性風疹症候群 congenital rubella syndrome

免疫のない女性が妊娠初期に風疹に罹患し、風疹ウイルスが胎児に感染して起こる先天障害。先天性心疾患、難聴、白内障が主な症状。

**CRT** 心臓再同期療法 cardiac resynchronization therapy

両心室ペーシングともいい、右室と左室を同時にペーシングすることで同期不全を改善する治療法。

**CRT** 毛細血管充填時間 capillary refilling time

親指の爪を5秒間圧迫後、元の色に戻るまでの時間で、循環動態を評価する方法。ブランチテスト。

**CRVO** 網膜中心静脈閉塞症 central retinal vein occlusion

網膜中心静脈の閉塞によって、循環障害が起こる眼疾患。
参 BRVO (網膜静脈分枝閉塞症) **P.62**

## CS ▶▶▶ CSAS

**CS** 圧挫[挫滅]症候群 crush syndrome
事故などで長時間圧迫を受けた筋肉が、解放されたときに起こるさまざまな障害。

**CS** 冠静脈洞 coronary sinus
左房室間溝に存在し、大心静脈、中心静脈からの血液が流れ込み、右房に注ぐ。

■ 冠循環

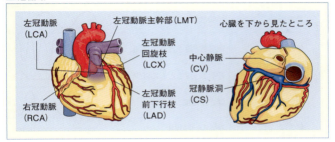

**CS** 頸部脊椎症 cervical spondylosis
加齢による頸椎の変形や、椎間板の変性によって起こる疾患。頸椎症ともいう。

**CS*** サイクロセリン (cycloserine)
抗結核薬。

**CS** 膀胱鏡 cystoscope
膀胱内を直接観察するための内視鏡。

**CS, C/S** 帝王切開、カイザー、シーセクション Cesarean section
自然分娩が不可能または危険な場合に、母体の開腹手術により胎児を摘出する出産法。

**CSAS** 中枢性睡眠時無呼吸症候群 central sleep apnea syndrome
脳の呼吸中枢の異常によって無呼吸状態が起こる睡眠障害。

## CSB

**CSB　チェーン・ストークス呼吸**　Cheyne-Stokes breathing

重要

深くて速い呼吸と無呼吸が周期的に繰り返されるもので、交代性無呼吸ともいう。中枢神経系の異常、うっ血性心不全、重度腎不全、瀕死の状態などに見られる。

### ■ 異常呼吸

| | 呼吸の種類 | 状態 | |
|---|---|---|---|
| 呼吸数・深さの異常 | 頻呼吸 | 呼吸数が25回/分以上 | |
| | 徐呼吸 | 呼吸数が12回/分以下 | |
| | 多呼吸 | 呼吸数・深さともに増加 | |
| | 少呼吸 | 呼吸数・深さともに減少 | |
| | 過呼吸 | 深さが増加 | |
| | 無呼吸 | 呼吸の一時停止 | |
| リズムの異常 | チェーン・ストークス呼吸 | 無呼吸と深く速い呼吸が交互に現れる | |
| | ビオー呼吸 | 無呼吸と深く一様な呼吸が交互に現れる | |
| | クスマウル呼吸 | 非常に深い呼吸が規則正しく連続する | |
| | あえぎ呼吸 | 吸息・呼息ともに速く、長い呼吸停止をともなう | |
| 努力呼吸 | 下顎呼吸 | 下顎を下方に動かし、口を開いて吸気する | |
| | 鼻翼呼吸 | 鼻翼（小鼻）が呼吸に応じて開くように動く | |
| | 陥没呼吸 | 胸腔内が陰圧になり、吸気時に胸が陥没する | |
| | 肩呼吸 | 呼吸に合わせて肩を上下する | |
| その他 | 奇異呼吸（シーソー呼吸） | 呼吸により、胸部が上がると腹部が下がり、胸部が下がると腹部が上がる | |

## CSC ▶▶▶ CSR

**CSC** 中心性漿液性網脈絡膜症 central serous chorioretinopathy
脈絡膜から血漿が漏出することで黄斑部に浮腫が生じ、局所的な網膜剥離が起こる眼疾患。

**CSF** コロニー刺激因子 colony stimulating factor
サイトカインの一つで、顆粒球や単球、マクロファージなどの分化・増殖を促す造血因子。 参 G-CSF（顆粒球コロニー刺激因子） P.176

**CSF** 脳脊髄液 cerebrospinal fluid
【重要】
脳や脊髄の周囲を循環し、脳を衝撃から守る働きをする液体。
同 SF P.410

**CSH** 慢性硬膜下血腫 chronic subdural hematoma
【重要】
頭部外傷後、硬膜の内側に生じた出血により、緩徐に血腫が形成される疾患。高齢者に多い。

**CSI** 持続皮下注入法 continuous subcutaneous infusion
皮下に留置したカテーテルから、ポンプを使って持続的に薬を注入する方法。

**CSII** 持続皮下インスリン注入法
【重要】
continuous subcutaneous insulin infusion 皮下に留置したカテーテルから、ポンプを使って持続的にインスリンを注入する方法。

**CSM** 頸椎症性脊髄症 cervical spondylotic myelopathy
【重要】
発育性脊柱管狭窄を有する人に、経年的な脊柱の変形などが加わって脊髄が圧迫され、四肢に運動・感覚障害を生じる疾患。

**CSM** 脳脊髄膜炎 cerebrospinal meningitis
脳や脊髄を覆う髄膜に炎症が起こる感染症で、発熱、頭痛などを伴う。

**CSR** 頸椎症性神経根症 cervical spondylotic radiculopathy
椎間孔狭窄による圧迫性神経根障害。脊椎症、椎間板ヘルニアなどにより起こる頻度の高い疼痛疾患。

101

## CSS ▶▶▶ CTD

**CSS 頸動脈洞症候群** carotid sinus syndrome

頸動脈洞反射に異常が生じ、失神発作が起こる疾患。徐脈や低血圧をきたす。

**CSS チャーグ・ストラウス症候群** Churg-Strauss syndrome

気管支喘息やアレルギー性鼻炎を有する人が、好酸球の明らかな増加を伴って細血管炎を生じる病気。

同 AGA（アレルギー性肉芽腫性血管炎） **P.26**

**CST 子宮収縮負荷試験** contraction stress test

子宮収縮時の胎児心拍数の変化を観察する検査。

**重要**

**Cst 静肺コンプライアンス** static compliance of lung

気流が存在しない状態での肺の膨らみやすさの指標。

参 Cdyn（動肺コンプライアンス） **P.77**

**CT クームス試験** Coombs test

赤血球に対する抗体を検出する検査。直接法と間接法がある。

参 ICT（間接クームス試験） **P.214**

**重要**

**CT コンピュータ断層撮影** computed tomography

人体の横断面にX線をあて、コンピュータを使って画像化したもの。 同 XCT **P.491**

**CT 手根管** carpal tunnel

正中神経と前腕屈筋群の腱が通る、手首内のトンネル状の管。

**CT 心タンポナーデ** cardiac tamponade

心嚢内に心嚢液が大量に貯留したことにより、心臓の動きが制限された緊急度の高い病態。

**重要**

**CTD 結合組織病** connective tissue disease

結合組織を侵す全身性自己免疫疾患の総称。膠原病。全身性エリテマトーデス（SLE）、シェーグレン症候群、強皮病、限局性強皮症・強指症（CREST）、多発性筋炎／皮膚筋炎（PM/DM）、混合性結合組織病（MCTD）など。

CTG ▶▶▶ CTX

**重要** **CTG** **胎児心拍陣痛図** cardiotocogram

胎児心拍数と子宮収縮を併列に経時的に記録したもの。

**重要** **CTGA, cTGA** **修正大血管転位症**

corrected transposition of the great arteries 大血管が入れ替わった大
血管転位のうち、左心室と右心室が逆になっている先天性心疾患。
構造上、左心室と右心室が逆になっていることで、大血管の入れ
替わった流れを機能的に修正している。現在は左旋性大血管転位
といわれる。**参** TGA **P.444**

**抗生** **CTM**\* **セフォチアム** (cefotiam)

第二世代セフェム系抗菌薬。

**抗生** **CTM-HE**\* **セフォチアムヘキセチル** (cefotiam hexetil)

第二世代セフェム系抗菌薬のセフォチアム（注射薬）をエステル化
した経口プロドラッグ製剤。

**重要** **CTO** **慢性冠動脈完全閉塞** chronic total occlusion

長期にわたって緩徐に血管内が狭窄し、閉塞に至った虚血性心疾
患。

**重要** **CTR** **心胸郭比** cardiothoracic ratio

胸郭に対する心臓の割合。胸部Ｘ線写真により％で表示する。

**重要** **C/T ratio** **心胸郭比** cardiothoracic ratio **同** CTR

**抗生** **CTRX**\* **セフトリアキソン** (ceftriaxone)

第三世代セフェム系抗菌薬。

**重要** **CTS** **手根管症候群** carpal tunnel syndrome

手根管の中を走る正中神経が何らかの原因で圧迫され、しびれや
痛みが起こる疾患。

**CTX** **脳腱黄色腫症** cerebrotendinous xanthomatosis

遺伝性の代謝異常症。白内障、知能障害、歩行障害などが現れる
ほか、腱に黄色腫を生じる。

103

## CTX ▶▶▶ CvCO₂

**抗生** **CTX**[*] **セフォタキシム**（cefotaxime）
第三世代セフェム系抗菌薬。

**CTZ** **化学受容器引金帯** chemorecepter trigger zone（ケモレセプター トリガー ゾーン）
第四脳室底に位置し、刺激を受けると嘔吐中枢にそれを伝える。

**重要** **CUG** **膀胱尿道造影** cystourethrography（シストユリスログラフィー）
尿道口にカテーテルを挿入し、造影剤を注入して膀胱と尿道をX線撮影する検査。

**重要** **CV** **中心静脈** central vein（セントラル ヴェイン）
上大静脈と下大静脈を指す。

**重要** **CVA** **脳血管障害** cerebro-vascular accident（セリブロ ヴァスキュラー アクシデント）
脳の血管が障害されて起こる病気の総称。出血性のもの（クモ膜下出血など）と、閉塞性のもの（脳塞栓など）がある。
同 APO（脳卒中）**P.39**

**重要** **CVA** **肋骨脊柱角** costvertebral angle（コストヴァーテブラル アングル）
第12肋骨と脊柱に挟まれる部位。腎盂腎炎、水腎症では叩打痛が現れる。

**腫瘍** **C-VAMP**[*] **シクロホスファミド＋ビンクリスチン＋ドキソルビシン＋メチルプレドニゾロン**（cyclophosphamide＋vincristine＋doxorubicin＋methylprednisolone）
多発性骨髄腫に対する併用化学療法。

**CVC** **中心静脈カテーテル** central venous catheter（セントラル ヴィーナス キャシーター）
末梢静脈路が確保できないときなどに、内頸静脈などから挿入して中心静脈に留置するカテーテル。参 CVH（中心静脈栄養法）

**CvCO₂** **混合静脈血二酸化炭素含量** mixed venous carbon dioxide content（ミクスト ヴィーナス カーボン ダイオキサイド コンテント） 上大静脈、下大静脈、冠静脈洞からの三つの混合血液に含まれる$CO_2$濃度。

### CVD 持続脳室ドレナージ continuous ventricular drainage
側脳室にカテーテルを留置し、持続的に脳室内の髄液を体外に排出する方法。

### CVD 脳血管疾患 cerebrovascular disease
脳梗塞、脳出血に大別される脳の病気の総称。

### CVH 頭蓋内出血 cerebro ventricular hemorrhage
頭蓋骨の中で起こる出血の総称。

### CVH 中心静脈栄養法 central venous hyperalimentation
中心静脈カテーテル（CVC）を留置し、高カロリー輸液（IVH P.232）を注入して全栄養所要量を補給する方法。 同 TPN P.453

■ CVH（中心静脈栄養法）のカテーテル留置

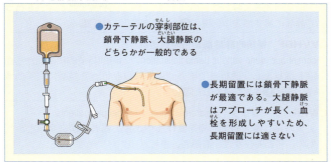

●カテーテルの穿刺部位は、鎖骨下静脈、大腿静脈のどちらかが一般的である

●長期留置には鎖骨下静脈が最適である。大腿静脈はアプローチが長く、血栓を形成しやすいため、長期留置には適さない

### CvO2 混合静脈血酸素含量 mixed venous oxygen content
上大静脈、下大静脈、冠静脈洞からの三つの混合血液に含まれる$O_2$濃度。

### CVP 中心静脈圧 central venous pressure
中心静脈の血圧のことで、右心系機能やうっ血性心不全の状態を調べるために、中心静脈カテーテルか、スワンガンツカテーテルを利用して測定する。

## CVR ▶▶▶ CXM-AX

**CVR** 冠血管抵抗 （かんけっかんていこう） coronary vascular resistance

心臓の冠血管の抵抗。「冠血流＝冠灌流圧（CPP P.95 ）／冠血管抵抗（CVR）」の関係にある。

**CVR** 脳血管抵抗 （のうけっかんていこう） cerebral vascular resistance

脳血管の抵抗。「脳血流＝脳灌流圧（CPP P.95 ）／脳血管抵抗（CVR）」の関係にある。

**CVVH** 持続的静静脈血液濾過 （じぞくてきじょうじょうみゃくけつえきろか） continuous veno-venous hemofiltration

24時間持続的に静脈から血液を取り出し、ヘモフィルターを用いた濾過装置を通過させて静脈に戻す血液浄化法。

参 主な血液浄化法 P.192

**CVVHD** 持続的静静脈血液透析 （じぞくてきじょうじょうみゃくけつえきとうせき） continuous veno-venous hemodialysis

24時間持続的に静脈から血液を取り出し、透析器で物質除去を行って静脈に戻す血液浄化法。参 主な血液浄化法 P.192

**CVVHDF** 持続的静静脈血液濾過透析 （じぞくてきじょうじょうみゃくけつえきろかとうせき）

continuous veno-venous hemodiafiltration 24時間持続的に静脈から血液を取り出し、透析器で限外濾過と拡散を行って静脈に戻す血液浄化法。参 主な血液浄化法 P.192

**CWAP** シーワップ children, women, aged people, patients

災害時に、優先的に治療を受けるべき被災弱者の頭文字をとったもの。子ども、女性、高齢者、患者。

**CX** 回旋枝 （かいせんし） circumflex branch

左冠動脈から分岐し、左室の後面を走行して、心臓の左側壁、左後壁に血液を供給する。心臓の冠動脈の一つ。

**CXD**\* セフロキサジン（cefroxadine）

第一世代セフェム系抗菌薬。

**CXM-AX**\* セフロキシムアキセチル（cefuroxime axetil）

第二世代セフェム系抗菌薬。エステル化で経口吸収性を高めたセフロキシムのプロドラッグ。

106

# CyA ▶▶▶ CZX

**代謝** **CyA, CYA**\* シクロスポリン（cyclosporin A）
免疫抑制薬。

**CYFRA** サイトケラチン19フラグメント（シフラ） cytokeratin 19 fragment
腫瘍（しゅよう）マーカーの一つ。肺扁平上皮がん、腺がんなどの指標になる。

参 主な腫瘍マーカー **P.342**

**CYP** チトクロームP450（シップ） cytochrome P450
さまざまな基質に対する水酸化酵素で、肝臓で薬物の代謝（解毒）を行う。CYP1、CYP2、CYP3、CYP4ファミリーに分類される。

**外皮** **CZL**\* フェノール・亜鉛華（あえんか）リニメント
carbolic acid zinc liniment, phenol and zinc oxide liniment　防腐、鎮痒（ちんよう）作用のあるフェノール（石炭酸）と患部を保護する酸化亜鉛の混合外用薬。以前は水痘（すいとう）（水疱瘡（みずぼうそう））に使った。「カルボリックアシッド・チンク・リニメント」でカチリとも呼ばれた。

**抗生** **CZOP**\* セフォゾプラン（cefozopran）
第三世代セフェム系抗菌薬。

**中枢** **CZP**\* クロナゼパム（clonazepam）
抗てんかん薬。

**抗生** **CZX**\* セフチゾキシム（ceftizoxime）
第三世代セフェム系抗菌薬。

107

## D ▶▶▶ DACT

### D

**D** **うつ病** depression

気分障害の一つ。気分が激しく落ち込む、ぼーっとして口数が減るなどの精神症状に加え、不眠、食欲不振などの身体症状も現れる精神疾患。

**重要**

**D** **下行結腸** P.10 descending colon

結腸の一部で、右腸骨窩から仙骨上端までの部分。同 DC P.110

**d** **用量** dose

同 dos P.124

**DA** **デジタル血管造影** digital angiography

同 DSA（デジタルサブトラクション血管造影） P.127

**重要**

**DA** **ドパミン** dopamine

神経伝達物質の一つ。心不全治療薬、昇圧薬として用いられる。

**DA** **変形性関節炎** degenerative arthritis

関節の軟骨組織と周囲の組織に変性が生じ、関節のこわばりや痛みが起こる慢性疾患。

**d4A** **アンドロステンジオン** androstenedione

副腎や性腺で合成され、卵巣ではエストロゲン、精巣ではテストステロンになる性ホルモンの前駆体。

**重要**

**DAA** **解離性大動脈瘤** dissecting aortic aneurysm

動脈硬化によって大動脈の中膜が裂け、血液が流れ込むことで生じた新たな通り道が膨らんで瘤状になった病態。

**腫瘍**

**DACT*** **ダクチノマイシン**（dactinomycin）

抗悪性腫瘍薬。ダクチノマイシンは商品名。一般名はアクチノマイシン（ACT） P.20 。

108

**DAD ▶▶▶ DB**

**D**

---

**DAD　びまん性肺胞障害** diffuse alveolar damage
重要

肺毛細血管の透過性亢進、肺胞上皮細胞の障害により、肺胞隔壁の水腫や炎症が生じる肺疾患。

---

**DAH　びまん性肺胞出血** diffuse alveolar hemorrhage

肺胞出血が肺全体に起こる疾患。

---

**DAI　びまん性軸索損傷** diffuse axonal injury
重要

びまん性脳損傷の一つ。交通事故などで脳に広範な回転加速度を生じるような衝撃が加わることによって、軸索に断裂が生じ、受傷直後から高度の意識障害をきたす疾患。

---

**DAP　人物描画テスト** draw a person test

被検者に人物の全身像を描かせ、性格傾向や内面世界を分析する検査。

---

**DAR　蘇生後死亡** death after resuscitation

心停止から蘇生した患者が、循環動態の不安定さや多臓器不全などにより死亡すること。

---

**DAR　二相性喘息反応** dual asthmatic response

刺激に対して即時型反応の喘息が起こり、数時間後に遅発型反応の喘息が起こること。

---

**DAT　アルツハイマー型認知症** dementia of Alzheimer type
重要

認知症の一つ。脳内の神経細胞が減少し、脳が萎縮して認知機能低下、人格の変化などが現れる。

---

**DB　Ⅲ度熱傷** P.408 deep burn
重要

表皮と真皮全層に及ぶ重度の熱傷。皮膚再生が起こらず、植皮が必要となる。

---

**DB　直接ビリルビン** direct bilirubin
重要

同 D-Bil P.110 、参 IB（間接ビリルビン）P.210 、T-Bil（総ビリルビン）P.438

---

109

**dB ▶▶▶ DC**

**dB** **デシベル** decibel
音の強さを表す単位。聴力検査で使われる。

**DBECPCG*** **ベンジルペニシリンベンザチン**
（benzylpenicillin benzathine hydrate） ペニシリン系抗菌薬。

**DBI** **びまん性脳損傷** diffuse brain injury
外傷性脳損傷の一つ。交通事故などで激しく脳が揺さぶられることで起き、意識障害などをきたす。脳震盪、びまん性軸索損傷（DAI P.109 ）を含む。

**D-Bil** **直接ビリルビン** direct bilirubin
肝細胞での処理が終わり、グルクロン酸と抱合した水溶性のビリルビン。抱合型ビリルビン。

同 DB P.109 , 参 IB（間接ビリルビン） P.210 , T-Bil（総ビリルビン） P.438

**DBP** **拡張期血圧** diastolic blood pressure
心臓が拡張したときの血圧。最低血圧。同 DSP P.127

**DBS** **脳深部電気刺激** deep brain stimulation
脳深部に留置した電極からの電気刺激で、部分的に脳の活動を抑え、外科的な破壊術と同等の効果を得る治療法。パーキンソン病など不随意運動症に適用。

**DBT** **二重盲検試験** double blind test
治験に際して、どちらが新薬か試験者にも被験者にもわからないようにして行う方法。

**DC** **下行結腸** descending colon　同 D P.108

**DC** **樹状細胞** dendritic cell
血液に含まれる白血球の一つで、樹枝状の突起をもち、免疫系で抗原提示細胞として機能する。

**DC** **直流除細動** direct current shock
心筋に直流電気を通電する除細動。カウンターショック。

**DC ▶▶▶ DCM**

**DC　包帯交換** dressing change

患者の包帯を清潔なものと交換しながら、患部の状態観察も行うこと。

**DC, D/C　退院、退院した** discharge, discharged

**重要　D&C　子宮頸管拡張および掻爬術、子宮内容除去術**
dilatation and curettage　子宮頸管を拡張し、胎盤鉗子による胎児を含む子宮内容物の除去、およびキュレットによる残存組織の掻爬を行う人工妊娠中絶法。7〜12週に行われる。

**重要　DCA　方向性冠動脈粥腫切除術** directional coronary atherectomy

回転する刃がついた器具をカテーテルで粥腫（アテローム）部分へ送り、削り取る手術。

**DCCT　糖尿病合併症対照試験**
The Diabetes Control and Complications Trial　米国の国立糖尿病・消化器・腎疾病研究所（NIDDK）が1型糖尿病患者1,441人のボランティアを対象に実施した大規模臨床研究。

**腫瘍　DCF\*　デオキシコホルマイシン**（deoxycoformycin）

抗悪性腫瘍薬。

**重要　DCH　遅延型皮膚過敏症** delayed cutaneous hypersensitivity

抗原とリンパ球によって起こるアレルギー反応で、過敏症状が現れるのに1日から数日かかる。

**中枢　DCI\*　脱炭酸酵素抑制薬** decarboxylase inhibitor

カルボン酸から二酸化炭素を取り除く反応を触媒する脱炭酸酵素の阻害薬。抗パーキンソン薬。

**重要　DCM　拡張型心筋症** P.87 dilated cardiomyopathy

心筋の細胞の変化により、心臓（とくに心室）の壁が薄く伸びて、内腔が拡大するもの。

参 HCM（肥大型心筋症） P.191 , PMD（原発性心筋症） P.346

111

## DCR ▶▶▶ DDD

**DCR** 涙嚢鼻腔吻合術 dacryocystorhinostomy
鼻涙管閉塞の治療法で、涙嚢と鼻腔を直接つなぎ、涙の通り道を作る手術。

**DCS** ダメージコントロールサージェリー damage control surgery
もとは艦船の応急処置を指す軍事用語で、医療では救命を目的とした外傷治療戦略のこと。蘇生目的の初回手術、全身の安定化を図る集中治療、修復・再建手術の3要素からなる。

**DCT** 直接クームス試験 direct Coombs test
赤血球の細胞膜に結合している抗体があるかどうかを調べる試験（CT：クームス試験 P.102 ）のうち、赤血球表面に結合している抗赤血球抗体を検出する検査。

**重要** **3D-CT** 三次元CT 3-dimensional CT 平面写真では把握しづらい病変部を立体的な三次元画像として表示する方法。

**DCV** 徐放性製剤技術 diffusion controlled vesicle
血中の有効成分濃度を長時間一定に保つために、意図的に成分の放出速度を遅くする製剤の技術。

**ホル** **DDAVP**\* デスモプレシン（desmopressin）
尿量調節のために脳下垂体が分泌する抗利尿ホルモン「バソプレシン P.482 」のペプチド由来の合成アナログ剤。中枢性尿崩症に使う。

**重要** **DDB** Ⅱ度熱傷（深達性表皮熱傷 P.408 ）
deep dermal burn 真皮の深層部に達した熱傷。

**重要** **DDD** DDDペーシング P.12 double double double
心臓ペースメーカーのモードの一つ。心房と心室をできるだけ連動させて動かすために、心房と心室の両方で自己心拍を感知し、刺激・抑制を行う。

112

## DDEB ▶▶▶ Derm

**DDEB　優性栄養障害性表皮水疱症**
dominant dystrophic epidermolysis bullosa　幼児期から四肢に水疱が発生し、爪の変形・脱落、指先の萎縮などが起こる先天性疾患。常染色体優性遺伝する。

**DDH　発育性股関節脱臼**　developmental dislocation of the hip
（同）CDH（先天性股関節脱臼）**P.76**

**抗ウ｜ddI***　ジダノシン（didanosine）
逆転写酵素阻害薬。HIVの治療に用いる。

**腫瘍｜DDP***　シスプラチン（cis-diamminedichloroplatinum（Ⅱ）[cisplatin]）
抗悪性腫瘍薬。（同）CDDP **P.76**

**重要｜DDS　ドラッグデリバリーシステム**　drug delivery system
目的とする患部に薬剤を確実に到達させ、副作用を抑えて効果的に働くようにする方法。

**外皮｜DDS***　ジアフェニルスルホン（diaphenylsulfone）
ハンセン病治療薬。

**DDST　デンバー式発達スクリーニング検査**　Denver Development Screening test
0〜6.5歳の発達を「個人－社会」「微細運動－適応」「言語」「粗大運動」の各面から評価する検査。

**重要｜DDx　鑑別診断**　differential diagnosis
診断を下すうえで、症状がよく似ている疾患と区別すること。

**Deg Pig　網膜色素変性症**
degeneratio pigmentosa retinae（ラ）, pigmentary degeneration of the retinae（英）
網膜の視細胞が年齢より早く老化し、機能不全を起こす疾患。夜盲、視野狭窄が徐々に進行していく。

**Derm　皮膚炎**　dermatitis
皮膚に起こる炎症の総称で、紅斑、かゆみを伴う。

113

**Derma ▶▶▶ DFNa**

**重要**
**Derma** 皮膚科 dermatology

**重要**
**DESIGN** DESIGN褥瘡状態評価法
Depth, Exudate, Size, Inflammation / Infection, Granulation tissue, Necrotic tissue, Pocket　日本褥瘡学会提唱の褥瘡の重症度と治癒過程を評価するための判定ツール。褥瘡創面の評価項目の頭文字をとって「DESIGN」とし、ポケット（Pocket）がある場合は、「-P」と表記する。

■ DESIGN褥瘡状態判定スケール（日本褥瘡学会）

| 記号 | 欧文（和訳） | 記号 | 欧文（和訳） |
|---|---|---|---|
| D | Depth（深さ） | G | Granulation tissue（肉芽組織） |
| E | Exudate（滲出液） | N | Necrotic tissue（壊死組織） |
| S | Size（サイズ） | -P | Pocket（ポケット） |
| I | Inflammation, Infection（炎症・感染） | | |

**ホル**
**Dex** * デキサメタゾン（dexamethasone）
副腎皮質ホルモン製剤。強力な炎症抑制作用があり、抗炎症薬、自己免疫疾患の治療薬として使われる。

**DF** 除細動器 defibrillator
心室・心房細動を電気刺激によって除去する医療機器。

**DF** 糖尿病性足病変 diabetic foot
糖尿病の合併症の一つ。足の血流が悪くなり、潰瘍や壊死が生じる病変。

**DFD** 半消化態栄養 defined formula diet
経腸栄養剤の一つ。蛋白質を窒素源としており、消化を行わないと吸収できない状態のもの。

**外皮**
**DFNa** * ジクロフェナクナトリウム（diclofenac sodium）
非常に強力な非ステロイド系抗炎症薬。

**DFOM ▶▶▶ DH**

**D**

**放射**

**DFOM*** **メシル酸デフェロキサミン**（deferoxamine mesilate）

過剰な鉄を体内から除去するためのキレート剤。原発性・続発性ヘモクロマトーシスに使われる。DFOとも略す。

**DFPE** **二重濾過血漿交換** **d**ouble **f**iltration **p**lasma **e**xchange

血液から血漿を分離して病因物質を破棄し、新鮮凍結血漿またはアルブミン製剤で補填して体内に戻す血液浄化法。現在はDFPPが多く行われる。**参** **主な血液浄化法** **P.192**

**DFPP** **二重濾過血漿分離** **d**ouble **f**iltration **p**lasma **p**heresis

血液を一次濾過膜で血漿に分離し、二次濾過膜で病因物質を除いたのち、アルブミン製剤などを補充して体内に戻す血液浄化法。
**参** **主な血液浄化法** **P.192**

**重要**

**DFSP** **隆起性皮膚線維肉腫** **d**ermato**f**ibro**s**arcoma **p**rotuberance

皮膚線維内に発生する悪性腫瘍。進行は緩やかで転移は少ない。

**腫瘍**

**5'-DFUR*** **5'-ドキシフルリジン**（5'-deoxy-5-fluorouridine）

抗悪性腫瘍薬。

**DG** **椎間板造影** **d**isco**g**raphy

椎間板内に造影剤を注入して行うＸ線検査。

**DGN** **びまん性糸球体腎炎** **d**iffuse **g**lomerulo**n**ephritis

広範囲にわたって糸球体に炎症変化がみられる腎炎。

**DGS** **糖尿病性糸球体硬化症** **d**iabetic **g**lomerulo**s**clerosis

糸球体が硬化し、血流障害が起こる糖尿病の合併症。

**DH** **歯科衛生士** **d**ental **h**ygienist

歯科の予防処置、診療補助、保健指導を行う国家資格をもつ者。

**DH** **疱疹状皮膚炎** **d**ermatitis **h**erpetiformis

小麦などに含まれるグルテンに対する自己免疫疾患で、全身に強いかゆみを伴う紅斑と水疱が多発する。セリアック病を発症することもある。日本ではまれ。**参** **主な皮疹**（次ページ）

115

## DH ▶▶▶ DHA

### ■ 主な皮疹

| 種類 | 状態 |
|---|---|
| 斑（はん） | 表面は平坦で、限局した皮膚の変色。紅斑（こうはん）、白斑（はくはん）、紫斑（しはん）など |
| 丘疹（きゅうしん） | 限局した皮膚の隆起。直径1cm以下 |
| 結節（けっせつ） | 丘疹の大きなもの。直径1cm以上 |
| 水疱・小水疱（すいほう・しょうすいほう） | 内部に漿液（しょうえき）を含む限局した隆起。直径5mm以上が水疱、直径5mm未満が小水疱 |
| 膿疱（のうほう） | 水疱の内容物が膿のもの。乾燥すると痂皮（かひ）となる |
| 痂皮（かひ） | かさぶたのこと。水疱や膿疱が破れて凝固（ぎょうこ）し、表面を覆（おお）ったもの。 |
| 嚢胞（のうほう） | 軟組織内に液体などをもつ袋状のもの。内容物が固体の場合は「嚢腫（のうしゅ）」という |
| 苔癬（たいせん） | 小さな丘疹が群集または散在する状態で多数発生し、比較的長く続くもの |

**重要**

**DHA　ドコサヘキサエン酸（さん）** docosahexaenoic acid（ドコサヘキサエノイック　アシッド）

不飽和脂肪酸の一つ。魚に多く含まれ、生活習慣病の予防に有効とされている。

# DHEA ▶▶▶ DIC

**DHEA** デヒドロエピアンドロステロン **P.253** dehydroepiandrosterone
副腎皮質や生腺で産生され、弱い男性ホルモン作用をもつ。

**重要**
**DHF** デング出血熱 dengue hemorrhagic fever
デングウイルスに感染して起こるデング熱から移行する、致死率の高い感染症。

**DHTR** 遅発性溶血性輸血副作用、遅発性溶血性輸血反応
delayed hemolytic transfusion reaction 輸血された赤血球抗原に対する抗体が産生され、それが血液中に残る輸血された赤血球を破壊して、主に血管外溶血で起こる輸血副作用。輸血後１〜２週で発症する。參HTR(溶血性輸血副作用) **P.207**

**DI** 点滴 drip infusion
同 DIV **P.119**

**DI** ドワイヤー法 Dwyer instrumentation
脊椎側彎症に対して行われる手術法。

**重要**
**DI** 尿崩症 diabetes insipidus
抗利尿ホルモンの分泌異常で体の水分バランスが崩れ、多尿となる疾患。

**DI** 不快指数 discomfort index
蒸し暑さを表す指標。

**diast.** 拡張期 diastolic
大動脈弁の閉鎖から僧帽弁の閉鎖までの期間。心房の血液が空になっていき、心室に血液が満たされていく期間で、血圧が最も低くなる。參syst.(収縮期) **P.432**

**重要**
**DIC** 点滴静注胆嚢造影 drip infusion cholecystography
造影剤を点滴静注し、Ｘ線撮影して胆嚢、胆道系の形状をみる画像検査。

## DIC ▶▶▶ DIP

**重要** **DIC** 播種性血管内凝固症候群 disseminated intravascular coagulation

全身の細小血管内に、播種性(種をまき散らす)に凝固塊が作られ、血小板や凝固因子が消費され、結果として出血傾向、臓器障害を起こす重篤な病態。主な原因疾患・病態は、白血病、悪性腫瘍、敗血症を伴う感染症、大動脈瘤、ショック症状をもたらす病態など。

**重要** **DIC** 薬剤性大腸炎 drug-induced colitis

投与された薬剤が原因で起こる大腸炎。

**重要** **DIND** 遅発性虚血性神経脱落 delayed ischemic neurological deficit

クモ膜下出血後4〜9日の間に脳動脈の狭小化(脳血管攣縮)が出現し、意識レベルの低下や、さまざまな神経症候など重篤な神経学的脱落症状をきたすこと。参 VS(脳血管攣縮) P.483

**重要** **DIP** 遠位指節間関節 distal interphalangeal joint

指の関節のうち、先端に近いほうの関節。DIP関節。

### ■ 足の関節

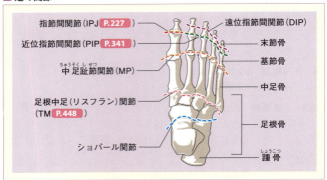

**重要** **DIP** 点滴静注腎盂造影 drip infusion pyelography

造影剤を静脈内に点滴し、腎臓、尿管、膀胱などのX線撮影をする検査。参 IVP(静脈性腎盂造影) P.232

# DIP ▶▶▶ DL

**重要** **DIP** 剥離型間質性肺炎 desquamative interstitial pneumonia

特発性間質性肺炎（IIP P.222 ）の一つで、30〜40代の喫煙者に多い。

**DIS** 診断学的面接基準 diagnostic interview schedule

精神科領域で、面接者によって評価が異ならないように、一定の基準で設定された質問で行う面接法。

**重要** **Disc, dis** 退院 discharge

**重要** **DISH** びまん性特発性骨増殖症 diffuse idiopathic skeletal hyperostosis

靱帯が変性して骨化する疾患で、とくに脊椎前方に著明な骨増殖性変化を伴う病態。脊椎以外の股関節、そのほかの骨・靱帯にも、強い骨棘形成が骨端部を中心に認められる。

**disl, dislo** 脱臼 dislocation

関節が正しい位置関係にない状態。

**重要** **DIV** 点滴静注 drip infusion in vein

静脈内に留置した注射針から、薬剤を1滴ずつ投与する注射法。

同 IV drip（点滴静脈注射） P.232

**DIVP** 点滴静注腎盂造影 drip intravenous pyelography 同 DIP

**DJS** デュビン・ジョンソン症候群 Dubin-Johnson syndrome

直接ビリルビンを毛細胆管へ送る部分での障害により黄疸となる遺伝性疾患。常染色体劣性遺伝（AR P.40 ）する。

**重要** **DKA** 糖尿病性ケトアシドーシス diabetic ketoacidosis

糖尿病の急性合併症の一つ。極度のインスリン欠乏を背景に高血糖、高ケトン体血症、アシドーシスをきたした状態。

**抗生** **DKB**＊ ジベカシン（dibekacin）

アミノグリコシド系抗菌薬。

**DL** 肺拡散能力 diffusing capacity of lung

肺内での酸素を血液に取り込む能力のこと。

119

## DLB ▶▶▶ DLI

**重要**

### DLB　レビー小体型認知症 (しょうたいがたにんちしょう)　dementia with Lewy bodies

三大認知症の一つで、大脳皮質の神経細胞に円形状の異常構造物（レビー小体）がびまん性に沈着する。日本ではアルツハイマー病、血管性認知症に次いで多い。以前はDLBD（レビー小体病）と略した。

#### ■ 主な認知症と原因

| 種類 | 考えられる原因 |
|---|---|
| **AD：アルツハイマー病** | 脳にアミロイド $\beta$（ベータ）やタウたんぱくという蛋白質（たんぱく）がたまり、神経細胞が死滅することで発症する |
| **VaD (vascular dementia)：血管性認知症** | 脳梗塞（のうこうそく）や脳出血などの脳血管障害によって、脳が障害されることで発症する |
| **DLB：レビー小体型認知症** | 脳に $\alpha$（アルファ）シヌクレインという蛋白質がたまり、神経細胞が死滅することで発症する |
| **FTD (frontotemporal dementia)：前頭側頭型認知症** | 詳細は不明だが、脳の前頭葉や側頭葉が萎縮（いしゅく）することで発症する |

● 上記のほか、頭部の外傷、脳の疾患、ホルモンの異常、ビタミンの欠乏、中毒性の疾患などによっても認知症の症状が現れることがある

**重要**

### DLBCL　びまん性大細胞型Bリンパ腫 (せいだいさいぼうがたビーしゅ)　diffuse large B-cell lymphoma

非ホジキンリンパ腫の一つ。B細胞ががん化したもので、日本人にいちばん多い病型。

### DLBD　レビー小体病 (しょうたいびょう)　diffuse Lewy body disease　同 DLB

### DLC　ダブルルーメンカテーテル (ないくう)　double lumen catheter

2本の内腔をもつカテーテル。

**重要**

### DLE　円板状エリテマトーデス (えんばんじょう)　discoid lupus erythematosus

全身性エリテマトーデス（SLE P.415 ）の症状の一つである円板状皮疹（ひしん）を主徴とする疾患。円板状紅斑性狼瘡（こうはんせいろうそう）ともいう。

### DLI　ドナーリンパ球輸注療法 (きゅうちゅうりょうほう)　donor lymphocyte injection

同種造血幹細胞移植後の再発、または感染治療に対して、ドナーのリンパ球を改めて輸注する治療法。

**DLKP ▶▶▶ DM**

**DLKP** **深部表層角膜移植** deep lamellar keratoplasty

表層角膜移植の一つ。患部が実質層全体に及んでいて内皮細胞密
度が十分にある場合に選択される。

**DM** **拡張期雑音** diastolic murmur

拡張期に発生する心雑音。 参 心雑音の種類 **P.201**

重要 **DM** **糖尿病** diabetes mellitus

インスリンの作用不足により高血糖状態が持続し、さまざまな合
併症を引き起こす疾患。

■ **糖尿病の分類**

| 種類 | 特徴 |
|---|---|
| IDDM：1型糖尿病 | インスリン依存性糖尿病。自己免疫により膵臓のβ細胞が破壊されて絶対的なインスリン不足に陥る疾患 |
| NIDDM（MOD）：2型糖尿病 | 遺伝素因に、肥満、運動不足などの発症因子が加わり、インスリンの作用が不十分になるために起こる |
| その他の糖尿病 | 遺伝子異常が解明されているもの。また、ほかの疾患や状態に伴うもの |
| GDM：妊娠糖尿病 | 妊娠中に発症したか、または初めて認識された耐糖能低下をいう |

重要 **DM** **皮膚筋炎** dermatomyositis

身体の筋肉の炎症症状に、特徴的な皮膚症状を伴う膠原病。

■ **主な膠原病**

| 種類 | 特徴 |
|---|---|
| SLE：全身性エリテマトーデス | 全身の臓器に原因不明の紅斑が起こる疾患 |
| SSc：全身性強皮症 | 全身の皮膚が徐々に硬くなる疾患。内臓にも病変を発症する。「レイノー現象」が特徴的 |
| PM：多発性筋炎 DM：皮膚筋炎 | 主に皮膚と筋に炎症が起こる疾患 |

▼次ページへ

121

## DM ▶▶▶ DN

▼前ページより

| RA：関節リウマチ | 自己免疫により、関節痛、関節の変形が起こる疾患 |
| --- | --- |
| PN：結節性多発性動脈炎 | 全身の血管に炎症が起こる疾患 |
| MCTD：混合性結合組織病 | SLE、SSc、PM/DMの症状を合わせもつ疾患 |

### DMARDs* 疾患修飾性抗リウマチ薬
disease modifying anti-rheumatic drug　炎症を抑えるのではなく、疾患の活動性を制御して、関節破壊の進行を制御する薬剤。

### DMAT 災害派遣医療チーム　disaster medical assistance team
大規模災害時に、発生後48時間以内に活動できる機動性を備えた医療チーム。

### DMCTC* デメチルクロルテトラサイクリン (demethylchlortetracycline)
テトラサイクリン系抗菌薬。

### DMD デュシェンヌ型筋ジストロフィー
Duchenne's muscular dystrophy　幼児期から筋力低下が始まる進行性筋萎縮症。X連鎖劣性遺伝をとるため、患者は男児に限られる。

### DMIT 多発性梗塞性認知症　dementia of multiinfarct type
小さな梗塞が繰り返し起こる多発性脳梗塞による認知症。知能の一部が著しく低下するまだら認知症が多い。

### DMP 進行性筋ジストロフィー　dystrophia musculorum progressiva
同 PMD P.346

### DN 糖尿病性神経障害　diabetic neuropathy
糖尿病の合併症として早期に出現するもので、末梢神経障害と自律神経障害に分けられる。

### DN, DNR* ダウノルビシン (daunorubicin)

抗悪性腫瘍薬。

## DNA ▶▶▶ DOC

**重要 DNA　デオキシリボ核酸**（かくさん）　deoxyribonucleic acid

遺伝子の本体をなす核酸の一つ。

**DNAR　心肺蘇生禁止**（しんぱいそせいきんし）　do not attempt resuscitation　**同** DNR

**重要 DNR　蘇生適応除外**（そせいてきおうじょがい）　do not resuscitate

終末期医療において、本人または家族の意思決定を受けて心肺蘇生法を行わないこと。

**D/NS　ブドウ糖生理食塩液**（とうせいりしょくえんえき）　dextrose in normal saline

0.9％生理食塩水に5％ブドウ糖液を、用途別の比率で混合した点滴用液。**同** DS **P.126**

**重要 DOA　到着時死亡**（とうちゃくじしぼう）　dead on arrival

救急隊が到着した時点で死亡していること。

**同** CPAOA（来院時心肺停止）**P.93**

**強心 DOA\*　ドーパミン（商品名）（しょうひんめい）、ドパミン**（dopamine）

中枢神経系の神経伝達物質カテコールアミンの一つで、ノルエピネフリン、エピネフリンの前駆物質。パーキンソン病にかかわる。薬剤として昇圧効果があり、心不全の治療に用いる。

**強心 DOB\*　ドブタミン**（dobutamine）

合成カテコールアミンの一つで、比較的選択的なβ1作動薬。心拍出量増加、末梢血管抵抗減少効果があり、虚血性心疾患や心不全に使う。

**DOC　デオキシコルチコステロン**（でおきしこーてぃかうすてろうん）　11-deoxycorticosterone

副腎皮質で産生される昇圧作用をもつ鉱質コルチコイド。鉱質コルチコイドが関与する疾患の診断のため測定される。

**腫瘍 DOC\*　ドセタキセル**（docetaxel）

抗悪性腫瘍薬の一つで、乳がん治療に使われる。商品名はタキソテール（TXT：Taxotere〈R〉）。

123

## DOE ▶▶▶ DPC

**重要** **DOE** **労作時呼吸困難、労作時息切れ** dyspnea on exertion [effort]

階段を上るなど、からだを動かすことで生じる息切れ。

**重要** **DOLV** **両大血管左室起始症** double outlet left ventricle

大動脈と肺動脈の両方が左心室から出ている先天性心奇形。

**重要** **DOMP** **医原病** disease of medical practice

医療行為が原因となって起こる疾病。

**重要** **DORV** **両大血管右室起始症** double outlet right ventricle

大動脈と肺動脈の両方が右心室から出ている先天性心奇形。

**DOS** **手術日** day of surgery

**dos** **用量** dose

薬剤の定められた服用量のこと。**同 d** **P.108**

**DOTS** **直接監視下短期化学療法** directly observed treatment, short-course

WHO提唱の結核抑圧戦略。喀痰塗抹陽性患者の服薬を第三者が確認し、治療中断、結核菌の耐性化を防いで確実な治癒を達成し、新たな結核罹患率を低下させ、結核の撲滅をめざすもの。

**抗生** **DOXY\*** **ドキシサイクリン**（doxycycline）

テトラサイクリン系抗菌薬。

**DPA** **ドパミン部分アゴニスト** dopamine partial agonist

ドパミンが過剰な状態のときは拮抗薬として作用し、ドパミンが減少すると部分アゴニストとして作用する抗精神病薬。

**重要** **DPB** **びまん性汎細気管支炎** diffuse panbronchiolitis

両肺の呼吸細気管支領域でびまん性に慢性炎症を起こし、呼吸機能障害をきたす疾患。

**DPC** **診断群分類** diagnosis procedure combination

診断群別に定額の医療費を支払う「包括支払い制度」を実現するための分類。患者ごとに傷病名、年齢、手術、処置、重症度などを組み合わせたもの。

## DP flap ▶▶▶ DPT

### DP flap　胸三角筋皮弁　deltopectoral flap
頭頸部がんに対する再建術で、胸筋・三角筋の組織を栄養血管ごと、欠損部に移植すること。

### DPG　幽門側部分胃切除術　distal partial gastrectomy
胃の幽門側を部分切除し、噴門を温存する手術。

■ **胃切除（GR）の方法**

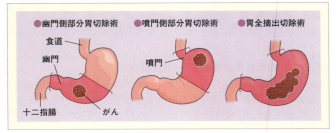

●幽門側部分胃切除術　●噴門部分胃切除術　●胃全摘出切除術

食道／幽門／噴門／十二指腸／がん

### 2,3-DPG　2,3-ジホスホグリセリン酸　2,3-diphosphoglycerate
赤血球の中でヘモグロビンの酸素に対する親和性を調節する物質。

### 中枢　DPH*　ジフェニルヒダントイン（diphenylhydantoin）
抗てんかん薬のフェニトイン（phenytoin：PHT）の別名。

### DPLN　びまん性増殖性ループス腎炎　diffuse proliferative lupus nephritis
全身性エリテマトーデス（SLE P.415）患者に発生する六つの型のループス腎炎のうちの一つ。

### DPPHR　十二指腸温存膵頭切除術
duodenum preserving pancreas head resection　膵臓の手術で、膵頭だけ切除して十二指腸を温存する手術。膵がん、胆管系のがんに適応。

### 生物　DPT*　ジフテリア・百日咳・破傷風ワクチン
diphtheria, pertussis, tetanus vaccine　同 DTP P.128

## DQ ▶▶▶ DS

**DQ** **発達指数** developmental quotient

発達検査に用いられる指数。「発達年齢÷生活年齢×100」で求める。

**DR** **糖尿病網膜症** diabetic retinopathy 〈重要〉

網膜に異常が生じる糖尿病三大合併症（神経障害、腎症、網膜症）の一つ。

**Dr.** **医師** doctor

**DRE** **直腸(指)診** digital rectal examination 〈重要〉

医師が患者の肛門に指を挿入し、直腸下から肛門にかけての病巣を探る検査。

**DRPLA** **歯状核赤核淡蒼球ルイ体萎縮症** 〈重要〉

dentatorubral pallidoluysian atrophy　ミオクローヌス発作、認知症、協調運動の障害、不随意運動を主徴とし、日本人に好発する常染色体優性遺伝病。脊髄小脳変性症のなかでは、日本でいちばん罹患者が多い。

**DS** **死腔** dead space 〈重要〉

呼吸器系において、肺毛細管とのガス交換に関与しない部分。解剖学的には鼻腔〜終末気管支までの約150mLになる。

**DS** **ダウン症候群** Down syndrome 〈重要〉

21番染色体を3本もつことで発症する先天性疾患群。特有の顔貌、精神遅滞、先天性心疾患などを伴う。

**DS** **ダンピング症候群** dumping syndrome

上部消化管切除をした患者の食後に起こる腹部・全身症状。

**DS** **ドライシロップ** dry syrups 〈重要〉

甘味をつけた散剤や顆粒剤。

**DS, D/S** **ブドウ糖食塩液** dextrose in saline 　同 D/NS P.123

126

**DSA ▶▶▶ DT**

**D**

**重要 DSA** デジタルサブトラクション血管造影 digital subtraction angiography

血管造影法の一つ。コンピュータ処理によって骨や臓器を消し、血管だけを画像化したもの。同 DA(デジタル血管造影) **P.108**

**DSA** 破壊性脊椎関節症 destructive spondylarthropathy

長期透析に伴う脊椎疾患。頸椎に多発し、上皮のしびれや痛みが生じる。

**アレ DSCG*** クロモグリク酸(disodium cromoglycate)

抗アレルギー薬。

**DSD** 災害ストレス障害 disaster stress disorder

被災に対するショックで起こる心的障害。

**DSD** 排尿筋括約筋協調不全 detrusor sphincter dyssynergia

排尿筋の収縮と尿道括約筋の弛緩とのタイミングが合わず、排尿障害が起こる症状。同 DUD(排尿筋尿道協調不全) **P.129**

**DSM** 精神疾患の診断・統計マニュアル Diagnostic and Statistic Manual of Mental Disorders 米国精神医学会が作成した精神疾患の診断基準。

**重要 DSN** 鼻中隔彎曲症 deviation septi nasi(ラ)

左右の鼻腔を分けている鼻中隔が極端に彎曲しているために、鼻閉、鼻汁過多などが生じる疾患。

**DSP** 拡張期血圧 diastolic blood pressure 同 DBP **P.110**

**消化 DSS*** ジオクチルソジウムスルホサクシネート

(dioctyl sodium sulfosuccinate) 湿潤性下剤。界面活性作用により便の表面張力を低下させ、便を軟化して排泄を促進する。

**DST** デキサメタゾン抑制試験 dexamethasone suppression test

コルチゾールの過剰産生(クッシング症候群)の有無を調べる検査。

**生物 DT*** ジフテリア・破傷風ワクチン diphtheria-tetanus vaccine

ジフテリア、破傷風の2種混合予防ワクチン。

# DT ▶▶▶ DUB

**DT** 振戦せん妄 delirium tremens

重度のアルコール依存症患者に生じる離脱症状の一つ。ふるえ、意識混濁、幻覚など。

**抗ウ**

**d4T** サニルブジン（スタブジン）(sanilvudine [stavudine])

抗HIV薬。HIVが増殖する際、RNAを鋳型としてDNAを合成するときに必要な逆転写酵素を阻害する。

**重要**

**DTAA** 解離性胸部大動脈瘤 discending thoracic aortic aneurysm

解離性の動脈瘤が胸部大動脈に発生した疾患。

**DTI** 深部組織損傷 deep tissue injury

主に褥瘡や低温熱傷などで、外見に大きな変化はないが、皮下組織や筋組織の深部での損傷が推測されるもの。

**腫瘍**

**DTIC*** ダカルバジン (dacarbazine)

抗悪性腫瘍薬。メラノーマ、悪性リンパ腫に使われる。

**DTICH** 遅発性外傷性脳内出血 delayed traumatic intracerebral hematoma

頭部外傷により頭蓋内で発生する出血が、遅発性に現れる病態。

**生物**

**DTP*** ジフテリア・破傷風・百日咳ワクチン
diphtheria, tetanus, pertussis vaccine ジフテリア、破傷風、百日咳の3種混合予防ワクチン。**同** DPT **P.125**

**重要**

**DTR** 深部腱反射 deep tendon reflex

腱に刺激を与えると起こる瞬間的な筋肉収縮で、人体の生理的な反射。下顎反射、橈骨反射、膝蓋腱反射など。

**重要**

**DU** 十二指腸潰瘍 duodenal ulcer

胃酸やピロリ菌などの影響を受けて、十二指腸壁に潰瘍が形成される疾患。**同** UD **P.464**

**DUB** 機能性子宮出血 dysfunctional uterine bleeding

器質的な異常がないのに出血すること。思春期や更年期に起こりやすい。

**DUD ▶▶▶ Dx**

**DUD** **排尿筋尿道協調不全** はいにょうきんにょうどうきょうちょうふぜん detrusor-urethral dyssynergia

同 DSD（排尿筋括約筋協調不全） P.127

重要 **DV** **家庭内暴力** かていないぼうりょく domestic violence

配偶者やパートナーによる暴力、親子間に起こる暴力行為。暴行のみに限らず、性的、精神的、経済的なものも含めていう。

重要 **DVI** **心室抑制型房室順次ペーシング** しんしつよくせいがたぼうしつじゅんじ double ventricle inhibit

心臓ペーシング療法で、ペースメーカーのモード P.12 の一つ。

腫瘍 **DVP**\* **ダウノマイシン＋ビンクリスチン＋プレドニゾロン**

（daunomycin＋vincristine＋prednisolone） 慢性骨髄性白血病に対する併用化学療法。こうずい

重要 **DVR** **二弁置換術** にべんちかんじゅつ double valve replacement

人工弁置換術で、2か所の病変部それぞれに弁を置換する手術。

重要 **DVT** **深部静脈血栓症** しんぶじょうみゃくけっせんしょう deep vein thrombosis

深部静脈内に血栓が生じる病態。ほとんどが下肢に起こり、肺血栓塞栓症（PTE）の原因となる。かし そくせん

重要 **DW** **乾燥体重** かんそうたいじゅう dry weight

透析患者にとって最も適した体内水分量の状態で、適正体重の意味。

**D/W** **ブドウ糖液** とうえき dextrose in water

水分やエネルギーの補給、注射剤の希釈剤として用いられる。きしゃく

**DWI** **拡散強調画像** かくさんきょうちょうがぞう diffusion-weighted image

MRIの撮像モードの一つ。水分子の動き（拡散）を画像化したもので、脳虚血や悪性腫瘍の診断に有用。きょけつ しゅよう

重要 **Dx** **診断** しんだん diagnosis

医師が患者を診察して病状を判断すること。

129

## DXA ▶▶▶ DZP

### DXA 二重(にじゅう)エネルギーX線吸収法(エックスせんきゅうしゅうほう) dual energy X-ray absorptiometry

2種類の異なるX線を照射して、最も正確に骨密度を測定する検査。

■ 二重エネルギーX線吸収法

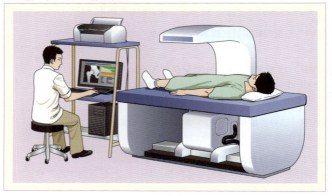

**腫瘍** **DXR*** ドキソルビシン(doxorubicin)
抗悪性腫瘍(しゅよう)薬。 同 ADM(アドリアマイシン) P.22

**dz** ダース dozen(ダズン)
数量の単位。12個を表す。

**中枢** **DZP*** ジアゼパム(diazepam)
抗不安薬。

# E ▶▶▶ EAC

## E

**E　エストロゲン** P.253　**e**strogen（エストロジェン）
卵胞ホルモン。女性は卵巣など、男性は副腎や睾丸（こうがん）から分泌され、二次性徴促進や長骨発育などを促すステロイドホルモンの総称。

**E　酵素**（こうそ）　**e**nzyme（エンザイム）
生命維持に必要なさまざまな化学変化を起こさせる生体触媒。

**E　水腫、浮腫**（すいしゅ、ふしゅ）　**e**dema（エディーマ）
細胞、組織、漿膜腔内（しょうまくくう）に水状の液が過剰にたまっている状態。むくみ。

**E1　エストロン**　**e**strone（エストロン）［重要］
エストロゲンの一つ。妊婦の尿中に多量に含まれる。

**E2　エストラジオール**　**e**stradiol（エストラディオール）［重要］
最も強い生理活性をもつエストロゲン。血清中濃度は妊娠検査や卵巣機能評価の主要な指標。

**E3　エストリオール**　**e**striol（エストリオール）［重要］
エストロゲンの一つ。妊婦の尿中に多量に含まれ、胎児胎盤機能の指標となる。ホルモン補充療法（HRT）にも用いられる。

**EA　労作性狭心症**（ろうさせいきょうしんしょう）　**e**ffort **a**ngina（エフォート アンジャイナ）
主に冠動脈の硬化のため、運動などで心筋の働きが活発になったときに、心筋に必要な血流量が確保できずに誘発される狭心症。
🔵同 EAP P.132 ，　🔵参 狭心症の分類 P.462

**EAA　必須アミノ酸**（ひっすアミノさん）　**e**ssential **a**mino **a**cid（エッセンシャル アミノ アシッド）
人間の体内では合成できず、外から摂取しなければならない９種類のアミノ酸をいう。

**EAC　外耳道**（がいじどう）　**e**xternal **a**uditory **c**anal（エクスターナル オーディトリー カナル）［重要］
耳の入口から鼓膜（こまく）までの管。

## EAEC ▶▶▶ EBD

**EAEC** 腸管付着性大腸菌 enteroadherent Escherichia coli

病原性大腸菌の一つ。粘膜上皮細胞に付着し、増殖しながら毒素を産生して下痢を起こす。

**EAM** 内視鏡的吸引粘膜切除法 endoscopic aspiration mucosectomy

早期胃がんの内視鏡的治療法。内視鏡先端で吸引して病巣を引き上げ、根元をスネアで締め付け、通電切除する方法。

**EAP** 労作性狭心症 effort angina pectoris 同 EA P.131

**EAP\*** エトポシド＋アドリアマイシン＋シスプラチン（プラチノール）(etoposide＋adriamycin＋cisplatin [platinol])

胃がんに対する併用化学療法。

（腫瘍）

**EB** Ⅰ度熱傷 P.408 epidermal burn

表皮のみの損傷。色素沈着は一時的で、瘢痕は残らない。

（重要）

**EB** イー・ビー・ウイルス Epstein-Barr virus

ヘルペスウイルスの一つ。日本人の多くは幼少期に不顕性感染する。それ以降の初感染は伝染性単核球症（IM P.223 ）を発症。

同 EBV

（重要）

**EB\*** エタンブトール (ethambutol)

抗結核薬。

（化学）

**EBA** 肝外胆道閉鎖症 extrahepatic biliary atresia

新生児・乳児期にみられる疾患。肝臓の外にある胆管が詰まり、閉塞性黄疸をきたす。

**EBCT** 電子線コンピュータ断層撮影 electron beam computed tomography

電子線の電磁偏向を用いる超高速での多断面撮影が可能な断層法。動きの影響を受けず鮮明な画像が得られる。

**EBD** 内視鏡的胆道ドレナージ endoscopic biliary drainage

内視鏡下でチューブを胆道（胆管）に挿入し、胆汁を排出する治療法。参 内視鏡関連の主な略語 P.144

# EBM ▶▶▶ ECCE

**重要** **EBM** **根拠にもとづく医療** evidence-based medicine

治療効果・副作用・予後の臨床研究などの科学的結果にもとづき行う医療。

**重要** **EBN** **根拠にもとづく看護** evidence-based nursing

経験と勘だけに頼るのでなく、科学的根拠にもとづいた質の高い看護。

**EBS** **単純型表皮水疱症** epidermolysis bullosa simplex

表皮内に大小の水疱が反復して生じる先天性表皮水疱症の病型の一つ。 同 ESB P.150 , 参 JEB（接合部型表皮水疱症） P.235

**EBS** **内視鏡的胆道ステント留置術** endoscopic biliary stenting

胆管狭窄により胆汁の流れが阻害されている場合に行う治療法。ステントを挿入して胆管内で広げるもの。

**重要** **EBV** **エプスタイン・バー・ウイルス** Epstein-Barr virus 同 EB

**腫瘍** **EC*** **エピルビシン＋シクロホスファミド**（epirubicin＋cyclophosphamide）
乳がんに対する併用化学療法。

**重要** **EC, ECa** **食道がん** esophageal carcinoma 同 OK P.313

**重要** **ECA** **外頸動脈** external carotid artery
左右の総頸動脈から分枝する動脈の一つで、顔面・硬膜などに血液を供給する。

**重要** **ECC** **体外循環** extracorporeal circulation
心臓手術の際、人工心肺装置を使用して全身への血液循環を行うこと。

**重要** **ECCE** **水晶体嚢外摘出術** extracapsular cataract extraction
強膜を切開し、水晶体嚢を温存して水晶体を摘出する白内障の手術。 参 白内障手術に関連する主な略語 P.71

E

# ECCO2R ▶▶▶ ECG

## ECCO2R 体外式二酸化炭素除去
extracorporeal carbon dioxide removal　血液を体外に導き、膜型人工肺に通して静脈血の酸素化、二酸化炭素の除去を行う方法。

## ECD 心内膜床欠損症 endocardial cushion defect
心房と心室の間にある房室中隔が欠損している先天性心疾患。

参 主な先天性心疾患 P.444

## ECF 細胞外液 extracellular fluid
細胞外にある体液の総称。血液、リンパ液、組織液、脳脊髄液、関節液、体腔液などが含まれる。

## ECG 心電図 electrocardiogram
心筋の電位変化を波形に記録する検査法。 同 EKG P.140

### ■ 心臓の興奮と心電図波形の関係

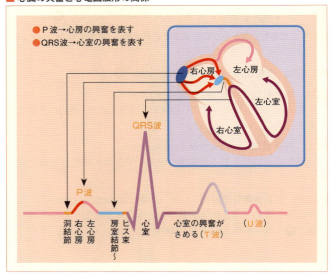

● P波→心房の興奮を表す
● QRS波→心室の興奮を表す

**Echo ▶▶▶ ECU**

重要 **Echo** エコー **超音波診断** echography
超音波のエコー（反響）を利用して、臓器を画像化する検査法。

**ECLA** エクラ **体外式肺補助** extracorporeal lung assist
肺におけるガス交換 **P.472** を、膜型人工肺を使用した体外循環で補助する方法。

**ECLHA** エクルハ **体外式心肺補助** extracorporeal lung and heart assist
重症呼吸不全などに対して、膜型人工肺などを用いて心肺機能を維持する方法。

腫瘍 **E-CMF*** エピルビシン＋シクロホスファミド＋メトトレキサート＋フルオロウラシル（epirubicin＋cyclophosphamide＋methotrexate＋fluorouracil）
乳がんに対する併用化学療法。

重要 **ECMO** エクモ **体外式膜型人工肺** extracorporeal membrane oxygenation
重症呼吸不全に対し、一時的に体外循環を行って呼吸補助を行う装置。

重要 **E coli** イー コウライ **大腸菌** Escherichia coli, Escherichia coli（ラ）
腸管内に常在するグラム陰性桿菌。腸管出血性大腸菌のように病原性のものもある。

**ECSWL** **体外衝撃波（結石）破砕術**
extracorporeal shock wave lithotripsy **同 ESWL P.151**

**ECT** デン **電気痙攣療法** electroconvulsive therapy
精神疾患の治療法。全身麻酔下で頭部に電流を流し、痙攣発作を誘発する。

**ECTR** **鏡視下手根管開放術** endoscopic carpal tunnel release
内視鏡下で行う手根管開放術。小さな切開で靱帯の切離が可能。

**ECU** エキュ **尺側手根伸筋** extensor carpi ulnaris muscle
上肢の筋肉で、上腕骨から中手骨まで走行。手首の背屈、尺屈を担う。

135

## ECUM ▶▶▶ EDD

**重要** **ECUM** **体外式限外濾過法** extracorporeal ultrafiltration method
限外濾過のみによって過剰な体液を除去する血液浄化法。
📖 主な血液浄化法 **P.192**

**ECV** **骨盤位外回転術** external cephalic version
妊娠末期に骨盤位の場合に行われる、頭位に戻す処置。

**ED** **実行線量、有効服用量** effective dose
①実行線量：放射線被曝の影響を評価する量。法令が定める一般人の限度は 1 mSv/年。②有効服用量：薬剤の効果が現れる適切な服用量。

**重要** **ED** **成分栄養** elemental diet
化学的に明確な栄養素で人工的に製造された経腸栄養剤。

**ED** **点眼** eye drop
点眼薬。目薬。

**重要** **ED** **勃起障害** erectile dysfunction
勃起不全により、満足な性交渉を行えない男性の性機能障害。

**重要** **ED50** **50%有効量** effective dose 50%
投与した患者の50%に薬物の効果が現れる用量。

**重要** **EDAS** **脳硬膜血管吻合術** encephalo-duro-arterio-synangiosis
脳底部にもやもやした異常血管網がみられる「もやもや病」に対して行われる間接的血行再建術。脳表に硬膜、側頭筋、浅側頭動脈などを接着させ、新生血管の発達を促す。

**EDC** **内分泌攪乱物質** endocrine disrupting chemicals
体内に取り込まれるとホルモン様の作用を呈したり、ホルモンを阻害したりする環境中の化学物質。環境ホルモンとも呼ばれる。

**重要** **EDD** **分娩予定日** expected date of delivery
最終月経の初日を0週0日として、40週0日目を指す。

136

EDH ▶▶▶ EEMG

**E**

重要 **EDH** **硬膜外血腫** epidural hematoma
頭蓋骨と硬膜の間に生じた血腫。

重要 **EDS** **エーラース・ダンロス症候群** Ehlers-Danlos syndrome
コラーゲン線維の先天性異常で、結合組織の脆弱性、皮膚・関節の過伸展を特徴とする遺伝性の疾患群。

解毒 **EDTA*** **エデト酸カルシウムニナトリウム**(ethylenediamine-N,N,N',N'-tetraacetic acid：edetic acid)
鉛中毒の解毒薬。キレート剤の一つ。

重要 **EDV** **拡張末期容量** end-diastolic volume
心臓が最も拡張したときの容量。

腫瘍 **EDX*** **エンドキサン**(endoxan)
抗悪性腫瘍薬。エンドキサンは商品名。一般名はシクロホスファミド **P.95** 。

ホル **EE*** **エチニルエストラジオール**(ethinyl estradiol)
女性ホルモン製剤。

重要 **EEG** **脳波** electroencephalogram
脳内の電位変化を記録した波形。

**EELV** **呼気終末肺容量** end-expiratory lung volume
安静時の呼気終末に肺の中に残存している空気量のこと。機能的残気量。

**EEM** **多形滲出性紅斑** erythema exsudativum multiforme
ほぼ円形の浮腫性紅斑が四肢に左右対称性に多発する皮膚疾患。感染症や薬剤に起因するアレルギー反応が主な原因といわれる。

**EEMG** **誘発筋電図** evoked electromyogram
経皮的に末梢神経に電気刺激を与え、伝導速度などを測定する検査。

137

## EER ▶▶▶ EGG

**EER　実験事象率　experimental event rate**

実験グループで、ある事象が起こる患者の割合。

**重要**

**EF　駆出率　ejection fraction**

１回心拍出量を拡張期の左心室容量で割った値。心臓の機能評価用の数値の一つ。

**EFBW　推定胎児体重　estimated fetal body weight**

超音波検査で児頭大横径、大腿骨長、腹囲などを測定し、算出する胎児の体重。

**重要**

**EFM　胎児監視装置　electronic fetal monitoring**

胎児の心拍数や陣痛の状態を連続的にモニターし、状態を評価するための装置。

**抗ウ**

**EFV\*　エファビレンツ（efavirenz）**

HIV（エイズウイルス）感染症に対する抗ウイルス薬。

**EG　腸管グルカゴン　enteroglucagon**

食物の摂取後に血糖値を上昇させるホルモン様物質で、小腸上部から分泌される。膵臓から分泌されるグルカゴンとは構造が異なる。

**重要**

**EGC　早期胃がん　early gastric cancer**

浸潤が胃の表層（粘膜と粘膜下層）に限局されている胃がん。

**重要**

**EGD　上部消化管内視鏡検査　esophagogastroduodenoscopy**

食道、胃、十二指腸の粘膜の状態を観察する内視鏡検査。

**重要**

**EGF　上皮増殖因子　epidermal growth factor**

上皮細胞の増殖を促すペプチドの一つ。皮膚移植、傷の回復促進などに使われている。

**EGG　胃電図　electrogastrogram**

胃の活動電位を記録する検査。

138

**EGJ ▶▶▶ EI**

**重要** **EGJ** **食道胃接合部** esophagogastric junction
胃の噴門部。 同 J P.234

**重要** **EH** **本態性高血圧症** essential hypertension
原因が特定できない高血圧症。遺伝・環境因子が複合的に絡み合って発症するといわれ、高血圧患者の約9割を占める。

**EHBD** **肝外胆管** extrahepatic bile duct
胆汁が流れる総胆管のうち、肝臓の外部にある部分。

**EHEC** **腸管出血性大腸菌** enterohemorrhagic Escherichia coli
病原性大腸菌の一つ。強い病原性を有し、ベロ毒素を産生して重篤な症状を起こす。O157のほか、O26、O11などがある。
同 VTEC（ベロ毒素産生大腸菌） P.484

**重要** **EHF** **エボラ出血熱** Ebola hemorrhagic fever
エボラウイルス感染により発症する急性熱性疾患。発生はアフリカに限定される。患者の約70%に出血が見られ、致命率は50%を超える。

**重要** **EHG** **子宮筋電図検査** electrohysterography
子宮筋の活動電位を測定する検査。

**重要** **EHL** **電気水圧衝撃波砕石術** electrohydraulic lithotripsy
大きな結石を破砕するために行われる、電気水圧砕石装置を用いた治療法。

**EHO** **肝外門脈閉塞症** extrahepatic portal occlusion [obstruction]
肝硬変などで肝外門脈に閉塞が生じ、門脈圧亢進を示す疾患。

**中枢** **EHT*** **エトトイン**（ethotoin）
抗てんかん薬。

**EI** **伝染性紅斑** erythema infectiosum
ヒトパルボウイルスによる感染症。両頬や手足の紅斑を特徴とする。通称、リンゴ病。

**E**

139

## EIA ▶▶▶ ELCA

**重要** **EIA** **酵素免疫測定法** enzyme immunoassay
酵素で標識した抗体を用いて対象抗原と反応を起こし、組織中の物質を検出する方法。

**EIP** **吸気終末休止** end-inspiratory plateau
人工呼吸器で吸気終了時すぐに呼気を開始せず、そのまま気道内圧を一定時間高く保って肺内の吸気ガス分布を改善する方法。

**重要** **EIS** **内視鏡的食道静脈瘤硬化療法** endoscopic injection sclerotherapy
内視鏡下で食道静脈瘤に硬化剤を注入し、静脈瘤を固める療法。

**EIT, EITR** **赤血球鉄交代率** erythrocyte iron turnover rate 同 RIT **P.386**

**重要** **EKC** **流行性角結膜炎** epidemic keratoconjunctivitis
アデノウイルス感染による急性の結膜炎。はやり目ともいい、感染力が強い。

**重要** **EKG** **心電図** Elektrokardiogramm（独） 同 ECG **P.134**

**重要** **ELBW** **超低出生体重児** extremely low birth weight 出生時の体重が1,000g未満の新生児。

### ■ 新生児の体重区分

| 分類 | 体重 |
| --- | --- |
| 正常体重児 | 2,500～4,000 g |
| LBW, LBWI（＝PI）：低出生体重児（＝未熟児） | 2,500 g 未満 |
| VLBW：極低出生体重児 | 1,500 g 未満 |
| ELBW：超低出生体重児 | 1,000 g 未満 |
| 巨大児 | 4,000 g 以上 |
| 超巨大児 | 4,500 g 以上 |

**重要** **ELCA** **エキシマレーザー冠動脈形成術** excimer laser coronary angioplasty
冠動脈の狭窄・閉塞部分を、エキシマレーザー照射によって蒸散し、血流を回復させる手術。

140

## ELISA ▶▶▶ EMB

**重要** **ELISA** **酵素免疫吸着測定法** enzyme-linked immunosorbent assay

特異性の高い抗体と酵素反応による発光や発色を組み合わせて、抗原の検出・定量を行う検査法。

**Elix** **エリキシル** elixir

内服薬の液剤の一つ。甘味と芳香のあるエタノールを含め、飲みやすくした水薬。

**ELS** **イートン・ランバート症候群** Eaton-Lambert syndrome

主に肺小細胞がんに伴う腫瘍随伴症候群。抗腫瘍抗体の生成が原因の筋無力状態。

**ELST** **救急救命士** emergency life saving technician

救急救命士法にもとづき、医師の指示のもとに救急救命処置を行う専門職。

**EM** **駆出性雑音** ejection murmur

心室から大動脈や肺動脈に血流が駆出される際、血流によって生じる雑音。

**EM** **正視** emmetropia

正常な調節作用により、遠方の像が網膜上に正しく結像する目のこと。遠視、近視、乱視などのない眼。

**抗生** **EM** * **エリスロマイシン**（erythromycin）

マクロライド系抗菌薬。

**EMB** **子宮内膜組織診** endometrial biopsy

子宮内膜の一部を採取して顕微鏡で観察する検査。子宮体がん検診の細胞診でがんが疑われる症例に適応。

**EMB** **心内膜心筋生検** endomyocardial biopsy

カテーテルを用いて、心内膜・心筋の組織を病理組織検査のために採集する方法。

## EMG ▶▶▶ EMR

### EMG　エマジコール　emergency call
緊急呼び出し。

### EMG　筋電図　electromyography
筋肉が収縮するときの電位変化を波形に記録する検査法。

### EMM　黄斑上膜　epimacular membrane
網膜の黄斑上にできる、半透明の膜状の組織。
同 ERM（網膜上膜） P.149

### EMMV　拡大分時強制換気　extended mandatory minute ventilation
分時換気量が一定値を下回った場合に、設定された強制換気を開始する人工呼吸器の換気モード。

### Empy　副鼻腔炎　empyema paranasalis
副鼻腔の粘膜が炎症を起こし、膿がたまる疾患。蓄膿症（sinusitis）。

### EMR　内視鏡的粘膜切除術　endoscopic mucosal resection
内視鏡下で病変部をスネア（ワイヤー）でくくり、高周波電流を流して組織を切除する手術。早期の胃がん、大腸がんに行われる。

■ EMR（内視鏡的粘膜切除術）

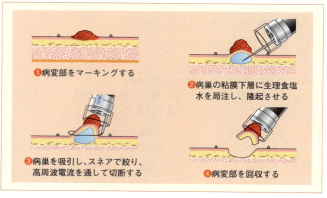

❶病変部をマーキングする
❷病巣の粘膜下層に生理食塩水を局注し、隆起させる
❸病巣を吸引し、スネアで絞り、高周波電流を通して切断する
❹病変部を回収する

# EMS ▶▶▶ ENK

**E**

**重要** **EMS** **救急医療サービス** emergency medical service
すみやかな診断と処置を提供する救急医療の種々のサービス。

**EMT** **救急隊** emergency medical team
緊急時に患者への救急処置を行い、病院へ搬送する医療チーム。

**EMU** **早朝尿** early morning urine
朝起きた直後の尿。睡眠中に濃縮された尿を調べることができる。

**EN** **経腸栄養** enteral nutrition
消化管が機能している場合の栄養法。経口または経管で流動食を
投与する。**参** 栄養投与経路 **P.347**

**重要** **ENBD** **内視鏡的経鼻胆道ドレナージ** endoscopic nasobiliary drainage
内視鏡下でチューブを胆道（胆管）に挿入し、経鼻的に胆汁を排出
する治療法。**参** 内視鏡関連の主な略語 **P.144**

**Endo** **心内膜** endocardium
心臓の外側を包んでいる心膜（心外膜）に対し、内側から覆う薄く
平滑な層。

**enem** **浣腸** enema

**ENG** **電気眼振図** electronystagmogram
眼球の動きに伴う角膜・網膜電位の変化を記録する検査。眼振（異
常な眼球の動き）を定量的に解析できる。

**ENGBD** **内視鏡的経鼻胆嚢ドレナージ**
endoscopic nasogallbladder drainage　ENBDの手法で胆嚢内にチュー
ブを留置し、経鼻的に胆汁を排出する治療法。
**参** 内視鏡関連の主な略語 **P.144**

**ENK** **エンケファリン** enkephalin
内因性モルヒネ様物質。受容体に結合すると痛覚抑制効果等を生
じる。

143

## ENPD

**ENPD** 内視鏡的経鼻膵管ドレナージ
endoscopic nasopancreatic drainage　内視鏡下でチューブを膵管に挿入し、経鼻的に膵液を排出する治療法。

### ■ 内視鏡による膵胆管造影・ドレナージに関連する主な略語

| 略語 | 欧文（和訳） |
|------|------|
| EBD | endoscopic biliary drainage（内視鏡的胆道ドレナージ） |
| ENBD | endoscopic nasobiliary drainage（内視鏡的経鼻胆道ドレナージ） |
| ENGBD | endoscopic nasogallbladder drainage（内視鏡的経鼻胆嚢ドレナージ） |
| ENPD | endoscopic nasopancreatic drainage（内視鏡的経鼻膵管ドレナージ） |
| EPBD | endoscopic papillary balloon dilation（内視鏡的乳頭バルーン拡張術） |
| EPL | endoscopic pancreatolithotripsy（内視鏡的膵石破砕術） |
| ERBD | endoscopic retrograde biliary drainage（内視鏡的逆行性胆道ドレナージ） |
| ERC | endoscopic retrograde cholangiography（内視鏡的逆行性胆管造影） |
| ERCC | endoscopic retrograde cholecystography（内視鏡的逆行性胆嚢造影） |
| EPCG | endoscopic pancreatocholangiography（内視鏡的膵胆管造影） |
| ERCP | endoscopic retrograde cholangiopancreatography<br>（内視鏡的逆行性膵胆管造影） |
| ERGBD | endoscopic retrograde gallbladder and biliary drainage<br>（内視鏡的逆行性胆嚢胆管ドレナージ） |
| ERP | endoscopic retrograde pancreatography（内視鏡的逆行性膵管造影） |
| ERS | endoscopic retrograde sphincterotomy<br>（内視鏡的逆行性乳頭括約筋切開術） |
| EST | endoscopic sphincterotomy（内視鏡的乳頭括約筋切開術） |
| ETGBD | endoscopic transpapillary gallbladder drainage<br>（内視鏡的経乳頭胆嚢ドレナージ） |

## ENT ▶▶▶ EOM

**重要 ENT** 退院 Entlassen(独)

**重要 ENT** 内分泌腫瘍 endocrine tumor
内分泌器官に生じる腫瘍。

**重要 ENT** 耳・鼻・咽喉、耳鼻咽喉科 ear nose throat

**抗生 ENX**＊ エノキサシン (enoxacin)
ニューキノロン系抗菌薬。

**Eo, eo, EOS, eos** 好酸球 eosinophil
アレルギー反応の制御に関与する白血球。

**EOA** 食道閉鎖式エアウェイ esophageal obturator airway
カフを膨らませて胃内容物の逆流を防ぎながら、カフ近くにある側孔で換気を行う気道確保用器具。

**重要 EOG** エチレンオキサイドガス ethylene oxide gas
滅菌用ガス。医療施設などでの滅菌処理に使用される。
同 ETO P.152

**重要 EOG** 眼電位図 electrooculogram
眼球運動を電気的に記録する検査。

**重要 EOM** 外眼筋運動 external ocular movement
眼球を上下左右に動かす筋肉を外眼筋といい、その運動。

■ 外眼筋(左眼)

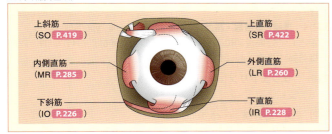

上斜筋 (SO P.419)
上直筋 (SR P.422)
内側直筋 (MR P.285)
外側直筋 (LR P.260)
下斜筋 (IO P.226)
下直筋 (IR P.228)

## EP ▶▶▶ EPI

**EP** **内斜位** *esophoria*

両眼視のときは視線が合っているが、片眼を隠して物を見ると隠したほうの眼球が内側を向く状態。

**腫瘍**

**EP*** **エトポシド＋シスプラチン（プラチノール）**

（etoposide＋cisplatin [platinol]） 小細胞肺がんに対する併用化学療法。

**EPA** **エイコサペンタエン酸** *eicosapentaenoic acid*

青魚に多く含まれる不飽和脂肪酸の一つ。血小板凝集抑制作用、血圧降下作用、血中脂質低下作用をもつ。

**重要**

**EPAP** **呼気気道陽圧** *expiratory positive airway pressure*

自発呼吸を補助するために、呼気時に人工呼吸装置で気道内に供給される陽圧。

**重要**

**EPBD** **内視鏡的乳頭バルーン拡張術**

endoscopic papillary balloon dilation 胆管・膵管が十二指腸に開口する乳頭部を、バルーンカテーテルを膨らませて拡張する手技。胆道狭窄や胆管結石などの治療に用いる。

**参 内視鏡関連の主な略語 P.144**

**EPCG** **内視鏡的膵胆管造影** *endoscopic pancreatocholangiography*

内視鏡下で造影剤をカテーテルで注入し、X線撮影を行う検査。現在では「ERCP **P.149** 」の略語が一般的。

**参 内視鏡関連の主な略語 P.144**

**EPH** **浮腫・蛋白尿・高血圧** *edema-proteinuria-hypertension*

主として妊娠後期にみられる妊娠高血圧症候群（（PIH **P.341** 、以前は妊娠中毒症と呼ばれた）の主な症状。

**呼吸**

**Eph*** **エフェドリン**（ephedrine）

気管支拡張薬。

**EPI, Epi** **心外膜** *epicardium*

心臓を包むように二重の袋構造になっている膜。

146

**EPI ▶▶▶ EPS**

**E**

腫瘍
### EPI* エピルビシン（epirubicin）
急性白血病、悪性リンパ腫、乳がん、卵巣がん、胃がん、肝がん、尿路上皮がんなどの治療に用いられる抗悪性腫瘍薬。

重要
### Epi てんかん epilepsy
反復性の発作（てんかん発作）を主徴とする慢性の脳疾患。

重要
### Epid 硬膜外麻酔 epidural anesthesia
硬膜外腔に細いカテーテルを留置し、薬を注入する局所麻酔。術後の疼痛管理にも使われる。

### EPINet エピネット Exposure Prevention Information Network
針刺し事故、切創などの血液・体液曝露による、医療従事者の血中ウイルス感染を予防するための実態把握プログラム。

### EPL 内視鏡的膵石破砕術 endoscopic pancreatolithotripsy
内視鏡下でESWL（体外衝撃波結石破砕術 **P.151** ）を行う治療法。

📎 内視鏡関連の主な略語 **P.144**

### EPMR 内視鏡的分割粘膜切除術
endoscopic piecemeal mucosal resection 　一括切除が難しい早期がんに対し、内視鏡下で分割して粘膜下層で切除する手術。

重要
### EPO エリスロポエチン erythropoietin
主に腎臓で産生される造血ホルモン。骨髄に作用し、赤血球産生を促進する。

重要
### EPS （心臓）電気生理検査 electrophysiologic study
心腔内に電極カテーテルを挿入して行う不整脈診断。

### EPS 錐体外路症状 extrapyramidal symptom
手足の振戦、不随意運動、身体硬直など、筋緊張調節ができなくなった状態のこと。抗精神薬などの副作用で起こることもある。

重要
### EPS 前立腺圧出分泌液 expressed prostatic secretion
前立腺を指で直腸から圧迫すると排出される前立腺液。

147

**EPS ▶▶▶ ERC**

**重要 EPS** 被嚢性腹膜硬化症 encapsulating peritoneal sclerosis

腹膜透析の長期継続で腹膜が劣化・変性し、腸閉塞による出血、全身衰弱、感染症などを生じる重篤な合併症。

**EPT** 内視鏡的乳頭切開術 endoscopic papillotomy

（同）EST（内視鏡的乳頭括約筋切開術）**P.151**

**重要 EQ** 教育指数 educational quotient

年齢に対する学力の発達程度。「教育年齢÷暦年齢×100」。

**重要 Eq** 当量 equivalent

二つの物質が過不足なく化合または反応したときのそれぞれの量。化学当量。

**ER** エストロゲン受容体 estrogen receptor

卵胞ホルモン（エストロゲン **P.131** ）の受容体。乳がんでは、ER陽性例のほうが陰性例より予後良好といわれる。

**重要 ER** 救急救命室 emergency room

救急患者を診断・治療する部門。

**Er** 糜爛 erosion

皮膚や粘膜の上層の細胞がはがれ、欠損した状態。ただれ。

**ERA** 誘発反応聴力検査 electric [evoked] response audiometry

被験者に音を聴かせ、聴覚伝導路で発生する電気信号を受ける検査。他覚的な聴力検査に用いる。

**重要 ERBD** 内視鏡的逆行性胆道ドレナージ

endoscopic retrograde biliary drainage　ERCPに引き続いて胆道（胆管）にドレーンを挿入し、胆汁を排出する治療法。

（参）内視鏡関連の主な略語 **P.144**

**重要 ERC** 内視鏡的逆行性胆管造影 endoscopic retrograde cholangiography

ERCP（内視鏡的逆行性膵胆管造影）の手法に同じ。

（参）内視鏡関連の主な略語 **P.144**

**ERCC ▶▶▶ ERT**

**ERCC** 内視鏡的逆行性胆嚢造影

endoscopic retrograde cholecystography　ERCP（内視鏡的逆行性膵胆管造影）と同じ手法で、胆嚢をX線撮影する検査。

🔵 内視鏡関連の主な略語　**P.144**

**ERCP** 内視鏡的逆行性膵胆管造影

endoscopic retrograde cholangiopancreatography　総胆管に挿入した内視鏡から胆道系・膵管に造影剤を注入し、X線撮影を行う検査。

🔵 内視鏡関連の主な略語　**P.144**

**ERG** 網膜電図　electroretinogram

網膜に光刺激を与えたときに発生する活動電位を記録したもの。網膜の異常部位を検出するのに有用。

**ERGBD** 内視鏡的逆行性胆嚢胆管ドレナージ

endoscopic retrograde gallbladder and biliary drainage　EBD（内視鏡的胆道ドレナージ）の手法に同じ。🔵 内視鏡関連の主な略語　**P.144**

**ERM** 網膜上膜　epiretinal membrane　同 EMM（黄斑上膜）**P.142**

**EROM** 早期破水　early rupture of membranes

陣痛が始まってから子宮口が全開するまでに起こる破水。

**ERP** 内視鏡的逆行性膵管造影　endoscopic retrograde pancreatography

ERCP（内視鏡的逆行性膵胆管造影）の手法に同じ。

🔵 内視鏡関連の主な略語　**P.144**

**ERS** 内視鏡的逆行性乳頭括約筋切開術

endoscopic retrograde sphincterotomy　EPT（内視鏡的乳頭切開術）の手法に同じ。🔵 内視鏡関連の主な略語　**P.144**

**ERT** エストロゲン補充療法　estrogen replacement therapy

閉経後や卵巣摘出後の女性に減少したエストロゲンを補充することで、更年期障害、骨粗しょう症などの症状を緩和・予防する治療法。

## ERT ▶▶▶ ESD

**ERT** 緊急開胸（きんきゅうかいきょう） emergency room thoracotomy
手術室まで搬送する余裕のない生命危機患者に対して、救急処置室で行われる緊急開胸術。

**ERV** 予備呼気量（よびこきりょう） expiratory reserve volume
安静呼気の後、さらに可能な最大の呼気量。参 肺気量分画 P.475

**ES** 突発性発疹（とっぱつせいほっしん） exanthema subitum
ヒトヘルペスウイルスによる乳幼児に多い感染症。2～3日続いた高熱が下がるのと同時に発疹が出るのが特徴。

**Es** 期外収縮（きがいしゅうしゅく） extrasystole 〈重要〉
不整脈の一つ。心臓本来の規則正しいリズムを外れて、余分な心拍が現れること。

**ESB** 単純型表皮水疱症（たんじゅんがたひょうひすいほうしょう） epidermolysis simplex bullosa 同 EBS P.133

**ES cell** 胚性幹細胞（はいせいかんさいぼう） embryonic stem cell 〈重要〉
哺乳類の初期胚内部の細胞から得られる細胞株。さまざまな組織や臓器に分化する多分化能をもつ。参 iPS cells P.228

**ESD** 内視鏡的粘膜下層剥離術（ないしきょうてきねんまくかそうはくりじゅつ） endoscopic submucosal dissection 〈重要〉
内視鏡下で胃がんや大腸がんの病変部を少しずつ切りはがしていく手術。EMR P.142 より広範囲を一括切除できる。

### ■ ESD（内視鏡的粘膜剥離術（はくり））

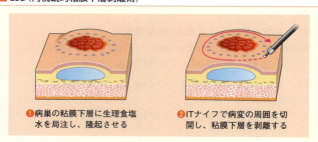

❶病巣の粘膜下層に生理食塩水を局注し、隆起させる

❷ITナイフで病変の周囲を切開し、粘膜下層を剥離する

**ESM ▶▶▶ ET**

**中枢** **ESM**<sup>*</sup> エトスクシミド（ethosuximide）
抗てんかん薬。

**ESR** 赤血球沈降速度 erythrocyte sedimentation rate
同 BSG **P.63** , BSR **P.64**

**重要** **ESR** 皮膚電気抵抗 electric skin resistance
皮膚に電流を通したとき、それに対抗して生じる皮膚内の電気抵抗。

**重要** **ESRD** 末期腎臓病 end-stage renal disease 同 ESRF

**重要** **ESRF** 末期腎不全 end-stage renal failure
腎機能が15%以下に低下し、透析療法や腎移植が必要な段階の腎疾患。同 ESRD

**重要** **ESS** 内視鏡下副鼻腔手術 endoscopic sinus surgery
内視鏡下で副鼻腔の病的粘膜を切除する手術。

**重要** **EST** 電気ショック療法 electric shock therapy 同 ECT **P.135**

**重要** **EST** 内視鏡的乳頭括約筋切開術 endoscopic sphincterotomy
内視鏡下で十二指腸乳頭部を切開し、胆道閉鎖・胆石を治療する手術。参 内視鏡関連の主な略語 **P.144**

**重要** **ESV** 収縮末期容量 end-systolic volume
心臓が最も収縮したときの容量。

**重要** **ESWL** 体外衝撃波（結石）破砕術 extracorporeal shock wave lithotripsy
体外から衝撃波を結石にあて、破砕する治療法。同 ECSWL **P.135**

**重要** **ET** 駆出時間 ejection time
心臓から動脈へ血流が駆出される時間。左室駆出時間（LVET）と右室駆出時間（RVET）がある。

**重要** **ET** ストーマ療法士 enterostomal therapist
人工肛門、人工膀胱の使用者の看護を行う専門知識をもつ看護師。

# ET ▶▶▶ ETO

**重要** **ET** **内斜視** esotropia
ないしゃし エソトロウピア

両目の視線が同じ目標物に向かず、眼位が内側にずれている状態。

**重要** **ET** **本態性血小板血症** essential thrombocythemia [thrombocytosis]
ほんたいせいけっしょうばんけっしょう イセンシャル スロンボサイセミア スロンボサイトウシス

成熟巨核球の増加と血小板数の持続的な大幅増加を認める骨髄増
こつずい
殖性疾患。一般的に経過は良好だが、血栓症状や出血症状が生命
けっせん
予後の規定因子となる例も多い。

**ET** **本態性振戦** essential tremor
ほんたいせいしんせん イセンシャル トレマー

自分の意思に反し、主に手が細かくふるえる症状。高齢者では、
より顕著に現れる。

**ET, Et** **内毒素** endotoxin
ないどくそ エンドトキシン

グラム陰性菌の細胞壁に存在し、菌の破壊により遊離して、ショッ
クや発熱を引き起こす。

**et al.** **およびその他の者たち** et alii（ラ）
エト アール た もの エト アリィ

文献の著者が、姓名を記載された者以外にもいることを示す、ラ
テン語の略語。

**重要** **ET CO₂** **呼気終末二酸化炭素濃度** end-tidal carbon dioxide
こきしゅうまつにさんかたんそのうど エンド タイダル カーボン ダイオキサイド

呼気が終わるときの二酸化炭素濃度で、呼吸状態が把握できる。
カプノメーターで測定する。

**ETGBD** **内視鏡的経乳頭胆嚢ドレナージ**
ないしきょうてきけいにゅうとうたんのう

endoscopic transpapillary gallbladder drainage 　内視鏡を十二指腸乳頭
エンドスコピック トランスパピラリー ゴールブラダー ドレイニッジ

部に挿入し、チューブを胆嚢内に留置して胆汁を排液する治療法。
たんじゅう

参 内視鏡関連の主な略語 **P.144**

**化学** **ETH*** **エチオナミド**（ethionamide）

抗結核薬。

**腫瘍** **ETO*** **エトポシド**（etoposide）

さまざまながんに対する抗悪性腫瘍薬。
しゅよう

**ET O** **エチレンオキサイドガス** ethylene oxide gas 同 EOG **P.145**
エシリーン オキサイド ギャス

152

## ETS ▶▶▶ EVD

**重要 ETS 環境タバコ煙** environmental tobacco smoke

喫煙者の呼出煙とタバコの点火部分から出る副流煙を合わせた呼称。

**ETT 運動負荷試験** exercise tolerance test

安静時では異常を示さない虚血性心疾患などの診断に使われる検査。一定の運動をしながら循環・心機能の予備力を評価する。

**ETT 気管挿管チューブ** endotracheal tube

気道確保のために気管に挿入するチューブ。

**重要 EUP 子宮外妊娠** extrauterine [ectopic] pregnancy

受精卵が、正常な着床部位である子宮内腔以外の場所に着床すること。

**重要 EUS 超音波内視鏡検査** endoscopic ultrasonography

超音波検査用の探触子がついた内視鏡で行う検査。表面には見えない腫瘍の位置状態がわかる。

**重要 EUS-FNA 超音波内視鏡ガイド下穿刺吸引術**
EUS-guided fine needle aspiration 超音波内視鏡で観察しながら病変を穿刺し、細胞を採取する検査。正確な病理診断を得る目的で行う。

**重要 EV 食道静脈瘤** esophageal varices

門脈圧亢進によって食道粘膜下層の静脈が太くなり、瘤状に隆起した状態。多くは肝硬変に伴う。

**EVC 呼気肺活量** expiratory vital capacity

息を吸いきったところから息を全部吐いた呼気容量。

**EVD 脳室ドレナージ** external ventricular drainage

脳室にチューブを入れ、貯留した血液や脳脊髄液を体外に排出する治療法。

153

## EVL ▶▶▶ Ez

**EVL** 内視鏡的静脈瘤結紮術 endoscopic variceal ligation

静脈瘤の治療法の一つ。破裂の危険性が高い静脈瘤を内視鏡下でしばり、壊死脱落させる方法。

■ EVL（内視鏡的静脈瘤結紮術）

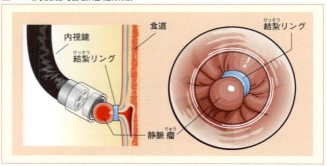

**EVM*** エンビオマイシン（enviomycin）

抗結核薬。

**Ex, Ext** エキス剤 extract

生薬の有効成分を抽出したもの。

**ex** 運動、訓練 exercise

**exp lap** 試験的開腹術 exploratory laparotomy

画像診断などの体外からの検査では正確な診断がつかない場合、治療方針を決めるために行う試験的な手術。

**ext** 伸展 extension

屈曲に対して、関節を伸ばすこと。

**Ez** 湿疹 eczema

皮膚炎ともいい、皮膚上部層の炎症をさす。かゆみを伴う赤色の発疹を引き起こす。

**F ▶▶▶ FAB**

## F

**F** 因子 factor
要因。ファクター。

**F** 応急手当 first aid
けが人や急病人が出た場合、医師が到着するまでに居合わせた人が行う緊急救助。

**重要 F** フレンチサイズ French size
同 Fr P.168

**FA** フルオレセイン蛍光眼底造影法 fluorescein angiography
同 FAG P.157

**重要 FA** 大腿動脈 femoral artery
外腸骨動脈に続く動脈管。鼠径靱帯の中央から血管裂孔を通り、大腿三角を下降して膝窩動脈に接続する。

**重要 FAB** FAB分類 French-American-British classification
急性白血病の病型分類。

### ■ FAB分類

| I リンパ性 | |
|---|---|
| L1（小児ALL） | リンパ芽球 |
| L2（成人ALL） | 多様なリンパ芽球：L1より細胞質が多い |
| L3（Burkitt型ALL） | 細胞質空胞化を伴う、より細かい核クロマチンと青から濃青色の細胞質 |
| II 骨髄性 | |
| M0（AML） | 最も未分化の骨髄芽球 |
| M1（AML） | 未分化の骨髄芽球 |
| M2（AML） | 分化した骨髄芽球：わずかな顆粒形成 |
| M3（APL） | 前骨髄球：典型的な顆粒形成 |

▼次ページへ

## FAB ▶▶▶ FABERE

▼前ページより

| | |
|---|---|
| M4(AMMoL) | 骨髄単芽球：骨髄芽球と単球様細胞の混在 |
| M5(AMoL) | 単芽球 |
| M6(EL) | 赤白血病 |
| M7(MegL) | 巨核芽球 |

| Ⅲ 骨髄異形成症候群 | 骨髄の芽球 | 末血の芽球 |
|---|---|---|
| 不応性貧血(PARA) | ＜5％ | ＜1％ |
| 鉄芽球を伴う不応性貧血(PASA) | ＜5％<br>(環状鉄芽球＞15％) | ＜1％ |
| 芽球増加型不応性貧血(RAEB) | 5〜20％ | ＜5％ |
| 慢性骨髄単球性白血病(CMMoL) | 5〜20％<br>(前単球増加) | ＜5％<br>(単球＞1,000/㎣) |
| 転換期の芽球増加型不応性貧血<br>(RAEB in T) | 21〜30％<br>(Auerr小体〈+〉) | ＞5％ |

### Fab 抗原結合部位 antigen binding fragment
ファブ　こうげんけつごうぶい　　アンティジェン　バインディング　フラグメント

抗体が有する、抗原の抗原決定基と結合する部分。

■ 抗体の構造

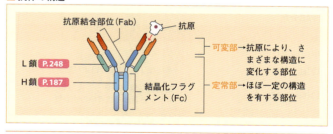

## FABERE ファーベルテスト
フレクション　アブダクション　イクスターナル　ローテイション　アンド　イクステンション　テスト
flexion, abduction, external rotation and extension test

股関節とその周辺の筋腱組織の疾患を調べるための、股関節の屈曲・外転・外旋・進展テスト。パトリックテストともいう。

**FAC ▶▶▶ FAP**

**F**

腫瘍

**FAC**[*] **フルオロウラシル＋アドリアマイシン（ドキソルビシン）＋シクロホスファミド**(fluorouracil＋adriamycin [doxorubicin]＋cyclophosphamide)
乳がんに対する併用化学療法。

**FACO2** **肺胞気二酸化炭素濃度** fraction of alveolar $CO_2$ concentration
肺胞内の二酸化炭素の濃度。

感覚

**FAD**[*] **フラビンアデニンジヌクレオチド**(flavin adenine dinucleotide)
好気性で、ヒドロゲナーゼの補酵素。ビタミンB₂欠乏症や代謝障害の治療薬。

**FAG** **蛍光眼底造影** fluorescent fundus angiography
蛍光色素の一つフルオレセインを静注し、網膜の血管を撮影する手技。黄斑変性、網膜血管梗塞、糖尿病網膜症の診断に有効。

**FALS** **家族性筋萎縮性側索硬化症** familial amyotrophic lateral sclerosis
遺伝性の筋萎縮性側索硬化症（ALS P.32 ）で、常染色体優性遺伝（AD P.21 ）を示す。

腫瘍

**FAM**[*] **フルオロウラシル＋アドリアマイシン（ドキソルビシン）＋マイトマイシンC**(fluorouracil＋adriamycin [doxorubicin]＋mitomycin C)
胃がんに対する併用化学療法。

腫瘍

**FAMTX**[*] **フルオロウラシル＋アドリアマイシン（ドキソルビシン）＋メトトレキサート**(fluorouracil＋adriamycin [doxorubicin]＋methotrexate)
胃がんに対する併用化学療法。

重要

**FAO2** **肺胞気酸素濃度** fraction of alveolar $O_2$ concentration
肺胞内の酸素の濃度。

重要

**FAP** **家族性アミロイドポリニューロパチー**
familial amyloid polyneuropathy　アミロイド蛋白質が全身臓器に沈着し、多発神経炎を呈する常染色体優性形式の遺伝性疾患。熊本県と長野県に多い。

157

**FAP ▶▶▶ FBM**

**FAP** **家族性大腸腺腫症** familial adenomatous polyposis

重要

大腸に100個またはそれ以上の腺腫（ポリープ）が生じる常染色体優性形式の遺伝性疾患。大腸がんの前段階と考えられている。

同 FPC（家族性大腸ポリポーシス） P.168

**FAP**[*] **フルオロウラシル＋アドリアマイシン＋シスプラチン（プラチノール）**（fluorouracil＋adriamycin＋cisplatin [platinol]）

腫瘍

食道がんに対する併用化学療法。

**FAS** **胎児アルコール症候群** fetal alcohol syndrome

重要

妊娠中の母親の飲酒により、児に出生前後の成長遅滞、中枢神経系の障害、顔面形成不全が生じること。

**FAST** **緊急超音波検査** focused assessment with sonographic for trauma

循環異常のある救急の外傷患者に対して、心囊腔、腹腔、胸腔の出血の有無を確認するために行う迅速簡易超音波検査。

**FB** **足浴** foot bath

全身浴ができないときに、足だけを温湯につけて洗う入浴法。リラックス効果や入眠効果がある。

**FB** **フィルムバッジ** film badge

放射線の外部被曝量を測定するために、胸部や腹部に装着するバッジのこと。

**Fb** **フィブリン** fibrin

重要

線維素。血液が凝固するとき、フィブリノーゲンにトロンビンが作用してできる。

**Fbg** **フィブリノーゲン** fibrinogen

繊維素原。血漿中に含まれる蛋白質で、血液を凝固させる因子の一つ。

**FBM** **胎児呼吸様運動** fetal breathing movement

妊娠16週ごろから胎児にみられる胸腹壁と横隔膜の規則的運動。胎児肺成熟の指標になる。

## FBS ▶▶▶ FCR

**重要 FBS 空腹時血糖値** くうふく じ けっとうち *fasting blood sugar* ファスティング ブラッド シュガー

空腹時の血液中の糖濃度。日本糖尿病学会による糖尿病の指標。

### ■ 空腹時血糖値の区分（静脈血漿値）けっしょう

| | 100 | 110 | 126 | mg/dL |
|---|---|---|---|---|
| 正常域 | 正常高値 | 境界域 | 糖尿病域 | |

● 空腹時血糖値100～109mg/dLは、正常域ではあるが正常高値とする

**重要 FBS ファイバー気管支鏡検査** き かん し きょうけん さ *fiber bronchoscopy* ファイバー ブロンコスコピー

ファイバースコープを口から挿入して気管内部を観察する検査。

**FC 顔貌所見** がんぼうしょけん *facial condition* フェイシャル コンディション

見た目の顔つき。顔貌の特徴から特定の疾患（甲状腺機能亢進症など）の存在が疑われる場合がある。

**FC 熱性痙攣** ねつせいけいれん *febrile convulsion* フェブライル コンヴァルション

38℃以上の発熱に伴って起こる痙攣で、乳幼児に多くみられる。

**化学 5-FC\* フルシトシン、5 -フルオロシトシン** ファイブ *(5-fluorocytosine)*

抗真菌薬。

**Fc 定常領域** ていじょうりょういき *constant region* コンスタント リージョン

免疫グロブリンのC末端側の領域。貪食作用の惹起、補体の活性化などのエフェクター機能をもつ。どんしょく じゃっ き

**FCH, FCHL 家族性複合型高脂血症（脂質異常症）** か ぞくせいふくごうがたこうし けっしょう し しついじょうしょう
*familial combined hyperlipidemia* ファミリアル コンバインド ハイパーリピデ ミア 発症頻度が高い遺伝性脂質異常症。肥満、耐糖能異常、高尿酸血症の合併頻度や虚血性心疾患の危険性が高い。食事や運動で改善可能。きょけつ

**FCR 橈側手根屈筋** とうそくしゅこんくっきん *flexor carpi radialis muscle* フレクサー カーピ レイディアリス マッスル

前腕部前面の浅層にある屈筋の一つ。手首の外転運動に関与する。

159

## FCU ▶▶▶ FDS

**FCU** 尺側手根屈筋 flexor carpi ulnaris muscle
前腕部前面の浅層にある屈筋の一つ。手首の内転運動に関与する。

**FD** 【重要】 顔面ジスキネジア facial dyskinesia
パーキンソン病や抗精神病薬の投与により現れる顔面痙攣などの不随意運動。

**FD** 機能性胃腸症 functional dyspepsia
潰瘍などの器質的病変がないのに、胃部不快感、胃痛などの症状を示す状態。

**FD** 胎児仮死 fetal distress
多くは胎児への酸素供給量が減ったことが原因で、心拍数に明らかな異常がみられる状態。現在は、胎児機能不全（non-reassuring fetal status）という。

**FD** 【重要】 致死量 fatal dose
生体が死に至る薬物の量。

**FDL** 軟性ダブルルーメンカテーテル flexibie double lumen catheter
軟性素材でできた2つの内腔をもつカテーテル。

**FDP** 【重要】 深指屈筋 flexor digitorum profundus muscle
指の第1関節を曲げる前腕の筋肉。

**FDP** 【重要】 フィブリン・フィブリノーゲン分解産物
fibrin and fibrinogen degradation product　フィブリン血栓の溶解反応（線維素溶解現象）で分解されたフィブリンやフィブリノーゲンの分解物の総称。

**FDS** 十二指腸ファイバースコープ fiberduodenoscope
上部消化管を観察する内視鏡。

**FDS** 【重要】 浅指屈筋 flexor digitorum sublimis muscle
指の第2関節を曲げる前腕の筋肉。

**FDV ▶▶▶ FENa**

**FDV** **初発尿意** first desire to void
重要
膀胱内にある程度尿がたまり、最初に感じる尿意。

**FE** **巣状肺気腫** focal emphysema
肺気腫のうち、肺機能障害が最も軽く、通常無症状。自然気胸などを合併した場合のみ、治療の対象となる。

**FE** **胎児エコー** fetal echo
胎児の超音波検査。

**Fe** **鉄の元素記号** ferrum
重要
人体における鉄は、約70%がヘモグロビンとして赤血球中に存在している。そのほか、筋肉や肝臓、脾臓などにも存在する。

**FEC\*** **フルオロウラシル＋エピルビシン＋シクロホスファミド**
腫瘍
（fluorouracil＋epirubicin＋cyclophosphamide） 乳がんに対する併用化学療法。

**FECG** **胎児心電図** fetal electrocardiogram
母体の腹壁に装着した電極から胎児の心電図を記録する手技。

**FEF** **前頭眼野** frontal eye field
前頭葉にある眼球運動の制御に最も重要な領域。

**FEK** **カリウム分画排泄率、カリウム部分排泄率**
fractional excretion rate of K　カリウムクリアランスを、クレアチニンクリアランス（Ccr **P.75** ）で割った値。高カリウム血症の原因が、カリウムの過剰摂取か腎障害かの判別に用いる。

**FEM\*** **フルオロウラシル＋エピルビシン＋マイトマイシンC**
腫瘍
（fluorouracil＋epirubicin＋mitomycin C） 胃がんの肝転移に対する併用化学療法。

**FENa** **ナトリウム（部分）排泄率** fractional excretion rate of Na
重要
ナトリウムクリアランスを、クレアチニンクリアランス（Ccr **P.75** ）で割った値。腎不全の原因が、脱水か腎障害かの判別に用いる。

161

**FES ▶▶▶ FFP**

**FES** **機能的電気刺激** functional electrical stimulation
脳や脊髄損傷で生じた運動機能の麻痺に対して、電気刺激を使って手足の動作を再建・補助する治療法。

**FESS** **機能的内視鏡下鼻内手術** functional endoscopic sinus surgery
慢性副鼻腔炎に行われる鼻粘膜機能を温存する手術。

重要
**FEV** **努力呼気量** forced expiratory volume
最大吸気位から一定時間内の最大呼気量。

重要
**FEV1.0** **1秒量** forced expiratory volume in one second
最大吸気位から1秒間の最大呼気量。

重要
**FEV1.0%** **1秒率** percentage of forced expiratory volume in one second
最大吸気位から1秒間の最大呼気量の努力呼気量に対する百分率。

**FEVR** **家族性滲出性硝子体網膜症** familial exudative vitreoretinopathy
網膜血管の発育不全と反応性の血管増殖を特徴とする常染色体優性の遺伝性疾患。若年者の網膜剥離の原因の一つ。

重要
**FFA** **遊離脂肪酸** free fatty acid
脂肪組織の分解により血漿中に放出される脂肪酸。絶食時や糖尿病などでは濃度が上昇する。

**FFB** **大腿大腿動脈バイパス** femoro-femoral bypass
下肢閉塞性動脈硬化症に行われるバイパス形成術。患肢と反対側の大腿動脈の血流を、人工血管を用いて患肢側の大腿動脈に流す。

化学
**F-FLCZ**＊ **ホスフルコナゾール**（Fosfluconazole）
カンジタ症とクリプトコッカス症に対する抗真菌薬。

**FFM** **除脂肪体重** fat-free mass
体重と体脂肪重量との差。 同 LBM P.246

重要
**FFP** **新鮮凍結血漿** fresh frozen plasma
急速凍結した新鮮な血漿。血液凝固因子の活性をよく保持し、複合性凝固障害に投与される。

**FFP ▶▶▶ FH**

■ **主な血液製剤の種類**

| 種類 | | 適応 |
|---|---|---|
| 全血製剤 | WB（全血液） | 一般的な輸血適応症 |
| 赤血球製剤 | RCC（赤血球濃厚液） | 赤血球不足 |
| | WRC（洗浄赤血球） | 血漿成分の副作用を避ける場合など |
| | LPRC（白血球除去赤血球） | 抗白血球抗体の副作用をを避ける場合など |
| | FTRC（解凍赤血球濃厚液） | 貧血、赤血球機能低下など |
| | BET（合成血） | ABO式血液型不適合による新生児溶血性疾患 |
| 血漿製剤 | FFP（新鮮凍結血漿） | 複合性凝固障害など |
| 血小板製剤 | PC（血小板濃厚液） | 血小板減少症を伴う疾患 |

**重要**
**FGF** 線維芽細胞増殖［成長］因子
fibroblast growth factor　創傷治癒の促進、多種の細胞の増殖を促す蛋白質の一群。

**FGN** 巣状糸球体腎炎 focal glomerulonephritis　**同** FGS

**FGS** 胃内視鏡検査 fibrogastroscopy
鼻や口から内視鏡を挿入して胃内部を観察する検査。

**重要**
**FGS** 巣状糸球体硬化症 focal glomerular sclerosis
一部の糸球体が巣状に硬化し、徐々にそれが増加して腎不全に至る疾患。**同** FGN

**重要**
**FH** 家族歴 family history
患者の家族や血縁者の疾患情報。

**重要**
**FH** 劇症肝炎 fulminant hepatitis
ウイルス感染や薬物、自己免疫により急激に肝細胞が破壊されて肝不全となる致死率の高い疾患。乳幼児から高齢者まで罹患する。

## FHB ▶▶▶ FISH

**重要 FHB　胎児心拍　fetal heart beat**

胎児の心臓の拍動。

**F-Hb　遊離ヘモグロビン　free hemoglobin**

血漿中でハプトグロビンと結合していないヘモグロビン。正常血漿では微量だが、不適合輸血、体外循環での溶血などで検出される。

**重要 FHF　劇症肝不全　fulminant hepatic failure**

炎症性に急激に肝機能障害が進行し、肝性脳症を発症する致死率の高い疾患で、劇症肝炎以外のもの。

**FHM　胎児心拍動　fetal heart movement**

胎児の心臓の動き。妊娠6週ごろから認められる。

**重要 FHR　胎児心拍数　fetal heart rate**

胎児の1分間の心拍数。

**重要 FHS　胎児心音　fetal heart sound**

胎児の心臓の拍動音。超音波ドップラー聴診器で妊娠9〜12週ごろに聴くことができる。

**重要 FIM　機能的自立度評価法　functional independence measure**

日常生活動作（ADL　**P.22**　）における自立度を評価する手法の一つ。介護の必要度を評価できる。

**重要 FiO$_2$　吸入気酸素濃度　fraction of inspired O$_2$ concentration**

吸気中の酸素の濃度。酸素療法で濃度が高すぎると肺障害の原因になる。

**FIS　小腸ファイバースコープ　fiberintestinoscope**

小腸内を観察する内視鏡。

**FISH　蛍光 in situ ハイブリッド形成法　fluorescent in situ hybridization**

特定のDNAに蛍光物質を結合させ、染色体上の位置を決定する実験手法。遺伝子マッピング、染色体構造異常の検出、微生物群集の構造解析などが可能。

## Fish conc ▶▶▶ FLAIR

**Fish conc** フィッシュバーグ濃縮試験 Fishberg concentration test
水分摂取制限をして行う腎髄質の尿濃縮機能検査。

**Fix** 固定、固視 fixation
固定：①整形外科の代表的な治療法。骨折部の安定、変形防止・矯正、疼痛の軽減などを目的に行う患部の固定のこと。②組織学では、生物試料の生体反応をすみやかに停止させ、構造や成分を保存する作業のこと。固視：対象の像を黄斑中心小窩で集中して見ている状態。

**化学 FK506**＊ タクロリムス水和物 (tacrolimus hydrate)
強力な免疫抑制薬。

**重要 FL** 脂肪肝 fatty liver
中性脂肪が肝臓の1/3以上の領域に過剰に蓄積した状態。

**FL** 前頭葉 frontal lobe
大脳半球前部にあり、四肢の運動、言語、思考などを司る重要な領域。

**FL** 大腿骨長 femoral length
胎児の大腿骨の長さ。人体で最も大きな骨であるため、胎児発育の指標となる。

**FL** 濾胞性リンパ腫 follicular lymphoma
Ｂリンパ球起源の非ホジキンリンパ腫の一つ。t(14 ; 18)転座に由来するbcl-2遺伝子の過剰発現が頻繁に見られる。

**重要 fl** 屈曲 flexion
関節を曲げること。

**重要 FLAIR** 流体減衰反転回復 fluid-attenuated inversion recovery
MRIで脳室近傍などの病変を検出するために、脳脊髄液などからの信号を反転回復させてノイズを抑制する撮像法。

165

## FLCZ ▶▶▶ FND

**FLCZ**[*] フルコナゾール（fluconazole）
化学
カンジダ属やクリプトコッカス属の感染症に対するトリアゾール系の抗真菌薬。

**FLD** 線維化性肺疾患 fibrosing lung disease
重要
肺胞間に線維性結合組織が過剰蓄積して組織が硬化し、呼吸困難を起こす疾患。肺線維症。

**FLRX**[*] フレロキサシン（fleroxacin）
化学
ニューキノロン系抗菌薬。

**flu** インフルエンザ influenza
インフルエンザウイルスの感染によって起こる流行性感冒。強い全身症状が特徴。

**FM** 胎動 fetal movement
妊娠18〜20週ごろから妊婦が感じる胎児の動き。

**FMD** 線維筋性形成異常 fibromuscular dysplasia
重要
腎動脈、頸動脈などに非動脈硬化性・非炎症性の狭窄が生じる、女性に多い疾患。

**FMOX**[*] フロモキセフ（flomoxef sodium）
抗生
オキサセフェム系抗菌薬。

**f-MRI** 機能的磁気共鳴撮影 functional magnetic resonance imaging
重要
MRIの技法を用いて、外部刺激による脳や脊髄の血流量の変化を測定・画像化し、脳機能の異常を検出する手法。

**FNAB** 細針吸引生検 fine-needle aspiration biopsy
重要
細い中空の針を使用して組織サンプルを吸引採取し、顕微鏡で検査する方法。

**FND** 機能的頸部郭清術 functional neck dissection
頭頸部がんの外科的治療において、術後機能をできるだけ温存するため、周辺組織を保存して行うリンパ節郭清術。

## FNHTR 発熱性非溶血性輸血副作用、発熱性非溶血性輸血反応
febrile nonhemolytic transfusion reaction 輸血中または輸血後数時間以内の溶血を伴わない発熱。抗原抗体反応、発熱性サイトカイン、細菌汚染などが原因といわれる。

## FNS 大腿神経伸展テスト femoral nerve stretching test
腰髄神経根の圧迫を調べる検査手法。腹臥位の患者の膝を後ろに屈曲させ、大腿部の疼痛の有無を調べる。

■ FNS（大腿神経伸展テスト）

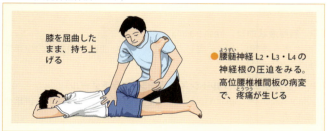

膝を屈曲したまま、持ち上げる

● 腰髄神経 L2・L3・L4 の神経根の圧迫をみる。高位腰椎椎間板の病変で、疼痛が生じる

## FO 眼底 fundus oculi
眼球内部の深奥で、瞳孔の奥にある部分。血液を肉眼で観察できる唯一の部位。

## FOBT 便潜血検査 fecal occult blood test
便の中の見えない血液を試薬で調べる検査。大腸がん検診で用いられる。

## FOLFOX* フォリン酸＋フルオロウラシル＋オキサリプラチン
(folinic acid [leucovorin calcium]＋fluorouracil＋oxaliplatin) 大腸がんに対する併用化学療法。

## FOM* ホスホマイシン (fosfomycin)
ホスホマイシン系抗菌薬。

## FOP ▶▶▶ frem

**FOP** 進行性骨化性線維異形成症 fibrodysplasis ossificans progressiva

全身の筋肉、腱、靱帯などが徐々に骨に変化し、最終的には呼吸困難になる難病。常染色体優性に遺伝するが孤発例が多い。

**FP** 顔面神経麻痺 facial palsy

表情筋の運動や、味覚・聴覚などをつかさどる顔面神経の一部が麻痺して動かせないこと。

**FP** 食中毒 food poisoning

有害・有毒物質を含む食品を摂取することで起こる急性胃腸炎、急性神経麻痺。

**FP** 新鮮液状血漿 fresh plasma

採血後6時間以内に分離し、冷蔵保存した血漿。輸血用の血漿成分製剤の一つ。

**腫瘍 FP\*** フルオロウラシル＋シスプラチン（プラチノール）

（fluorourachil＋cisplatin [platinol]）　さまざまながんに対する併用化学療法。

**FPB** 大腿膝窩動脈バイパス femoro-popliteal bypass

下肢閉塞性動脈硬化症に対して、膝窩動脈から大腿動脈までバイパスを形成する手術。

**FPC** 家族性大腸ポリポーシス familial polyposis coli 　**同** FAP **P.158**

**重要 Fr** フレンチサイズ French size

心臓用、血管用、尿道用、気管用など、さまざまなカテーテルチューブのサイズの単位の一つ。1 Fr＝1/3mm。**同** F **P.155**

**frac.** 骨折 fracture 　**同** Fx **P.171**

**重要 FRC** 機能的残気量 functional residual capacity

安静時の呼吸終末の肺内に残存する肺気量。**参** 肺気量分画 **P.475**

**frem** 音声振盪 fremitus vocalis

患者に声を発してもらい、その振動を胸壁で触知する診察法。

### FRH 卵胞刺激ホルモン放出ホルモン
follicle-stimulating hormone-releasing hormone　卵胞刺激ホルモンの分泌を促すホルモンで、視床下部から分泌される。

### FRM* 硫酸フラジオマイシン、ネオマイシン (fradiomycin)
アミノグリコシド系抗菌薬。

### FRP 機能的不応期　functional refractory period
ある組織が連続して刺激を受けた場合、伝導する二つの興奮の最短間隔。

### FRP, FRPM* ファロペネム (faropenem)
βラクタム系抗菌薬。

### Fr-R フリードマン反応　Friedman's reaction
ウサギに妊婦尿を注射するとウサギの卵巣から排卵が起こる現象。現在のような妊娠検査薬の普及前には、この反応を利用して妊娠診断を行っていた。

### Fru 果糖　fructose
果実やハチミツに多く含まれる単糖類。

### FS フェイススケール　face scale
痛みのレベルを顔の表情で表したもの。ペインスケール P.473 の一つ。

■ **フェイススケール**

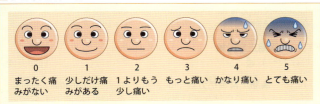

## FSH ▶▶▶ FTNSD

**重要** **FSH** 卵胞刺激ホルモン P.252 follicle-stimulating hormone

性腺刺激ホルモンの一つ。卵巣を刺激して卵胞を成熟させる。

**FSHD** 顔面肩甲上腕筋ジストロフィー

facioscapulohumeral muscular dystrophy 顔面筋、肩や首の筋肉が障害される進行性筋ジストロフィー。常染色体優性遺伝（AD P.21 ）をする。

**FSP** 家族性痙性対麻痺 familial spastic paraplegia

進行性の下肢痙性と筋力低下を主徴とする神経変性疾患群。

**同** HSP（遺伝性痙性対麻痺） P.206

**FT3** 遊離トリヨードサイロニン free triiodothyronine

甲状腺ホルモンの一つで、トリヨードサイロニン（$T_3$ P.433 ）の遊離型。甲状腺機能の指標。

**FT4** 遊離サイロキシン free thyroxine

甲状腺ホルモンの一つで、サイロキシン（$T_4$ P.433 ）の遊離型。甲状腺機能の指標。

**FTA** 胎児体幹面積 fetal trunk area

超音波を用いて描出する胎児腹部断面積。体幹の発育の指標。

**FTA** 大腿脛骨角、膝外側角 femorotibial angle

大腿骨と脛骨の長軸どうしがなす外側の角度。通常170〜175°程度。

**FTA-ABS** 梅毒トレポネーマ蛍光抗体吸収試験

fluorescent treponemal antibody-absorption test 梅毒トレポネーマの菌体成分を抗原に、抗体を間接蛍光抗体法で検出する梅毒の診断法。

**FTND** 満期正常分娩 full term normal delivery

妊娠37〜42週で自然な陣痛をもち、正常な経過をたどる経腟分娩。

**FTNSD** 満期正常自然分娩 full term, normal, spontaneous delivery

妊娠37〜42週で自然な陣痛をもち、できるだけ医療の手を加えないで正常な経過をたどる経腟分娩。

170

# FTNVD ▶▶▶ Fx

**FTNVD** 満期正常経腟分娩 full term normal vaginal delivery 同 FTND

**FTRC** 解凍赤血球濃厚液 **P.163** frozen thawed red cells
血漿の代わりに保護液を加えて凍結保存した赤血球濃厚液を解凍
し、凍害保護液を洗浄・除去した血液製剤。

**FTSG** 全層植皮術 full thickness skin graft
表皮と真皮の全体を付属器ごと移植する手法。分層植皮より異常
色素沈着などが起こりにくく、外力への抵抗性も高い。

**FTT** 脂肪負荷テスト fat tolerance test
経口または頸静脈的に脂肪を投与して脂質の動態を観察する試験。
脂質異常症の判定・評価の指標となる。

**重要 F/U** 経過観察 follow-up
持続的または定期的に状態を観察し続けること。

**腫瘍 5-FU**\* 5 -フルオロウラシル（5-fluorouracil）
さまざまな固形がんに有効な抗悪性腫瘍薬。

**重要 FUO** 不明熱 fever of unknown origin
原因がわからず、発熱が続く状態。

**重要 FVC** 努力性肺活量 forced vital capacity
最大吸気位から、できるだけ息を吐き切る努力をしたときの気量。

**重要 FV curve** フローボリューム曲線、流量気量曲線 flow-volume curve
最大努力呼出をしたときの息を吐くスピードと、肺内空気容量の
変化を記録したもの。

**重要 FWB** 全荷重負荷 full weight bearing
骨折などが回復し、下肢に全体重をかけること。

**重要 Fx** 骨折 fracture 同 frac. **P.168**

171

## G ▶▶▶ GAD

### G

**G** **胃液** gastric juice

胃粘膜にある胃腺から胃内腔に分泌される液。塩酸、ペプシノーゲン、粘液の三つが主な成分。

**G** **ガストリン** gastrin

胃酸分泌を促すホルモン。

**G** **グルタミン** glutamine　同 Gln P.180

**G** **ゲージ** gauge

重要

測定用計器。尺度。看護では針のサイズを指すことが多い。

**G** **経妊回数、妊娠歴** gravida

重要

**GA** **胃液検査** gastric analysis

口から胃に胃管を挿入して胃液を採取し、量や酸度、消化酵素の量などを調べる検査。

**GA** **グリコアルブミン** glycoalbumin

血液中のアルブミンに糖が結合したもの。血糖コントロールの指標。

**GA** **在胎週数** gestational age

最終月経開始日を妊娠0週0日として満で数える週数。

**GA** **歯肉膿瘍** gingival abscess

歯肉組織が細菌感染による炎症を起こして腫れたもの。

**GABA** **γ-アミノ酪酸** γ-aminobutyric acid

脳髄に含まれる中枢神経系の主要な抑制性の神経伝達物質で、脳内の代謝や循環の促進作用をもつ。

**GAD** **グルタミン酸脱炭酸酵素**

glutamic acid decarboxylase, glutamate decarboxylase　グルタミン酸からγ-アミノ酪酸が生成される過程で触媒として働く酵素。

172

# GALT ▶▶▶ GBS

**GALT** 腸管関連リンパ組織　gut-associated lymphoid tissue

消化管粘膜における局所免疫応答を担うリンパ組織。IgA抗体を分泌する。

**GARG, Garg** 含嗽（薬）　gargle, gargling

うがい（薬）。

**重要** **GAS** 汎適応症候群　general adaptation syndrome

生体が強いストレス刺激を受けたときに起こる一連の生理的反応。

**Gaw** 気道コンダクタンス　airway conductance

空気が気道を通過しやすい程度を表す指標。気道抵抗の逆数。

**重要** **GB** 胆嚢　gallbladder

胆汁を貯蔵する袋状の臓器。胆管を通して十二指腸に胆汁を送り出し、消化を助ける。

**GBD** 胆嚢疾患　gallbladder disease

胆石症、胆嚢炎、胆管炎、胆嚢腺筋症、胆嚢ポリープ、胆嚢がん、胆管がんなどがある。

**GB exam** 胆嚢造影検査　gallbladder examination

造影剤を使って胆嚢をＸ線撮影し、胆嚢の機能や病変の有無などを調べる検査。**同** DIC（点滴静注胆嚢造影）**P.117**

**GBK** 胆嚢がん　Gallenblasenkrebs（独）

胆嚢と胆嚢管から発生する悪性腫瘍。

**重要** **GBM** 多形性膠芽腫　glioblastoma multiforme

最も悪性度が高く、進行も速い星細胞系の神経膠腫（グリオーマ）。

**GBS** 胃バイパス手術　gastric bypass surgery

肥満治療のために胃を小さくする手術。減量手術。

**重要** **GBS** ギラン・バレー症候群　Guillain-Barre syndrome

運動神経が障害され、手足に力が入らなくなる多発性の自己免疫疾患で、難病に指定されている。**同** AIDP **P.29**

## GBS ▶▶▶ GCLS

**重要**

**GBS** 胆石　gallbladder stone, gall stone
肝臓、胆管、胆嚢にできる結石。

**GBS** B群溶血性連鎖球菌　group B Streptococcus
直腸や膣の常在菌。成人には病原性が低いが、分娩時に児に感染すると敗血症や髄膜炎を発症することがある。

**重要**

**GC** 胃がん　gastric cancer
胃粘膜から発生する悪性腫瘍。

■ 胃がんの形態分類

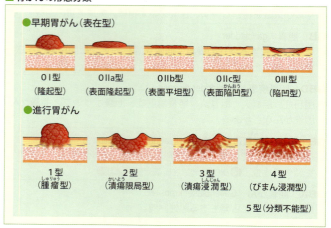

●早期胃がん（表在型）
0I型（隆起型）　0IIa型（表面隆起型）　0IIb型（表面平坦型）　0IIc型（表面陥凹型）　0III型（陥凹型）

●進行胃がん
1型（腫瘤型）　2型（潰瘍限局型）　3型（潰瘍浸潤型）　4型（びまん浸潤型）
5型（分類不能型）

**GC** 淋菌　gonococcus
淋病の原因菌。粘膜を離れると感染性を失う弱い菌であるため、性行為以外で感染することはまれ。

**GCLS** リンパ球浸潤胃がん　gastric carcinoma with lymphoid stroma
EBウイルスに感染した上皮細胞が増殖した腫瘍で、リンパ球が多量に浸潤している。転移の頻度は低い。

## GCP ▶▶▶ GCS

**GCP** **医薬品の臨床試験の実施に関する基準** good clinical practice

臨床試験が倫理的な配慮のもとに、科学的に実施されるように国が定めた基準。

**GCP** **ポリープ状嚢胞性胃炎** gastritis cystic polyposa

胃がん切除後、胃腸吻合部の胃側に発生したポリープ状の粘膜隆起性病変。

**重要** **GCS** **グラスゴーコーマスケール** Glasgow Coma Scale

意識障害の国際的な評価分類法。🔵JCS **P.234**

### ■ GCS（Glasgow Coma Scale）

| E：開眼（Eye opening） | |
|:---:|:---|
| 4 | 自発的に |
| 3 | 呼びかけにより |
| 2 | 痛み刺激により |
| 1 | 開眼しない |

| V：言語（Verbal response） | |
|:---:|:---|
| 5 | 正確な応答 |
| 4 | 会話に混乱 |
| 3 | 言語に混乱 |
| 2 | 理解不明な声 |
| 1 | 発語なし |

| M：運動（Motor response） | |
|:---:|:---|
| 6 | 命令に従う |
| 5 | 痛み刺激を払いのける |
| 4 | 痛み刺激から逃げる |
| 3 | 痛み刺激に対し、異常な屈曲反応 |
| 2 | 痛み刺激に対し、手足の伸展反応 |
| 1 | まったく動かない |

●E・V・Mスコアの合計で判定する
最重症＝3点（E1V1M1）、最軽症＝15点（E4V5M6）

## GCS ▶▶▶ GEA

**GCS　グルココルチコイド、糖質コルチコイド**　glucocorticosteroid
副腎皮質が作る糖代謝に関わるステロイドホルモン。３種類あり、血糖値上昇、抗炎症などの作用をもつ。

**重要**
**G-CSF　顆粒球コロニー刺激因子**　granulocyte colony-stimulating factor
炎症や内毒素に刺激されて、マクロファージ、線維芽細胞、内皮細胞などが産生するサイトカイン。好中球の産生を促進する。

**重要**
**GCT　巨細胞腫**　giant cell tumor
骨端に発症する骨巨細胞腫や関節周辺に発症する腱鞘巨細胞腫などがある。多くは良性だが再発率は比較的高い。

**重要**
**GCT　ブドウ糖チャレンジ試験**　glucose challenge test
妊娠糖尿病のスクリーニング検査。

**抗ウ**
**GCV***　ガンシクロビル**　(ganciclovir)
サイトメガロウイルス感染症の治療に用いる抗ウイルス薬。

**重要**
**GDA　胃十二指腸動脈**　P.30　gastroduodenal artery
総肝動脈の分枝。幽門と十二指腸へは直接的に、膵臓へは分枝を介して血液を送る。

**重要**
**GDM　妊娠糖尿病**　gestational diabetes mellitus
妊娠中に発症したか、または初めて認識された耐糖能低下をいう。

**GE　胃腸炎**　gastroenteritis
胃や腸に起こる炎症・疾患群の総称。

**GE　グリセリン浣腸**　glycerin enema
グリセリン溶液を肛門から注入し、排便を促す方法。グリ浣。

**重要**
**GEA　胃大網動脈**　gastroepiploic artery
胃と胃を包む大網に栄養供給する血管で、右胃大網動脈と左胃大網動脈がある。

**GEM >>> GFX**

**GEM**[*] **ゲムシタビン**（gemcitabine）
腫瘍
非小細胞肺がん、膵がん、胆道がん、尿路上皮がん、再発乳がんなどに対する抗悪性腫瘍薬。

**GEP** **消化管の、胃腸膵（系）の** gastroenteropancreatic

**GERD** **胃食道逆流症** gastroesophageal reflux disease
重要
胸やけやのどの違和感など、食道への胃酸の逆流により起こる不快症状の総称。

**GET** **胃内容排出時間** gastric emptying time
重要
食物などが胃を通過するのに要する時間。胃内滞留時間。

**GF** **胃瘻** gastric fistula
重要
胃内容の排出や栄養液注入のために胃壁に造設される人工的な場合と、胃の疾患や外傷のために胃壁に穴が開いた病的な場合がある。 ❖GT（胃瘻造設術） **P.185**

**GFLX**[*] **ガチフロキサシン**（gatifloxacin）
感覚
眼科用のニューキノロン系抗菌薬。

**GFR** **糸球体濾過値［量］** glomerular filtration rate
重要
腎臓の糸球体全体で濾過される単位時間当たりの血漿の量。直接測定ができないため、クレアチニンクリアランス（Ccr **P.75** ）で代用する。

**GFS** **胃ファイバースコープ** gastrofiberscope
重要
口から光ファイバーを挿入して、直接食道や胃を観察する器具。

**GFS** **胃ファイバースコープ検査** gastrofiberscopy
重要
胃ファイバースコープによる検査。

**GFX** **高カロリー輸液用糖** glucose, fructose, xylitol
ブドウ糖、果糖、キシリトールを混合した高カロリー輸液用の糖質混合物。

G

177

## GGM ▶▶▶ GI therapy

**GGM　グルコース・ガラクトース吸収不良［全］症**
glucose-galactose malabsorption　小腸でグルコースおよびガラクトースが吸収されず、そのまま排泄される常染色体劣性遺伝病。

**重要**

**γ-GTP　γ-グルタミルトランスペプチダーゼ**
γ-glutamyl transpeptidase　腎臓・膵臓・肝臓・小腸などに多い蛋白分解酵素の一つ。アルコールや薬物などによる肝障害の指標。

**重要**

**GH　成長ホルモン　P.252　growth hormone**
下垂体前葉から分泌され、成長、脂肪分解を促進するペプチドホルモン。インスリン抵抗性があり、過剰になると糖尿病を発症する。別名ソマトトロピン（somatotropin）。

**GHD　成長ホルモン分泌不全症　growth hormone deficiency**
成長ホルモンの分泌不全により発症する疾患。小児では低身長症、成人では体脂肪増加や易疲労感などの症状を呈する。

**GHIH　成長ホルモン抑制ホルモン　growth hormone-inhibiting hormone**
別名ソマトスタチン（SMS　P.418）。視床下部から分泌され、成長ホルモンの分泌を抑制する。同 GIF

**GHRH　成長ホルモン放出ホルモン　growth hormone-releasing hormone**
視床下部から分泌され、成長ホルモンの合成や分泌を促進する。別名ソマトトロピン放出ホルモン（somatotropin-releasing hormone：SRH）。

**重要**

**GI　胃腸の、消化管の　gastrointestinal**

**GI therapy　グルカゴン・インスリン療法　glucagon-insulin therapy**
グルカゴンとインスリンを投与する肝不全の治療法。

**GI therapy　ブドウ糖・インスリン療法　glucose-insulin therapy**
グルコース液にインスリンを加えたものを投与する高カリウム血症に対する緊急点滴療法。

**GIA** 胃腸吻合術　gastrointestinal anastomosis
食物を通過させる目的で、胃と空腸を吻合させる術式。

**重要**
**GIF** 上部消化管ファイバースコープ　gastrointestinal fiberscope
食道・胃・十二指腸までの上部消化管を観察する内視鏡。

**GIF** 成長ホルモン抑制ホルモン　growth hormone-inhibiting factor
**同** GHIH

**重要**
**GIFT** 配偶子卵管内移植　gamete intrafallopian transfer
体外で卵子と精子を混ぜ、受精前に卵管内に移植する方法。体外
受精より自然で、妊娠率が高いメリットがある。

**GIH** 胃腸管出血、消化管出血　gastrointestinal hemorrhage
消化管の病変によって起こる出血。

**GIK therapy** ブドウ糖・インスリン・カリウム療法　glucose-insulin
-potassium [kalium] therapy
グルコース、インスリン、カリウムを合わせた輸液を投与する心
筋梗塞の治療法。

**GIO** 一般教育目標　general instructional objective
医療者養成の教育プログラムにおいて、基本理念や学習目標など
を示したもの。

**重要**
**GIP** 胃抑制ペプチド　gastric inhibitory polypeptide
小腸内面のK細胞から分泌される消化管ホルモン。胃酸の分泌を
抑制し、インスリンの分泌を促進する。

**GIP** 巨細胞性間質性肺炎　giant cell interstitial pneumonia
原因不明とされる特発性間質性肺炎（IIP **P.222** ）の一つ。

**重要**
**GIST** 消化管間質腫瘍　gastrointestinal stromal tumor
食道から直腸までの消化管に発生する間葉系腫瘍の一つ。

**GIT** 消化管　gastrointestinal tract

## GL ▶▶▶ GN

**GL** **緑内障** glaucoma

眼圧の亢進により視神経が障害され、視野狭窄、視力障害、視神経の変形などが生じる進行性の眼疾患。

**Glc** **ブドウ糖** glucose 同 Glu

**GlcN** **グルコサミン** glucosamine

糖の一つ。ムコ多糖、糖蛋白質の成分。甲殻類の殻を構成するキチン質に多く含まれる。

**重要**

**Gln** **グルタミン** glutamine

アミノ酸の一つ。酸塩基平衡の調節や血中アンモニアの担体としての役割をもつ。

**重要**

**Glob** **グロブリン** globulin

血漿中の蛋白質の一群。抗体は免疫グロブリンであり、これに含まれる。

**重要**

**Glu** **ブドウ糖、グルコース** glucose

生体の最も重要なエネルギー源となる単糖。同 Glc

**重要**

**GM** **総合診療** general medicine

患者の症状に対応した適切な医療を、専門各科と連携しながら提供する部門。

**抗生**

**GM*** **ゲンタマイシン**（gentamicin）

アミノグリコシド系抗菌薬。

**重要**

**GM-CSF** **顆粒球マクロファージコロニー刺激因子**

granulocyte macrophage colony-stimulating factor 活性化マクロファージ、T細胞などが産生するサイトカイン。顆粒球やマクロファージなどの前駆細胞の分化成熟を促進する。

**重要**

**GN** **糸球体腎炎** glomerulonephritis

蛋白尿や血尿、浮腫、高血圧などの症状を呈する、急性または慢性の糸球体の炎症性疾患。

## Gn ▶▶▶ Gn-RH

**Gn　ゴナドトロピン** ゴナドトロウピン gonadotropin　同 GTH P.185

**GNB　グラム陰性桿菌** グラム ネガティヴ バシラス gram negative bacillus

グラム染色において陰性を示す細長い細菌。大腸菌、チフス菌、緑膿菌など。同 GNR

**GNC　グラム陰性球菌** グラム ネガティヴ コッカス gram negative coccus

グラム染色において陰性を示す球菌。髄膜炎菌、淋菌など。

**GNR　グラム陰性桿菌** グラム ネガティヴ ロッド gram negative rod　同 GNB

### ■ グラム染色と主な病原菌

**グラム陽性球菌**
・ブドウ球菌　・連鎖球菌
・腸球菌　・肺炎球菌

**グラム陰性球菌**
・髄膜炎菌　・淋菌
・カタル球菌

染色性の悪い菌、抗酸菌群、レジオネラ属など

**グラム陽性桿菌**
・ウェルシュ菌(嫌気性菌)
・破傷風菌(嫌気性菌)
・ジフテリア　・リステリア
・結核菌

**グラム陰性桿菌**
・バクテロイデス(嫌気性菌)
・クレブシエラ　・緑膿菌
・大腸菌　・サルモネラ菌
・セラチア菌

●嫌気性菌は酸素を必要としない細菌のことで、酸素があると死滅するもの(偏在性)と、酸素があっても生育可能なもの(通性)に分類される

**Gn-RH　ゴナドトロピン放出ホルモン、性腺刺激ホルモン放出ホルモン** ゴナドトロウピン リリーシング ホウモン gonadotropin-releasing hormone　視床下部から分泌され、黄体形成ホルモンと卵胞刺激ホルモンの下垂体前葉からの分泌を促進するペプチドホルモン。

## GOE ▶▶▶ GP

**GOE** 笑気エンフルラン麻酔　gas-oxygen-enflurane

吸入麻酔薬の笑気とエンフルラン（エトレン）を併用した麻酔法。

**GOF** 笑気ハロセン麻酔　gas-oxygen-flouthane

吸入麻酔薬の笑気とハロセンを併用した麻酔法。

**GOI** 笑気イソフルラン麻酔　gas-oxygen-isoflurane

吸入麻酔薬の笑気とイソフルランを併用した麻酔法。

**Gonio** 隅角検査　gonioscopy

隅角鏡を用いた緑内障の検査。

**Gono** 淋病　gonorrhea

淋菌によって起こる性病の総称。

**GOR** 一般手術室　general operating room

空調設備を基準とした清浄度クラスⅡの清潔区域に該当する手術室。バイオクリーン手術室は高度清潔区域で清浄度クラスⅠ。

**GOS** 笑気セボフルラン麻酔　gas-oxygen-sevoflurane

吸入麻酔薬の笑気とセボフルランを併用した麻酔法。

**GOT** グルタミン酸オキサロ酢酸トランスアミナーゼ
glutamic oxaloacetic transaminase　肝機能検査の指標。**同** AST **P.44**

**GOTS** 大後頭三叉神経症候群　great occipital trigeminal syndrome

大後頭神経や三叉神経が関与する頭痛、眼窩部痛などの症状。

**GP** 一般医、家庭医　general practitioner

プライマリーケアの第一線で働く医師。ホームドクター。

**GP** 進行性麻痺　general paresis [paralysis]

長期潜伏感染していた梅毒スピロヘータによって発症する髄膜脳炎。人格変化、知能低下などで始まり、認知症などの精神症状とともに麻痺・痙攣が進行し、死に至る。

**GP** 淡蒼球　globus pallidus（ラ）

運動調節に関与する大脳基底核の一つ。

**GPB ▶▶▶ GSL**

**G**

重要 **GPB グラム陽性桿菌** P.181 gram positive bacillus
グラム染色において陽性を示す細長い菌。破傷風菌、ジフテリア菌、結核菌など。同 GPR

重要 **GPC グラム陽性球菌** P.181 gram positive coccus
グラム染色において陽性を示す球菌。黄色ブドウ球菌、連鎖球菌、肺炎球菌など。

**GPR グラム陽性桿菌** P.181 gram positive rod 同 GPB

重要 **GPT グルタミン酸ピルビン酸トランスアミナーゼ**
glutamic pyruvic transaminase 肝機能検査の指標。同 ALT P.32

**GR 胃切除術** P.125 gastrectomy, gastric resection
胃の部分切除と全摘出に大別される。

重要 **GR 成長遅延、発育遅延** growth retardation
発育が正常より遅延した状態。胎児についてもいう。

重要 **GRF 成長ホルモン放出ホルモン、ソマトトロピン放出ホルモン**
growth hormone-releasing hormone [factor] 同 GHRH P.178

化学 **GRF*** **グリセオフルビン**（griseofulvin）
白癬菌などの表在性真菌に対する抗真菌薬。

重要 **GS 胎嚢** gestational sac
妊娠初期に胎児や羊水を包んでいる袋状の構造。

重要 **GS 胆石** gallbladder stone, gall stone 同 GBS P.174

重要 **GSD 糖原病** glycogen storage disease
糖質の合成・分解が正常に行えない先天性代謝異常症。常染色体劣性および一部はX染色体性優性の遺伝形式をとる。

**GSL 隅角癒着解離術** goniosynechialysis
閉塞隅角緑内障の隅角癒着部分を切り離す手術。

183

## γ-SM ▶▶▶ GT

**重要**

### γ-SM　γ-セミノプロテイン　γ-seminoprotein
前立腺がんの腫瘍マーカー P.342。

### GSS　ゲルストマン・シュトロイスラー・シェンカー症候群
Gerstmann-Straussler-Scheinker syndorome　プリオン蛋白の突然変異により、痙性対麻痺や認知症などが生じる家族性の中枢神経疾患。常染色体優性の遺伝形式をとる。

**アレ**

### GST*　金チオリンゴ酸ナトリウム（gold sodium thiomalate）
金を約50%含む抗リウマチ薬。

### GT　胃チューブ　gastric tube

#### ■ ドレーン（チューブ）の種類

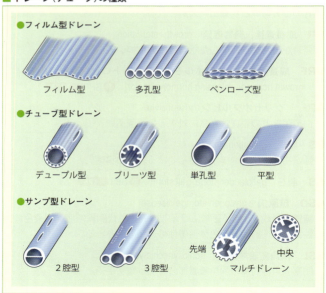

●フィルム型ドレーン
- フィルム型
- 多孔型
- ペンローズ型

●チューブ型ドレーン
- デュープル型
- プリーツ型
- 単孔型
- 平型

●サンプ型ドレーン
- 2腔型
- 3腔型
- マルチドレーン（先端／中央）

## GT 胃瘻造設術　gastrostomy

経鼻・経口栄養が困難な患者に対し、胃瘻を造設する手術。

### ■ 胃瘻カテーテルの種類

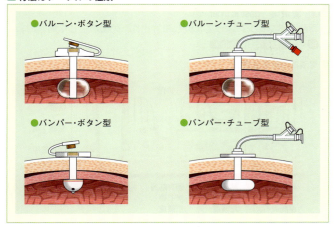

●バルーン・ボタン型
●バルーン・チューブ型
●バンパー・ボタン型
●バンパー・チューブ型

## GTCS 全身性強直性間代発作　generalized tonic-clonic seizure

てんかん発作の一つ。手足を突っ張る強直性発作と、ガタガタと震わせる痙攣発作が起こる状態。大発作。

## GTD 妊娠性絨毛性疾患　gestational trophoblastic disease

妊娠時の絨毛組織の増殖に由来する疾患。胞状奇胎、侵入奇胎、絨毛がんなどがある。

## GTF 耐糖因子　glucose tolerance factor

耐糖能障害を改善するクロム含有物質。

## GTH 性腺刺激ホルモン、ゴナドトロピン　gonadotropic hormone

生殖腺の働きを支配し、性ホルモンの分泌を促進する。卵胞刺激ホルモン、黄体形成ホルモンがある。同 Gn P.181

## GTT ▶▶▶ Gyn

### GTT ブドウ糖負荷試験 glucose tolerance test
一定量(75g)のブドウ糖を取り込み、その後の血糖状態を調べる、糖尿病を診断するための検査。 参 空腹時血糖値の区分 P.159

### GU 胃潰瘍 gastric ulcer
胃酸やペプシンによって胃壁が障害され、欠損が生じた病態。
同 MG P.276 , UV P.469

■ 胃潰瘍の形態分類

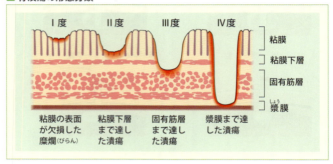

### GU 淋菌性尿道炎 gonococcal urethritis
性行為感染症(STD P.427 )の一つ。淋菌が尿道に感染し、男性は尿道炎、女性は子宮頸管炎を発症する。

### GVHD 移植片対宿主病 graft-versus-host disease
臓器移植に伴う合併症。移植された臓器に含まれるリンパ球が、患者の臓器を異物とみなして攻撃することにより起こる。
参 TA-GVHD(輸血関連移植片対宿主病) P.436

### Gy グレイ gray
放射線吸収線量の単位。1 Gy＝1 J/kg。

### Gyn 産婦人科 gynecology
婦人科疾患を治療する診療科。

# H ▶▶▶ HAART

## H

**H** **H鎖** P.156 、**重鎖** heavy chain
免疫グロブリンを構成するポリペプチドのうち分子量の大きいもの。

**重要** **H** **水素の元素記号** hydrogen

**H** **ヒスチジン** histidine
塩基性の必須アミノ酸。

**H, Ha** **尿** Harn（独） 同 Hr P.204

**重要** **HA** **A型肝炎** P.220 hepatitis A
A型肝炎ウイルスによる急性肝炎。生水や魚介類を通して経口感染する。多くは一過性。

**HA** **A型肝炎抗体** hepatitis A antibody
A型肝炎抗原に対する抗体。感染初期にはIgM-HA、治癒後は終生免疫のIgG-HAが作られる。

**HA** **習慣流産** habitual abortion
流産を3回以上繰り返すこと。

**HA** **頭痛** headache

**HA-Ag** **A型肝炎抗原** hepatitis A antigen
A型肝炎ウイルス由来の抗原。感染後2～4週間で体外に排出される。

**重要** **HAART** **高活性抗レトロウイルス療法**
highly active anti-retroviral therapy 抗レトロウイルス薬を組み合わせてウイルスの増殖を抑制し、血中のウイルス濃度を低く保つエイズの治療法。

G
H

187

## HACE ▶▶▶ hANP

**HACE　高所性脳浮腫** high altitude cerebral edema

脳にむくみが生じる進行性の中枢神経障害。急速に高い場所に移動することによって起こる。高山病の一つ。

**HADS　HAD 尺度** Hospital Anxiety and Depression Scale

患者が抱えている不安や恐れの対象を知って適切なケアを行うために、精神状態を評価するスケール。

**HAI　肝動注療法** hepatic arterial infusion

肝動脈にカテーテルを挿入し、病巣に直接抗がん剤を投与する肝がんの薬物療法。

**HAI, HAIT　赤血球凝集抑制試験** hemagglutination inhibition test

赤血球凝集能を有するウイルスの抗体価を測定する方法。

同 HIT **P.199**

**HALS　用手補助下腹腔鏡下手術** hand-assisted laparoscopic surgery

腹腔鏡下手術で、術者が小切開創から片手（主に左手）を腹腔内に挿入して補助する手術方法。

**HAM　ヒトT細胞白血病ウイルスⅠ型関連脊髄症**

HTLV-Ⅰ associated myelopathy　ヒトT細胞白血病ウイルス感染により、両下肢麻痺、排尿排便障害を示す脊髄炎。

**HANE　遺伝性血管神経性浮腫** hereditary angioneurotic edema

顔面や四肢、その他の皮膚に局所性の浮腫が生じる常染色体優性の遺伝性疾患。のどに生じると、気道が閉塞して呼吸困難に陥る。

**hANP　ヒト心房性ナトリウム利尿ペプチド**

human atrial natriuretic peptide　心房で合成され、血中に分泌される心臓ホルモン。利尿・血管拡張作用をもつ。心筋マーカーの一つ。

### ■ 主な心筋マーカー

| 略語 | 意味 |
|---|---|
| ANP | 心房性ナトリウム利尿ペプチド：心房で合成され、利尿促進、血管拡張、血圧降下の作用をもつペプチドホルモン |

**hANP ▶▶▶ HbA1c**

| AST (GOT) | アスパラギン酸アミノトランスフェラーゼ：肝細胞、赤血球、骨格筋などに分布する酵素。細胞の壊死・破壊により血中に流出する |
|---|---|
| BNP | 脳性ナトリウム利尿ペプチド：心室から血中に分離され、利尿作用、血管拡張作用をもつ、3つのペプチドホルモンの総称。 |
| CK | クレアチンキナーゼ：骨格筋や心筋、脳細胞などに多く含まれる酵素 |
| TN | トロポニン：筋収縮の調節に関与する蛋白質 |
| Mb | ミオグロビン：分子内にヘムを一つだけ含む筋肉の酸素運搬蛋白 |
| H-FABP | ヒト心臓由来脂肪酸結合蛋白：心筋の細胞質に多量に存在する蛋白 |
| LDH | 乳酸脱水素酵素：ブドウ糖からエネルギーを産生するときに糖を分解する酵素 |

**H**

**重要**
**HAV　A型肝炎ウイルス** P.220　hepatitis A virus
A型肝炎を起こすウイルス。高温加熱により死滅する。

**重要**
**HB　B型肝炎** P.220　hepatitis B
B型肝炎ウイルスによる肝炎。感染経路は血液、産道、性交など。急性一過性が多い。ワクチンで予防可能。

**重要**
**Hb　ヘモグロビン、血色素**　hemoglobin
赤血球中の鉄を含む蛋白質。酸素の運搬を行う。胎児は、成人ヘモグロビンより酸素親和性の高い胎児ヘモグロビンをもつ。

**HB-Ab　抗HBウイルス抗原抗体**
hepatitis B antibody, anti- HBV antigen antibody　B型肝炎抗原に対する抗体。HBS、HBC、HBeがある。

**HB-Ag　HBウイルス抗原**　hepatitis B antigen, HBV antigen
B型肝炎ウイルスの抗原。HBs、HBc、HBeがある。

**重要**
**HbA1c　ヘモグロビンエーワンシー**　hemoglobin A1c
血管内でヘモグロビンとブドウ糖が結合したもの。平均血糖値の指標。

189

## HbCO ▶▶▶ HCD

**HbCO　一酸化炭素ヘモグロビン　carboxyhemoglobin**

ヘモグロビンが一酸化炭素と結合したもの。一酸化炭素があるとヘモグロビンと酸素の結合が妨げられ、酸素運搬に障害が出る。

**HBE　ヒス束心電図　His bundle electrogram [electrocardiogram]**

心臓の刺激伝導系の障害や異常電位の発生部位を特定するために、要所にあるヒス束の電位変化を記録する電気生理学的検査。

**HBF　肝血流量　hepatic blood flow** 〔重要〕

肝動脈と門脈の二つの血管による血流量。

**HBO　高圧酸素療法　hyperbaric oxygenation** 〔重要〕

高い気圧環境の中で高濃度の酸素吸入を行い、溶解型酸素の量を増やすことで病態の改善を図る治療法。 同 OHP P.312

**HbO　酸化ヘモグロビン　oxyhemoglobin**

ヘモグロビンが酸素と結合したもの。

**HBP　高血圧　high blood pressure** 〔重要〕 同 HT P.206

**HBV　B型肝炎ウイルス P.220　hepatitis B virus** 〔重要〕

B型肝炎を起こすDNAウイルス。

**HC　C型肝炎 P.220　hepatitis C** 〔重要〕

C型肝炎ウイルスによる肝炎。血液を介して感染し、多くは慢性化して肝硬変、肝がんへ移行。輸血後肝炎の原因だったが、抗体検査導入後は激減。

**HCC　肝細胞がん　hepatocellular carcinoma** 〔重要〕

肝細胞に由来する悪性腫瘍。B型・C型肝炎ウイルス感染によるものが90％を占める。

**HCD　H鎖病、重鎖病　heavy chain disease**

クローン増殖した形質細胞が免疫グロブリンH鎖を大量に産生する悪性リンパ腫様の疾患。αH鎖病、γH鎖病、μH鎖病がある。

## HCG ▶▶▶ HCV

**重要** **HCG, hCG** **ヒト絨毛性ゴナドトロピン** human chorionic gonadotropin
受胎直後から絨毛細胞より分泌される糖蛋白ホルモン。初期の妊娠判定に用いられる。

**HCL** **毛様細胞白血病** hairy cell leukemia
慢性リンパ性白血病（CLL P.86 ）のまれな類縁疾患。細胞に毛様突起がみられる。

**重要** **HCM** **肥大型心筋症** P.87 hypertrophic cardiomyopathy
心筋が異常に肥大する疾患。主に左室壁の著しい肥大を特徴とする。参 PMD（原発性心筋症）P.346

**重要** **HCO₃⁻** **重炭酸イオンの化学式** bicarbonate ion
血液のpH調整の主要な緩衝剤の役割を果たす、代謝性の酸塩基平衡の指標。主に腎臓の尿細管で産生される。

**HCS, hcs** **ヒト絨毛性ソマトマモトロピン**
human chorionic somatomammotropin ヒト胎盤性ラクトゲンともいう。同 HPL, hPL P.203

**HCT, hCT** **ヒト絨毛性甲状腺刺激ホルモン**
human chorionic thyrotropin ヒト絨毛性ゴナドトロピンに同じ。甲状腺刺激ホルモンと構造が類似し、甲状腺刺激作用がある。

**重要** **Hct, hct** **ヘマトクリット値** hematocrit 同 Ht P.206

**降圧** **HCTZ*** **ヒドロクロロチアジド**（hydrochlorothiazide）
チアジド系利尿降圧薬。

**重要** **HCU** **高度治療部［室］** high care unit
ICU（集中治療部）と一般病棟の中間に位置する施設。

**重要** **HCV** **C型肝炎ウイルス** P.220 hepatitis C virus
C型肝炎を起こすウイルス。血液中のウイルス量は少なく、感染力は弱い。

## HCVD ▶▶▶ HD

**重要** **HCVD** **高血圧性心血管疾患** hypertensive cardiovascular disease
高血圧に伴って生じる動脈硬化により発生する心臓血管疾患。

**重要** **HD** **血液透析** hemodialysis
血液を体外に導き、半透膜を介して物質除去を行ったあと体内に戻す血液浄化法。

### ■ 主な血液浄化法

| 種類 | 方法 |
|---|---|
| HD：血液透析 | 血液を体外へ導出し、半透膜で構成されるダイアライザー（人工腎臓）によって血液を浄化し、体内に戻す方法。通常、週3回の通院で、1回4〜5時間実施する |
| PD：腹膜透析 | 腹膜を透析膜として使用し、体内で血液を浄化する方法。からだへの負担が少なく、在宅療法としても用いられる。一般的には、CAPD（持続携行式腹膜透析）という方法が行われる |
| HF：血液濾過 | 透析液を使用せず、補充液を注入して濾過する方法。HDに比べ、血漿浸透圧変化に影響を与えないため、循環動態が不安定な場合に有効。これを長時間持続的に行う方法をCHF（持続的血液濾過）という |
| HDF：血液濾過透析 | HDとHFを同時に行う方法。全身状態が悪い場合には、長時間持続的に行うCHDF（持続的血液濾過透析）が行われる |

**HD** **椎間板ヘルニア、脱出椎間板** herniated disc
椎間板組織が脊柱管内に出て神経を圧迫し、激痛やしびれを起こす状態。ぎっくり腰の原因は筋肉疲労によるもので、椎間板ヘルニアとは異なる。 同 HID P.199 ，参 LDH P.250

**HD** **ハンセン病** Hansen's disease
らい菌によって起こる慢性感染症。顔面・手足の変形、高度な皮膚症状を伴う。

**HD ▶▶▶ HDL**

**HD　ハンチントン病　Huntington disease**
脳の病変により、不随意運動、認識力低下、情動障害などの症状が現れる常染色体優性の遺伝性疾患。

**重要**
**HD　ホジキン病　Hodgkin's disease**
現在はホジキンリンパ腫といい、悪性リンパ腫の一つ。特殊ながん細胞を特徴とする。

**HDA　高濃度領域　high density area**
Ｘ線の吸収度が高い部分。Ｘ線画像では他領域より白く見える。

**HDAC　キロサイド大量療法　high dose Ara-C**
キロサイド（シタラビン）を大量投与する急性骨髄性白血病の治療法。地固め療法。

**HDCY　エンドキサン大量療法　high dose cycrophosphamide**
エンドキサン（シクロホスファミド）を大量投与する白血病の治療法。

**重要**
**HDF　血液濾過透析　hemodiafiltration**
血液透析と血液濾過を同時に行うもので、両者の長所を兼ね備えた血液浄化方法。

**重要**
**HDL　高比重リポ蛋白　high density lipoprotein**
血漿リポ蛋白質の一つ。末梢組織の脂質を肝臓に運ぶ。善玉コレステロール。

■ **リポ蛋白の種類**

| 種類 | 粒子 | 比重 |
|---|---|---|
| **HDL**：高比重リポ蛋白 | 7.5〜10 nm | 1.063〜1.210 g/mL |
| **LDL**：低比重リポ蛋白 | 18〜25 nm | 1.019〜1.063 g/mL |
| **IDL**：中間比重リポ蛋白 | 25〜30 nm | 1.006〜1.019 g/mL |
| **VLDL**：超低比重リポ蛋白 | 30〜80 nm | 0.960〜1.006 g/mL |

## HDL-C ▶▶▶ HDS

**重要** **HDL-C** **高比重リポ蛋白コレステロール**

high density lipoprotein cholesterol　血漿のHDLに含まれるコレステロール濃度。動脈硬化防止の因子とされる。

**HDMTX** **メトトレキサート大量療法** high dose methotrexate

代謝拮抗薬（抗悪性腫瘍薬）であるメトトレキサートの投与法。

**HDS** **長谷川式認知症スケール** Hasegawa dementia scale

主に9つの質問からなる、認知症を判断する簡易診断法。

### ■ 長谷川式認知症スケール

| | 質問内容 | | 配点 | |
|---|---|---|---|---|
| 1 | お歳はいくつですか？（2年までの誤差は正解） | | 0　1 | |
| 2 | 今日は何年の何月何日ですか？　何曜日ですか？（年、月、日、曜日、それぞれ1点） | 年 | 0　1 | |
| | | 月 | 0　1 | |
| | | 日 | 0　1 | |
| | | 曜日 | 0　1 | |
| 3 | 私たちがいまいるところはどこですか？（自発的に出れば2点。5秒後に、「家ですか？　病院ですか？　施設ですか？」から正しい選択をすれば1点） | | 0　1　2 | |
| 4 | これから言う三つの言葉を言ってみてください。あとでまた聞きますので、よく覚えておいてください（1・2のどちらかを選び、覚えてもらう。言えた数に応じて3〜0点）<br>1：(a) 桜　(b) 猫　(c) 電車　　2：(a) 梅　(b) 犬　(c) 自動車 | | 0　1<br>2　3 | |
| 5 | 100－7は？　それからまた7を引くと？　と質問する | 93 | 0　1 | |
| | | 86 | 0　1 | |
| 6 | 私がこれから言う数字を逆から言ってください（6-8-2、3-5-2-9の数字を逆の順番に言ってもらう） | 2-8-6 | 0　1 | |
| | | 9-2-5-3 | 0　1 | |
| 7 | 先ほど覚えてもらった言葉をもう一度言ってみてください（自発的に回答があれば各2点、もし回答がない場合は下のヒントを与え、正解であれば1点）　(a) 植物　(b) 動物　(c) 乗り物 | (a) | 0　1　2 | |
| | | (b) | 0　1　2 | |
| | | (c) | 0　1　2 | |
| 8 | これから5つの品物を見せます。それを隠しますので、何があったか言ってください（時計、はさみ、鍵、タバコ、くしなど、必ず相互に無関係なものを使用する。言えた数に応じて5〜0点） | | 0　1　2<br>3　4　5 | |
| 9 | 知っている野菜の名前をできるだけ多く言ってください（答えた野菜の名前を右欄に記入する。途中で詰まり、約10秒待っても出ない場合にはそこで打ち切る）　0〜5個＝0点　6個＝1点　7個＝2点　8個＝3点　9個＝4点　10個＝5点 | | 0　1　2<br>3　4　5 | |

● 30点満点で、20点以下のとき、認知症の可能性が高いと判断される
● 認知症患者の重症度別平均点　非認知症…24.3点　軽度認知症…19.1点
　　中等度認知症…15.4点　やや高度認知症…10.7点　高度認知症…4.0点

**HDV ▶▶▶ HE**

**HDV** **Ｄ型肝炎ウイルス** **P.221** hepatitis D virus

D型肝炎を起こすウイルス。B型肝炎ウイルスがなければ増殖できない。

**HE** **Ｅ型肝炎** **P.221** hepatitis E

E型肝炎ウイルスによる肝炎。経口感染する。主に発展途上国で発生し、妊婦での死亡率は約20%と高い。

**HE** **肝性脳症、肝性昏睡** hepatic encephalopathy

肝不全で見られる意識障害。重症度に従って5段階に分類される。血中のアンモニア濃度やアミノ酸比、脳波所見などが指標となる。

参 CHE **P.82**

■ **肝性脳症による昏睡度の分類**

| 昏睡度 | 状態 |
|---|---|
| Ⅰ | 睡眠・覚醒リズムの昼夜逆転、興奮、抑うつ、無関心など |
| Ⅱ | 軽い傾眠、見当識障害、計算・書字などの障害。羽ばたき振戦など |
| Ⅲ | 嗜眠、おびえ、せん妄・興奮など |
| Ⅳ | 昏睡、痛み刺激に反応 |
| Ⅴ | 深昏睡、すべての刺激に反応しない |

**HE** **硬性白斑** hard exudate

網膜や血管から漏出した成分が網膜に沈着したもので、糖尿病性網膜症などでみられる。

**HE, H&E** **ヘマトキシリンエオジン** hematoxylin and eosin

組織観察のための染色色素。核はヘマトキシリンで藍色に、細胞質はエオジンで淡紅色に染まる。

## Hem ▶▶▶ HES

### Hem, Hemo 痔核 hemorrhoids
肛門部の静脈がうっ血して瘤状になったもの。内痔核と外痔核の2種類がある。

### hemi 片麻痺 hemiplegia
(重要)
一側上下肢の運動麻痺。

■ 運動麻痺の分布分類

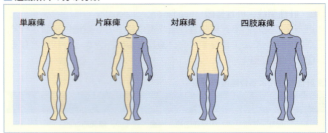

単麻痺　片麻痺　対麻痺　四肢麻痺

### HEN 在宅経腸栄養法 home enteral nutrition
経口摂取が困難な在宅患者の胃や腸に管を挿入し、栄養を送り込む方法。

### HEPA filter 高性能微粒子除去フィルター
(重要)
high efficiency particulate air filter　病原体を濾過するフィルター。手術室には外気を濾過して導入し、実験室からは室内の病原体などを濾過して排気するのに用いる。

### HER2 ヒト上皮細胞増殖因子受容体2型
human epidermal growth factor receptor type 2　HERと構造が似た蛋白質で、乳がんなどで検出される。HER2を過剰発現する乳がんは、ハーセプチン(一般名:トラスツズマブ)治療が効果的。

### HES 好酸球増多症候群 hypereosinophilic syndrome
(重要)
好酸球が異常に増加し、皮膚症状、臓器障害をもたらす症候群。

# HES ▶▶▶ HFOV

**HES　ヘスパンダー　hes**pander
代用血漿、体外循環希釈剤。

**HEV　E型肝炎ウイルス** P.221 **hepatitis E virus**
E型肝炎を起こすウイルス。生水や生肉などから経口感染する。

**HF　血液濾過　hemofiltration**
ヘモフィルターを用いた濾過装置を使って血液を浄化させる方法。
⊕ 主な血液浄化法 P.192

**H-FABP　ヒト心臓由来脂肪酸結合蛋白**
**human heart fatty acid-binding protein**　心筋の細胞質に存在する蛋白
質。心筋の障害時、すぐ血中に漏出する。急性心筋梗塞の早期診
断マーカー。⊕ 主な心筋マーカー P.189

**HFD　過大体重児　heavy for dates infant**
妊娠期間に比べて出生時の体重が重い新生児。母体に糖尿病があ
ると生まれることが多い。不当重量児。

**HFJV　高頻度ジェット換気　high-frequency jet ventilation**
人工呼吸法の一つ。ジェット流を気道に送り込んで換気を行う方
法。

**HFK　中空糸型人工腎臓　hollow fiber kidney**
透析装置の一つ。円筒状の容器の中に、細いストロー状の中空糸
膜が1万から2万本束ねられて入っている。

**HFMD　手足口病　hand-foot-mouth disease**
幼児・小児を中心にみられるエンテロウイルス感染症の一つ。口腔
粘膜、手や足などに現れる水疱が主症状。

**HFOV　高頻度振動換気　high-frequency oscillatory ventilation**
人工呼吸法の一つ。生理的呼吸回数の4倍以上の換気回数で振動
を発生させることにより換気を行う方法。

## HFS ▶▶▶ HHM

**HFS** **手足症候群** hand-foot syndrome

抗がん剤の副作用によって手足に現れる痛み、腫れ、発赤などの皮膚症状。

**HFV** **高頻度換気** high-frequency ventilation

非常に少ない1回換気量と、著しく増加させた換気回数で行う人工呼吸(HFJV、HFOV)の総称。

**HG** **低血糖症** hypoglycemia

正常下限値以下の血糖値でみられる神経症状。糖尿病や経口血圧降下剤服用中にはいきなり昏睡状態に陥る場合もある。

同 hypo P.208

**HG** **妊娠性疱疹、妊娠性ヘルペス** herpes gestationis

主に妊娠末期に発症し、浮腫性の紅斑と水疱が全身に現れる疾患。

**Hg** **水銀の元素記号** hydrargyrum(ラ)

**hG-CSF** **ヒト顆粒球コロニー刺激因子**

human granulocyte colony-stimulating factor　顆粒球を増やし、好中球の機能を高める作用がある活性物質。

**HGH** **ヒト成長ホルモン** human growth hormone

下垂体前葉から分泌され、骨や筋肉の成長に関する作用と代謝促進の作用をもつ。

**HHD** **高血圧性心疾患** hypertensive heart disease

長期にわたる高血圧によって左心室の壁が肥大し、心機能に異常が生じる疾患。

重要

**HHM** **悪性液性因子高カルシウム血症**

humoral hypercalcemia of malignancy　悪性腫瘍が産生する副甲状腺ホルモン関連蛋白(PTHrP P.363 )により、カルシウムの骨吸収や腎での吸収抑制が起こり発症する高カルシウム血症。

**HHNC ▶▶▶ HIV**

**HHNC** 高血糖性高浸透圧性非ケトン性昏睡
hyperglycemic hyperosmolar nonketotic coma 同 HONK **P.202**

**HHNKC** 高浸透圧性高血糖性非ケトン性昏睡
hyperosmolar hyperglycemic nonketotic coma 同 HONK **P.202**

**HHS** 視床下部・下垂体系 hypothalamic-hypophyseal system
視床下部ホルモンの分泌を介して下垂体系のホルモンを制御する、視床下部から下垂体にかけての神経内分泌系。

**重要 HI** 頭部外傷 head injury
頭部に外力が加わることで生じる頭皮、頭蓋骨、脳などの損傷。

**HID** 椎間板ヘルニア herniated intervertebral disc 同 HD **P.192**

**HIE** 低酸素性虚血性脳症 hypoxic ischemic encephalopathy
胎児期や分娩時の脳への酸素不足により起こる新生児の脳神経障害。

**HIH** 高血圧性脳内出血 hypertensive intracerebral hemorrhage
高血圧により動脈硬化が進み、脳内出血を起こす疾患。

**HIS** 病院情報システム hospital information system
病院内のさまざまな部門内情報を部門間で連結し、全体で統合化したコンピュータ化情報システム。

**HIT** 在宅輸液療法 home infusion therapy
自宅で薬剤や栄養剤を注入する方法。静脈に供給する在宅中心静脈栄養法と、胃腸に供給する在宅成分栄養経管栄養法がある。

**重要 HIT** 赤血球凝集抑制試験 hemagglutination inhibition test
同 HAI, HAIT **P.188**

**重要 HIV** ヒト免疫不全ウイルス human immunodeficiency virus
レトロウイルスの一つで、エイズを発症させるウイルス。

## H-J ▶▶▶ HLVS

 **H-J** ヒュー・ジョーンズ分類　Hugh-Jones classification

呼吸困難の重症度評価基準。

■ ヒュー・ジョーンズ分類

| 重症度 | 内容 |
|---|---|
| Ⅰ度 | 同年齢の健常者とほとんど同様に、労作、歩行、階段昇降ができる |
| Ⅱ度 | 同年齢の健常者とほとんど同様に労作可能だが、坂・階段の昇降は健常者なみにはできない |
| Ⅲ度 | 平地でも健常者のように歩けないが、自分のペースなら1マイル（1.6km）以上歩ける |
| Ⅳ度 | 休みなしでは50ヤード（約46m）も歩けない |
| Ⅴ度 | 会話、衣服の着脱にも息切れがする。息切れのため、外出できない |

 **HL** 高脂血症（脂質異常症）　hyperlipidemia

血液中の脂質が異常に多い状態をいう。

**HL** 聴力損失、難聴　hearing loss

 **HLA** ヒト白血球抗原　human leukocyte antigen

組織適合性抗原の一つで、遺伝子により型が決まる。

**HLHS** 左心形成不全症候群　hypoplastic left heart syndrome

左心系の低形成をきたす先天性心疾患。上行大動脈の低形成、僧帽弁・大動脈弁の閉鎖が典型。 参 主な先天性心疾患 P.444

**HLP** 高リポ蛋白血症　hyperlipoproteinemia

血中のリポ蛋白濃度が異常に上昇している病態。

**HLP*** ハロペリドール（haloperidol）

統合失調症に対する抗精神病薬。

**HLVS** 左室低形成症候群　hypoplastic left ventricle syndrome　同 HLHS

# HM ▶▶▶ HMSN

**HM 心雑音** しんざつおん heart murmur ハート マーマー

正常な心音以外に発生する音。機能性心雑音と病的心雑音がある。

### ■ 心雑音の種類

| 種類 | 特徴 | 考えられる疾患 |
|---|---|---|
| 収縮期駆出性雑音 | 駆出期に生じる漸増漸減性の雑音 | 肺動脈弁狭窄、大動脈弁狭窄、心房中隔欠損、肥大型心筋症 |
| 収縮期逆流性雑音 | 逆流が原因で生じる雑音。全収縮期を通して聞こえる | 心室中隔欠損、僧帽弁閉鎖不全、三尖弁閉鎖不全 |
| 拡張期逆流性雑音 | 逆流が原因で生じる漸減性の雑音 | 大動脈弁閉鎖不全、肺動脈弁閉鎖不全 |
| 拡張期ランブル | 狭窄により生じる低調な雑音 | 僧帽弁狭窄、三尖弁狭窄 |

**重要 HM 片麻痺性片頭痛** へんまひせいへんずつう hemiplegic migraine ヘミプリージック マイグレイン

片頭痛とともに、運動麻痺を生じる病態。

**HM, H.M. 手動弁** しゅどうべん hand movement ハンド ムーヴメント

眼前の手の動きの方向を判別できるかどうかによって視力を表す場合に用いる語。参 CF, C.F.（指数弁） P.79、LP（光覚弁） P.257

**重要 HMD ヒアリン膜症、肺硝子膜症** まくしょう はいしょうしまくしょう hyaline membrane disease ハイアリン メンブレイン ディジーズ

肺胞内側が好酸球の膜で覆われて呼吸が窮迫する疾患。未熟児にみられる。

**HMG, hMG ヒト閉経期ゴナドトロピン** へいけいき
human menopausal gonadotropin ヒューマン メノポーザル ゴナダトロウピン　閉経期の女性の尿中に多く含まれるホルモン。卵胞発育作用が強いため、不妊治療に用いられる。

**HMG-CoA ヒドロキシメチルグルタリル補酵素A** ほこうそエー
hydroxy-methylglutaryl-coenzyme A ハイドロキシー メシルグルタリル コウエンザイム エー　コレステロール合成の前駆体。

**HMSN 遺伝性運動感覚性ニューロパチー** いでんせいうんどうかんかくせい
hereditary motor and sensory neuropathy ヒレディタリー モーター アンド センソリー ニューロパシー　末梢神経疾患群の一つ。筋肉萎縮、脱力などを生じる進行性の遺伝性疾患。

201

## HMV ▶▶▶ HP

**重要 HMV** 在宅人工呼吸 home mechanical ventilation

**H&N** 頭頸部 head and neck

**HNKC** 高浸透圧性非ケトン性昏睡 hyperosmolar nonketotic coma
同 HONK

**HNPP** 遺伝性圧迫性ニューロパチー
hereditary neuropathy with liability to pressure palsies　末梢神経が圧迫
されることにより運動麻痺を生じる常染色体優性遺伝（AD P.21 ）
性の遺伝性疾患。

**HOA** 肥大性骨関節症 hypertrophic osteoarthropathy
関節炎、ばち指、長管骨骨膜新生などを特徴とする疾患。先天性
の場合と、呼吸器疾患などに合併した続発性の場合がある。

**重要 HOCM** 閉塞性肥大型心筋症 P.87
hypertrophic obstructive cardiomyopathy　肥大型心筋症のうち、肥厚
部分が心室上部の流出路付近にあるもの。

**Holter ECG** ホルター心電図 Holter electrocardiogram
心電図の記録が長時間できる携帯用の機器。

**HONK** 高浸透圧性非ケトン性高血糖昏睡
hyperosmolar nonketotic hyperglycemic coma　糖尿病の代謝性合併症。
著しい高血糖、高度の脱水、血漿高浸透圧によって生じる昏睡。
近年は、高血糖高浸透圧症候群と呼ばれることが多い。
同 HHNC, HHNKC P.199

**重要 HOT** 在宅酸素療法 home oxygen therapy
慢性呼吸不全患者が自宅に酸素供給器を設置して酸素吸入を行う
こと。参 LTOT（長期酸素療法）P.262

**HP** 血液灌流 hemoperfusion
血液を体外循環させ、活性炭などの吸着カラムで不要な物質を吸
着させて除去する血液浄化法。参 主な血液浄化法 P.192

**HP ▶▶▶ HPS**

**HP　病院　hospital**

**HP, Hp　ヘリコバクターピロリ　Helicobacter pylori**
胃潰瘍、十二指腸潰瘍の原因菌とされるらせん状のグラム陰性桿菌。

**HPF　強拡大　high power field**
顕微鏡を使用した高倍率視野。

**Hp-F　ヘパリン加新鮮血液　heparinized fresh whole blood**
血液凝固抑制剤のヘパリンを加えた新鮮な血液。

**HPG, hPG　ヒト下垂体性ゴナドトロピン、ヒト下垂体性腺刺激ホルモン　human pituitary gonadotropin**
下垂体前葉から分泌される卵胞刺激ホルモン（FSH P.170 ）と黄体形成ホルモン（LH P.251 ）を合わせた名称。

**HPL, hPL　ヒト胎盤性ラクトゲン　human placental lactogen**
胎盤から産生される代表的ホルモン。母体の糖・脂質代謝を介して胎児の発育に関与する。胎盤機能の指標。同 HCS, hcs（ヒト絨毛性ソマトマモトロピン） P.191

重要
**HPLC　高速液体クロマトグラフィー**
high performance liquid chromatography　溶液中の有機化合物を成分ごとに分離し、含有量を測定する機器。

重要
**HPN　在宅中心静脈栄養法　home parenteral nutrition**
在宅で行う中心静脈栄養法。高カロリー点滴で栄養状態を正常に維持する。

**HPr　ヒトプロラクチン　human prolactin**　同 PRL P.355

**HPS　肥厚性幽門狭窄症　hypertrophic pyloric stenosis**
幽門筋の肥厚により通過障害が起こり、噴出性に嘔吐する新生児の先天性消化器疾患。先天性幽門狭窄症（congenital pyloric stenosis）ともいう。

## HPT ▶▶▶ HRS

**HPT　副甲状腺機能亢進症　hyperparathyroidism**

原発性は副甲状腺の腫瘍や過形成、二次性は長期透析患者の腎機能低下が主な原因で、高カルシウム血症や骨粗しょう症を招く疾患。

**HPT　ヘパプラスチンテスト　hepaplastin test**

血液凝固検査の一つ。

**HPV　肝門脈　hepatic portal vein**

消化管から集められた血液が肝臓へと流れ込む部分の血管。

**HPV　ヒト乳頭腫ウイルス　human papilloma virus**

主に性行為によって粘膜や上皮に感染するウイルス群。子宮頸がんの原因となるタイプがあり、ワクチンも製造されている。

**HR　心拍数　heart rate**

心臓が1分間に拍動する回数。

**Hr　尿　Harn（独）**

**HRCT　高分解能コンピュータ断層撮影**

high-resolution computed tomography　薄いスライス厚（0.5mm）、多列化、撮影時間の短縮が可能となった高精度のCT。

**HREH　高レニン本態性高血圧症　high-renin essential hypertension**

レニン・アンジオテンシン系が高血圧の成因・病態に重要なかかわりをもつ悪性高血圧。

**HRmax　最大心拍数　maximum heart rate**

運動負荷の上昇に伴って増加する心拍数のうち、最大の拍動数。

**HRQOL　健康関連QOL　health related QOL**

患者の身体機能、精神機能なども考慮した医学領域におけるQOL。

**HRS　肝腎症候群　hepato-renal syndrome**

肝硬変や肝不全など重症な肝障害に合併した急性腎不全を指す。

## HRT ▶▶▶ HSE

**重要** **HRT　ホルモン補充療法**　hormone replacement therapy

更年期障害やホルモン依存性がん（子宮体がん、前立腺がんなど）に対して行うホルモン剤を用いた治療法の総称。

**重要** **HS　遺伝性球状赤血球症**　hereditary spherocytosis

溶血性貧血の一つ。赤血球膜成分のスペクトリンの欠損により、赤血球が球状になって機能低下する常染色体劣性遺伝（AR **P.40** ）疾患。

**HS　心音**　heart sound

拍動に伴って起こる心臓の物理的な音。

**HS　心気症**　hypochondriasis

神経症の一つ。身体的異常が認められないのにからだの症状を訴え、重病と思い込んでしまうもの。

**HS　単純疱疹**　herpes simplex

単純疱疹ウイルス感染による皮膚疾患。口唇ヘルペスと性器ヘルペスに大別される。

**HSAN　遺伝性感覚自律性ニューロパチー**

hereditary sensory and autonomic neuropathy　末梢神経疾患群の一つ。感覚消失と発汗欠如が生じる進行性の常染色体優性の遺伝性疾患。

**HSCR　ヒルシュスプルング病**　Hirschsprung disease

腸の蠕動運動をつかさどる神経節細胞の欠如により、慢性の便秘によって大腸が拡張する先天性疾患。

**重要** **HSCT　造血幹細胞移植**　hematopoietic stem cell transplantation

白血病や再生不良性貧血の患者に、造血幹細胞を移植する治療法。

**HSE　単純ヘルペス脳炎**　herpes simplex encephalitis

単純ヘルペスウイルスの感染による脳炎。急激な発熱、痙攣発作などが起こり、重症化しやすい。

205

**HSG ▸▸▸ HTO**

**重要 HSG　子宮卵管造影法**　hysterosalpingography
子宮・卵管腔に造影剤を注入し、X線で撮影する検査。不妊症の検査に使われる。

**重要 HSP　遺伝性痙性対麻痺**　hereditary spastic paraplegia
同 FSP（家族性痙性対麻痺）**P.170**

**重要 HSP　ヘノッホ・シェーンライン紫斑病**　Henoch-Schönlein purpura
同 SHP　**P.412**

**重要 HSV　単純疱疹ウイルス、単純ヘルペスウイルス**
herpes simplex virus　単純疱疹（HS）を引き起こすウイルス。1型は口唇ヘルペスなど、2型は性器ヘルペスなどの原因となる。

**重要 HT　高血圧**　hypertension
血圧が正常範囲を超えている状態で、高いほど虚血性心疾患、脳卒中などの合併症のリスクが高まる。同 HBP　**P.190**

**HT　ハバードタンク**　Hubbard's tank
水治療の一つ。筋力低下があっても、寝たままの状態で渦流浴、気泡浴が行える。

**5-HT　5-ヒドロキシトリプタミン**　5-hydroxytryptamine
セロトニンともいい、脳内の神経伝達物質。

**重要 Ht　身長**　height

**重要 Ht　ヘマトクリット値**　hematocrit
血液中に占める血球成分の比率。貧血症、多血症の指標。
同 Hct, hct　**P.191**

**重要 HTLV　ヒトT細胞白血病ウイルス**　human T-cell leukemia virus
レトロウイルスの一つ。1型は成人T細胞白血病やHTLV1関連脊髄症の原因。2型は中南米の麻薬静注者に多い。

**HTO　高位脛骨骨切り術**　high tibial osteotomy
O脚を矯正することで痛みを軽症化する変形性膝関節症の治療法。

206

## ■HTO（高位脛骨骨切り術）

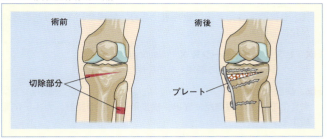

### HTR 溶血性輸血副作用、溶血性輸血反応　hemolytic transfusion reaction
輸血後24時間以内に起こる急性溶血性副作用。多くはABO不適合輸血直後の血管内溶血。急性溶血性輸血副作用（AHTR P.28 ）ともいう。参 DHTR（遅発性溶血性輸血反応） P.117

### HU* ヒドロキシ尿素、ヒドロキシカルバミド
（hydroxyurea, hydroxycarbamide）　慢性骨髄性白血病に対する抗悪性腫瘍薬。

### HUS 溶血性尿毒症症候群　hemolytic uremic syndrome
腸管出血性大腸菌感染時に合併症として起こることが多い腎臓微小血管の病変。溶血性貧血、血小板減少、急性腎不全を主徴とする。

### HV 外反母趾　hallux valgus
足の親指が小指側に曲がる症状。

### HV ヒス・心室時間　His ventricular interval
ヒス束心電図（HBE）における、ヒス束電位のH波から、心室電位のV波までの時間のこと。興奮がヒス束から心室筋に達するまでの時間。

### HVA ホモバニリン酸　homovanillic acid
ドパミンの最終代謝産物。神経芽細胞腫などの指標。

**HVS ▶▶▶ HZV**

**HVS　過換気症候群**　hyperventilation syndrome
ストレスや不安によって過呼吸になり、動悸やめまいなどの症状が起こる疾患。

**HX　ヒスチオサイトーシス X**　histiocytosis X
ランゲルハンス細胞の増殖・浸潤を伴う疾患の総称。

**重要 Hx　病歴**　history
患者の既往歴、現病歴、経過、検査所見などの経歴。カルテに記載する。

**Hy　遠視**　hyperopia, hypermetropia
眼球に入ってくる平行光線が網膜の後方で焦点を結ぶ状態。

**Hy　ヒステリー**　Hysterie（独）
一般的に、心理的ストレスがかかることで身体機能に障害が起こってくる精神疾患。

**腫瘍 HYD\*　ヒドロキシウレア、ヒドロキシカルバミド**
（hydroxyurea, hydroxycarbamide）　同 HU **P.207**

**重要 hypo　低血糖症**　hypoglycemia　同 HG **P.198**

**重要 HZ　帯状疱疹**　herpes zoster
初感染時は水痘になり、潜伏感染の活性化では痛みを伴う小水疱が神経走行に沿って帯状に生じる。

**重要 Hz　ヘルツ**　hertz
周波数、振動数の単位。

**HZV　帯状疱疹ウイルス**　herpes zoster virus
初感染時に水痘を起こすヘルペスウイルス。治癒後も神経節の中に潜んで存在し続け、再び出現したときは帯状疱疹を引き起こす。
参 HZ

**I ▶▶▶ IADL**

## I

**I** 回腸 ileum

空腸から続く小腸の一部で、盲腸へとつながる。

**IA** インドシアニングリーン蛍光眼底撮影

indocyanine green angiography　静脈にインドシアニンを注射し、眼底カメラで眼底の血管を撮影する検査。糖尿病網膜症、加齢黄斑変性症などに適応。 参 ICG P.212

**IA** 人工流産 induced abortion 同 AA P.11

**I/A** 灌流・吸引 irrigation / aspiration

患部に灌流液を注入し、除去組織とともに吸引する方法。白内障手術で用いられる。

**IAA** 回腸肛門吻合術 ileo-anal anastomosis

潰瘍性大腸炎などに対する大腸全摘手術の一つ。歯状線のところまで粘膜を切除して回腸囊を吻合する方法。直腸粘膜が残らないので再燃の可能性がない。

**IAA** 大動脈弓離断症 interruption of aortic arch

重要

大動脈弓の一部が完全に欠損し、離断している先天性疾患。

参 主な先天性心疾患 P.444

**IABP** 大動脈内バルーンパンピング法 intraaortic balloon pumping

重要

心機能が低下した際、大動脈内に挿入したバルーンにポンプの役割を与え、心臓のポンプ機能を補助する治療法。

**IADHS** 抗利尿ホルモン分泌異常症

syndrome of inappropriate antidiuretic hormone 同 SIADH P.413

**IADL** 手段的日常生活動作 instrumental activities of daily living

重要

日常生活動作（ADL P.22 ）より複雑な、家事、外出、金銭管理などの応用動作をいう。高齢者の社会環境への適応度評価法。

209

## IAR ▶▶▶ IBM

**IAR** 即時型喘息反応 immediate asthmatic reaction

喘息反応の一つで、発作が15〜20分後に最大になり、1時間程度でおさまるもの。

**IARF** 虚血性急性腎不全 ischemic acute renal failure

ショックや腎動脈の閉塞で腎臓への血流低下により起こる腎不全。

**IAS** 心房中隔 interatrial septum

右心房と左心房の間の壁。

**IAV** 間欠的補助換気 intermittent assisted ventilation 同 IMV P.224

**IB** 間接ビリルビン indirect bilirubin 同 I-Bil、参 D-Bil P.110

**IB** 封入体 inclusion body

細胞内に形成される微小な構造物。ウイルス感染、重金属中毒、封入体筋炎（IBM）、先天性ミオパチーなど、原因により集積物質も異なる。参 IC（封入体性結膜炎）

**IBA** 骨皮質指数 index bone area

骨量の指標。

**IBD** 炎症性腸疾患 inflammatory bowel disease

原因不明の下痢、血便が続く疾患の総称。潰瘍性大腸炎とクローン病がある。若年の成人に多くみられる。

**I-Bil, I-BIL** 間接ビリルビン indirect bilirubin

肝細胞で処理される前の、グルクロン酸と抱合していないビリルビン。非抱合型ビリルビン。同 IB、参 D-Bil P.110 , T-Bil P.438

**IBL** 免疫芽球性リンパ節症 immunoblastic lymphadenopathy

中高年の男性に多いT細胞性リンパ腫。皮疹、全身リンパ節腫脹、肝腫、脾腫などの症状を呈する。

**IBM** 封入体筋炎 inclusion body myositis

筋への炎症性細胞浸潤が特徴とされ、筋力低下、筋萎縮がみられる進行性の筋疾患。

# IBS ▶▶▶ ICA

**重要** **IBS** **過敏性腸症候群** irritable bowel syndrome
器質的な病変がなく、便通異常や腹部症状が続く症候群。精神的なセルフコントロールにより改善をめざす。 ⧈ ICS P.214

**IBW** **標準体重、理想体重** ideal body weight
身長をもとに算出する健康的な体重。BMI（体格指数 P.59 ）が22のとき、標準体重とされる。

**重要** **IC** **インフォームドコンセント** informed consent
説明と同意。病状や治療方針について、医療者側が患者に十分な説明をして、それを患者が理解・納得し、同意すること。

**重要** **IC** **間欠性跛行** intermittent claudication
歩くと痛みやしびれで歩行困難になるが、休むと再び歩行可能となる状態。閉塞性動脈硬化症や腰部脊柱管狭窄症などが原因疾患。

**IC** **間質性膀胱炎** interstitial cystitis
原因不明の炎症が膀胱に起こり、頻尿、膀胱痛などの症状が現れる、女性に多い疾患。

**IC** **最大吸気量、深吸気量** inspiratory capacity
安静時の最終吸気位から、さらに可能な最大の吸気量。
⧈ 肺気量分画 P.475

**IC** **封入体性結膜炎、クラミジア結膜炎** inclusion conjunctivitis
性交や産道などからのクラミジア感染により発症する疾患。通常の結膜炎治療に反応せず、長期化する。 ⧈ IB（封入体）

**重要** **i.c.** **食間** inter cibos（ラ）
処方箋用語。食事と食事の間に服用すること。

**重要** **ICA** **膵島細胞抗体** islet cell antibody
膵島細胞に対する自己抗体。1型糖尿病の指標。

**重要** **ICA** **内頸動脈** P.28 internal carotid artery
左右の総頸動脈から分岐する動脈の一つで、脳へ給血する。

211

### ICCE 水晶体嚢内摘出術、白内障嚢内摘出術
intracapsular cataract extraction　濁った水晶体をすべて摘出する白内障の手術法。

### ICD 植込み型除細動器 implantable cardioverter defibrillator
重症不整脈を治療するために体内に埋め込む除細動器。

■ ICD（植込み型除細動器）

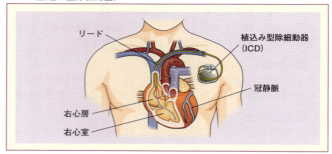

### ICD 国際疾病分類　International Classification of Diseases
WHOによる疾病に関する統計のための分類。

### ICE* イホスファミド＋カルボプラチン＋エトポシド
（ifosfamide＋carboplatin＋etoposide）　非ホジキンリンパ腫に対する併用化学療法。

### ICF 国際生活機能分類
International Classification of Functioning, Disability, and Health　WHOによる生活機能と障害に関する分類。

### ICF 細胞内液 intracellular fluid
体液のうち細胞内に存在するもの。

### ICG インドシアニングリーン indocyanine green
肝機能・循環機能検査や眼底検査に用いられる蛍光色素。

**ICH ▶▶▶ ICP**

**重要** **ICH** 頭蓋内血腫 (ずがいないけっしゅ) intracranial hematoma (イントラクレニアル ヒマトゥーマ)

脳内または脳と頭蓋骨の間に血液がたまった状態。

**重要** **ICH** 脳内出血 (のうないしゅっけつ) intracranial hemorrhage (イントラクレニアル ヒモリッジ)

脳の血管が破裂して起こる出血。

**重要** **ICM** 特発性心筋症 (とくはつせいしんきんしょう) **P.87** idiopathic cardiomyopathy (イディオパシック カーディオマイオパシー)

病態によって肥大型と拡張型に大別される原因不明の心筋疾患。

**同** IMD (虚血性心筋障害) **P.223**

**重要** **ICN** 感染管理看護師 (かんせんかんりかんごし) infection control nurse (インフェクション コントロール ナース)

感染症対策を行うための専門的な教育と認定を受けた看護師。

■ 専門看護師・認定看護師・認定看護管理者（日本看護協会）

| | 看護分野（特定分野） |
|---|---|
| 専門看護分野 | ●がん看護　●精神看護　●地域看護　●老人看護　●小児看護　●母性看護　●慢性疾患看護　●急性・重症患者看護　●感染症看護　●家族支援　●在宅看護 |
| 認定看護分野 | ●救急看護　●皮膚・排泄ケア　●集中ケア　●緩和ケア　●がん化学療法看護　●がん性疼痛看護　●訪問看護　●感染管理　●糖尿病看護　●不妊症看護　●新生児集中ケア　●透析看護　●手術看護　●乳がん看護　●摂食・嚥下障害看護　●小児救急看護　●認知症看護　●脳卒中リハビリテーション看護　●がん放射線療法看護　●慢性呼吸器疾患看護　●慢性心不全看護 |
| 認定看護管理者 | 「本会認定看護管理者認定審査に合格し、管理者として優れた資質を持ち、創造的に組織を発展させることができる能力を有すると認められた者をいう」（日本看護協会より） |

**ICN** 国際看護師協会 (こくさいかんごしきょうかい) International Council of Nurses (インターナショナル カウンシル オブ ナーシズ)

世界130か国以上の看護師協会からなる団体。看護従事者の社会的経済的地位の向上と看護の発展などを目的とする。

**ICP** 感染対策実践者 (かんせんたいさくじっせんしゃ) infection control practitioner (インフェクション コントロール プラクティショナー)

感染症対策を行う専門家。

213

## ICP ▶▶▶ ICT

**重要** **ICP** 頭蓋内圧 intracranial pressure
頭蓋内にかかる圧力。

**重要** **IC-PC** 内頸動脈・後交通動脈分岐部
internal carotid-posterior communicating artery 分岐の豊富な大脳動脈輪（ウィリス動脈輪）の中にあり、脳動脈瘤の三大好発部位の一つ。

**重要** **ICS** 過敏性（大）腸症候群 irritable colon syndrome 同 IBS P.211

**重要** **ICS** 刺激伝導系 impulse conducting system
心臓の電気的興奮の伝達路。

■ 心臓の刺激伝導系

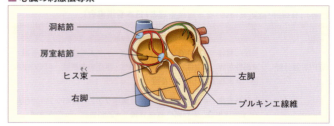

洞結節
房室結節
ヒス束
右脚
左脚
プルキンエ線維

**ICSA** 膵島細胞膜抗体 islet cell surface antibody
膵島細胞膜に対する自己抗体。1型糖尿病の指標。

**ICSI** 卵細胞質内精子注入法 intracytoplasmic sperm injection
1個の精子を卵子細胞質内に直接注入する体外受精法。

**ICT** 間接クームス試験 indirect Coombs test
血液型不適合の副作用を起こす不規則抗体（不完全抗体）の検出検査。不適合輸血や新生児溶血性疾患の予防に役立つ。
参 CT（クームス試験） P.102

**ICT** 感染対策チーム infection control team
院内感染から患者や職員を守るために、医師、看護師、薬剤師、臨床検査技師などが活動を行う専門組織。

# ICT ▶▶▶ ICU

**ICT** 冠動脈内血栓溶解療法 intracoronary thrombolysis

冠動脈の血栓を溶解する治療法。血栓溶解剤を静脈内に投与する方法（IVCT P.231 ）と、冠動脈に直接投与する方法（PTCR P.362 ）がある。

**ICT** 頭蓋内腫瘍 intracranial tumor

頭蓋内に発生する腫瘍で、脳実質またはそれ以外の脳神経、髄膜などに発生、または転移した腫瘍のこと。

**ICT** 術前化学療法 induction chemotherapy

術前に抗がん剤を投与し、がん細胞を縮小させてから手術を行う方法。

**重要 ICU** 集中治療部［室］ intensive care unit

重篤な患者の治療を高度な技術を用いて集中的に行う部門。

### ■ 専門的な集中治療部［室］

| 名称 | 略語 |
|---|---|
| 冠疾患集中治療部 | **CCU** (coronary care unit) |
| （新生児）回復治療部 | **GCU** (growing care unit) |
| 腎疾患集中治療部 | **KICU** (kidney intensive care unit) |
| 母体胎児集中治療部<br>＝周産期集中治療部 | **MFICU** (maternal fetal intensive care unit)<br>＝**PICU** (perinatal intensive care unit) |
| 脳神経外科集中治療部 | **NCU** (neurosurgical care unit) |
| 新生児集中治療部 | **NICU** (neonatal intensive care unit) |
| 小児集中治療部 | **PICU** (pediatric intensive care unit) |
| （重症）呼吸（不全）集中治療部 | **RCU** (respiratory care unit) |
| 脳卒中集中治療部 | **SCU** (stroke care unit) |
| 外科系集中治療部 | **SICU** (surgical intensive care unit) |

## ID ▶▶▶ Id

**重要 ID　皮内注射（ひないちゅうしゃ）** intradermal injection, intracutaneous injection

薬を表皮と真皮の間に投与する注射。

### ■ 注射の種類

| 種類 | 方法 |
|---|---|
| ID：intradermal injection<br>皮内注射 | 表皮と真皮の間の皮内に薬物を注入する<br>例 ツベルクリン反応、アレルギー反応の有無の判定など |
| SC：subcutaneous injection<br>皮下注射 | 皮膚と筋層の間の皮下組織内に薬物を注入し、毛細血管に吸収させる<br>例 インスリン注射など |
| IM：intramuscular injection<br>筋肉(内)注射 | 毛細血管が豊富な筋肉内組織に薬物を注入する<br>例 薬物の刺激性が強い場合、吸収されにくい薬物の場合など |
| IV：intravenous injection<br>静脈(内)注射 | 静脈内に薬物を直接注入する。即効性があり、緊急を要する場合に有効。ショックや副作用など危険も大きい |
| IP：intraperitoneal injection<br>腹腔内注射（ふくくう） | 腹腔内の臓器と腹壁の間に薬物を注入する |
| その他 | 動脈内注射（抗生物質や抗がん薬、造影剤など）、硬膜外腔内注射（局所麻酔など）は、医師によって実施される |

**ID　免疫不全（めんえきふぜん）** immunodeficiency

免疫機構の機能不全のため、感染症に対する抵抗力が低下した状態。機能が低下する系により特異的と非特異的に分けられる。また、免疫系自体に欠陥のある原発性と、ほかの疾患に起因する続発性に分けられる。

**I&D　切開・排膿（せっかい・はいのう）** incision and drainage

病巣部分をメスで切開し、中の膿（のう）を出す処置。

**Id　イディオタイプ** idiotype

免疫グロブリンがそれぞれ保有している独自の抗原結合部位による型。

**IDA ▶▶▶ IDV**

**重要**
### IDA 鉄欠乏性貧血 iron deficiency anemia
ヘモグロビンを合成する鉄が不足することにより起こる貧血。若年者や閉経前の女性に多い。

**重要**
### IDDM インスリン依存性糖尿病（1型糖尿病）
insulin dependent diabetes mellitus 自己免疫により膵臓のβ細胞が破壊されて絶対的なインスリン不足に陥る疾患。大部分は20歳以下で発症し、原因不明。インスリン治療が必須。

### IDK 膝関節内障 internal derangement of knee
膝（ひざ）関節を構成している骨、半月板、靱帯などの、外傷による損傷・障害の総称。

### IDL 中間比重リポ蛋白 intermediate density lipoprotein
肝臓で低比重リポ蛋白（LDL）に分解される代謝中間体。超低比重リポ蛋白（VLDL）と低比重リポ蛋白（LDL）の中間の比重。

参 リポ蛋白の種類 **P.193**

**腫瘍**
### IDR* イダルビシン（idarubicin）
アントラサイクリン系の抗悪性腫瘍薬。骨髄性白血病の治療に用いる。

**重要**
### IDSEP 死腔負荷呼吸訓練法
increased dead space and expiratory pressure COPD患者に口すぼめ呼吸を容易に行わせるための呼吸補助器具。

**抗ウ**
### IDU* イドクスウリジン（idoxuridine）
単純ヘルペス性角膜炎の治療に眼軟膏や点眼薬として用いる抗ウイルス薬。

**抗ウ**
### IDV* インジナビル（indinavir）
後天性免疫不全症候群（エイズ）の治療に用いる抗ウイルス薬。プロテアーゼ阻害剤。

## IE ▶▶▶ iFOBT

**重要** **IE** **感染性心内膜炎** *インフェクティブ エンドカーダイティス* infective endocarditis

心臓の内膜に微生物の感染が起こって引き起こされる疾患。

同 AIE P.29

**重要** **IEA** **下腹壁動脈** *インフィアリアー エピガストリック アーテリー* inferior epigastric artery

下腹部の筋肉の間にある動脈で、下腹壁静脈と伴行しながら上腹壁動脈につながる。

**IEM** **先天代謝異常** *インボーン エラーズ オブ メタボリズム* inborn errors of metabolism

先天的に代謝が阻害されている遺伝性疾患。フェニルケトン尿症、クレチン症など。

**I/E ratio** **吸気時間・呼気時間比**
*インスパイラトリー タイム エクスピラトリー タイム レイシオ* inspiratory time / expiratory time ratio 人工呼吸器に関する用語。空気が肺に入ってくる吸気時間と、空気が肺から出ていく呼気時間の比率。

**IF** **免疫蛍光法** *イミュノフルオレッセンス* immunofluorescence

抗体に蛍光色素を結合させ、蛋白質の発現などを蛍光画像で観察する方法。

**IFG** **空腹時血糖障害** *インペアード ファスティング グルコウス* impaired fasting glucose

同 IGT（耐糖能障害） P.220

**腫瘍** **IFM*** **イホスファミド**（ifosfamide）

さまざまな固形腫瘍の治療に用いる抗悪性腫瘍薬。

**重要** **IFN** **インターフェロン** *インターフェロン* interferon

ウイルス増殖抑制作用をもつサイトカイン。$\alpha$、$\beta$、$\omega$の3種がある I 型と、$\gamma$ が属する II 型がある。$\alpha$はC型肝炎や多発性骨髄腫、$\beta$はC型肝炎や多発性硬化症などの治療に用いられる。

**iFOBT, IFOBT** **免疫学的便潜血検査** *イミュノ フィーカル オカルト ブラッド テスト* immuno fecal occult blood test

便潜血検査の方法の一つ。ヒトヘモグロビン抗体を用いて潜血の有無を検出する方法。

**Ig ▶▶▶ IgE**

**重要** **Ig　免疫グロブリン**　immunoglobulin

抗体のこと。Bリンパ球が産生する蛋白質で、体内に侵入した異物を抗原抗体反応により認識して免疫反応を起こす。

■ヒト免疫グロブリン（抗体）の種類

| 種類 | Ig占有率 | 特徴 |
|---|---|---|
| IgG | 70～75% | 血液中に最も多く含まれる抗体。種々の抗原（細菌、ウイルスなど）に対する抗体を含んでいる。胎盤通過性があり、胎児の免疫反応に役立つ |
| IgA | 10～15% | 腸管・気道などの粘膜や、初乳中に多く含まれる。局所での細菌やウイルス感染の予防に役立っている |
| IgM | 10% | 細菌やウイルスに感染したときに最初に作られる抗体。IgMが作られたあとに、IgGが作られる |
| IgD | 1%以下 | 血清中に微量存在するが、臨床的意義は不明 |
| IgE | 極微量 | 喘息や花粉症などのアレルギーを引き起こす抗体 |

**重要** **IgA　免疫グロブリンA**　immunoglobulin A

抗体蛋白の一つ。腸管・気道などの粘膜や、初乳中に多くあり、感染予防に役立っている。参ヒト免疫グロブリン（抗体）の種類

**IgA-NP　IgA腎症**　IgA nephropathy

腎糸球体に免疫グロブリンA（IgA）が沈着し、濾過できないために機能低下を起こす慢性腎炎。

**重要** **IgD　免疫グロブリンD**　immunoglobulin D

抗体蛋白の一つ。血清中に微量存在し、臨床的意義は不明。
参ヒト免疫グロブリン（抗体）の種類

**重要** **IgE　免疫グロブリンE**　immunoglobulin E

抗体蛋白の一つ。喘息や花粉症、アナフィラキシー反応などに関係する。参ヒト免疫グロブリン（抗体）の種類

219

**IGF** **インスリン様成長因子** insulin-like growth factor

インスリンに構造が類似した細胞増殖因子。IGF-1とIGF-2の２種類があり、正常な成長と健康維持に重要な役割を果たす。

**IgG** **免疫グロブリンG** immunoglobulin G

抗体蛋白の一つ。血液中に最も多く含まれる免疫グロブリンで、さまざまな抗原に対する抗体を有している。
参 ヒト免疫グロブリン（抗体）の種類 **P.219**

**IgM** **免疫グロブリンM** immunoglobulin M

抗体蛋白の一つ。感染時、最初に作られる抗体。のちにIgG、IgAが作られる。参 ヒト免疫グロブリン（抗体）の種類 **P.219**

**IGT** **耐糖能障害** impaired glucose tolerance

糖尿病の検査において、正常型にも糖尿病型にも属さない群。２型糖尿病を発症するリスクが高く、境界型糖尿病ともいわれる。
同 IFG（空腹時血糖障害） **P.218**

**IGTT** **経静脈的ブドウ糖負荷試験** intravenous glucose tolerance test

ブドウ糖を静脈から投与して行う負荷試験。経口的負荷に比べて、消化管因子に影響されない血糖反応を調べられる。同 IVGTT **P.232**

**IH** **感染性肝炎** infectious hepatitis

感染による肝臓の炎症。最も多いのがウイルスによるもので、とくに感染率が高いのがＡ型・Ｂ型・Ｃ型肝炎。

■ ウイルス肝炎の特徴

| 種類 | 原因ウイルス | ウイルス形態 | 感染 | 発症 |
|---|---|---|---|---|
| Ａ型肝炎 | HAV | RNA | 経口 | 急性肝炎が多い |
| Ｂ型肝炎 | HBV | DNA | 経皮、血液、産道 | 慢性肝炎、劇症肝炎が多い |
| Ｃ型肝炎 | HCV | RNA | 経皮、まれに出産時 | 慢性肝炎が多い |

| D型肝炎 | HDV | RNA | 経皮、(血液) | B型肝炎ウイルス感染下でのみ感染する |
| E型肝炎 | HEV | RNA | 経口 | 多くは自然消失・治癒する。妊婦は重症化しやすい |

## IH 鼠径ヘルニア inguinal hernia

腹膜や腸の一部が鼠径部の筋膜の間から脱出する疾患。いわゆる脱腸。

## IH 抑制ホルモン inhibiting [inhibitory] hormone

ホルモンの血中濃度が高い場合、ホルモンバランスを調節するフィードバック機構により分泌されるホルモン。

## IHBD 肝内胆管 intrahepatic bile duct

肝細胞から分泌される胆汁が流れる総胆管のうち、肝臓の内部にある部分。

### ■ 胆管・門脈・肝動脈の構造

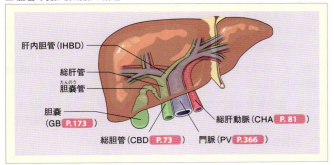

## IHBT 不適合溶血性輸血(病) incompatible hemolytic blood transfusion

血液型不適合輸血によって血管内で生じる溶血反応。

## IHD ▶▶▶ IIP

**重要** **IHD** **虚血性心疾患** ischemic heart disease
冠動脈の狭窄や閉塞により、心筋への血流が阻害されることで起こる疾患の総称。同 CAD（冠動脈疾患） P.69

**化学** **IHMS\*** **イソニコチン酸ヒドラジドメタンスルホン酸**
（isoniazid sodium methanesulfonate） 抗結核薬。

**重要** **IHP** **特発性副甲状腺機能低下症** idiopathic hypoparathyroidism
副甲状腺ホルモンの作用不全によって、低カルシウム血症、高リン血症などをきたす疾患。

**IHPH** **肝内門脈圧亢進症** intrahepatic portal hypertension 主に肝硬変により肝臓内で門脈圧が異常に上がった状態。肝臓を迂回する側副血行路が形成され、脾腫や食道静脈瘤が形成される。

**重要** **IHSS** **特発性肥厚性大動脈弁下部狭窄症**
idiopathic hypertrophic subaortic stenosis 心室中隔の上部が肥厚しているために左室流出路の狭窄や僧帽弁の運動異常が起こる疾患。めまい、狭心症、突然死を起こしやすい。

**IICP** **頭蓋内圧亢進** increased intracranial pressure
頭蓋内の圧力が異常に高まり、脳組織が圧迫される状態。進行すると呼吸障害、徐脈、意識障害などを生じる。

**IIDM** **インスリン非依存性糖尿病** insulin independent diabetes mellitus
同 NIDDM P.299

**IIEF5** **国際勃起機能スコア** international index of erectile function 5
ED（勃起障害）の治療判定やスクリーニングに用いられる国際基準。

**重要** **IIP** **特発性間質性肺炎** idiopathic interstitial pneumonia
肺胞壁が炎症を起こして線維化し、呼吸困難となる原因不明の難病で、7種類の疾患が含まれる。特定疾患に指定され、公費治療の対象。

**IL ▶▶▶ IMF**

**重要**
## IL　インターロイキン　interleukin
サイトカインの一つ。免疫の形成に関係するリンパ球の増殖・分裂を誘導する因子。

**重要**
## ILBBB　不完全左脚ブロック　incomplete left bundle branch block
心臓の刺激伝導系のうち、左脚が障害された状態。QRS幅が0.1秒以上、0.12秒未満のもの。

**重要**
## IM　筋肉注射　intramuscular injection
薬液を筋肉内に投与する注射。吸収は皮下注射より速く、静脈注射より遅い。**参** 注射の種類 **P.216**

**重要**
## IM　伝染性単核球症　infectious mononucleosis
4歳ごろ以降にイー・ビー・ウイルス（EB **P.132** ）に初感染すると発症する急性熱性疾患。唾液による感染が多く、キス病とも呼ばれる。予後は比較的良好。

**重要**
## IMA　下腸間膜動脈 **P.30**　inferior mesenteric artery
腹大動脈より分岐して左下方に走り、結腸間膜に入る動脈。

## IMA　内乳動脈　internal mammary artery　**同** ITA（内胸動脈）**P.230**

## IMC　内膜中膜複合体　intimal-medial complex
血管の内膜と中膜を合わせたもの。頸動脈エコーによる動脈硬化の診断時に、内膜と中膜の区別がつかないため、その複合体として厚さを計測する。

**重要**
## IMD　虚血性心筋障害　ischemic myocardial damage
動脈硬化による狭窄や閉塞で心筋に血液が供給されずに起こる障害。**同** ICM（特発性心筋症）**P.213**

**重要**
## IMF　顎間固定　intermaxillary fixation
歯科矯正や顎骨の骨折に対する整復手術後、咬み合わせが正しい位置で固定すること。

223

**131I-MIBG ▶▶▶ INO**

**重要** **131I-MIBG** **131I-メタヨードベンジルグアニジン**

131 I - metaiodobenzylguanidine　心臓交感神経の機能の画像検査であるシンチグラフィーに用いる放射性ヨウ素の標識化合物。

**中枢** **IMIP**＊ **イミプラミン**（imipramine）

抗うつ薬。

**重要** **IMN** **伝染性単核症** infectious mononucleosis　同 IM P.223

**外皮** **IMT**＊ **インドメタシン**（indomethacin）

強力な非ステロイド性抗炎症薬。

**重要** **IMV** **間欠的強制換気** intermittent mandatory ventilation

人工呼吸器の換気モード。患者の自発呼吸に合わせて、一定時間ごとに強制換気を上乗せする方法。同 IAV（間欠的補助換気）P.210

**化学** **INAH**＊ **イソニコチン酸ヒドラジド**（イソニアジド）

（isonicotic acid hydrazid）　抗結核薬。

**重要** **IND** **治験新薬** investigational new drug

開発過程の最終段階である治験で試される新薬。

**漢方** **Inf**＊ **インフサム**（infusium）

細かく切った植物などの生薬を水に浸して抽出した薬用成分。漢方医薬やハーブ療法で用いる。

**重要** **inj , Inj** **注射、注入** injection

**Innom** **無害性心雑音** innocent murmur

異常ではない心臓の雑音。多くは小児で聞かれ、成長すると消失する。

**INO** **核間性眼筋麻痺** internuclear ophthalmoplegia

片眼または両眼に内転障害があり、健眼外転時には病変側の眼球に水平性がみられる状態。脳炎、小規模な橋の梗塞、多発性硬化症などでみられる。

# IN/OUT ▶▶▶ in vitro

**IN/OUT** 水分出納 intake / output
*[重要]*
インは水分や点滴など、アウトは尿、発汗、出血など。

■ 成人の1日あたりのイン・アウト

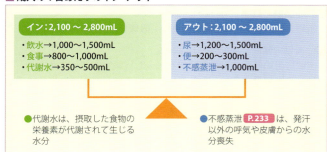

- イン：2,100 ～ 2,800mL
  - 飲水→1,000～1,500mL
  - 食事→800～1,000mL
  - 代謝水→350～500mL
- アウト：2,100 ～ 2,800mL
  - 尿→1,200～1,500mL
  - 便→200～300mL
  - 不感蒸泄→1,000mL

● 代謝水は、摂取した食物の栄養素が代謝されて生じる水分
● 不感蒸泄 P.233 は、発汗以外の呼気や皮膚からの水分喪失

**INR** 国際標準(化)比 international normalized ratio
血液凝固時間の指標となるプロトロンビン時間（protronbin time：PT P.359 ）について、検査機関相互間の相違を補正するための、PTの国際的な標準比率。参 PT-INR P.363 , ISI P.230

**INS** 特発性ネフローゼ症候群 idiopathic nephrotic syndrome
*[重要]*
原因不明の糸球体機能の低下により尿中に蛋白が漏出し、低蛋白血症となって浮腫や脂質異常症（高脂血症）を起こす疾患で、小児に多い。多くはステロイド治療が有効。

**INVAGI** 腸重積症 invagination
腸管の一部が折れ込んで連続部分の腸管内腔に入り込む原因不明の乳幼児の疾患。腹痛、嘔吐、粘液性の血便などの症状を呈する腸閉塞症の一つ。

**in vitro** 生体外の、試験管内で in vitro (ラ), in glass
*[重要]*
生体から取り出した酵素などを、試験管内で体内同様に機能・反応させるときに用いられる言葉。参 in vivo P.226

**in vivo ▶▶▶ ION**

**重要** **in vivo** 生体内で in vivo(ラ), in the living body

インビトロに対する言葉。体内での機能や反応について用いられる。参 in vitro P.225

**重要** **IO** 下斜筋 P.145 inferior oblique muscle

眼球の向きを変える外眼筋の一つ。眼球を外上方へ動かす。

**IO** 骨髄内輸液 intraosseous access

主に脛骨の髄腔内に専用の針を挿入し、薬物を注入する方法。乳幼児や高齢者などで、緊急時に静脈路の確保が困難な場合に用いられる。

**IO** 腸閉塞 intestinal obstruction

腸管内容の移動が障害され、腸内に停滞してしまう重篤な病態。発熱や脱水、腹部膨満感などを伴う。イレウスともいう。

同 BO P.59 ,参 イレウスの種類と症状 P.268

**IOFB** 眼内異物 intraocular foreign body

目の中にゴミ、鉄粉などの異物が入ったもの。

**IOH** 特発性起立性低血圧症 idiopathic orthostatic hypotension

臥位や座位から急に立ち上がった時に、血圧が低下して眩暈(めまい)や立ちくらみ、失神などを起こす原因不明の症状。

同 OH(起立性低血圧) P.312

**重要** **IOL** 眼内レンズ intraocular lens

白内障手術で、摘出した水晶体に代わって挿入される人工水晶体。

**ION** 虚血性視神経症 ischemic optic neuropathy

視神経に栄養を送る血管の循環障害によって起こる視神経の梗塞。片眼性の急激な視力低下が特徴。

**重要** **ION** 特発性大腿骨頭壊死 idiopathic osteonecrosis of the femoral

大腿骨頭の栄養血管の虚血により大腿が壊死する原因不明の疾患。進行すると、人工骨頭や人工股関節への置換手術が必要。

226

**IOP ▶▶▶ IPJ**

**IOP** 眼圧（がんあつ） intraocular pressure（イントラオキュラー プレッシャー）

角膜と水晶体の間を満たす房水の量により決定される眼球内の圧力。

**IORT** 術中照射法（じゅっちゅうしょうしゃほう） intraoperative radiotherapy（イントラオペラティブ レイディオセラピー）

主に膵（すい）がんの手術で、切除できない病巣に対して放射線を照射する治療法。

**IP** 間質性肺炎（かんしつせいはいえん） interstitial pneumonia（インタースティシャル ニューモウニア）

主に肺胞の隔壁に炎症が起こる疾患の総称。

**IP** 腹腔内注射（ふくくうないちゅうしゃ） P.216 intraperitoneal injection（イントラペリトニアル インジェクション）

腹腔内の臓器と腹壁の間に直接薬剤を注入する方法。

**IPAP**（アイパップ） 吸気時気道陽圧（きゅうきじきどうようあつ） inspiratory positive airway pressure（インスパイラトリー ポジティブ エアウェイ プレッシャー）

自発呼吸を補助するために、吸気時に気道内に供給される陽圧。

**IPC** 間欠的空気圧迫装置（かんけつてきくうきあっぱくそうち） intermittent pneumatic compression（インターミテント ニューマティック コンプレッション）

術後、下肢（かし）の循環不全が起こす深部静脈血栓症（けっせんしょう）（DVT P.129 ）の予防として装着する装置。

**IPF** 特発性肺線維症（とくはつせいはいせんいしょう） idiopathic pulmonary fibrosis（イディオパシック パルモナリー ファイブロウシス）

特発性間質性肺炎の一つ。肺の間質が線維化し、硬く縮小して呼吸困難をきたす。

**IPH** 特発性門脈圧亢進症（とくはつせいもんみゃくあつこうしんしょう） idiopathic portal hypertension（イディオパシック ポータル ハイパーテンション）

肝硬変などの原因疾患がなく、門脈圧亢進、脾腫（ひしゅ）、貧血などが生じる疾患。

**IPHP** 腹腔内温熱灌流法（ふくくうないおんねつかんりゅうほう） intraperitoneal hyperthermic perfusion（イントラペリトニアル ハイパーサーミック パーフュージョン）

同 CHPP P.83

**IPJ, IP** 指節間関節（しせつかんかんせつ） P.118 interphalangeal joint（インターファランジーアル ジョイント）

指の途中にある関節で、関節の分類では一方向性の屈伸だけが可能な蝶番（ちょうつがい）関節のこと。手足とも、親指には一つ、それ以外の指には二つある。IP関節。

## IPM/CS ▶▶▶ IRBBB

**抗生** **IPM/CS**[*] **イミペネム・シラスタチン**（imipenem・cilastatin）

カルバペネム系抗菌薬。

**重要** **IPMN** **膵管内乳頭粘液性腫瘍** intraductal papillary mucinous neoplasm

膵管の拡張を伴い、主に乳頭状で非浸潤性・粘液産生性の上皮性腫瘍。**参** MCN（粘液性嚢胞腫瘍）**P.271**

**重要** **IPPV** **間欠的陽圧換気** intermittent positive pressure ventilation

人工呼吸器の換気モード。吸気時は設定回数だけ間欠的に陽圧にし、呼気時は圧を大気に開放する。

**iPSCs, iPS cells** **iPS 細胞（人工多能性幹細胞）**

induced pluripotent stem cells　万能細胞の一つ。ES細胞（胚性幹細胞 **P.150**）同様、多くの細胞に分化できる分化万能性と、分裂増殖を経てもそれを維持することができる自己複製能をもたせた細胞。再生医療・創薬への応用が期待されている。

**IPSS** **国際前立腺症状スコア** international Prostate Symptom Score

前立腺肥大症が疑われる患者に用いるアンケート形式の問診票。症状の程度を点数化して評価するもの。

**重要** **IQ** **知能指数** intelligence quotient

知能の発達程度を示す指数。「精神年齢÷生活年齢×100」。

**重要** **IR** **下直筋** **P.145** inferior rectus muscle

眼球の向きを変える外眼筋の一つ。眼球を下および内側に引いたり、外側に回したりする。

**IR** **不完全奏効** incomplete response

抗がん剤標準治療の判定基準用語。抗がん剤治療の結果、「非標的病変が1つ以上残存かつ/または腫瘍マーカーが正常上限値以上」となった場合をいう。

**重要** **IRBBB** **不完全右脚ブロック** incomplete right bundle branch block

心臓の刺激伝導系のうち、右脚が障害された状態。QRS幅が0.1秒以上、0.12秒未満のもの。健常人でみられることもある。

**IRDNI** 特発性新生児呼吸障害
idiopathic respiratory distress of the newborn infant 同 IRDS

**IRDS** 特発性[新生児]呼吸窮迫症候群
idiopathic [infantile] respiratory distress syndrome 出生時に肺が未成熟で肺サーファクタント産生が不十分なため、呼吸不全を起こす疾患群。母体糖尿病児、未熟児、帝王切開児に高頻度でみられる。
同 IRDNI

**IRI** 免疫活性インスリン immunoreactive insulin
免疫学的測定法によって測定された血中インスリン濃度。糖尿病の指標。

**IRMA** 免疫放射測定量測定法 immunoradiometric assay
放射性同位体を結合した特異抗体で抗原抗体反応を行い、目的物質を定量する方法。直接法か間接法か、競合反応を利用するか否かなどにより、複数の手法がある。

**IRRT** 間欠的腎機能代替療法 intermittent renal replacement therapy
腎不全患者の機能を補助するために間欠的に行う血液浄化法。

**IRV** 予備吸気量 inspiratory reserve volume
安静吸気のあと、さらに可能な最大の吸気量。 参 肺気量分画 P.475

**IS** 特発性側彎症 idiopathic scoliosis
原因不明の脊柱側彎症。思春期の女子に最も多く発症する。予防法はなく、重症化例は手術が必要な場合もある。

**ISDN** * 硝酸イソソルビド（isosorbide dinitrate）
狭心症治療薬。

**ISF** 間質液 interstitial fluid
細胞間を満たす電解質、ホルモン、栄養分などを含む液。正常時は体内水分量の約15%を占める。間質液が増加した状態が水腫（むくみ）。

**ISI ▶▶▶ ITP**

**ISI　国際感度指数、国際感受性指標**　international sensitivity index
血漿抗凝固活性を測定するトロンボプラスチン試薬の感度について、国際的な互換性を確保するため、WHOの標準品と比較した指数。

拡張
**ISMN**\*　**一硝酸イソソルビド**（isosorbide mononitrate）
狭心症治療薬。

麻酔
**ISO**\*　**イソフルラン**（isoflurane）
吸入用の全身麻酔薬。

抗生
**ISP**\*　**イセパマイシン**（isepamicin）
アミノ糖系抗菌薬。

**ISR　ステント内再狭窄**　in-stent restenosis
ステント留置後、内膜の肥厚、血栓の形成などによって再び血管が狭くなること。

重要
**ISS　外傷重症度スコア**　injury severity score
外傷患者の救命可能性を算出する重症度スコア。外傷の生理学的重症度、解剖学的重症度、年齢の3項目にもとづいて算出する。

**IST　インスリンショック療法**　insulin shock therapy
インスリンによって人為的に低血糖を起こす、かつて行われていた統合失調症の治療法。

重要
**ITA　内胸動脈**　internal thoracic artery
鎖骨下動脈から左右それぞれ分枝し、胸骨の裏側を縦走する動脈。冠動脈バイパス手術のグラフトとして用いられる。 同 IMA **P.223**

化学
**ITCZ**\*　**イトラコナゾール**（itraconazole）
トリアゾール系抗真菌薬。

重要
**ITP　特発性血小板減少性紫斑病**　idiopathic thrombocytopenic purpura
血小板に対する自己抗体が産生された結果、血小板が減少して出血傾向を起こす、原因不明の自己免疫疾患の一つ。

**ITT ▶▶▶ IVCT**

**ITT インスリン負荷試験** insulin tolerance test
インスリン投与で低血糖を誘発後、継時的に血糖値を測定し、成長ホルモンや副腎皮質刺激ホルモンの量を調べる分泌刺激試験。

**IU 国際単位** international unit
微量で重量が量れないビタミンなどの物質を、生体に対する効力で量を示す国際的な単位。

**IUD 子宮内避妊器具** intrauterine contraceptive device
子宮内に留置することで受精や着床を妨げ、避妊する器具。

**IUFD 子宮内胎児死亡** intrauterine fetal death
分娩前に胎児心拍数、運動などの生命現象が完全に消失し、死亡した状態。

**IUGR 子宮内発育遅滞** intrauterine growth retardation
妊娠週数に応じた発育が胎児に認められない状態。

**IUP 子宮内圧** intrauterine pressure
子宮内腔にかかる圧力。妊娠経過に伴って変動し、分娩が近くなると漸次高まる傾向がみられる。

**IV 静脈注射** intravenous injection
薬液を静脈ルートで投与する注射。 ⓟ 注射の種類 **P.216**

**IVC 下大静脈** inferior vena cava
心臓から下部の静脈血を右心房に送る静脈の本幹。

**IVC 経静脈性胆管造影** intravenous cholangiography
造影剤を静脈より点滴注入し、胆管への排泄状況をみるX線検査。

**IVCG 下大静脈造影** inferior venacavography
大腿静脈から造影剤を投与して撮影するX線検査。

**IVCT 経静脈的冠動脈血栓溶解療法**
intravenous coronary thrombolysis 血栓溶解剤を静脈内に投与し、冠動脈内の血栓を溶解して血流を改善する治療法。

231

## IV drip ▶▶▶ IVR

**IV drip**　点滴静脈注射　intravenous drip infusion　同 DIV P.119

**IVF**　体外受精　in vitro fertilization
卵子と精子をそれぞれ採取し、体外で人工的に受精を行う方法。不妊治療や重い遺伝病をもつ受精卵の着床前診断を行う場合などに利用される受精法。

**IVF-ET**　体外受精胚移植　in vitro fertilization and embryo transfer
IVFを行って受精した受精卵が、体外の培養液内で卵割（細胞分裂）を始めたことを確認後、母体の子宮に移植する人工的な妊娠法。

**IVGTT**　静脈内ブドウ糖負荷試験　intravenous glucose tolerance test
同 IGTT P.220

**IVH**　経中心静脈高カロリー輸液、中心静脈栄養法
intravenous hyperalimentation　カテーテルを中心静脈に留置し、高カロリー輸液を投与する方法。在宅でも行える。
同 TPN（完全静脈栄養）P.453

**IVH**　脳室内出血　intraventricular hemorrhage
脳室周囲または脈絡叢の血管の破裂によって脳室内に血液貯留が起きている状態。未熟児での発症が多い。

**IVM**　不随意運動　involuntary movement
手足の震えや眼振など、自分の意思とは無関係に身体に現れる異常な運動。

**IVP**　静脈性腎盂造影　intravenous pyelography
静脈に造影剤を急速に注入してＸ線撮影を行い、腎臓や尿管、膀胱のがんや結石などの検査を行う方法。
参 DIP（点滴静注腎盂造影）P.118

**IVR**　インターベンショナルラジオロジー　interventional radiology
Ｘ線透視やCT下で、経皮的にカテーテルなどを挿入して治療する方法。

## IVS 心室中隔 interventricular septum
右心室と左心室の間の壁。

## IVT 点滴静注血栓溶解療法 intravenous thrombolysis
血栓溶解剤を静脈内に点滴で投与し、閉塞部位の血流を改善する治療法。即効性が高く、脳梗塞や心筋梗塞の救急治療に用いられる。

■ IVT（点滴静注血栓溶解療法）

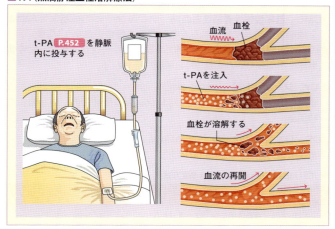

## IVU 経静脈的尿路造影 intravenous urography
静脈から造影剤を注入し、尿管の結石やがん、膀胱がんなどの検査を行う方法。

## IVUS 血管内超音波法 intravascular ultrasound
高速回転する超音波探触子がついたカテーテルによる血管内の画像診断。

## IW 不感蒸泄 insensible water loss
発汗を含まない、呼気や皮膚からの水分喪失のこと。

## J ▶▶▶ JCS

**J**

**J** 食道胃接合部 esophagogastric junction （同）EGJ **P.139**

**J chain** J鎖 joining chain
多量体を形成する免疫グロブリンIgMとIgAの多量体形成と細胞外分泌に必要なポリペプチド。

**重要**

**JCML** 若年性慢性骨髄性白血病 juvenile chronic myelocytic leukemia
2歳前後の幼児に好発するまれな慢性骨髄性白血病（CML **P.88**）の一つ。骨髄異形成症候群（MDS **P.274**）の一つである若年性骨髄単球性白血病（JMML **P.236**）と同類に扱われる。

**J Cr** ジャケット冠 jacket crown
金属の裏打ちがない陶材またはレジン製の被せもの、差し歯。歯科用語。

**重要**

**JCS** 日本昏睡スケール Japan Coma Scale
意識障害の指標。「3-3-9度方式」ともいう。（参）GCS **P.175**

### ■ JCS（Japan Coma Scale：3-3-9度方式）

| Ⅰ：刺激しなくても覚醒している | |
|---|---|
| 1 | 意識清明だが、はっきりしない |
| 2 | 見当識障害がある |
| 3 | 名まえ、生年月日がいえない |
| **Ⅱ：刺激すると覚醒する** | |
| 10 | ふつうに呼びかければ開眼する |
| 20 | 大きな声や、からだを揺さぶると開眼する |
| 30 | かろうじて開眼する |

## JCS ▶▶▶ JGC

| Ⅲ：刺激しても覚醒しない | |
|---|---|
| 100 | 痛み刺激に対し、払いのける動作をする |
| 200 | 痛み刺激に対し、手足を動かしたり、顔をしかめる |
| 300 | 痛み刺激に反応しない |

●必要に応じて、下記のような患者の状態を付加する

R：restlessness（不穏）、I：incontinence（失禁）、A：akinetic mutism, apallic state（自発性の欠如）

［例］100－I、20－RI、3－A。清明の場合は「0」と表記する

---

**JD, JDM　若年型糖尿病**　juvenile diabetes mellitus

自己免疫による膵島β細胞の破壊により、インスリン分泌能が枯渇して起こる、若年者に発症しやすい糖尿病。現在は1型糖尿病という。　同 JOD **P.236**

---

**JE　日本脳炎**　Japanese encephalitis

蚊が媒介する日本脳炎ウイルスによる急性脳炎。不顕性感染が多いが、致死率の高い脳炎を発症する例がある。ワクチンで予防が可能。

---

**JEB　接合部型表皮水疱症**　junctional epidermolysis bullosa

口腔粘膜、気管、皮膚などに水疱・糜爛を生じる先天性表皮水疱症の病型の一つ。幼小期に発症し、致死性が高く、特定疾患に認定された常染色体劣性の遺伝性疾患。　参 EBS（単純型表皮水疱症） **P.133**

---

**JGA　傍糸球体装置**　juxtaglomerular apparatus

糸球体への血管出入り口近傍に位置する数種の細胞からなる細胞群で、糸球体濾過率や血圧の調整を行う。

---

**JGC　傍糸球体細胞**　juxtaglomerular cell

JGA構成細胞の一つで、レニン含有顆粒を保有し、血圧低下によってレニンを血中に放出し、体液量や血圧の調節を行う。

## JJ ▶▶▶ JPD

**JJ** **（下）顎反射** jaw jerk

①顎反射：脳幹を中枢とした反射で、開口反射と閉口反射がある。
②下顎反射：軽く開口した下顎中央を軽く叩くと、咬筋が反射的に
収縮する反応。三叉神経障害による反射の病的亢進を示す。

**抗生**

**JM**[*] **ジョサマイシン**（josamycin）

マクロライド系抗菌薬。

**JMDP** **日本骨髄バンク** Japanese Marrow Donor Program

骨髄移植推進、ドナー登録などを行っている団体。

**重要**

**JMML** **若年性骨髄単球性白血病** juvenile myelomonocytic leukemia

小児の血液腫瘍の一つで、骨髄異形成症候群（MDS P.274 ）に分類
される。3歳未満に多く発症し、末梢血・骨髄において顆粒球と単
球が増加する。肝臓と脾臓が著しく大きくなるのが特徴。

**JNA** **日本看護協会** Japanese Nursing Association

保健師、助産師、看護師、准看護師の有資格者による団体。下部
組織として、都道府県にそれぞれの看護協会をもっている。

**重要**

**JOD** **若年型糖尿病** juvenile onset diabetes mellitus 同 JD, JDM P.235

**JP** **若年性パーキンソニズム** juvenile parkinsonism

40歳以下でみられるパーキンソン症候群。中年以降の発症と症状
に差はなく、家族性発症が多い。

**JP** **日本薬局方** The Pharmacopoeia of Japan

医薬品（日本国内で繁用されているもの中心）の規格基準書。

**JPC** **房室接合部性期外収縮** junctional premature contraction

房室接合部の近くで発生した異所性興奮によって、本来の洞調律
より早期に心拍が現れる不整脈。

**重要**

**JPD** **空腸パウチ・ダブルトラクト再建法** jejunal pouch double tract

胃切除後、空腸を袋状に形成して胃の機能を代用する胃再建術の
一つ。合併症が少なく、体重や食事量が術前状態に復帰しやすい。

## JRA 若年性関節リウマチ juvenile rheumatoid arthritis

16歳以下で発症する原因不明の慢性関節炎。弛張熱、リウマトイド疹が特徴の全身型、持続性の関節炎が特徴の関節型、二次性の症候性慢性関節炎がある。現在は若年性特発性関節炎と呼ばれる。

## JRC 青少年赤十字 Japan Red Cross

学校教育の中で赤十字活動を行う日本赤十字社の下部組織。

## JRCS 日本赤十字社 Japan Red Cross Society

日本赤十字社法によって設立された日本で赤十字活動を行う団体。

## jt 関節 joint

■ 関節（可動関節）の種類

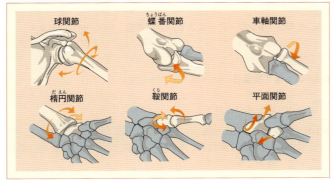

球関節　蝶番関節　車軸関節
楕円関節　鞍関節　平面関節

## JV 頸静脈 jugular vein

頭頸部にある太い静脈。内頸静脈、外頸静脈があり、脳、顔面、頸部などからの血液を集めて心臓に送る。

## JVP 頸静脈圧 jugular venous pressure

循環血液量を評価する所見。収縮期は右心房、拡張期は右心室の圧を反映し、右心不全、心タンポナーデ、三尖弁狭窄症などで上昇する。

## K ▶▶▶ KBM

### K

**K ICG 消失率（K：クリアランス）** plasma clearance rate of ICG

インドシアニングリーン（ICG P.212 ）を静注して行う肝機能検査。慢性肝炎や肝硬変の診断に有用。血漿消失率ともいう。

**K カリウムの元素記号** P.68 P.276 kalium

アルカリ金属元素。体内のカリウムのほとんどは細胞内液に存在し、ナトリウムとのバランスによる浸透圧の維持、血圧上昇の抑制、情報伝達などにかかわっている。

**K ケルビン** Kelvin

絶対温度の単位。

**KA, KAU キング・アームストロング単位** King-Armstrong unit

血清アルカリホスファターゼ活性・酸性ホスファターゼ活性の測定に使用する単位。

**KAFO 長下肢装具** knee-ankle-foot orthosis

下肢装具のうち大腿部から足先に及ぶもの。脳梗塞などによる麻痺で、下肢全体の支持性が不十分な場合に使用される。

**KAS カッツ法** Katz adjustment scales

日常生活動作（ADL P.22 ）評価法の一つ。カッツ指数を用いてレベルを7段階で採点する。

**kb キロ塩基** kilobase

核酸を構成する塩基（base：ベース）のつながりの長さの単位。1,000塩基＝1kb。

**KBM ミュンスター式踝部下腿義足**

Kondylen Bettung Munster（Prothese）（独） ミュンスター大学で開発された、膝下からの義足。側方安定性や通気性がよい。

**KC ▶▶▶ kg**

**KC　ケラチノサイト**　keratinocyte
表皮の約80％を占める角化細胞（表皮細胞）。皮膚の水分保持やバリア機能を果たし、皮膚、爪、毛髪などの構成成分となるケラチンを産生する。

**kcal　キロカロリー、大カロリー**　kilocalorie
熱量の単位。1,000カロリー。

**K cell　キラー細胞**　killer cell
標的細胞の障害活性をもつ免疫担当細胞の総称。キラーT、ナチュラルキラーなどの細胞が含まれる。現在はほとんど使われない語。

重要

**KCL　円錐角膜線**　keratoconus line
原因不明で角膜が突出する円錐角膜の発症時にみられる角膜内の微細な線。

**KCS　乾性角結膜炎**　keratoconjunctivitis sicca
涙の分泌量不足による角膜および結膜の慢性的な乾燥で炎症を起こす眼疾患。ドライアイともいう。

外皮

**KCZ\*　ケトコナゾール**（ketoconazole）
イミダゾール系抗真菌薬。白癬、カンジダ症、癜風、脂漏性皮膚炎に有効。

**KD　川崎病**　Kawasaki disease
同 MCLS（急性熱性皮膚粘膜リンパ節症候群）**P.271**

抗生

**KDM\*　カネンドマイシン**（kanendomycin）
抗菌薬。ベカナマイシン硫酸塩（Bekanamycin Sulfate）の商品名。

**KFR　カイザー・フライシャー輪**　Kayser-Fleischer ring
角膜周囲の銅沈着により形成される黒緑褐色の輪。生体内に銅が過剰沈着するウイルソン病にほぼ特有な症状。

**kg　キログラム**　kilogram
質量の単位。1,000グラム。

K

## 17-KGS ▶▶▶ KPS

**17-KGS** **17-ケトジェニックステロイド** 17-ketogenic steroids

コルチゾールの分泌状態を反映する。副腎皮質機能判定の指標。

**KI** * **ヨウ化カリウムの化学式** potassium iodide

`滋養`

カリウムとヨウ素からなる無機化合物。滴定反応に広く用いられ、甲状腺疾患の治療薬としても使われる。

**KICU** **腎疾患集中治療部[室]** kidney intensive care unit

重篤な腎疾患患者を集中的に治療看護する部門。

**KJ** **膝蓋腱反射** knee jerk 同 PTR P.364

**KK** **子宮体がん** Korpuskrebs (独)

`重要`

子宮内膜に発生する悪性腫瘍。

**KKK** **喉頭がん** Kehlkopfkrebs (独)

`重要`

喉頭に発生する悪性腫瘍の総称。

**KM** * **カナマイシン** (kanamycin)

`抗生`

アミノグリコシド系抗菌薬。

**KP** **角膜後面沈着物** keratic precipitates

ぶどう膜炎などでみられる症状の一つ。角膜の裏に豚脂様と呼ばれるプラーク状の細胞が付着するもの。

**KP** **点状角膜炎** keratitis punctata 同 KPS, KSD

**KPB** * **ケトフェニルブタゾン** (ketophenylbutazone)

`解熱`

ピラゾロン系非ステロイド性抗炎症薬。

**KPE** **ケルマン超音波白内障破砕吸引術** Kelman phacoemulsification

同 PEA (水晶体乳化吸引術) P.334

**KPS** **カルノフスキー尺度、カルノフスキー・パフォーマンス・ステータス** Karnofsky performance status (scale)

患者の日常生活の活動を評価するための尺度。介助の程度により11段階で評価を行う。

240

**KPS ▶▶▶ KTSA**

**KPS** **点状表層角膜炎** keratitis punctata superficialis （同）KP, KSD

**KS** **カポジ肉腫** Kaposi's sarcoma
皮膚やリンパ節にできる悪性の肉腫。エイズ患者に発生しやすい。

**KS** **クラインフェルター症候群** Klinefelter syndrome
Ｘ染色体の数が通常より１～３個多い性染色体異常症候群。女性化乳房、無精子症、軽度の精神発達遅滞が特徴。

**KS** **慢性副鼻腔炎** Kombinierte Sinusitis（独）, chronic sinusitis
急性副鼻腔炎が細菌感染による粘膜肥厚、膿汁の副鼻腔内への貯留などにより慢性化したもの。蓄膿症。

**17-KS** **17-ケトステロイド** 17-ketosteroids
17位にケトン基をもつステロイドの総称。女性は副腎、男性は副腎と精巣に由来する男性ホルモンの代謝産物で、副腎皮質機能の指標。

**KSD** **びまん性表層角膜炎** keratitis superficialis diffusa
コンタクトレンズ装用やドライアイによる角膜の炎症で、角膜の表面に点状の欠損がみられるのが特徴。（同）KP, KPS

**KSS** **カーンズ・セイヤー症候群** Kearns-Sayre syndrome
慢性進行性外眼筋麻痺ともいい、外眼筋麻痺、細胞色素変性、心伝導ブロックを三主徴とする。ミトコンドリアDNAに欠失がある。

**KTPP** **進行性指掌角皮症** keratodermia tylodes palmaris progressiva
指先の血液循環が悪いために、利き手の指先から手掌へと角化による亀裂が拡がる症状。手荒れの一つで、寒い時期に悪化しやすい。

**KTSA** **カーンシンボルテスト** Kahn test of symbol arrangement
さまざまな形と色のオブジェを配列する作業式投影法テストで、精神障害の評価診断に用いられる。

**K**

241

**KUB ▶▶▶ kymo**

**KUB　腎・尿管・膀胱 X 線撮影**
kidney　ureter and bladder　X -ray photograph　結石の有無の確認を主
目的として、腎臓から尿管、膀胱までの尿路全体を概観するため
に行う造影剤を使わない単純X線撮影。

**K vaccine　死滅ワクチン　killed vaccine**
不活化ワクチン。死滅した病原体を用いるワクチン。
参 L vaccine（生ワクチン）**P.263**

**KVO　静脈確保　keep vein open**
静脈内にチューブを留置して輸液路を確保すること。静脈ライン
確保、静脈ルート確保ともいう。

**KW　キース・ワグナー分類　Keith-Wagener's classification**
眼底所見による高血圧の分類法。

**KW　クーゲルベルク・ヴェランダー病　Kugelberg Welander disease**
脊髄性筋萎縮症（SMA）の３型に分類される。１歳６か月以降で発
症し、徐々に歩行障害が現れてくる。約半数にSMN遺伝子の変異
がみられる。

**KW, KWs　キンメルスチール・ウィルソン症候群**
Kimmelstiel Wilson syndrome　糖尿病性腎症でネフローゼ症候群をき
たすもの。

**kymo　キモグラフ、カイモグラフ　kymograph**
ヒトや動物の生理機能・変動の時間的経過を記録する装置。

## L

**L　胃下部** lower third of the stomach
胃の領域区分の一つ。胃の大彎と小彎を3等分し、その対応点をそれぞれ結び、U（上部）、M（中部）、L（下部）とする分け方。
参 U P.461 , M P.265

**L　L鎖** P.156 **、軽鎖** light chain 同 L chain P.248

**L　側方の** lateral

**L　腰椎の、腰髄の** lumbar

**L　ロイシン** leucine
分岐鎖をもつ必須アミノ酸の一つで、ほぼすべての蛋白質の成分。

**LA　局所麻酔** local anesthesia
意識がある状態で部分的に除痛を行う麻酔。

**LA　左心房** left atrium
心臓の四つある部屋の一つで、左上部にある。肺静脈から流入した酸素に富む血液を左心室に送る。

■ 血液循環

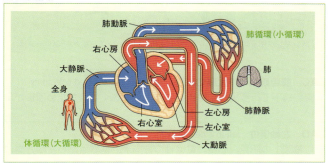

## LA ▶▶▶ LAD

**LA 乳酸（にゅうさん） lactic acid** 〈重要〉
筋肉運動や一部の細菌などでのグリコーゲンの嫌気的解糖（けんき）の過程で産生される代謝産物。血中乳酸値は乳酸アシドーシスの指標。

**LA ラテックスアレルギー latex allergy**
天然ゴム（ラテックス）に対する過敏症。

**LAA 左心耳（さしんじ） left atrial appendage**
左心房の一部で、袋状の突出部。

**Lab 検査室（けんさしつ） laboratory** 〈重要〉
臨床検査技師による生理検査・検体検査が行われる部門。実験室、実習室の意味もある。

**LAC 長上肢ギプス包帯（ちょうじょうしほうたい） long arm cast**
肘（ひじ）周辺の骨折に対して、上腕部から手部にかけて固定・保護するために用いるもの。

■ 上腕骨骨折の保存療法

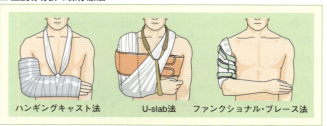

ハンギングキャスト法　　U-slab法　　ファンクショナル・ブレース法

**LAC 腹腔鏡補助下大腸切除術（ふくくうきょうほじょかだいちょうせつじょじゅつ） laparoscopic-assisted colectomy**
腹腔鏡下で行う大腸切除術。手術創が小さくて済むため回復が早い。

**LAD 左軸偏位（さじくへんい） left axis deviation** 〈重要〉
心電図上の所見。心臓の電気軸の方向が、基準点から左横方向に向かっている状態。

**LAD** 左房径 （さぼうけい） left atrial diameter （レフト エイトリアル ダイアメーター）

心エコーなどで測定する左心房の直径。

**重要** **LAD** 左冠動脈前下行枝 （ひだりかんどうみゃくぜんかこうし） left anterior descendence （レフト アンテリアー デセンデンス）

冠動脈のうち、最も太い血管。冠動脈は、左前下行枝と左回旋枝、右冠動脈に分かれる。

**LADG** 腹腔鏡補助下幽門側胃切除術 （ふくくうきょうほじょかゆうもんそくいせつじょじゅつ）
laparoscopic-assisted distal gastrectomy （ラパロスコピック アシスティッド ディスタル ギャストレクトミー） 腹腔鏡下で胃の下方を切除する治療法。

**重要** **LAH, LAHB** 左脚前枝ブロック （さきゃくぜんしブロック） left anterior hemiblock （レフト アンテリアー ヘミブロック）

心臓の刺激伝導系の左脚前枝が障害された状態。

🔵参 LPH（左脚後枝ブロック）（こうし） **P.258**

**重要** **LAM** リンパ脈管平滑筋腫症 （みゃくかんへいかつきんしゅしょう） lymphangioleiomyomatosis （リンフアンジオライオマイオマトウシス）

リンパ管周囲の平滑筋に細胞の異常増殖がみられるもので、閉経前の女性に限定される疾患。

**LAP** 腹腔鏡検査 （ふくくうきょうけんさ） laparoscopy （ラパロスコピー）（たんのう）

腹腔鏡を用いて肝臓、胆嚢、腸などの疾患の診断・治療を行うもの。

**重要** **LAP** ロイシンアミノペプチダーゼ leucine aminopeptidase （ルーシーン アミノペプティデイス）

蛋白質分解酵素の一つ。肝・胆道疾患の指標。（たんぱく）

**lap** 開腹術 （かいふくじゅつ） laparotomy （ラパロトミー）（ふくくう）

腹壁を切開し、腹腔を開放して行う手術方法。

**抗生** **LAPC**＊ レナンピシリン（lenampicillin）

ペニシリン系抗菌薬であるアンピシリンのプロドラッグ。

**重要** **Lap-C** 腹腔鏡下胆嚢摘出術 （ふくくうきょうかたんのうてきしゅつじゅつ） laparoscopic cholecystectomy （ラパロスコピック コウリシステクトミー）

🔵同 LC **P.247**

**重要** **LAR** 低位前方切除 （ていいぜんぽうせつじょ） lower anterior resection （ロウワー アンテリアー リセクション）

直腸がんの手術方法。直腸を切除して吻合する位置を、腹膜反転部より下にするもの。肛門括約筋が温存できる。（ふんごう）

245

## LAR ▶▶▶ LBP

**LAR** **ラテックス凝集反応** latex agglutination reaction

特異抗体を結合したラテックス粒子を用いて、免疫複合体の形成の有無で抗原を検出する検査法。リウマトイド因子の検出にも用いる。 同 LPAT（ラテックス粒子凝集試験） P.258

**LASIK** **レーザー角膜層間切開術**

laser-assisted（英）+ in Situ（ラ）+ Keratomileusis（希） 角膜の曲率を変えるため、エキシマレーザーを角膜実質層に照射する屈折矯正手術。

重要

**L-ASP**＊ **L-アスパラギナーゼ**（L-asparaginase）

急性白血病や悪性リンパ腫に対する抗悪性腫瘍薬。

腫瘍

**LATS** **持続性甲状腺刺激物質** long-acting thyroid stimulator

甲状腺を刺激する物質。甲状腺刺激ホルモン（TSH P.455 ）よりも弱く長時間にわたって甲状腺を刺激し、甲状腺ホルモンを分泌させる自己抗体。バセドウ病の原因物質。

**LAVH** **腹腔鏡下腟式子宮全摘術**

laparoscopic-assisted vaginal hysterectomy 子宮上部の靭帯を腹腔鏡下で切断後、経腟的に下部靭帯の切断、子宮摘出、腟縫合を行う手術法。

**LBBB** **左脚ブロック** left bundle branch block

左脚の刺激伝導系が障害され、ヒス束からの刺激が左脚に伝わらない状態。右脚ブロックと異なり、虚血性または高血圧性心疾患などを有する場合が多い。

重要

**LBM** **除脂肪体重** lean body mass

体重から体脂肪を差し引いた筋肉・骨・臓器・血液などの総重量。 同 FFM 162

**LBP** **低血圧** low blood pressure

収縮期血圧が100mmHg以下をいい、一過性低血圧、本態性低血圧、起立性低血圧、症候性低血圧などがある。

**LBP >>> LCAT**

**重要** **LBP** 腰痛 ようつう low back pain

**重要** **LBW, LBWI** 低出生体重児 ていしゅっしょうたいじゅうじ low birth weight infant
出生時の体重が2,500g未満の新生児。

**LC** 液体クロマトグラフィー えきたい liquid chromatography
クロマトグラフィーの一つで、化合物の分離や定量のために用いられる分析方法。

**重要** **LC** 肝硬変 かんこうへん liver cirrhosis
慢性肝炎の長期化により肝細胞が破壊と再生を繰り返して線維化が進み、肝臓が硬化した状態。

**LC** 肺がん はい lung cancer
肺に発生する悪性腫瘍。世界中で死亡率の最も高いがんで、喫煙は最大のリスク因子。非小細胞肺がん、小細胞肺がん、転移性肺がんなどがある。

**LC** 腹腔鏡下胆嚢摘出術 ふくくうきょうかたんのうてきしゅつじゅつ laparoscopic cholecystectomy
腹腔鏡を用い、腹腔に経皮的に小さな穴を複数開け、胆石を胆嚢ごと摘出する手術。同Lap-C **P.245**

**重要** **LCA** 左冠動脈 ひだりかんどうみゃく left coronary artery
心臓に酸素と栄養を供給する左右2本の冠動脈の1本。主幹部からすぐに前下行枝と回旋枝に分かれる。

**LCAP** 白血球除去療法 エルキャップ はっけっきゅうじょきょりょうほう leukocytapheresis
潰瘍性大腸炎や関節リウマチの治療法。血液を体外に取り出し、異常に活性化した白血球を除去して体内に戻す血液浄化法。

**LCAT** レシチンコレステロールアシルトランスフェラーゼ エルキャット
lecithin cholesterol-acyltransferase レシチン コレステロール アシルトランスフェレイス 肝臓から分泌される酵素。コレステロールをエステル化する。脂質代謝異常、肝実質障害の指標。

**L**

## LCC ▶▶▶ LCM

**LCC** **大細胞がん** large cell carcinoma

非小細胞がん（肺がん）の一つで、大型の細胞からなり、比較的転移が早い。

**LCCA** **晩発性小脳皮質萎縮症** late cortical cerebellar atrophy

脊髄小脳変性症の一つ。非遺伝性で小脳性の運動失調を主症状とする。

**LCCS** **低子宮頸部帝王切開** low cervical cesarean section

低位胎盤の産婦が陣痛のときに胎盤剥離を起こした場合の出産方法。

**LCDD** **軽鎖沈着症、L鎖沈着症** light chain deposition disease

形質細胞のクローンが単クローン性免疫グロブリンのL鎖（軽鎖）を無秩序に生成し、主に糸球体、尿細管などに沈着する形質細胞がん。

**LCFA** **長鎖脂肪酸** long chain fatty acid

炭素数が多く鎖が長い脂肪酸。高級脂肪酸ともいう。

🔗 MCFA（中鎖脂肪酸） P.270

**L chain** **L鎖** P.156 **、軽鎖** light chain

免疫グロブリンを構成するポリペプチドのうち分子量の小さいもの。同 L P.243

**LCL** **外側側副靱帯** lateral collateral ligament

大腿骨と腓骨を結ぶ主要な靱帯の一つで、膝（ひざ）関節の外側の安定性を保持する。

**LCL** **腹腔鏡下総胆管切石術** laparoscopic choledocholithotomy

総胆管結石症に対する腹腔鏡下の結石除去術。

**LCM*** **リンコマイシン**（lincomycin）

リンコマイシン系抗菌薬。菌の発育阻害作用をもつ静菌性物質のため、有効血中濃度の維持が必要。

# LCP ▶▶▶ LDGL

### LCP　リンパ球除去療法　lymphocytapheresis
LCAP（白血球除去療法 P.247 ）で、白血球のリンパ球だけを除去する治療法。

### LCT　長鎖トリグリセリド、長鎖トリアシルグリセロール
long chain triglyceride　　長鎖脂肪酸を含む3分子の脂肪酸と1分子のグリセリン（グリセロール）の結合物質。中性脂肪の1つ。

**重要**
### LCX　左冠動脈回旋枝　left circumflex coronary artery
左冠動脈から分枝する血管で、心臓の後方へ走る血管。

**重要**
### LD　学習障害　learning disability
全般的な知的発達に遅れはないが、聞く・話す・読む・書くなど特定の能力の習得と使用に著しい困難を示す障害。

### LD　ライム病　Lyme disease
マダニが媒介するスピロヘータ感染症。遊走性紅斑や神経症状に始まり、重症化すると髄膜炎、関節炎などを起こす。

**重要**
### LD50　50%致死量　lethal dose 50%
薬物の毒性の指標。致死量の一つとしても使われ、投与した動物の50%が死亡する量のこと。

**重要**
### LDA　低濃度領域　low density area
X線の吸収度が低い部分。

### LDAC　キロサイド少量療法　low dose Ara-C
抗がん剤のシタラビン（キロサイド：Ara-C）を少量・長時間投与して寛解を得る急性骨髄性白血病や骨髄異形成症候群の治療法。

### LDGL　顆粒リンパ球増多症
lymphoproliferative disorders of granular lymphocytes　　血液中の顆粒リンパ球増多が持続する症状。T細胞型とNK細胞型がある。T細胞型は膠原病 P.121 を併発しやすく、NK細胞型の急性型は治療抵抗性がある。

249

## LDH ▶▶▶ LES

**重要** **LDH** **乳酸脱水素酵素** lactate dehydrogenase

ブドウ糖からエネルギーを産生するときに糖を分解する酵素。肝疾患・心疾患などの指標。

**重要** **LDH** **腰椎椎間板ヘルニア** lumbar disc hernia

椎間板内部の髄核が飛び出し、神経を圧迫して坐骨神経痛などを引き起こす疾患。参 HD **P.192**

**重要** **LDL** **低比重リポ蛋白** low density lipoprotein

血漿リポ蛋白質の一つで、いわゆる悪玉コレステロール。肝臓の脂質を組織細胞に運ぶ。参 リポ蛋白の種類 **P.193**

**LDLA** **低比重リポ蛋白アフェレーシス**

low density lipoprotein apheresis 体外循環によりLDLの吸着除去を行う、動脈硬化性疾患の治療法。

**LDL-C** **低比重リポ蛋白コレステロール**

low density lipoprotein cholesterol 血中のLDLに含まれるコレステロールで、増加すると血管に沈着し、動脈硬化の原因となる。生活習慣病の指標。

**LDLT** **生体肝移植術** living donor liver transplantation

健康な人から肝臓の一部を取り出し、患者に移植するもの。

**中枢** **L-DOPA, L-dopa** * **レボドーパ、L-ジヒドロキシフェニルアラニン** (levodopa, L-dihydroxyphenylalanine)

ドパミンの活性型前駆物質。パーキンソン病の治療薬。

**重要** **LE** **紅斑性狼瘡** lupus erythematosus

狼の咬傷様の紅斑が出現する抗核抗体陽性の膠原病。女性に多く、家族集積性で難病指定される全身性エリテマトーデス（SLE **P.415** ）と、円板状エリテマトーデスがある。

**LES** **下部食道括約筋** lower esophageal sphincter

食道の最下部にある輪状の筋肉。胃内容物が食道に逆流しないように動く。

# LFD ▶▶▶ LHC

**LFD** **不当軽量児** light for date infant

在胎週数に比べて著しく体重が軽い新生児。子宮内発育遅延児ともいう。

**化学** **LFLX**\* **ロメフロキサシン**（lomefloxacin）

ニューキノロン系抗菌薬。

**重要** **LFT** **肝機能検査** liver function test

血清成分を分析することで肝臓の機能を調べること。

**LGA** **妊娠期間に比べて大きい新生児** large for gestational age

同 HFD（過大体重児） P.197

**LGB** **外側膝状体** lateral geniculate body

視床後部から下に突出する一対の小隆起。受け取った視覚情報を処理して大脳皮質の視覚野へ伝える。

**LGIT** **下部消化管** lower gastrointestinal truct

小腸、結腸、直腸、肛門の総称。

**LGL** **大型顆粒リンパ球** large granular lymphocyte

アズール顆粒を含む大型のリンパ球。正常細胞ではナチュラルキラー（NK）細胞、白血病では大顆粒リンパ球性白血病細胞が該当する。

**LGMD** **肢帯型筋ジストロフィー** limb-girdle muscular dystrophy

進行性筋ジストロフィーの一つ。常染色体劣性遺伝（AR P.40 ）が多く、主に上下肢の近位筋が障害される。

**重要** **LH** **黄体形成ホルモン** luteinizing hormone

下垂体前葉から分泌される性腺刺激ホルモン。女性では卵巣に、男性では精巣に作用する。下垂体・卵巣・性腺機能の指標。

**LHC** **左心カテーテル法** left heart catheterization

大腿動脈などから左心室までカテーテルを挿入する処置。左心室造影や冠動脈造影に使われる。通称、心カテ。

251

## LHF ▶▶▶ LHRH

**LHF** 左心不全 <sub>さ しん ふ ぜん</sub> left-sided heart failure

左心系の機能低下により起こる血圧低下、肺うっ血などにより、
呼吸困難に至る危険な病態。 同 LVF（左室不全） P.263

**LHL** 肝左葉切除術 <sub>かん さ ようせつじょじゅつ</sub> left hepatic lobectomy

肝臓の左区域の切除術。

**LHRF** 黄体形成ホルモン放出因子 luteinizing hormone releasing factor
同 LHRH

**LHRH** 黄体形成ホルモン放出ホルモン、性腺刺激ホルモン分泌ホルモン、ゴナドトロピン放出ホルモン
luteinizing hormone-releasing hormone　視床下部から下垂体に分泌されるホルモンで、黄体形成ホルモンと卵胞刺激ホルモン（ゴナドトロピン）の分泌を促進する。 同 LHRF

### ■ 主なホルモン

| 内分泌器官 | ホルモン | 主な働き |
|---|---|---|
| 下垂体前葉 | 成長ホルモン（GH） | 成長促進 |
| | 甲状腺刺激ホルモン（TSH） | 甲状腺ホルモンの分泌促進 |
| | 副腎皮質刺激ホルモン（ACTH） | 副腎皮質ホルモンの生合成と分泌促進 |
| | 卵胞刺激ホルモン（FSH） | 卵胞の成熟 |
| | 黄体形成ホルモン（LH） | 卵巣に作用し、黄体形成促進 |
| | プロラクチン（PRL） | 乳腺の発達、乳汁の合成・分泌促進 |
| 下垂体中葉 | メラニン細胞刺激ホルモン（MSH） | 色素沈着の促進 |
| 下垂体後葉 | オキシトシン（OT） | 子宮筋の収縮 |
| | 抗利尿ホルモン（ADH） | 尿量の調節 |
| 甲状腺 | テトラヨードサイロニン（T4） | 代謝量の制御、熱量の産生 |
| | トリヨードサイロニン（T3） | |
| | カルシトニン（CT） | 血中カルシウム濃度の低下 |
| 上皮小体 | 副甲状腺ホルモン（PTH） | 血中カルシウム濃度の上昇 |

## LHRH ▶▶▶ linac

| 膵臓 | インスリン | 血糖値の低下 |
|---|---|---|
| | グルカゴン | 血糖値の上昇 |
| 副腎皮質 | アルドステロン | ナトリウム再吸収、カリウム排泄促進 |
| | コルチゾール | 抗炎症作用、糖代謝制御など |
| | デヒドロエピアンドロステロン（DHEA） | 弱男性ホルモン作用 |
| 副腎髄質 | アドレナリン（AD） | 心拍数増加、昇圧作用、血糖値の上昇 |
| | ノルアドレナリン（NA） | 昇圧作用 |
| 卵巣 | エストロゲン（E） | 発情の誘発、第二次性徴の発現促進 |
| | プロゲステロン（P） | 妊娠の維持 |
| 子宮 | ヒト絨毛ゴナドトロピン（hCG） | 妊娠初期の黄体の維持 |
| | エストロゲン（E） | 発情の誘発、第二次性徴の発現促進 |
| | プロゲステロン（P） | 妊娠の維持 |
| 精巣 | テストステロン（T） | 筋肉の増大、性衝動の増進、第二次性徴の発現促進など |

**LI　乳糖不耐症　lactose intolerance**
牛乳などに含まれる乳糖をブドウ糖とガラクトースに分解できず、下痢などの症状を起こす吸収不良症候群。

**LI　レーザー虹彩切開術　laser iridotomy**
閉塞隅角緑内障の治療法。虹彩をレーザーで切開することにより隅角からの排水をよくして、眼圧を下げる。

**Lin　リニメント剤　liniment**
液状または泥状に製した塗布剤で、皮膚にすり込んで用いる。

**linac　直線加速器　linear accelerator**
真空中の電子をマイクロ波で直線的に加速し、X線や電子線を発生させる放射線治療装置。

**LIP ▶▶▶ LLWC**

**LIP** 限局性腸穿孔 げんきょくせいちょうせんこう localized intestinal perforation

回腸末端に限局して穿孔が発生する低出生体重児の疾患。

重要 **LIP** リンパ性間質性肺炎 せいかんしつせいはいえん lymphocytic interstitial pneumonia

特発性間質性肺炎（IIP **P.222**）の一つ。リンパ球が肺胞間に蓄積する疾患で、主に自己免疫疾患や小児エイズ患者でみられる。

重要 **Liq** リコール リカー liquor

液体、髄液 ずいえき 、脳脊髄液 せきずいえき 。

重要 **LK** 肺がん はい LungenKrebs ルンゲンクレブス （独） 同 LC **P.247**

**LKP** 表層角膜移植 ひょうそうかくまくいしょく lamellar keratoplasty ラメラー ケラトプラスティ

角膜の上皮・実質・内皮の3層のうち、角膜上皮・実質部を取り除いてから角膜を移植する方法。侵襲 しんしゅう は少ないが、視力改善率は低い。

**LLB** 長下肢装具 ちょうかし long leg brace ロング レッグ ブレイス

大腿部 だいたい から足底までを支持する装具。膝（ひざ）関節 かんせつ ・足関節をコントロールする。

**LLC** 長下肢ギプス包帯 ちょうかし ほうたい long leg cast ロング レッグ キャスト

膝 ひざ 周辺の骨折に対して、大腿部 だいたい から足底までを固定・保持するために用いる装具。

**LLL** 左下肢 ひだりかし left lower limb レフト ロウワー リム

重要 **LLN** 正常下限 せいじょうかげん lower limits of normal ロウワー リミッツ オブ ノーマル

正常範囲内の下の限界値。

重要 **LLQ** 左下腹部 ひだりかふくぶ left lower quadrant レフト ロウワー クワドラント

**LLS** 長下肢副子 ちょうかしふくし long leg splint ロング レッグ スプリント

大腿部 だいたい から足の先までを固定する副子。添え木。骨折部の動揺を防ぐためなどに用いる。

**LLWC** 長下肢歩行用ギプス包帯 ちょうかしほこうよう ほうたい long leg walking cast ロング レッグ ウォーキング キャスト

歩行時の負荷が患部にかからないように、大腿部 だいたい から足底までを支持・固定するギプス包帯。

**LM ▶▶▶ LMT**

**LM** **外側半月** lateral meniscus
膝（ひざ）関節の外側に位置する半月板。

抗生 **LM*** **ロイコマイシン（キタサマイシン）**（leucomycin [kitasamycin]）
マクロライド系抗菌薬。北里研究所で発見された。

重要 **Im** **ルーメン** lumen
管腔。管の内腔。

重要 **LMA** **ラリンジアルマスクエアウェイ、喉頭マスクエアウェイ**
laryngeal mask airway　先端に膨張式のカフがついた気道確保用の
チューブ。カフを喉頭まで挿入し、カフを膨張させて固定する。

**LMCT** **腹腔鏡下マイクロ波凝固療法**
laparoscopic microwave coagulation therapy　腹腔鏡下で腫瘍にマイク
ロ波を照射し、熱凝固させる肝細胞がんの治療法。

**LMDF** **顔面播種状粟粒性狼瘡** lupus miliaris disseminatus faciei
組織的に肉芽腫を伴う皮膚炎。下眼瞼を中心に、顔面左右対称性に
赤色の小丘疹が多発するのが特徴。近年では酒さ様皮膚炎の一つ
と考えられている。

重要 **LMN** **下位運動ニューロン** lower motor neuron
脊髄内の前角細胞から走行し、上位運動ニューロンからの情報を
末端神経に伝えて筋肉を動かす運動神経。

抗生 **LMOX*** **ラタモキセフ**（latamoxef）
オキサセフェム系抗菌薬。

**LMP** **最終月経期** last menstrual period
妊娠前最後の月経の第1日目。この日を妊娠0日とし、満280日を
分娩予定日と計算している。

重要 **LMT** **左冠動脈主幹部** left main coronary trunk
左冠動脈が前下行枝と回旋枝に分岐するまでの部分。

**L**

255

## LMWH ▶▶▶ LOS

**化学**

**LMWH*** **低分子量ヘパリン** low-molecular-weight heparin
血液凝固阻止薬。血栓治療や血液透析などに用いられる。

**重要**

**LN** **リンパ節** lymph node
免疫器官の一つ。リンパ管系の所々に位置し、異物や病原菌などを捕食したり、免疫応答を行ったりして生体を防御する。細菌感染時には腫脹肥大する。

**重要**

**LN** **ループス腎炎** lupus nephritis
全身性エリテマトーデスに合併する腎炎。重症になるとネフローゼ症候群をきたす。

**LNM** **リンパ節転移** lymph node metastasis
がん細胞がリンパ液とともにリンパ管の中を移動してリンパ節で増殖し、転移巣を形成すること。

**腫瘍**

**LNT*** **レンチナン**（lentinan）
シイタケより抽出した多糖体。再発及び手術不能の胃がんにテガフールと併用する抗悪性腫瘍薬。

**重要**

**LOC** **意識消失** loss of consciousness
意識がなく、刺激や呼びかけに反応がない状態。

**LOH** **ヘンレ係蹄** loop of Henle
尿細管の中間部分。U字型で、下行脚で水分吸収、上行脚でイオンの再吸収を行う。

**重要**

**LOM** **運動制限** limitation of motion
筋肉・関節系の疾患、運動ニューロンの障害などにより、四肢に可動域制限がみられること。

**重要**

**LOS** **低心拍出量症候群** low output syndrome
心臓の収縮力が極端に弱まり、十分量の血液がからだに送られないために血圧が低くなる状態。

## LOT 第1頭位 left occipit transverse position
胎向の一つ。胎児の背中が母体の左側にある正常な状態。

## Lot. ローション剤 lotion
剤形の一つ。医薬品を水中に懸濁し、皮膚に塗布する外用剤。

## LP 光覚弁 light perception
強度の弱視で、明暗が判別できる程度の視力。
参 CF, C.F.(指数弁) P.79 、HM, H.M.(手動弁) P.201

## LP 遅発電位 late potential
心室性不整脈を引き起こすエントリー発生の基質を示す心筋細胞由来の電位。

## LP 腰椎穿刺 lumbar puncture
腰椎椎間孔から脊髄腔に穿刺針を刺入すること。髄液採取や腰椎麻酔などで行われる。

### ■ 腰椎穿刺と体位

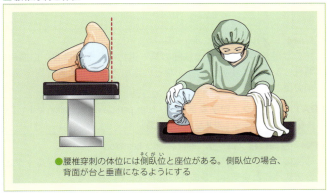

● 腰椎穿刺の体位には側臥位と座位がある。側臥位の場合、背面が台と垂直になるようにする

## LP　リポ蛋白　lipoprotein

脂質と蛋白質を含有する物質。血漿リポ蛋白は4種の比重の異なる亜分画に分類される球状粒子で、脂質の体内運搬を担う。

■ リポ蛋白の構造

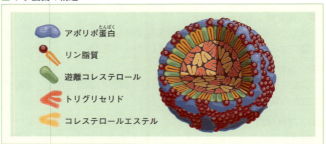

- アポリポ蛋白
- リン脂質
- 遊離コレステロール
- トリグリセリド
- コレステロールエステル

## LPA　左肺動脈　left pulmonary artery

右心室から出た肺動脈(幹)が左右二つに分岐したうちの左の肺動脈。

## L-PAM*　メルファラン（melphalan）

抗悪性腫瘍薬。多発性骨髄腫の第一選択薬。そのほか、白血病、悪性リンパ腫、小児固形がんなどの治療である造血幹細胞移植の前処置として用いられる。

## LPAT　ラテックス粒子凝集試験　latex particle agglutination test

同 LAR（ラテックス凝集反応）P.246

## LPH　左脚後枝ブロック　left posterior hemiblock

心臓の刺激伝導系の左脚後枝が障害された状態。右脚ブロックと合併することが多く、虚血性心疾患などでみられる。

参 LAH（左脚前枝ブロック）P.245

**LPH ▶▶ LQTS**

**LPH　リポトロピン、向脂肪（性脳下垂体）ホルモン**

lipotropic (pituitary) hormone, lipotropin　下垂体で産生されるペプチドホルモン。β-LPHは、γ-LPHとエンドルフィンに分解され、脂質の分解、動員作用をもつ。

**LPL　リポ蛋白分解酵素　lipoprotein lipase**

血液中の中性脂肪（トリグリセリド）を遊離脂肪酸とグリセロールに分解する酵素。

**LPRC　白血球除去赤血球　leukocyte poor red cells**

特殊なフィルターを用いて白血球を除去した赤血球製剤。

**LPS　凍結乾燥豚皮　lyophilized porcine skin**

皮膚損傷部位の一時的な被覆剤。豚の皮をヨウ素処理後に凍結乾燥・滅菌したもの。

**LPS　リポ多糖　lipopolysaccharide**

重要

グラム陰性細菌の細胞壁の構成成分の一つで、感染患者に敗血症を起こす原因となる糖質。

**L-P shunt　腰椎クモ膜下腔・腹腔短絡術　lumbo-peritoneal shunt**

重要

水頭症に行われるシャント手術の一つ。腰椎クモ膜下腔にカテーテルを挿入し、症状を出している余分な髄液を腹腔に導く。

**Lp-TAE　リピオドール動脈塞栓術　lipiodol transarterial embolization**

肝細胞がんに対する手術。油性造影剤と抗がん剤、さらに塞栓物質を注入して、腫瘍に栄養を供給する動脈を塞いでしまう方法。

**LPV/rtv***　**ロピナビル・リトナビル（lopinavir・ritonavir）**

抗ウ

抗ウイルス薬。HIV感染症に用いる。

**LQTS　QT延長症候群　long QT syndrome**

心臓に器質的疾患がなく、心電図上でQT時間の延長が認められる症候群。突然の意識消失が起こり、家族性突然死症候群とも呼ばれる難病。

## LR ▶▶▶ L/S

**LR 外側直筋** P.145 lateral rectus muscle
眼球の向きを変える外眼筋の一つ。眼球を外転させる。

**LR 対光反射** light reflex
光刺激を与えると瞳孔が小さくなる（縮瞳）反射。

### ■ 瞳孔の大きさの異常

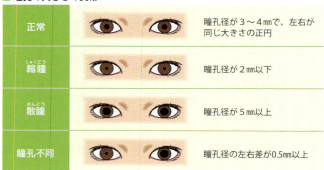

| | | |
|---|---|---|
| 正常 | | 瞳孔径が3〜4mmで、左右が同じ大きさの正円 |
| 縮瞳 | | 瞳孔径が2mm以下 |
| 散瞳 | | 瞳孔径が5mm以上 |
| 瞳孔不同 | | 瞳孔径の左右差が0.5mm以上 |

**LR 分娩室、陣痛室** labor room

**LRD 低残渣食** low residue diet
食物繊維の少ない食事。消化管の負担を抑えられる。

**L-R shunt 左右短絡** left to right shunt
心房中隔欠損症や心室中隔欠損症で左心系から右心系に血液が流れ込むこと。

**LS 腹腔鏡手術** laparoscopic surgery
腹部に開けた数個の穴から腹腔鏡や鉗子類を入れ、モニター映像を観察しながら行う手術。

**L/S レシチン/スフィンゴミエリン比** lecithin sphingomyelin ratio
羊水分析による胎児の肺の成熟度評価。L/S比が2.0以上ならば成熟度は十分。

# LSA ▶▶▶ LSV

**LSA** 左鎖骨下動脈 left subclavian artery

胸郭の上部を走行する動脈で、大動脈弓から直接分岐する。

**LSA** レンズ核線条体動脈 lenticulostriate artery

中大脳動脈から分かれて大脳基底核を灌流する動脈。

**LSC** 腹腔鏡下胆嚢摘出術 laparoscopic cholecystectomy

腹腔鏡下で胆嚢を摘出する手術。胆石症、胆嚢ポリープなどの外科的治療。

**LSCS** 腰部脊柱管狭窄症 lumbar spinal canal stenosis

加齢などで脊柱管が狭くなり、中を通っている神経が圧迫される疾患。

**LSG classification** LSG分類
lymphoma-Leukemia Study Group classification

非ホジキンリンパ腫の分類。日本で利用されたが、国際的には用いられていない。

**重要**

**LSH** 黄体刺激ホルモン lutein-stimulating hormone

下垂体前葉から分泌され、乳腺の分化・発達、乳汁の合成・分泌を促進する。プロラクチン（PRL **P.355** ）ともいう。

**重要**

**LSS** 生命維持装置 life support system

呼吸・循環・代謝など、生命を維持する機能が低下した場合に、その機能を補助する装置。

**LST** リンパ球刺激試験 lymphocyte stimulation test

薬剤、ミルクなど特定の抗原に対する遅延型アレルギーの検査で、末梢血から分離したリンパ球を抗原刺激して増殖の程度を調べる。

**LSV** 左鎖骨下静脈 left subclavian vein

腋窩静脈から続く血管で、鎖骨の下、第1肋骨の上を走行。カテーテル挿入などに用いられる。

261

## LT ▶▶▶ LUS

**LT　ロイコトリエン**　leukotriene

アレルギー性の炎症反応などに関与する化学伝達物質。強力な気管支平滑筋の収縮作用をもつ。

**重要　Lt　胸部下部食道**　**P.77**　lower thoracic esophagus

胸腔内の食道のうち、気管分岐部下縁から食道胃接合部までを2等分した下半分の部位。

**LTA　気管内噴霧麻酔法**　laryngotracheal anesthesia

麻酔剤を噴霧した喉頭にチューブを経口的に挿入し、気管に直接麻酔剤を噴霧する麻酔法。

**重要　LTB　喉頭気管性気管支炎**　laryngotracheal bronchitis

ウイルス感染によるクループ症候群の病型の一つ。急性の喉頭狭窄により、犬吠（いぬぼえ）様咳、嗄声、呼吸困難などを呈する。

**LTG　低眼圧緑内障**　low tension glaucoma

眼圧が正常にもかかわらず、緑内障に類似した視野欠損と視神経障害がみられる病態。

**LTH　黄体刺激ホルモン**　luteotropic hormone　**同** LSH **P.261**

**重要　LTOT　長期酸素療法**　long-term oxygen therapy

慢性呼吸不全患者に対して、1日15時間以上にわたって自宅で酸素供給機による呼吸補助を行う治療法。

**参** HOT（在宅酸素療法）**P.202**

**LTP　レーザー線維柱帯形成術**　laser trabeculoplasty

隅角にある房水の流出口（線維柱帯）にレーザーを照射して流れをよくし、眼圧を下降させる緑内障の治療法。

**重要　LUL　左肺上葉**　left upper lobe

**重要　LUQ　左上腹部**　left upper quadrant

**LUS　超音波腹腔鏡**　laparoscopic ultrasonography

先端部に超音波の探触子を装着した腹腔鏡。

**LV ▶▶▶ LVH**

**重要** **LV** 左心室（さしんしつ） **P.243** left ventricle（レフト ヴェントリクル）

心臓の四つある部屋の一つで、左下部にあり、左心房からくる動脈血を大動脈に送り出す部分。

**代謝** **LV*** **ホリナートカルシウム**（calcium folinate）

葉酸代謝拮抗作用をもつ抗悪性腫瘍薬であるメトトレキサートの毒性軽減剤。商品名はロイコボリン（leucovorin）。

**L vaccine** 生ワクチン（なまワクチン） live vaccine（ライヴ ヴァクシーン）

毒性を弱めた、生きた細菌やウイルスそのものを用いるワクチン。

参 K vaccine（死滅ワクチン） **P.242**

**重要** **LVAD** 左室補助人工心臓（さしつほじょじんこうしんぞう）（エルバド） left ventricular assist device（レフト ヴェントリキュラー アシスト ディヴァイス） 同 LVAS

**重要** **LVAS** 左室補助人工心臓、左室補助装置（さしつほじょじんこうしんぞう、さしつほじょそうち） left ventricular assist system（レフト ヴェントリキュラー アシスト システム）

自己の心臓を温存したうえで、左心室の機能を補助する人工心臓。

**重要** **LVD** 左室径（さしつけい） left ventricular dimension（レフト ヴェントリキュラー ディメンション）

心エコーなどで測定する左心室の直径。

**LVEDP** 左室拡張末期圧（さしつかくちょうまっきあつ） left ventricular end-diastolic pressure（レフト ヴェントリキュラー エンド ダイアストリック プレッシャー）

拡張が終わって収縮が始まる直前の左室内圧のこと。

**重要** **LVET** 左室駆出時間（さしつくしゅつじかん） left ventricular ejection time（レフト ヴェントリキュラー イジェクション タイム）

左心室から大動脈へ血流が駆出される時間。

**LVF** 左室不全（さしつふぜん） left ventricular failure（レフト ヴェントリキュラー フェイリアー） 同 LHF（左心不全） **P.252**

**化学** **LVFX*** **レボフロキサシン**（levofloxacin）

キノロン系抗菌薬。

**重要** **LVG** 左室造影（さしつぞうえい） left ventriculography（レフト ヴェントリキュログラフィー）

心臓カテーテルを左心室に入れ、造影剤を注入して撮影するX線検査。

**重要** **LVH** 左室肥大（さしつひだい） left ventricular hypertrophy（レフト ヴェントリキュラー ハイパートロフィー）

高血圧、心臓弁膜症、肥大型心筋症などが原因で、左心室の壁が肥厚（ひこう）した状態。心虚血（きょけつ）のため、運動時の息切れや不整脈が起こる。

263

## LVOT ▶▶▶ LZM

**重要** **LVOT** 左室流出路 left ventricular outflow tract
左心室から大動脈へ血液が流れ出る経路。

**重要** **LVRS** 肺容量減少手術 lung volume reduction surgery
COPD（慢性閉塞性肺疾患 P.92 ）に対する治療法。肺の一部を除去し、横隔膜や呼吸筋の動きを回復させることで呼吸改善を図る。
同 VRS（容量減少手術） P.483

**Ly** リンパ球 lymphocyte
骨髄で産生される白血球の一つで、免疫反応の主役を担う。抗体を産生するB細胞、リンフォカイン産生や細胞障害性などをもつT細胞などがある。

**重要** **LZ** 肝硬変 Leberzirrhose（独） 同 LC P.247

### ■ 肝臓病の推移

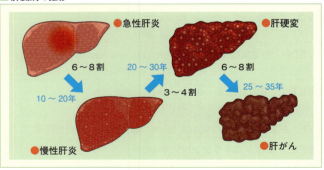

●急性肝炎　●肝硬変　●慢性肝炎　●肝がん
6〜8割　20〜30年　6〜8割
10〜20年　3〜4割　25〜35年

**化学** **LZD*** リネゾリド（linezolid）
オキサゾリジノン系抗菌薬。メチシリン耐性黄色ブドウ球菌（MRSA）、バンコマイシン耐性腸球菌などに有効。

**LZM** リゾチーム lysozyme
涙や体液にも含まれる酵素で、溶菌現象によって生体防御に働く。

# M

**M** 悪性 malignant

**M** 胃中部 middle third of the stomach
胃の領域区分の一つ。胃の大彎と小彎を3等分し、その対応点をそれぞれ結び、U（上部）、M（中部）、L（下部）とする分け方。
参 U P.461 , L P.243

■ 胃の領域区分

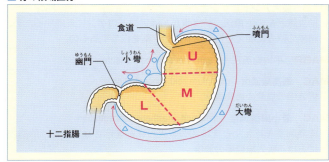

**M** 筋肉（単数） muscle

**M** 僧帽弁 mitral valve 同 MV P.289

**M** 粘膜内にとどまる大腸がん mucosa
大腸がんの深達度分類の一つ。腫瘍が粘膜内のみにとどまり、粘膜下層までは及んでいないもの。

**MA** 巨赤芽球性貧血 megaloblastic anemia
ビタミンB12または葉酸の欠乏、利用障害が原因で起こる貧血。大球性貧血を呈し、赤血球が大小不同となり、変形赤血球が増加する。
同 PA（悪性貧血） P.319

## MA ▶▶▶ MAMMO

**MA** **僧帽弁閉鎖症** mitral atresia

先天性心疾患の一つで非常にまれ。僧帽弁が閉鎖した状態のもので、通常は左心室低形成症候群や大血管転位を伴う。

📖 主な先天性心疾患 **P.444**

**MAAS** **羊水過度吸引症候群** massive amnion aspiration syndrome

胎児が分娩途中で酸欠となり、胎便を含んだ羊水が肺に吸収されて起こる呼吸障害。出産が予定日より遅れた場合や、胎盤機能が悪い状態の新生児に起こりやすい。

**MAB** **最大アンドロゲン遮断療法** maximum androgen blockade

前立腺がんの治療法。前立腺がんはアンドロゲンに反応するため、精巣の除去に加えて抗アンドロゲン薬を投与するもの。

**MABP** **平均動脈圧** mean arterial blood pressure 同 MAP

**MAC** **最高酸濃度** maximum acid concentration

胃液中の塩酸の最高濃度。

**MAC** **最小麻酔濃度** minimum anesthetic concentration

疼痛刺激を与えたときに50%の人が体動を示さなくなる、肺胞内における吸入麻酔薬の濃度。

**MAC** **マイコバクテリウム・アビウムコンプレックス**

mycobacterium avium complex 日本に多い非結核性抗酸菌症の原因菌。肺MAC症を起こす。

**MAHC** **悪性腫瘍随伴性高カルシウム血症**

malignancy associated hypercalcemia 悪性腫瘍に伴って起こる高カルシウム血症。腫瘍から分泌されるPTH関連蛋白による骨吸収亢進と、腎臓でのカルシウム再吸収亢進が原因となることが多い。

**MALT** **粘膜関連リンパ組織** mucosa-associated lymphoid tissue

粘膜からの抗原侵入を阻止する、粘膜にある免疫系組織。

**MAMMO** **マンモグラフィー** mammography 乳房X線撮影法。

**MAO ▶▶▶ MAS**

**MAO** **最大胃酸分泌量** maximum acid output

胃液検査で、胃液の分泌を活発にするガストリン注射後、最大限に分泌される胃酸の量。同 PAO P.323、参 BAO（基礎酸分泌量）P.52

**MAO** **モノアミン酸化酵素** monoamine oxidase

ミトコンドリアに存在し、モノアミン神経伝達物質を酸化させる酵素。

中枢 **MAOI**＊ **モノアミン酸化酵素阻害薬** monoamine oxidase inhibitor

モノアミン酸化酵素の働きを阻害し、脳内のドパミンなどの物質を増やす作用をする。抗パーキンソン薬として使われる。

**MAP** **僧帽弁形成術** mitral annuloplasty

僧帽弁閉鎖不全症の手術。弁置換術と異なり、自己の弁を残して再建するもの。

重要 **MAP** **平均動脈圧** mean arterial pressure

収縮期血圧と拡張期血圧を平均した実効値。

**MAR** **骨髄転移** bone marrow metastasis

悪性腫瘍のTNM分類 P.450 で、遠隔転移表記の一つ。骨髄内に腫瘍細胞が転移した状態。

中枢 **MARTA**＊ **多元受容体標的化抗精神病薬** multi-acting receptor targeted antipsychotics　統合失調症の治療薬。脳内のドパミン、セロトニンなど多くの受容体に対して遮断作用があり、精神病の症状改善に効果を示す。

重要 **MAS** **吸収不良症候群** malabsorption syndrome

栄養素を腸から吸収できず、全身の栄養低下をきたす症候群。

**MAS** **胎便吸引症候群** meconium aspiration syndrome

同 MAAS（羊水過度吸引症候群）

**MAS** **不安尺度** manifest anxiety scale

不安の度合いを測定する検査。テイラー顕在性不安尺度など。

## MAS ▶▶▶ MA tube

### MAS　ミルクアルカリ症候群　milk-alkali syndrome

胃薬や下剤としてマグネシウム製剤を内服し、同時に牛乳の大量摂取をして高カルシウム血症を発症すること。倦怠感、食欲不振、多飲、多尿、口渇、嘔吐、情緒不安定などの症状が出現する。

**重要**

### MAST　ショックパンツ　medical antishock trousers

外傷などでショックに陥ったときに、下肢に装着させるズボン様器具。下半身への血流を制限することで血圧を保持する。

**同** PASG **P.326**

### MAT　多源性心房頻脈　multifocal atrial tachycardia

多数の興奮が心房内でランダムに出現して起こる不規則調律で、心拍数＞100回/分。慢性肺疾患が原因となることが多い。

**重要**

### MA tube　ミラー・アボット管　Miller-Abbott tube

イレウス管の一つ。イレウス（腸閉塞 **P.59** **P.226**）に対して腸管内を減圧するために留置するチューブで、腸閉塞部を拡張したり、貯留した腸管内容を吸引したりする。

#### ■ イレウスの種類と症状

| 種類 | | 症状 |
|---|---|---|
| 機械的イレウス（狭窄・閉塞などによる） | 単純性イレウス（血行障害を伴わない） | 緩徐に発症。間欠的な腹痛、悪心・嘔吐、腹部膨満、排ガス・排便の停止、腸音の亢進と金属性雑音 |
| | 複雑性イレウス（血行障害を伴う） | 急激な発症。持続的で激しい腹痛、嘔吐、白血球数の増加、ショック症状、腸音の低下（多くは緊急手術が必要） |
| 機能的イレウス（腸の運動障害・吸収低下などによる） | 麻痺性イレウス | 緩徐に発症。腹部膨満、嘔吐、排ガス・排便の停止、腸蠕動運動の停止、腸音の低下 |
| | 痙攣性イレウス | 緩徐に発症。腹部膨満、周期的な腹痛・嘔吐、排ガス・排便の停止 |

● イレウス全体の頻度として、術後の癒着による機械的イレウスが最も多い

## MB ミルウォーキーブレース Milwaukee brace
側彎症の矯正のために頸椎、胸椎、腰椎を制御する装具。

■ ミルウォーキーブレース

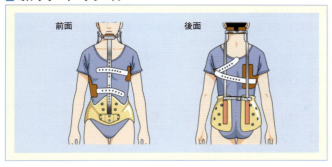

前面　　　後面

## Mb ミオグロビン myoglobin
主に心筋細胞や骨格筋細胞に含まれるヘム蛋白。赤血球のヘモグロビンが運んだ酸素を筋組織で受け取り、エネルギー産生系に供給する。筋細胞の崩壊に伴って細胞外に逸脱し、血中に流入して尿中へ排泄される。参 主な心筋マーカー P.189

## MBC 最大換気量 maximum breathing capacity
同 MVV P.291

## MBDS 微細脳障害症候群 minimal brain damage syndrome
微細な脳損傷が原因とも考えられる、原因不明の小児の精神障害。現在はADHD P.22 が診断名として用いられる。

## MBL 月経血量 menstrual blood loss
一度の月経期間の経血量。

## Mbl 骨髄芽球 myeloblast
通常は骨髄にのみ存在する未分化な骨髄系細胞で、白血球の顆粒球に分化する。

## MBP ▶▶▶ MCFA

**MBP** **主要塩基性蛋白** major basic protein

好酸球の顆粒中にある強力な殺虫物質。寄生虫に対する傷害作用を持つ。

**重要** **MBP** **平均血圧** mean blood pressure

平均して動脈にかかっている血圧のことで、収縮時血圧と拡張期血圧から求める。概算式は、「平均血圧＝(収縮期血圧＋拡張期血圧×2)÷3」。

**重要** **MC** **口腔ケア** mouth care

口腔内を清潔に保つこと。

**MC** **微小変化群** minimal change 同 MCNS P.272

**MC** **マスト細胞** mast cell

肥満細胞。好塩基性顆粒をもった組織細胞で、即時型のアレルギー反応などに関与する。

**重要** **MCA** **中大脳動脈** P.28 middle cerebral artery

内頸動脈から分かれ、大脳の外側面に栄養を送る動脈。後交通動脈によって後大脳動脈と連絡する。

**McB** **マックバーニー点** McBurney's point

急性虫垂炎における圧痛点。右上前腸骨棘と臍を結ぶ線を3等分し、右から3分の1の点。

**MCCU** **移動CCU** mobile coronary care unit

移動式心臓集中治療施設。地域の医療機関からの要請に対し、専門医や看護師などが同乗して患者を迎えに行く車。

**MCE** **心筋コントラストエコー法** myocardial contrast echocardiography

心エコー検査のときに超音波用の造影剤を用いる画像診断法。

**MCFA** **中鎖脂肪酸** medium chain fatty acid

炭素数8～12個の脂肪酸。ココナッツ油、パーム油などに含まれる。

参 LCFA（長鎖脂肪酸） P.248

**MCFG** ▸▸▸ **MCN**

**抗生**

**MCFG*** ミカファンギン（micafungin）

抗真菌薬。深在性真菌症の治療に使う。

**M-C flap** 筋肉皮弁 muscle cutaneous flap

自家組織による欠損部の再建のために、ほかの部位から移植される筋肉。

**重要**

**MCH** 平均赤血球ヘモグロビン量 mean corpuscular hemoglobin

赤血球指数の一つ。赤血球の1個あたりのヘモグロビン量の平均値。「平均赤血球色素量（pg）＝ヘモグロビン量（g/dL）÷赤血球数（$10^6/\mu$L）×10」。参MCV（平均赤血球容積）**P.273**, MCHC

**重要**

**MCH** 母子保健 maternal and child health

母性ならびに乳幼児の健康の保持・増進を図るために、母性と乳幼児に対して保健指導、健康診査、医療その他の措置を講じること。

**重要**

**MCHC** 平均赤血球ヘモグロビン濃度 mean corpuscular hemoglobin concentration 赤血球指数の一つ。個々の赤血球の容積に対するヘモグロビン量の比を％で表したもの。「平均赤血球ヘモグロビン濃度（％）＝ヘモグロビン量（g/dL）/ヘマトクリット（％）×100」。参MCV（平均赤血球容積）**P.273**, MCH

**重要**

**MCL** 内側側副靭帯 medial collateral ligament

大腿骨と脛骨を結ぶ靭帯で、膝（ひざ）関節の内側の安定性を保持する。

**重要**

**MCLA** 皮膚粘膜リンパ節関節炎 mucocutaneous lymph node arthritis

MCLS（急性熱性皮膚粘膜リンパ節症候群）でみられる関節炎。

**重要**

**MCLS** 急性熱性皮膚粘膜リンパ節症候群 mucocutaneous lymph node syndrome 主に乳幼児が発症する全身の血管が炎症を起こす原因不明の疾患。川崎病（KD **P.239** ）ともいう。

**重要**

**MCN** 粘液性嚢胞腫瘍 mucinous cystic neoplasm

膵嚢胞性腫瘍の一つ。悪性化することがあり、発見されれば手術適応となる。参IPMN（膵管内乳頭粘液性腫瘍）**P.228**

**M**

271

## MCNS ▶▶▶ MCV

**重要 MCNS** 微小変化型ネフローゼ症候群 minimal change nephrotic syndrome

糸球体が微小変化しかしない、ネフローゼ症候群の代表的な疾患。

**腫瘍 MCNU\*** ラニムスチン（ranimustine）

抗悪性腫瘍薬の一つ。脳腫瘍などに使う。

**MCOS** 皮膚粘膜眼症候群 mucocutaneous ocular syndrome

同 SJS（スティーブンス・ジョンソン症候群）`P.414`

**重要 MCP** 中手指節関節 metacarpophalangeal joint

指の付け根にある関節。中手骨と基節骨との間にある。MCP関節。

**抗生 MCR\*** ミクロノマイシン（micronomicin）

アミノグリコシド系抗菌薬。

**M-CSF** マクロファージコロニー刺激因子

macrophage colony stimulating factor　　骨髄前駆細胞に作用して増殖させ、顆粒細胞とマクロファージに分化させる重要な造血因子。

**重要 MCT** 中鎖トリグリセリド medium chain triglyceride

同 MCFA（中鎖脂肪酸）`P.270`

**重要 MCT** マイクロ波凝固療法 microwave coagulation therapy

肝がんに対する治療法。電磁波の一つであるマイクロ波を使って水分子を振動させて発熱し、病変組織を壊死させる。

**重要 MCTD** 混合性結合組織病 mixed connective tissue disease

膠原病の一つ。全身性エリテマトーデス、全身性強皮症、多発性筋炎・皮膚筋炎の症状が混在する疾患。参 主な膠原病 `P.122`

**MCU** 排尿時膀胱尿道造影 micturating cystourethrography

同 VCG `P.476`

**重要 MCV** 運動神経伝導速度 motor nerve conduction velocity

四肢の近位・遠位部の活動電位をそれぞれ導出し、両部位の潜時差で2点間の距離を割り、m/secで表したもの。同 MNCV `P.282`

272

## MCV ▶▶▶ MDRTB

**重要** **MCV** **平均赤血球容積** へいきんせっけっきゅうようせき　mean corpuscular volume ミーン コーパスキュラー ヴォリューム

赤血球指数の一つ。赤血球1個の平均容積。「平均赤血球容積（μL）＝ヘマトクリット（%）÷赤血球数（$10^6$/μL）×10」。
**参** MCH, MCHC **P.271**

**外皮** **MCZ**[*] **ミコナゾール**（miconazole）

抗真菌薬。皮膚・粘膜の真菌症に使う。

**MD** **進行性筋ジストロフィー** しんこうせいきん　muscular dystrophy マスキュラー ディストロフィー

筋線維の変性・壊死を主病変とし、しだいに筋萎縮と筋力低下が進行していく遺伝性疾患の総称。

**重要** **MD** **精神発達遅滞** せいしんはったつちたい　mental deficiency メンタル ディフィシエンシー

知能の発達が遅滞し、社会生活にうまく適応できない状態。遺伝的なものと脳障害によるものがある。

**重要** **MD** **躁うつ病** そう　manic depressive psychosis マニック ディプレッシヴ サイコウシス **同** BPD（双極性障害） **P.61**

**MD** **大うつ病** だい　びょう　major depression メジャー ディプレッション

重症のうつ病。

**MDI** **定量噴霧吸入器** ていりょうふんむきゅうにゅうき　metered dose inhaler ミータード ドウス インヘイラー

押すことで一定量の薬剤が噴霧されるスプレータイプの吸入器。

**抗生** **MDM**[*] **ミデカマイシン**（midecamycin）

マクロライド系抗菌薬。

**MDR** **多剤耐性** たざいたいせい　multi drug resistant マルティ ドラッグ レジスタント

細菌が複数の抗菌薬に耐性を示すこと。

**重要** **MDRP** **多剤耐性緑膿菌** たざいたいせいりょくのうきん　multi drug resistant Pseudomonas aeruginosa マルティ ドラッグ レジスタント スードモナス エアルギノーサ

緑膿菌に対する強い抗菌活性が期待できるフルオロキノロン系、カルバペネム系、および抗緑膿菌用アミノ配糖体系の三系統の抗菌薬に対し、耐性を獲得した緑膿菌のこと。

**MDRTB** **多剤耐性結核菌** たざいたいせいけっかくきん　multi drug resistant tuberculosis マルティ ドラッグ レジスタント テューバーキュロウシス

リファンピシンとイソニアジドの両方に耐性をもつ結核菌。

## MDS ▶▶▶ mEq/L

**重要** **MDS** 骨髄異形成症候群 P.156 myelodysplastic syndrome

骨髄にある造血幹細胞に原因不明の異常があり、正常な血液細胞を産生できなくなる疾患。高齢者に多く、急性白血病に移行することが多い。

**重要** **MEA** 多発性内分泌腺腫症 multiple endocrine adenomatosis

同 MEN

**重要** **MED** 最小有効量 minimal effective dose

薬物の期待される作用が現れる最小の量。

**重要** **MEF** 最大呼気流量 maximum expiratory flow 同 PEF P.334

**MEG** 脳磁図 magnetoencephalography

脳内の電気現象によって生じる微弱磁場を、頭外で計測する脳機能診断法。

**重要** **MEN** 多発性内分泌腺腫症 multiple endocrine neoplasia

複数の内分泌器官に腫瘍が発生する遺伝性疾患。1型と2型に分けられる。同 MEA

**重要** **MEP** 最大呼気圧 maximum expiratory pressure

呼気筋力の指標。全肺量位で口腔を閉鎖し、最大呼気努力をしたときに発生する最大口腔内圧。参 MIP（最大吸気圧）P.278

**抗生** **MEPM\*** メロペネム（meropenem）

カルバペネム系抗菌薬。

**mEq** ミリ当量 milliequivalent

電荷とmol（モル）を統合した単位が当量（Eq）で、1Eqは1molの電荷を表す。1mEqは1/1000Eqで、「mEq＝mg/式量×価数＝mmol×価数」となる。

**mEq/L** ミリ当量/リットル milliequivalent per liter

1リットル中に1ミリ当量の電解質が溶けていること。

274

**MERRF ▶▶▶ MFH**

**重要 MERRF　マーフ** myoclonus epilepsy with ragged-red fibers

母系遺伝するミトコンドリア病で、ミオクローヌス、全身性てん
かん発作、小脳失調を主症状とする。福原病とも呼ばれ、「赤色ぼ
ろ線維・ミオクローヌスてんかん症候群」とも訳されている。

**Met　メチオニン** methionine

必須アミノ酸の一つ。硫黄を含む疎水性のアミノ酸。

**meta, metas　がんの転移** metastasis

**MetHb　メトヘモグロビン** methemoglobin

赤血球に含まれるヘモグロビン中の2価の鉄イオンが酸化されて
3価の鉄イオンになったもの。酸素結合・運搬能力が失われる。

**重要 METS　代謝当量** metabolic equivalents

活動・運動を行ったときに、安静状態の何倍のカロリー消費をして
いるかを表す数値。

**重要 MF　骨髄線維症** myelofibrosis

骨髄に線維化が起こる血液疾患。

**MF　マイトジェン因子** mitogenic factor

リンパ球分裂促進因子。

**腫瘍 MFC\*　マイトマイシンC＋フルオロウラシル＋シタラビン**

（mitomycin C＋fluorouracil＋cytarabine）　胃がんに対する併用化学療
法。

**重要 MFD　最小致死量** minimum fatal dose

ヒトまたは動物を死に至らせる物質の最小量。

**重要 MFH　悪性線維組織球腫** malignant fibrous histiocytoma

四肢（脚が最も多い）の骨の内部や軟部組織に発生する悪性肉腫。
非常にまれで、悪性度が高い。

M

## MFICU 母体胎児集中治療部[室] P.215
maternal fetal intensive care unit　合併症妊娠や切迫流産の可能性が高い妊婦の管理・治療を行う部門。同 PICU P.340

## MFR 平均流量率 maximum flow rate (of urine)
尿流測定で計測される数値の一つ。前立腺肥大などで低下する。

## MG 胃潰瘍 Margen Geschwuer（独）　同 GU P.186 , UV P.469

## MG 重症筋無力症 myasthenia gravis
筋肉を動かす神経伝達物質アセチルコリンの受容体が、自己抗体により障害される自己免疫疾患。初期には眼瞼下垂、複視などの症状が現れる。

## Mg マグネシウムの元素記号 magnesium
酵素の働きを活性化する必須ミネラル。中性脂肪・血圧を下げる作用、筋肉の収縮を促す作用などがある。

### ■ 体内の電解質バランス

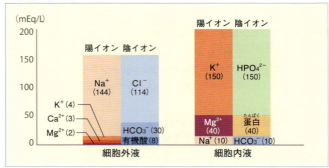

## mg ミリグラム milligram
1000分の1グラム。

μg ▶▶▶ MI

## μg　マイクログラム　microgram
100万分の1グラム。

## MGN　膜性糸球体腎炎　membranous glomerulonephritis
**同** MN（膜性腎症）P.282

## MGP　辺縁顆粒球プール　marginal granulocyte pool
血管内で血管壁に沿ってゆっくり移動する好中球の一群。全身を循環する循環顆粒球プールの好中球が少なくなったときに補充する。**参** CGP（循環顆粒球プール）P.80

## MG tube　胃管　Margen tube

## MH　悪性高熱　malignant hyperthermia
全身麻酔中または術後、吸入麻酔薬やサクシニルコリン（筋弛緩薬）などが誘因となって起こる体温の異常上昇。致死的合併症。

## MH　黄斑円孔　macular hole
網膜中心部の黄斑に穴が開く眼疾患。視力が低下し、視野の中心が見えにくくなる。

## MHA　微小血管症性溶血性貧血　microangiopathic hemolytic anemia
細小血管で赤血球破壊が起こる状態。血栓性血小板減少性紫斑病（TTP P.456 ）、溶血性尿毒症症候群（HUS P.207 ）、播種性血管内凝固症候群（DIC P.118 ）などが原因となる。

## MHN　新生児溶血性黄疸　morbus haemolyticus neonatorum（ラ）
母子間でRh因子が異なり、血液型不適合が起こることで黄疸や貧血などが現れる病態。重症型の場合は胎内で死亡する。

## MI　心筋梗塞　myocardial infarction
虚血性心疾患の一つ。狭窄などで冠動脈の血流量が低下し、心筋に壊死が起こった状態。

## MIC ▶▶▶ mixt

**重要** **MIC** **最小発育阻止濃度** minimum inhibitory concentration

微生物の発育を阻止するのに必要な抗微生物物質の最小濃度。抗生物質の抗菌力を表すときに用いられる。

**腫瘍** **MIC**[*] **マイトマイシンC＋イホスファミド＋シスプラチン**

（mitomycin C＋ifosfamide＋cisplatin）　肺がんに対する併用化学療法。

**MIF** **最大吸気流量** maximum inspiratory flow

十分息を吐き出したあと、思いきり吸い込んだときの流量。

**MIF** **マクロファージ遊走阻止因子** macrophage migration inhibition factor

活性化Ｔリンパ球より分泌されるリンフォカイン。マクロファージの遊走を制御することにより、炎症部位にマクロファージを集中させ、炎症反応や免疫反応を惹起する。

**抗生** **MINO**[*] **ミノサイクリン**（minocycline）

テトラサイクリン系抗菌薬。

**MIP** **最大吸気圧** maximum inspiratory pressure

閉鎖系回路に向かって最も強く吸い込んだときに発生する圧力。

**参** MEP（最大呼気圧）**P.274**

**mist** **水剤** mistura

水性懸濁剤。

**MIT** **マクロファージ遊走阻止試験**

macrophage migration inhibition test　細胞性免疫機能検査法の一つ。感作Ｔ細胞が放出したMIF（マクロファージ遊走阻止因子）により、マクロファージの拡がりが縮小することを利用する方法。

**腫瘍** **MIT**[*] **マイトマイシン**（mitomycin C）　**同** MMC **P.280**

**腫瘍** **MIT**[*] **ミトキサントロン**（mitoxantrone）

抗悪性腫瘍薬。

**mixt** **合剤** mixture

配合薬剤。

278

# MK ▶▶▶ MLL

**MK** 胃がん Magen Krebs（独）
胃に発生する悪性腫瘍。

**MKM*** ミカマイシン（mikamycin）
ストレプトグラミン系抗菌薬。

**ML** 悪性リンパ腫 malignant lymphoma
リンパ系組織に発生する悪性腫瘍。ホジキンリンパ腫と非ホジキンリンパ腫に大別される。

**mL, mℓ** ミリリットル milliliter
1000分の1リットル。

**MLC** 混合リンパ球培養 mixed lymphocyte culture
ドナー由来とレシピエント由来のリンパ球を混合して培養し、移植後の拒絶反応と生着率を予測する検査。

**MLD** 異染性白質ジストロフィー metachromatic leukodystrophy
リソソーム酵素のアリールサルファターゼＡの欠損により、脳や腎臓などにスルファチドが蓄積し、神経線維の脱髄を生じ、中枢・末梢神経障害をきたす疾患。乳幼児期に起こるものと、若年層・成人に起こるものがある。

**MLF syndrome** 内側縦束症候群
medial longitudinal fasciculus syndrome 眼球共同運動の内側縦束が障害されて起こる、眼球内の内外転運動障害。核間性眼筋麻痺ともいう。

**MLG** 脊髄造影法 myelography
クモ膜下腔に造影剤を注入して行うＸ線撮影検査。

**MLL** 混合型白血病 mixed lineage leukemia
骨髄性とリンパ性の2種類の白血病が混在した2系統混在型と、一つの白血球細胞が二つの性格をあわせもった二重表現型がある。

# MLNS ▶▶▶ MMI

**重要** **MLNS** 急性皮膚粘膜リンパ節症候群、川崎病
アキュート acute mucocutaneous lymphnode syndrome
同 MCLS(急性熱性皮膚粘膜リンパ節症候群) P.271

**重要** **MM** 悪性黒色腫 malignant melanoma
メラニン色素沈着細胞からなる黒色腫瘍。

**重要** **MM** 多発性骨髄腫 multiple myeloma
骨髄中の形質細胞が腫瘍化し、異常な抗体を産生するために免疫力が低下する疾患。倦怠感、貧血、骨の痛みなどがみられる。

**MM** 内側半月 medial meniscus
膝(ひざ)関節の内側の半月板。

**Mm** 筋肉(複数) musculi(ラ)

**mM** ミリモル millimole
溶液中の物質量の単位。1000分の1モル。

**MMA** 中硬膜動脈 middle meningeal artery
蝶形骨を通って頭蓋腔内に入り、脳硬膜に血液を供給する動脈。

**腫瘍** **MMC**＊ マイトマイシンC(mitomycin C)
抗悪性腫瘍薬。同 MIT P.278

**MMD** モヤモヤ病 moyamoya disease
脳底部にある内頸動脈終末部が左右とも狭窄しているために、異常血管が網目状に新生する疾患。ウィリス動脈輪閉塞症。

**代謝** **MMF**＊ ミコフェノール酸モフェチル(mycophenolate mofetil)
免疫抑制薬。

**重要** **mmHg** 水銀柱ミリメートル millimeter of mercury
血圧測定に使う圧力の単位。

**ホル** **MMI**＊ チアマゾール(1-methy-2-merucaptoimidazole [thiamazole])
抗甲状腺薬。

# MMK ▶▶▶ MMT

**重要** **MMK** 乳がん Mammakrebs（独）
エムエムカー　にゅう　　　　　ママクレブス

乳腺に生じる悪性腫瘍。

### ■ 乳がんのできやすい部位

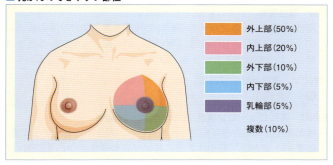

外上部（50%）
内上部（20%）
外下部（10%）
内下部（5%）
乳輪部（5%）
複数（10%）

**重要** **MMM** 骨髄化生を伴う骨髄線維症
こつずいかせい　ともな　こつずいせんいしょう
myelofibrosis with myeloid metaplasia　骨髄の線維化が起こる進行性の慢性疾患。脾臓腫大と貧血が主徴。

**MMPI** ミネソタ多面人格テスト
ためんじんかく
Minnesota multiphasic personality inventory　質問紙法による性格判定テスト。

**生物** **MMR*** 麻疹・流行性耳下腺炎・風疹混合ワクチン
ましん　りゅうこうせいじかせんえん　ふうしんこんごう
measles-mumps-rubella combined vaccine　新3種混合ワクチン。現在は個別接種を実施。

**MMSE, MMST** 簡易精神状態検査
かんいせいしんじょうたいけんさ
mini-mental state examination [test]　認知症のスクリーニングテスト。

**重要** **MMT** 徒手筋力テスト manual muscle test
としゅきんりょく

手で負荷を与えることによって、どの程度の筋力があるかを判定する検査。

## MMV ▶▶▶ MOF

**重要** **MMV** **強制分時換気** mandatory minute volume ventilation

患者の分時換気量が一定値以下になると、人工呼吸器が設定された強制換気を開始する換気方式。

**重要** **MN** **膜性腎症** membranous nephropathy

慢性に経過するネフローゼ症候群の代表疾患。40代以降の病気で60～70代に多い。10％程度に胃がん、肺がん、大腸がんなどが併発し、約３割は腎不全に至る。 同 MGN（膜性糸球体腎炎） P.277

**MNCV** **運動神経伝導速度** motor nerve conduction velocity

同 MCV P.272

**重要** **MND** **運動ニューロン疾患** motor neuron disease

運動を支配する神経系統だけが障害され、慢性的に進行する疾患。筋萎縮と筋力低下が主体で、筋萎縮性側索硬化症（ALS P.32 ）が代表的。

**MOB** **腰椎多数回手術例** multiply operated back

何度手術しても症状が改善しない腰痛。

**重要** **MOD** **成人型糖尿病** maturity onset type diabetes

インスリン非依存型の糖尿病。現在は２型糖尿病と呼ばれる。

**MODS** **多臓器機能不全症候群** multiple organ dysfunction syndrome

外傷、大手術、大量出血などにより、複数の主要臓器が同時にまたは連続して機能障害を起こす症候群。

**MODY** **家族性若年糖尿病** maturity-onset diabetes of young

常染色体優性遺伝の若年糖尿病。原因遺伝子が６種同定されている。非肥満のインスリン分泌不全を特徴とし、原則としてインスリン抵抗性を認めない。

**重要** **MOF** **多臓器不全** multiple organ failure

呼吸器、心臓、肝臓、腎臓など、生命維持に必要な臓器の機能が同時に障害された状態のこと。

**mol ▶▶▶ MPAP**

**重要 mol　モル　mole**
溶液中の物質量の単位。

**Mole　胞状奇胎　hydatidiform mole**
妊娠直後から絨毛細胞が異常に増殖する疾患。胎児成分の有無で全胞状奇胎と部分胞状奇胎に分類される。

**MP　筋電位　muscle potential**
筋肉を動かす際に生じる活動電位。

**MP　経産婦　multipara**
すでに出産を経験している女性。

**重要 MP　中手指節関節　metacarpophalangeal joint**
同 MCP **P.272**

**腫瘍 MP\*　メルファラン＋プレドニゾロン（melphalan＋prednisolone）**
多発性骨髄腫に対する併用化学療法。

**腫瘍 6-MP\*　6-メルカプトプリン（6-mercaptopurine）**
抗悪性腫瘍薬。

**重要 Mφ　マクロファージ　macrophage**
大食細胞、貪食細胞。白血球の一つで、食作用をもつ大型細胞。

**重要 MPA　主肺動脈　main pulmonary artery**
右心室から出ている動脈。主気管支の前方に位置し、主幹から左右に分岐する。

**ホル MPA\*　メドロキシプロゲステロンアセテート**
（medroxyprogesterone acetate）　代表的な合成黄体ホルモン薬。無月経、月経周期異常、月経量異常のほか、高用量で乳がん、子宮体がんなどの治療に使う。

**重要 MPAP, mPAP　平均肺動脈圧　mean pulmonary arterial pressure**
肺動脈圧の平均の値。スワン・ガンツカテーテル **P.411** で測定する。

283

**MPD ▶▶▶ MPP**

**MPD　骨髄増殖性疾患** こつずいぞうしょくせいしっかん　myeloproliferative disorder マイエロプロリフェラティヴ　ディスオーダー

造血幹細胞の異常により、赤血球、白血球、血小板が腫瘍性に増殖する疾患群。骨髄線維症、慢性骨髄性白血病、原発性血小板血症など。

重要

**MPGN　膜性増殖性糸球体腎炎** まくせいぞうしょくせいしきゅうたいじんえん

membranoproliferative glomerulonephritis メンブラノプロリフェラティヴ　グロウメリュロネフライティス　メサンギウム細胞と基質の増加、糸球体毛細血管壁の肥厚・二重化を特徴とする腎炎の総称。

**MPI　心筋血流イメージング** しんきんけつりゅう　myocardial perfusion imaging マイオカーディアル　パーフュージョン　イメジング

心臓核医学検査の一つ。種々の放射性薬剤を用いて断層撮影（SPECT、PET）を行い、心筋内の血流状態を画像化する。

**MPI　モーズレイ性格検査** せいかくけんさ　Maudsley personality inventory モーズレイ　パーソナリティ　インヴェントリー

性格傾向（外向性・内向性）と神経症傾向を測定する、質問紙による性格検査。

腫瘍

**MPL\*　メルファラン**（melphalan）

抗悪性腫瘍薬。 しゅよう

**MPN　メサンギウム性増殖性糸球体腎炎** せいぞうしょくせいしきゅうたいじんえん

mesangial proliferative glomerulonephritis メサンジアル　プロリフェラティヴ　グロウメリュロネフライティス　慢性腎炎の一つ。IgA腎症以外のさまざまな腎炎の総称。血尿や蛋白尿があり、腎生検において糸球体のメサンギウム細胞の増加（増殖）を認める。 たんぱく

**同** PGN（増殖性糸球体腎炎）**P.337**

**MPO　ミエロペルオキシダーゼ** エムポー　myeloperoxidase マイエロペルオキシデイス

主に好中球に含まれる酵素で、過酸化水素（$H_2O_2$）と塩素イオン（$Cl^-$）から次亜塩素酸（HOCl）を生成する反応を触媒し、抗菌・抗ウイルス作用をもつ。 じあ

**MPP　マイコプラズマ肺炎** はいえん　mycoplasma pneumonia マイコプラズマ　ニューモウニア

細菌とウイルスの中間の性状をもつマイコプラズマの感染により発症する肺炎。

**MPP ▶▶▶ MR**

**MPP** **網膜前線維増殖症** massive preretinal proliferation
網膜表面に薄い線維性の膜が癒着する眼疾患。物が歪んで見えたり、視力低下が起こる。

**MPPV** **悪性持続性頭位めまい症**
malignant persistent positional vertigo 頭位によって眼振と回転性めまいを呈する病態。脳幹や小脳の小出血や小梗塞に起因する。放置すると、脳出血や脳梗塞に進展する。

**MPQ** **マクギル痛み質問票** McGill pain questionnaire
患者の痛みの種類、性質を測定する質問票。

**MPS** **ムコ多糖症** mucopolysaccharidosis
重要
ライソゾーム酵素（ムコ多糖を分解する酵素）の欠損により、グリコサミノグリカン（GAG）が細胞内に蓄積し、さまざまな組織に障害を引き起こし、生命を脅かすこともある進行性・遺伝性の代謝性疾患。

**MR** **医療品情報担当者** medical representative
重要
医療従事者を訪問し、自社製品に関する情報の提供・収集を行う製薬会社の専門職員。

**MR** **精神遅滞** mental retardation 同 MD（精神発達遅滞）P.273
重要

**MR** **僧帽弁逆流症** mitral regurgitation
重要
僧帽弁の閉鎖が損なわれ、収縮期に左心室から左心房へ血液の逆流が起こる疾患。僧帽弁閉鎖不全症ともいう。

**MR** **内側直筋** P.145 medial rectus muscle
眼球の向きを変える外眼筋の一つ。眼球を内側に動かす。

**MR\*** **麻疹・風疹ワクチン** measles-rubella vaccine
生物
麻疹と風疹の混合ワクチン。MRワクチン。

M

285

## MRA ▶▶▶ MRSA

**MRA** 悪性関節リウマチ malignant rheumatoid arthritis

既存の関節リウマチ（RA）に加えて血管炎などの関節外症状を認める、難治性または重篤な臨床病態をいう。

**MRA** 磁気共鳴血管造影 magnetic resonance angiography

磁気共鳴撮影（MRI）を利用し、造影剤を用いずに、血管だけを鮮明に画像化する検査法。脳動脈瘤や閉塞性動脈疾患をはじめとする脳血管障害の検査に使われる。

**MRC** 磁気共鳴脳槽造影法 magnetic resonance cisternography

MRI装置を使って脳槽を撮影する検査。

**MRCP** 磁気共鳴膵胆管造影 magnetic resonance cholangiopancreatography

MRIにより、造影剤を用いずに膵・胆管像が得られる検査法。

**MRDM** 栄養障害関連糖尿病 malnutrition-related diabetes mellitus

栄養失調に起因する糖尿病。熱帯の発展途上国に多くみられる。

**MRI** 磁気共鳴撮影 magnetic resonance imaging

強い磁場と電磁波を用いて、体内の水分子に含まれる水素原子の動きを利用し、身体の断面を撮影する検査法。CTと異なり被曝しない利点がある。

**mRNA** 伝令 RNA、メッセンジャー RNA、メッセンジャーリボ核酸 messenger ribonucleic acid　ゲノムDNAを鋳型とする、蛋白質合成のための情報をもったRNA分子。

**MRS** 磁気共鳴スペクトロスコピー magnetic resonance spectroscopy

磁気共鳴現象を利用して、生体内の代謝物質を非侵襲的に測定する方法。

**MRSA** メチシリン耐性黄色ブドウ球菌

methicillin-resistant Staphylococcus aureus　ペニシリン系抗菌薬のメチシリンに耐性をもつ黄色ブドウ球菌。通常は多剤耐性になっており、易感染状態の患者では治療困難なことがある。

286

**MRSE ▶▶▶ MSQ**

**M**

## MRSE メチシリン耐性表皮ブドウ球菌
methicillin-resistant Staphylococcus epidermidis メチシリンに薬剤耐性を獲得した表皮ブドウ球菌。黄色ブドウ球菌より毒性は弱い。

## MRV 毎分呼吸量 minute respiratory volume
1分あたりの空気の吸入量。

## MS 朝のこわばり morning stiffness
関節リウマチの症状の一つ。朝起きた直後、からだがこわばって思うように動かせない状態。

## MS 僧帽弁狭窄症 mitral stenosis
僧帽弁の狭窄によって左心房から左心室に血液が流れにくくなる疾患。ほとんどが小児期や若年期に罹患したリウマチ熱の後遺症として発症する。

*重要*

## MS 多発性硬化症 multiple sclerosis
脱髄性疾患の一つ。視力障害、感覚異常など多くの神経症状がみられ、寛解と再燃を繰り返すのが特徴。

*重要*

## MS メニエール症候群 Meniere syndrome
内耳のリンパ水腫が原因で、めまい、耳鳴り、難聴などが現れる疾患。

*重要*

## MSH メラニン細胞刺激ホルモン melanocyte stimulating hormone
下垂体中葉から分泌されるホルモンで、メラニン細胞（黒色素細胞）におけるメラニン合成を促す。

*重要*

## MSN 看護学修士 master of science in nursing
看護系大学の修士課程を修了した者。

*重要*

## MSOF 多系統臓器不全 multiple system organ failure 同 MOF P.282

## MSQ 精神状況質問紙 mental status questionnaire
認知症のスクリーニング質問紙。

**MSR ▶▶▶ Mt**

**MSR** 僧帽弁狭窄兼逆流症 mitral stenosis and regurgitation

僧帽弁が完全に閉まらないために、左室の血流が左房側に逆流している状態。

**MSSA** メチシリン感受性黄色ブドウ球菌

methicillin sensitive Staphylococcus aureus ペニシリン系抗菌薬メチリシンに対して感受性を示す黄色ブドウ球菌。病原性に関し、メチシリン耐性黄色ブドウ球菌（MRSA）との明らかな違いはない。

**MSU** 中間尿 midstream specimen of urine

尿検査時に、出始めと出終わりの尿は避け、中間の尿のみを取る採尿法。外尿道や膣由来成分の混入を防ぐ目的で用いる。

**MSUD** メープルシロップ尿症 maple syrup urine disease

３種の必須アミノ酸などの代謝が阻害されて起こる先天性疾患。尿や汗に特有のメープルシロップ臭があるためこの名がある。

**MSVR** 最高胃液分泌量 maximal secretion volume rate

胃液検査で、分泌刺激剤を投与して得られる胃液の最大量。

**MSW** 医療ソーシャルワーカー medical social worker

医療に関する社会福祉の専門職。社会福祉士の資格をもつことが多い。

**MT** ムンテラ Mund Therapie（独）

医師などの医療者が患者やその家族などに病状・治療方針等を説明することを意味する医療スラング。最近はインフォームドコンセントからICということがある。

**MT** 臨床検査技師 medical technologist

衛生検査技師や臨床検査技師などの各種医療関係技術者。

**Mt** 胸部中部食道 P.77 middle trathoracic esophagus

気管分岐部下縁から食道胃接合部までを２等分した上半分の部位。

**MTH ▶▶▶ MVO2**

**MTH** **乳腺刺激ホルモン** mammotrophic hormone
乳腺の発達と母乳分泌を促すホルモン。妊娠後期から授乳期に増加。

**MTX\*** **メトトレキサート**（methotrexate）
抗悪性腫瘍薬。

**muc** **粘液がん** mucinous adenocarcinoma
粘液成分を形成するがん。胃がん、大腸がん、乳がんなどでみられる。

**MUP\*** **ムピロシン**（mupirocin）
イソロイシンアデニレート類似の抗菌薬。メチシリン耐性黄色ブドウ球菌（MRSA P.286 ）の除菌目的で鼻腔内に、また小児のトビヒの治療目的で患部皮膚に、軟膏として塗布する。

**MV** **僧帽弁** P.47 mitral valve
心臓の左心房と左心室の間にあり、血液が逆流するのを防いでいる。同 M P.265

**MV** **分時換気量** minute volume
人工呼吸器の用語で、1分間あたりの換気量。1回換気量（mL/回）×換気回数（回/分）となる。

**M-VAC\*** **メトトレキサート＋ビンブラスチン＋ドキソルビシン＋シスプラチン**
（methotrexate＋vinblastine＋doxorubicin＋cisplatin） 膀胱がんに対する併用化学療法。M-VAC療法。

**MVD** **微小血管減圧術** microvascular decompression
三叉神経痛、顔面痙攣などの外科的治療法。疾患の原因となっている神経への血管圧迫を取り除く方法。

**MVO2** **心筋酸素消費量** myocardial oxygen consumption
心臓の拍動に際して心筋が消費する酸素量。心機能の指標。

## MvOS ▶▶▶ MVP

**MvOS** 混合静脈血酸素飽和度 こんごうじょうみゃくけつさんそほうわど mixed venous $O_2$ saturation

同 $S\bar{v}O_2$ P.430

### ■ 呼吸管理に関する用語

| 略語 | 意味 | 略語 | 意味 |
|------|------|------|------|
| $CaO_2$ | 動脈血酸素含量 | $PCO_2$ | 二酸化炭素分圧 |
| $Cc'O_2$ | 肺胞終末毛細血管血酸素含量 | $PcO_2$ | 肺胞毛細血管内酸素分圧 |
| $CvO_2$ | 混合静脈血酸素含量 | $PIO_2$ | 吸気ガス酸素分圧 |
| $FEO_2$ | 呼気酸素濃度 | $PICO_2$ | 吸気ガス二酸化炭素分圧 |
| $FIO_2$ | 吸入気酸素濃度 | $PO_2$ | 酸素分圧 |
| $PACO_2$ | 肺胞気二酸化炭素分圧 | $P\bar{v}O_2$ | 混合静脈血酸素分圧 |
| $PaCO_2$ | 動脈血二酸化炭素分圧 | $P\bar{v}CO_2$ | 混合静脈血二酸化炭素分圧 |
| $PAO_2$ | 肺胞気酸素分圧 | $SaO_2$ | 動脈血酸素飽和度 |
| $PaO_2$ | 動脈血酸素分圧 | $S\bar{v}O_2$ | 混合静脈血酸素飽和度 |
| $PB$ | 大気圧 | | |

●呼吸管理の用語は、第一次記号（最初の大文字）と第二次記号（二番目の文字：大文字→気相、小文字→血液相）からできている。記号の意味は次のとおり。
[第一次記号] C（血中ガス濃度）、D（拡散能力）、F（乾燥ガス内での各ガス濃度）、P（圧、分圧）、$\bar{P}$（平均圧）、Q（血流量）、$\bar{Q}$（単位時間あたりの血液量）、R（呼吸交換率）、S（ヘモグロビン酸素飽和度）、V（ガス容積）、$\dot{V}$（単位時間あたりのガス容積）
[第二次記号（気相）] A（肺胞）、B（大気圧）、D（死腔）、E（呼気）、I（吸気）、L（肺）、T（1回換気、安静換気）
[第二次記号（血液相）] a（動脈）、c（毛細管）、c'（終末毛細管）、i（理想的）、v（静脈性）、$\bar{v}$（混合静脈性）

**重要**

**MVP** 僧帽弁逸脱症 そうぼうべんいつだつしょう mitral valve prolapsed

心臓の収縮期に僧帽弁尖が左房側に膨らむこと。特発性の粘液腫様変性が最も一般的な原因。

**MVR ▶▶▶ myoma**

**重要** **MVR** **僧帽弁置換術** mitral valve replacement

僧帽弁狭窄症や閉鎖不全症の治療法。機能しなくなった僧帽弁を人工の弁に置き換える方法。

**重要** **MVV** **最大換気量** maximum voluntary ventilation

呼吸機能検査の項目の一つ。最大換気を最速で12秒間続けた呼気量を5倍し、分時換気量として表示する。肺予備力の検査として重要。 同 MBC **P.269**

**M-W syndrome** **マロリー・ワイス症候群** Mallory-Weiss syndrome

強い嘔吐を起こした結果、腹腔内圧・食道内圧が上昇し、食道胃接合部の粘膜が切れて出血する病態。飲酒後の嘔吐などが原因となる。

**6MWT** **6分間歩行試験** six -minute walk test

自己のペースで6分間に歩ける最長距離を計測する検査。距離から運動能力を評価する。

**My** **近視** myopia

眼球に入ってくる平行光線が、網膜の前方で焦点を結んでしまう状態。

**重要** **MYD** **筋緊張性ジストロフィー** myotonic dystrophy

常染色体優性遺伝（AD **P.21** ）の進行性筋萎縮症。筋強直性ジストロフィーとも呼ばれ、筋強直と特有の多系統臓器障害を示す。男女とも発症する。

**Myelo** **脊髄造影法** myelography 同 MLG **P.279**

**myoma** **子宮筋腫** myoma uteri

子宮の筋層に発生する良性腫瘍。発育には女性ホルモンが関与しているため、閉経後には退縮して小さくなる。

M

## N

**N 神経** nerve

脳と脊髄を含む中枢神経と、感覚神経や運動神経を含む体性神経と自律神経からなる末梢神経があり、体内の情報伝達を担う。

■ 神経系の分類

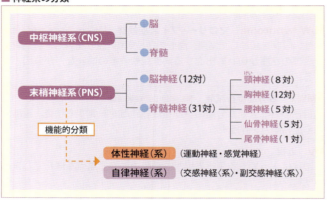

**NA 壊死性血管炎** necrotizing angiitis

結節性多発性動脈炎（PN P.347 ）や全身性エリテマトーデス（SLE P.415 ）などに認められる、血管のフィブリノイド壊死や炎症細胞浸潤を伴う血管炎。

**NA 核酸** nucleic acid

遺伝物質として細胞に不可欠な高分子。生体内にはデオキシリボ核酸（DNA）とリボ核酸（RNA）がある。

**NA ノルアドレナリン** noradrenaline

交感神経節後線維の神経伝達物質。カテコールアミンの一つ。

## NA ▶▶▶ NASH

**化学** **NA*** **ナリジクス酸**（さん）（nalidixic acid）

キノロン系抗菌薬。

**重要** **Na** **ナトリウムの元素記号**（げん そ き ごう） **P.68** **P.276** **natrium**（ネイトリアム）

アルカリ金属元素。細胞外液に多く存在し、体液の濃度の調整、血圧の維持などに働く。

**NAD**（ナッド） **検査結果に異常を認めない**（けん さ けっ か に い じょう） **nothing abnormal detected**（ナシング アブノーマル ディテクティド）

**重要** **NAD** **ニコチンアミドアデニンジヌクレオチド**

**nicotinamide adenine dinucleotide**（ニコチナアマイド アデニン ディニュークリオタイド） 呼吸代謝において、水素の受容体となる酸化還元酵素の補酵素。

**NAFLD** **非アルコール性脂肪肝**（ひ せい し ぼうかん） **non-alcoholic fatty liver disease**（ノン アルコホリック ファティ リヴァー ディジーズ）

飲酒歴のない人が、偏った食生活や運動不足により肝臓に脂肪沈着をきたす病態の総称。

**重要** **NAI**（ナイ） **栄養評価指数**（えいようひょう か し すう） **nutritional assessment index**（ニュートリショナル アセスメント インデクス）

食道がん患者の術前術後の栄養管理のために、四つの測定値を組み合わせて指標化したもの。算出式は岩佐の式ともいわれる。

**重要** **NANDA**（ナンダ） **北米看護診断協会**（ほくべいかん ご しんだんきょうかい）

**North American Nursing Diagnosis Association**（ノース アメリカン ナーシング ダイアグノウシス アソシエイション） 看護診断の基準や分類を行っている国際協会。

**重要** **NAP**（ナップ） **好中球アルカリホスファターゼ**（こうちゅうきゅう） **neutrophil alkaline phosphatase**（ニュートロフィル アルカライン フォスファテイズ）

好中球が細菌などを貪食（どんしょく）、殺菌するための酵素。NAPスコアは慢性骨髄性白血病（こつずい）で低値を示し、診断指標となる。

**NAP** **神経活動電位**（しんけいかつどうでん い） **nerve action potential**（ナーヴ アクション ポテンシャル）

神経系において情報伝達のために使われる、刺激によって細胞膜に生じる電気信号。

**重要** **NASH**（ナッシュ） **非アルコール性脂肪性肝炎**（ひ せい し ぼうせいかんえん） **non-alcoholic steatohepatitis**（ノン アルコホリック ステアトヘパタイティス）

飲酒歴がないにもかかわらず、アルコール性肝障害と同じような病態を呈する疾患。

**N**

293

## NB ▶▶▶ NCCHD

**NB** **神経芽腫** (しんけいがしゅ) **neuroblastoma** (ニューロブラストウマ)

きわめて予後不良な小児がんの一つ。多くは副腎髄質 (ふくじんずいしつ) や交感神経幹から発生する。

**NB** **新生児** (しんせいじ) **newborn** (ニューボーン)

**N-B** **鼻・胆道チューブ** (び・たんどうチューブ) **naso-biliary tube** (ネイゾウ ビリアリー テューブ)

経鼻胆管ドレナージで、胆汁 (たんじゅう) を鼻から体外に誘導するチューブ。

**NBAS** (エヌバス) **新生児行動評価** (しんせいじこうどうひょうか) **newborn behavioral assessment scale** (ニューボーン ビヘイヴィオラル アセスメント スケイル)

同 BNBAS（ブラゼルトン新生児行動評価尺度） **P.59**

**NBM** **絶食** (ぜっしょく) **nothing by mouth** (ナシング バイ マウス)

検査や治療のために食物をとらないこと。

**NBN** **新生児室** (しんせいじしつ) **newborn nursery** (ニューボーン ナーサリー)

感染症などを予防するために、一時的に新生児を収容して管理する部屋。

**NBP** **非細菌性咽頭炎** (ひさいきんせいいんとうえん) **nonbacterial pharyngitis** (ノンバクテリアル ファリンジャイティス)

ウイルス性咽頭炎。主としてアデノウイルスの感染によって起こり、咽頭を中心に炎症がみられる。

**NC** **特記すべきことなし** (とっきすべきことなし) **non-contributory** (ノン コントリビュトリー)

既往歴などの患者情報や看護経過を記録する際、とくに記すべきことがないときの慣用語。

**n.c.** **矯正不能** (きょうせいふのう) **non corrigunt** (ノン コリガント)

視力検査での記入方法。いかなるレンズでも矯正できない場合に使う。

**NCCHD** **非チアノーゼ性先天性心疾患** (ひチアノーゼせいせんてんせいしんしっかん)

**non-cyanotic congenital heart disease** (ノン サイアノティック コンジェニタル ハート ディジーズ) チアノーゼをきたさない先天性心疾患の総称。心房中隔欠損症、心室中隔欠損症、心内膜床欠損症などがある。参 主な先天性心疾患 **P.444**

294

### NCI-CTC ▶▶▶ NCV

**NCI-CTC　国立がん研究所共通毒性基準**
National Cancer Institute-Common Toxicity Criteria　抗がん剤によって引き起こされるさまざまな有害事象を、重症度によって0～4の5段階に分類した基準。米国国立がん研究所により作成。

**NCL　神経セロイドリポフスチン症**　neuronal ceroid lipofuscinosis
臓器へのリポフスチン蓄積により、運動障害、痙攣などの神経症状が進行する常染色体劣性遺伝病。特定疾患に指定されている。

**NCLM　結節性皮膚ループスムチン症**
nodular cutaneous lupus mucinosis　SLE（全身性エリテマトーデス **P.415**）にみられる皮膚症状の特殊型。皮膚に結節性ムチンが沈着するもの。

**NCN　母斑細胞母斑、色素性母斑**　nevus cell nevus
母斑細胞の異常増殖で形成される色素斑。小さなものがほくろ。大きく有毛性のものは悪性黒色腫を発生しやすい。

**N-CPAP　経鼻的持続陽圧呼吸**
nasal continuous positive airway pressure　末梢気道が狭窄している呼吸不全患者にマスクで鼻から送気し、肺気量を確保する呼吸療法。睡眠時無呼吸症候群の治療に使われる。

**NCT　非接触型眼圧計**　non contact tonometer, noncontact tonometer
同 PTG（空気眼圧計）**P.363**

**NCU　脳神経外科集中治療部［室］**　**P.215**　neurosurgical care unit
脳神経外科および脳血管外科系の重症患者や、頭部外傷で脳外科手術後の患者を集中して管理・治療する部門。

**NCV, NCVS　神経伝導速度**　nerve conduction velocity (study)
末梢神経障害の有無、程度を判定するために、末梢神経を電気刺激して行う検査。

## ND ▶▶▶ NESS

**ND** **看護診断** nursing diagnosis

健康問題や生命過程に関する患者の反応を臨床的に判断し、看護
目標を達成するために必要な選択を行うための情報。

**ND** **神経性難聴** nerve deafness

音を伝える神経経路に障害が生じ、聴力が低下する病態。

**ND, nd** **検出できない、検出されない** not detectable [detected]

**外皮** **NDFX**[*] **ナジフロキサシン**（nadifloxacin）

ニューロキノン系抗菌薬。化膿性皮膚疾患の外用の塗布薬。

**重要** **NDI** **腎性尿崩症** nephrogenic diabetes insipidus

腎機能低下により尿濃縮ができず、薄い尿の過剰産生と多飲（過度
の口渇）を特徴とする疾患。先天性と後天性がある。

**NEAA** **非必須アミノ酸** non-essential amino acid

人体を構成している20種類のアミノ酸のうち、体内で合成が可能
な11種類のアミノ酸の総称。

**重要** **NEC** **壊死性腸炎** necrotizing enterocolitis

未熟な腸管に生じた血流障害に細菌などの感染症が加わり、腸が
広範にわたって壊死する後天性疾患。低出生体重児に多い。

**重要** **NED** **疾患の所見なし** no evidence of disease

**NEFA** **非エステル型脂肪酸** non-esterified fatty acid

**同** FFA（遊離脂肪酸）**P.162**

**NERD** **非びらん性胃食道逆流症** non-erosive reflux disease

食道にびらんや潰瘍はみられずに、胃液の逆流や胸やけなど胃食道
逆流症の症状が起こる疾患。

**NESS** **非内分泌性低身長症** non-endocrine short stature

成長ホルモンの異常を原因としない低身長の総称。特発性低身長、
胎内発育不全性低身長、家族性低身長がある。

## NET 神経興奮性検査 nerve excitability test

表情筋の筋電位変化を測定し、顔面神経麻痺の部位を調べる検査。

## Neutro 好中球 neutrophilic leukocyte

白血球の中で半数以上を占める血球細胞で、細胞質に中性の染色性を示す顆粒を含む。貪食能、遊走能など、感染防御のための多彩な機能をもつ。

### ■ 血球の分化

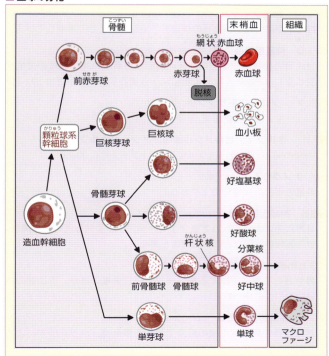

**NF ▶▶▶ NGU**

**NF　神経線維腫症**　neurofibromatosis

常染色体優性の遺伝性の難病。Ⅰ型はレックリングハウゼン病とも呼ばれ、皮膚の神経線維腫や色素斑を生じる。Ⅱ型は聴神経腫瘍が主徴で頻度は低い。

**NF　中性脂肪**　neutral fat

グリセロールと脂肪酸の結合物で、皮下脂肪の主成分のエネルギー貯蔵物質。最適範囲は「＜100mg/dL」または「1.1mmol/L」。

**NF, nf　神経フィラメント**　neurofilament

神経細胞に分布する糸状の構造で、細胞骨格として機能している。

**NFLD　神経線維層欠損**　nerve fiber layer defect

緑内障の症状の一つ。視神経乳頭部から扇状に神経線維の欠損が生じるもので、多くはその部位に一致する視野障害が認められる。

**NFLX**＊　**ノルフロキサシン**（norfloxacin）

ニューキノロン系抗菌薬。

**NFV**＊　**ネルフィナビルメシル酸塩、メシル酸ネルフィナビル**

（nelfinavir mesilate）　抗ウイルス薬。HIV感染症に用いる。

**ng　ナノグラム**　nanogram

質量の単位。10億分の1グラム。

**NGB　神経因性膀胱**　neurogenic bladder

背景疾患により症状はさまざまで、頻尿や尿失禁などの蓄尿障害、排尿困難や尿閉などの排出障害がある。

**NG tube　経鼻胃管**　nasogastric tube

鼻を通して胃に留置するチューブ。経管栄養のほか、手術前の内容物吸引にも使われる。

**NGU　非淋菌性尿道炎**　non-gonococcal urethritis

淋菌以外の病原微生物の感染で起こる尿道炎。クラミジアによるものが多い。

**NH3 ▶▶▶ NK**

**NH₃** **アンモニアの化学式** ammonia

腸管や腎臓で産生され、肝臓で尿素に代謝されて腎臓から排泄されるアミノ酸代謝物。粘膜刺激性、神経毒性をもつ。

**NHL** **非ホジキンリンパ腫** non-Hodgkin lymphoma

ホジキンリンパ腫（ホジキン病）以外のすべての悪性リンパ腫。

**NHS** **新生児肝炎症候群** neonatal hepatitis syndrome

新生児の肝臓の炎症疾患の総称。肝内胆汁うっ滞をきたす。

**NIC** **看護介入分類** Nursing Interventions Classification

看護介入を実際の看護行動について体系化したもの。

**NICU** **新生児集中治療部［室］** P.215 neonatal intensive care unit

低出生体重児や何らかの疾患を抱えた新生児を集中的に管理・治療する部門。

**NIDDM** **インスリン非依存性糖尿病**

non-insulin-dependent diabetes mellitus 遺伝素因に、肥満、運動不足などの発症因子が加わり、インスリンの作用が不十分になるために起こる糖尿病。2型糖尿病ともいう。 同 IIDM P.222

**NIHF** **非免疫性胎児水腫** nonimmune hydrops fetalis

母児間血液型不適合以外の原因により、胎児の全身に浮腫または胸水・腹水が認められる症候群。

**NIV** **非侵襲的陽圧換気** non-invasive positive ventilation

同 NPPV P.303

**NK** **ニューロキニン** neurokinin

脳内に分布するタキキニンファミリーに属する神経ペプチドの一群で、サブスタンスP、ニューロキニンAなどが含まれる。痛みの伝達、催吐、炎症反応の促進などに働く。

299

**NK-1 ▶▶▶ NMJ**

**NK-1**  ニューロキニン1  neurokinin 1

神経ペプチドの一つで、サブスタンスＰの主要な受容体。サブスタンスＰの結合により、痛みの伝達、催吐、炎症反応の促進などが起こる。

重要
**NK cell**  ナチュラルキラー細胞  natural killer cell

リンパ球の10～20%を占める細胞で、がん細胞やウイルス感染細胞に対する傷害活性をもつ。

重要
**NLA**  ニューロレプト麻酔  neuroleptanesthesia, neuroleptic anesthesia

神経遮断薬と鎮痛薬の併用で、患者の意識を残したまま鎮痛作用を発揮させる麻酔法。

**NLF**  鼻唇溝  nasolabial fold

鼻翼から口角にかけてできるしわ。法令線ともいう。

**NLP**  光覚なし  no light perception

暗室で明るい光を瞳孔にあてても、明るさがわからない視力。失明と判断される。

**NLR**  鼻涙腺反射  nasolacrimal reflex

悲しいときや目にゴミが入ったときなど、何らかの刺激に対して涙が出る反射。

抗生
**NM***  ネオマイシン、フラジオマイシン（neomycin, fradiomycin）

アミノグリコシド系抗菌薬。

**nM**  ナノモル濃度  nanomolar

溶液中に含まれる物質量の単位。10億分の1モル濃度。

**NME**  壊死性遊走性紅斑  necrolytic migratory erythema

グルカゴノーマ症候群の三大症状の一つ。表皮上層の壊死を伴う紅斑や水疱が、体幹から末梢に広がるもの。

**NMJ**  神経筋接合部  neuromuscular junction

運動神経線維が筋線維と接合する部分。神経筋シナプス。

300

**NMR ▶▶▶ NO**

**重要** **NMR** 核磁気共鳴 nuclear magnetic resonance

〔同〕 MRI（磁気共鳴撮影）**P.286**

**NMR** 新生児死亡率 neonatal mortality rate

生後28日未満の乳児の死亡率。

**NMS** 神経遮断薬悪性症候群 neuroleptic malignant syndrome 向精
神薬の重篤な副作用。急な高熱、発汗、意識障害、振戦などが生じ、
放置すると死に至る可能性もある。

**NMS** 神経調節性失神 neurally mediated syncope

神経の反射で引き起こされる一過性の意識消失。多くは前兆とし
て悪心、嘔気、動悸、冷汗などの症状が現れる。

**重要** **NMSCT** 骨髄非破壊的同種造血幹細胞移植
nonmyeloablative stem cell transplantation 移植片対白血病効果で白血
病治療を行うため、大量の抗がん剤投与を避け、免疫抑制剤によ
る前処置で移植を行う方法。

**重要** **NMU** 神経筋単位 neuromuscular unit

一つの運動神経細胞とそれが支配する筋線維群からなる一群の機
能単位。

**NN** 神経鞘腫、シュワン腫 neurinoma, shuwannoma

神経軸索を包む鞘（シュワン細胞）から発生し、多くの場合は良性
の末梢神経系の腫瘍。

**NNT** 治療必要数 number needed to treat

1人の治療効果を上げるために必要な治療患者数。

**NO** 一酸化窒素の化学式 nitric oxide

血管内皮細胞などから産生される強力な血管拡張物質。

**NO** 笑気 nitrous oxide

亜酸化窒素。全身麻酔に用いられるガスの一つ。

## NO ▶▶▶ NPD

**NO** **鼻閉** nasal obstruction

鼻づまりのこと。

**NOAEL** **無毒性量** no observed adverse effect level

人体に有害な影響を及ぼさない最大の投与量。薬学用語。

**重要** **NOC** **看護成果分類** Nursing Outcomes Classification

看護に期待される目標と、その評価を体系化したもの。

**重要** **NOMI** **非閉塞性腸間膜梗塞** non occlusive mesenteric infarction

主幹動静脈に器質的閉塞がないにもかかわらず、腸管に広範な虚血・壊死をきたす予後不良な疾患。

**NP** **看護計画** nursing care plan

患者の問題解決のために、看護診断にもとづいて立案・作成する看護活動の計画。

**NP** **鼻ポリープ、鼻茸** nasal polyp

慢性副鼻腔炎に合併することが多い。肥厚した粘膜が炎症性増殖性の腫瘤になり、鼻呼吸が困難になる。

**NP, np, n.p** **異常なし** no particular

**重要** **NPC** **鼻咽頭がん** nasopharyngeal carcinoma

上咽頭部に発生する悪性度の高いがん。初期症状として鼻や耳管の閉塞を示す。

**NPD** **ニーマン・ピック病** Niemann-Pick disease

常染色体劣性の遺伝性脂質代謝障害。酸性スフィンゴミエリナーゼ（ASM）欠損で夭折するＡ型、ASM活性が低く肝脾腫や呼吸困難を発症するＢ型、NPC遺伝子異常で発育・知能障害が現れるＣ型がある。

**NPD** **夜間腹膜透析** night peritoneal dialysis

在宅で就寝中に行う自動腹膜透析（APD **P.37** ）。

## NPE ▶▶▶ NRI

**NPE** **神経心理学的検査** neuropsychological examination

脳と心の関係を研究する神経心理学における検査。心理学実験やテスト、行動観察などを行う。とくに脳を損傷した患者を対象にする。

**NPH*** **NPHインスリン** neutral-protamine-Hagedorn insulin

糖尿

プロタミン添加により結晶化して吸収時間を延長した中間型インスリン。ピーク調整が難しいため、持効型に代わりつつある。

**NPH** **正常圧水頭症** normal pressure hydrocephalus

重要

認知症、歩行障害、尿失禁を伴う脳圧亢進のみられない水頭症で、通常は高齢者に多い。

**NPH** **椎間板ヘルニア** nucleus pulposus herniation

重要

同 HD P.192 ， 参 LDH P.250

**NPL** **新生物** neoplasm

重要

細胞が自律増殖し、宿主の機能や生命を阻害するに至るもの。

**NPO** **絶飲食** non per os(ラ), nothing per os

重要

検査や治療のために、いっさいの飲食を禁止すること。

**NPPV** **非侵襲的陽圧換気** non-invasive positive pressure ventilation

気管挿管や気管切開を行わず、鼻マスクやマウスピースを用いて行う陽圧換気。

**NR** **正常範囲** normal range

**NREM** **ノンレム睡眠** nonrapid eye movement sleep

重要

脳電図上、δ波のような遅い振動数の脳波が優勢に現れる時期の睡眠。深い眠り。

**NRI** **栄養学的手術危険指数** nutritional risk index

消化器がん患者の栄養状態から手術の危険度を推定する指数。「NRI＝10.7Alb＋0.0039Lymph＋0.11Zn－0.044Age」（Alb：血清アルブミン値、Lymph：総リンパ球数、Zn：亜鉛、Age：年齢）。

## NRM ▶▶▶ NSR

**NRM** 大縫線核 （だいほうせんかく） nucleus raphe magnus（ラ）
脳の橋にあり、排尿中枢の一つ。蓄尿命令に関与する。

**NRS** 数字評定尺度（すうじひょうていしゃくど） **P.473** numeric rating scale
ペインスケールの一つ。痛みの10点表現法。

**重要**
**NS** ネフローゼ症候群（しょうこうぐん） nephrotic syndrome
蛋白尿（たんぱく）、低蛋白血症、浮腫（ふしゅ）、脂質異常症（高脂血症（こうしけっしょう））を呈する腎臓
疾患。原発性のものと、糖尿病や膠原病が背景にある二次性のも
のがある。

**重要**
**Ns** 看護師（かんごし） nurse

**糖尿**
**NSAIDs***（エヌセイズ） 非ステロイド性抗炎症薬（ひステロイドせいこうえんしょうやく）
nonsteroidal anti-inflammatory drugs（ノンステロイダル アンティ インフラマトリー ドラッグス）　ステロイド構造以外の抗炎症薬
の総称。

**重要**
**NSE** 神経特異エノラーゼ（しんけいとくい）（NSE）精密測定（せいみつそくてい） neuron specific enolase（ニューロン スペシフィック エノレイス）
肺小細胞がん、神経芽細胞腫（しんけいがさいぼうしゅ）、甲状腺髄様（こうじょうせんずいよう）がんの腫瘍マーカー **P.342** 。

**NSFTD** 正常満期産（せいじょうまんきさん） normal spontaneous full term delivery（ノーマル スポンテイニアス フル ターム デリヴァリー）
妊娠37週から42週の正常経腟分娩（けいちつ）。

**NSGCT** 非セミノーマ性胚細胞腫瘍（ひセミノーマせいはいさいぼうしゅよう）
non-seminomatous germ cell tumor（ノン セミノマタス ジャーム セル テューモア）　精巣がんの非セミノーマ（非精上
皮腫（しゅ））タイプ。セミノーマ（精上皮腫）より迅速に成長・拡大する傾
向がある。

**NSIDS** 未然型乳幼児突然死症候群（みぜんがたにゅうようじとつぜんししょうこうぐん）
near sudden infant death syndrome（ニア サドン インファント デス シンドロウム）　未然型SIDS。健康上問題のない
乳幼児が、突然死の可能性がある不整脈、無呼吸などの状態で発
見され、死に至らなかったもの。

**NSR** 正常洞調律（せいじょうどうちょうりつ） normal sinus rhythm（ノーマル サイナス リズム） **同** SR **P.422**

304

## NST ▶▶▶ NTN

**NST　栄養サポートチーム**　nutrition support team

患者に適した栄養管理を行う医療チーム。医師や看護師、管理栄養士、薬剤師、リハビリテーションスタッフ、臨床検査技師などからなる。

**重要**

**NST　ノンストレステスト**　non-stress test

胎児の元気さを知るために、母体の腹壁にモニターを装着して行う胎児心拍数モニタリング。

**NSU　非特異性尿道炎**　nonspecific urethritis

性行為感染症（STD **P.427** ）の一つ。主に淋病、クラミジア、マイコプラズマなどにより引き起こされる。

**NT　神経伝達物質**　neurotransmitter

脳内で神経細胞間の情報伝達を媒介する物質。ドパミン、ノルアドレナリンなど50種類以上が確認されている。

**NTD　神経管欠損**　neural tube defect

神経管（脳・脊髄のもと）が作られる妊娠22〜28日目ころに生じる、二分脊椎や無脳症などの胎児の先天異常。

**重要**

**NTG　正常眼圧緑内障**　normal tension glaucoma

眼圧が正常であるにもかかわらず、視神経の萎縮、視野狭窄など緑内障の症状が出現する眼疾患。

**拡張**

**NTG\*　ニトログリセリン**　nitroglycerin

冠動脈拡張薬。血管を強力に広げて血流を改善し、狭心発作を止める。

**抗生**

**NTL\*　ネチルマイシン**（netilmicin）

アミノグリコシド系抗菌薬。

**重要**

**NTN　腎毒性腎炎**　nephrotoxic nephritis

腎毒性をもつ薬物によって引き起こされる腎炎。

N

305

## NUD ▶▶▶ NWB

**重要**

### NUD 非潰瘍性消化不良 nonulcer dyspepsia
潰瘍などの異常が見あたらない機能性胃腸症。多くは過食、ストレスなどによる。

### N&V, NV, N/V 悪心・嘔吐 nausea and vomiting
悪心は嘔吐の前に起こる吐き気。嘔吐は胃内容物を吐き出すこと。

**重要**

### Nv 裸眼視力 naked vision
メガネやコンタクトレンズなど視力矯正を行う器具を使用しない場合の視力。

### NVD 乳頭上血管新生 neovascularization on the disc
眼内の血液循環が悪くなることにより、視神経乳頭に異常な血管が新たに生じる病型。糖尿病性網膜症で発生しやすい。

### NVG 新生血管緑内障、血管新生緑内障 neovascular glaucoma
糖尿病患者特有の緑内障。虹彩や隅角に新生血管が出現し、眼圧が上昇する。

### NWB 免荷 non-weight bearing
下肢の骨折後などに、器具を使用して下肢に体重が加わらないようにすること。

■ (短)下肢装具

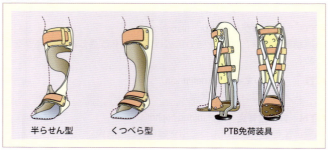

半らせん型　　くつべら型　　PTB免荷装具

## Ny 眼振 nystagmus
不随意に眼球が震えること。眼や脳、神経系の病気が原因のものと、極度の緊張状態のときに起こる生理的なものがある。眼球振盪。

## NYHA ニューヨーク心臓協会心機能分類
### New York Heart Association classification

**重要**

NYHA（ニューヨーク心臓協会）による心不全の重症度分類。心不全の重症度を、自覚症状から4段階に分類したもの。

### ■ NYHA分類（循環機能の評価）

| クラス | 定義 | 活動制限 |
|---|---|---|
| I | 心疾患があるが、日常の身体活動では過度の疲労、呼吸困難、動悸や狭心症状はない | なし |
| II | 心疾患患者で、日常の身体活動で疲労、呼吸困難、動悸、狭心症状が起こる | 軽度～中程度 |
| III | 心疾患患者で、安静時は無症状だが、日常程度以下の身体活動でも疲労、呼吸困難、動悸、狭心症状が起こる | 高度 |
| IV | 軽度の活動でも何らかの症状が起こり、安静時においても心不全・狭心症状を起こすことがある | 絶対安静 |

## NYS* ナイスタチン（nystatin）
**抗生**
抗真菌薬の一つ。カンジダ症に用いる。

## NZP* ニトラゼパム（nitrazepam）
**中枢**
ベンゾジアゼピン系の催眠鎮静薬で、不眠症やてんかん発作に用いる。

## O-157 ▶▶▶ OAP

# O

**重要** **O-157** 腸管出血性大腸菌 O157 Escherichia coli
〇型表面抗原をもつ157番目に発見された病原性大腸菌。一部にベロ毒素（志賀毒素）をもち、腸管出血性大腸炎を起こす菌種がある。

**O2** 両眼 both oculus

**重要** **O2** 酸素の元素記号 oxygen

**重要** **OA** 起立性蛋白尿 orthostatic albuminuria
小児にみられる生理的蛋白尿。安静横臥時は蛋白尿が出ないが、立ち上がるなどの体位の変換時に出るもの。

**重要** **OA** 経口栄養 oral alimentation
口から栄養を摂取すること。

**重要** **OA** 変形性関節症 osteoarthritis
関節軟骨の摩耗から痛みや腫れが生じ、徐々に関節の変形をきたす疾患。明らかな原因のない一次性と、ケガや炎症後に起こる二次性に分けられる。

**重要** **OAB** 過活動膀胱 overactive bladder
尿意切迫感を中心に、昼夜間の頻尿、切迫性尿失禁がみられる疾患。

**OAG** 眼動脈造影 ocular angiography
頸動脈から眼動脈に造影剤を注入して行うＸ線撮影検査。

**重要** **OALL** 前縦靱帯骨化症 ossification of anterior longitudinal ligament
脊椎前面を縦走する前縦靱帯が骨化し、食道や神経を圧迫して嚥下障害、運動・知覚麻痺を生じる疾患。脊髄神経の圧迫症状はない。
参 OPLL（後縦靱帯骨化症）P.315

**OAP** 眼動脈圧 ophthalmic artery pressure
網膜中心動脈の動脈圧。網膜動脈圧。

**OA-PICA ▶▶▶ OCCB**

**重要 OA-PICA** 後頭動脈・後下小脳動脈吻合術
occipital artery-posterior inferior cerebellar artery anastomosis 脳動脈瘤
などで行われる、後頭動脈と後下小脳動脈を吻合するバイパス手術。

**OB** 異常なし Ohne Befund（独）

**OB** 潜血 occult blood
尿や大便に混入する肉眼では見えない微量の血液。腎臓や尿道、腸の炎症やがんがあると陽性になる。

**Ob** 斜位 oblique
眼位（目の位置）が基本的にずれているが、両眼視の異常はないもの。内斜位、外斜位、上下斜位がある。

**重要 OB/GYN** 産科・婦人科 obstetrics and gynecology

**重要 OBS** 器質性脳症候群 organic brain syndrome
脳の器質的病変、または身体疾患による脳機能障害により、精神疾患をきたすもの。

**重要 OC** 経口避妊薬 oral contraceptive
一般的にピルともいわれる内用用のホルモン剤の妊娠予防薬。
参 OCH（経口避妊ホルモン） **P.310**

**OC** 産科的結合線 obstetrical conjugate
超音波による骨盤計測で、仙骨岬角から恥骨結合後面までの最短距離。出産時の児頭骨盤不適合の指標となる数値。

**OC** 卵巣がん ovarian carcinoma, ovarian cancer
卵巣の上皮細胞から発生する悪性腫瘍。

**OCCB** 潜血反応 occult blood
尿・便に微量の出血が含まれていないか調べる検査。

O

309

**OCD ▶▶▶ OD**

**重要 OCD　強迫性障害** きょうはくせいしょうがい　obsessive-compulsive disorder

強迫観念や強迫行為（手洗いを何度も繰り返すなど）のために、日常生活や社会生活に支障をきたす精神障害。

**重要 OCD　離断性骨軟骨炎** りだんせいこつなんこつえん　osteochondritis dissecans

膝（ひざ）・股関節などの関節の中に、軟骨組織がはがれ落ちる疾患。

**OCH　経口避妊ホルモン** けいこうひにん　oral contraceptive hormone

経口避妊薬に含まれる女性ホルモン。卵胞ホルモン、黄体ホルモンの二つがある。 **参** OC（経口避妊薬） **P.309**

**OCPD　強迫性パーソナリティ障害** きょうはくせい　obsessive-compulsive personality disorder　完璧を求めるあまり思考に柔軟性がなく、社会にうまく適応できないことが特徴の精神障害。

**重要 OCR　頭位変換眼球反射** とういへんかんがんきゅうはんしゃ　oculocephalic reflex

外力で頭を振ると眼球の動きが遅れ、眼球の向きが頭位と反対を向く反射。意識障害があり、脳反射や外眼筋の損傷を伴う場合は消失する。

**OCT　オキシトシン負荷試験** ふかしけん　oxytocin challenge test

オキシトシンにより子宮収縮を起こし、胎児心拍の変動から陣痛のストレスに胎児が耐えられるかを調べる検査。胎児予備能試験。
**参** OT（オキシトシン） **P.318**

**OCT　光学干渉断層計** こうがくかんしょうだんそうけい　optical coherence tomography

近赤外線を利用して網膜の断層検査（3次元画像解析）を行う装置。

**OCU　分娩監視装置** ぶんべんかんしそうち　obstetric care unit

分娩時の産婦の陣痛と胎児の心拍数を連続して監視する装置。

**OCV　硝子体混濁** しょうしたいこんだく　opacitas corporis vitrei

本来透明であるはずの硝子体が、さまざまな原因で濁（にご）った状態。治療を要さないものと病的なものがある。

**重要 OD　右眼** うがん　oculus dexter（ラ）　**参** OS（左眼） **P.317**

310

## OD 起立性調節障害 orthostatic dysregulation

立ちくらみ、めまいを主症状とし、小児に頻発する自律神経失調症の一つ。

## ODC 酸素解離曲線 oxygen dissociation curve

酸素分圧とヘモグロビンの酸素飽和度の関係を示したグラフ。

### ■ ODC（酸素解離曲線）

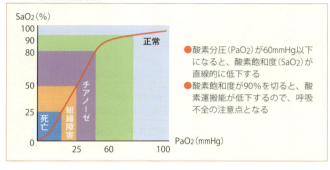

- 酸素分圧（PaO₂）が60mmHg以下になると、酸素飽和度（SaO₂）が直線的に低下する
- 酸素飽和度が90%を切ると、酸素運搬能が低下するので、呼吸不全の注意点となる

## ODG 乏突起膠腫 oligodendroglioma

多くは成人の脳に発生する神経膠腫（グリオーマ）の一つ。約半数は前頭葉に生じ、頭痛、痙攣発作を起こす。

## ODT 密封療法 occlusive dressing technique

創傷の治療法。創部を創傷被覆材で完全に覆い、密封して湿潤環境を保つこと。薬剤の経皮吸収率を高く維持できる。

## OE 外耳炎 otitis externa

外耳道に炎症が起こる疾患。外耳道炎。

## OFLX* オフロキサシン (ofloxacin)

ニューキノロン系抗菌薬。

## OGI ▶▶▶ OHS

**OGI** **骨形成不全症** osteogenesis imperfecta（ラ）

骨形成成分であるⅠ型コラーゲンの遺伝子異常により、骨脆弱性を示す常染色体優性の遺伝性疾患。新生児で致死となる最重症型のⅡ型を含む四つに分けられる。

**OGTT** **経口ブドウ糖負荷試験** oral glucose tolerance test

糖尿病の診断法の一つ。空腹時に一定量（通常75g）のブドウ糖水溶液を内服し、負荷前、負荷後30分ごとに2時間までの血糖値を測定して糖尿病を診断する。**参** FBS（空腹時血糖値）**P.159**

**OH** **起立性低血圧** orthostatic hypotension

急に立ち上がったときに、立ちくらみ、めまいなどの低血圧症状がみられるもの。**同** IOH（特発性起立性低血圧症）**P.226**

**OHA** **経口血糖降下薬** oral hypoglycemic agent

2型糖尿病において、血糖値を正常化させる薬物の総称。

**17-OHCS** **17-ヒドロキシコルチコステロイド**

17-hydroxycortico steroid コルチゾールなどグルココルチコイドの代謝物。蓄尿して測定し、副腎でのコルチゾール産生状況の指標となる。

**OHI** **口腔清掃度指数** oral hygiene index

口腔の清掃状態を評価する指数。堆積物指数（debris index：DI）と歯石指数（calculus Index：CI）があり、それぞれ4段階で評価する。

**OHP** **高圧酸素療法** oxygen hyperbaric pressure **同** HBO **P.190**

**OHS** **開心術、直視下心臓手術** open heart surgery

心臓の病変に対し、人工心肺による体外循環を確立して心臓を切開し、肉眼直視下で手術を行う方法。

**OHS** **肥満低換気症候群** obesity hypoventilation syndrome

慢性の高炭酸ガス血症を伴う肥満症。睡眠時無呼吸症を伴う例が多い難病。

## OHSS ▶▶▶ OKK

**重要** **OHSS** **卵巣過剰刺激症候群** らんそうかじょうしげきしょうこうぐん ovarian hyperstimulation syndrome オヴァリアン ハイパースティミュレイション シンドロウム

排卵誘発剤の副作用により、卵巣の腫大、腹水の貯留、血液の濃縮などの症状が出現する症候群。

**OI** **オキシトシン分娩誘導** ぶんべんゆうどう oxytocin induction オキシトシン インダクション

分娩誘発または分娩促進のために、子宮収縮薬としてオキシトシン製剤を用いること。 **参**OT（**オキシトシン**） **P.318**

**重要** **OI** **日和見感染症** ひよりみかんせんしょう opportunistic infection オパテューニスティック インフェクション

健康な人には害とならない弱毒菌に、免疫力が低下しているときに感染して発病する感染症。

### ■ 主な日和見感染症 ひよりみ

| 分類 | 疾患名 |
|---|---|
| 細菌性日和見感染 | MRSA（メチシリン耐性黄色ブドウ球菌）感染症、緑膿菌感染症、大腸菌感染症、レジオネラ肺炎、セラチア感染症 |
| 真菌性日和見感染 | クリプトコッカス感染症、アスペルギルス症、カンジダ症、ニューモシスチス肺炎、接合菌症 |
| ウイルス性日和見感染 | ヘルペス、サイトメガロウイルス感染症 |
| 原虫性日和見感染 | トキソプラズマ症、クリプトスポリジウム症 |

**Oint** **軟膏** なんこう ointment オイント オイントメント

**重要** **OJ** **閉塞性黄疸** へいそくせいおうだん obstructive jaundice オブストラクティヴ ジョーンディス

胆汁の流出路に閉塞が起こり、十二指腸への胆汁の排泄に障害が出ることで生じる黄疸。

**重要** **OK** **食道がん** しょくどう Oesophagus Krebs（独） オーカー エソファガス クレブス **同**EC, ECa **P.133**

**重要** **OKK** **上顎がん** じょうがく Oberkieferkrebs（独） オーカーカー オーベルキーフェルクレブス

上顎洞に発生する悪性腫瘍。周囲の骨を破壊し、周囲の組織に浸潤してから気づくことが多く、予後があまりよくない。 しんじゅん

**O**

## OKN ▶▶▶ ON

**OKN** 視運動性眼振 optokinetic nystagmus

眼前を連続的に通過する物体の指標を目で追ったときに出現する眼振。

**OL*** オレアンドマイシン(oleandomycin)

マクロライド系抗菌薬。

**OLF** 黄色靭帯骨化症 ossification of ligamentum flavum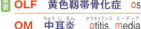

**OM** 中耳炎 otitis media

細菌およびウイルス感染によって起こる中耳の炎症。急性、慢性、滲出性、真珠腫性がある。

**OMA** 急性中耳炎 otitis media acuta 同 AOM P.36

**OMC** 直視下僧帽弁交連切開術 open mitral commissurotomy

僧帽弁狭窄症の手術。人工心肺装置を使用し、心停止状態で心臓の弁口を直接切開し、自己の弁を保存して狭窄を拡げる。

**OMD** 器質性精神疾患 organic mental disorder

外傷、脳梗塞など脳の器質的な病変にもとづく精神疾患。意識障害、せん妄などを示す。

**OME** 滲出性中耳炎 otitis media with effusion

中耳腔に粘膜から滲出した液体が貯留する中耳炎。

**OMI** 陳旧性心筋梗塞 old myocardial infarction

発症から30日以上経過した心筋梗塞。

**OML, OM line** 眼窩外耳孔線 orbitomeatal basal line

眼窩中心と外耳孔の中心を結ぶ線。頭部CTにおける撮影の基準線。

**OMPC** 慢性化膿性中耳炎 otitis media purulenta chronica

急性中耳炎で生じた鼓膜穿孔が悪化した病態。

**ON** 骨壊死 osteonecrosis

骨組織の細胞が死滅し、破壊された状態。

**ON ▶▶▶ OPV**

**重要** **ON** **視神経**(し しんけい) optic nerve(オプティック ナーヴ)
網膜(もうまく)が受けた光刺激を脳に伝える神経線維の集まり。第2脳神経。

**ON** **視神経炎**(し しんけいえん) optic neuritis(オプティック ニューライティス)
視神経が炎症を起こし、ものが見えにくくなった状態。

**重要** **ONBD** **術中経鼻胆汁ドレナージ**(じゅっちゅうけいび たんじゅう) operative nasal bile drainage(オペラティヴ ネイザル バイル ドレイニッジ)
手術中に鼻から胆管にチューブを入れ、胆汁を排出させること。

**OOB** **離床、歩行可**(り しょう、ほ こう か) out of bed(アウト オブ ベッド)

**OP** **外来患者**(がいらいかんじゃ) outpatient(アウトペイシャント)

**OP** **骨粗しょう症**(こつそ しょう) osteoporosis(オスティオウパロウシス)
骨形成よりも骨吸収がまさり、骨量が減少し、骨がもろく折れやすくなった状態。

**重要** **OP, Op** **手術**(しゅじゅつ) operation(オペレイション)(オペ)

**OPCA** **オリーブ核・橋・小脳萎縮症**(かく、きょう、しょうのう いしゅくしょう) olivopontcerebellar atrophy(オリヴォポントセリベラー アトロフィー)
脊髄小脳変性症(せきずい)の一つで、運動失調を中心とする多系統萎縮症。

**OPCAB** **心拍動下冠動脈バイパス術**(しんはくどう か かんどうみゃく じゅつ) off pump coronary artery bypass(オフ バンプ コロナリー アーテリー バイパス)
**重要** 人工心肺装置を使わず、心臓が拍動したまま行う冠動脈バイパス術。出血や心臓への負担、術後合併症などが少なく、術後回復が早い。

**Oph** **検眼鏡**(けんがんきょう) ophthalmoscope(オフサルモスコウプ)
瞳孔(どうこう)を通して眼底を検査する器具。

**OPLL** **後縦靱帯骨化症**(こうじゅうじんたいこっ か しょう) ossification of posterior longitudinal ligament(オシフィケイション オブ ポステリアー ロンジテュディナル リガメント)
**重要** 脊椎(せきつい)の後面を縦に走っている後縦靱帯が骨化し、神経を圧迫することで起こる疾患。 参OALL(前縦靱帯骨化症) P.308

**OPV*** **経口ポリオワクチン**(けいこう) oral poliovirus vaccine(オーラル ポウリオヴァイラス ヴァクシーン)
**生物** ポリオウイルス感染による小児麻痺を予防するワクチン。経口と注射の2種類があり、日本の定期接種に指定されているのは経口生ワクチン。

315

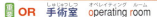

| | |
|---|---|
| 重要 | **OR** 手術室(しゅじゅつしつ) operating room |
| 重要 | **ORIF**(オリフ) 観血的整復固定(かんけつてきせいふくこてい) open reduction and internal fixation |

転位のある骨折を手術により整復し、スクリューやプレートなどを用いて体内で固定する処置。

### ■ 整形外科の手術療法

| 種類 | 適応 |
|---|---|
| 骨切(こつき)り術 | 内反肘(ちゅう)や臼蓋(きゅうがい)形成不全、変形性股関節(こかんせつ)症、外反母趾(ぼし)、骨折変形 |
| 脊柱管拡大術(せきちゅうかんかくだいじゅつ)(椎弓(ついきゅう)形成術) | 頸椎(けいつい)症性脊髄(せきずい)症や後縦靭帯(じんたい)骨化症(OPLL) |
| 神経除圧術 | 脊柱管狭窄(きょうさく)、椎間板ヘルニア |
| 脊椎(せきつい)固定術 | 脊椎の骨折・脱臼(だっきゅう)、脊椎すべり症、側彎(そくわん)症 |
| 椎間板(ついかんばん)切除術 | 腰椎(ようつい)椎間板ヘルニア |
| 人工関節置換術 | 疼痛(とうつう)緩和、関節機能の改善 |
| 切断術 | 悪性骨軟部腫瘍、広範囲の外傷、難治性感染症、糖尿病などが原因の末梢血行障害による壊死(えし)などで、ほかに手段のない場合 |
| 関節鏡視下手術・脊椎内視鏡手術 | 膝(ひざ)関節(かんせつ)をはじめ、肩・肘(ひじ)・手・足・股関節(こかんせつ)などの手術。腰椎椎間板ヘルニア、腰部脊柱管狭窄、胸椎部脊髄症など |

● 最近は、すべての部位の手術を小切開や鏡視下で行おうとする傾向が進んでいる

**ORN** 手術室看護師(しゅじゅつしつかんごし) operating room nurse 手術を中心とした看護を展開する看護師。器械出しと外回りの二つの役割がある。

**ORT** 経口輸液療法(けいこうゆえきりょうほう) oral rehydration therapy
嘔吐(おうと)と下痢により引き起こされる脱水を、糖塩分溶液や穀物を基本とした栄養溶液を経口的に補給することで予防・治療する方法。

# ORT ▶▶▶ OSTEO

**ORT** 視能訓練士 orthoptist
両眼視機能障害者に対し、医師の指示のもとに矯正訓練と必要な検査を行う専門技術者。

**Ortho** 整形外科 Orthopadie（独）, orthopedics（英）

**OS** 骨肉腫 osteosarcoma
骨形成細胞に由来する、10代に多い悪性骨腫瘍。膝付近の長骨から発症しやすく、再発率が高い。

**OS** 左眼 oculus sinister（ラ）　参 OD（右眼）　P.310

**OS** 僧帽弁開放音 opening snap
僧帽弁狭窄症の最も特徴的な症状。僧帽弁前尖の開放によって生じる高調音。

**OSAS** 閉塞型睡眠時無呼吸症候群 obstructive sleep apnea syndrome
SAS（睡眠時無呼吸症候群）の閉塞型。肥満、扁桃肥大、骨格異常などにより睡眠時に上気道が閉塞し、呼吸できなくなるために起こる。

**OSCE** 客観的臨床能力試験 objective structured clinical examination
臨床実習や模擬患者との面接を通し、基本的な臨床能力を評価するための試験。医歯学生の臨床実習前の共用試験に採用されている。

**OSM** オンコスタチンM oncostatin M
造血、免疫、代謝などで重要な役割を果たす多機能サイトカイン。

**Osm, OSM** 浸透圧 osmolarity
半透膜を通過して溶媒が低濃度側から高濃度側へと拡散する圧力。

**Osm, OSM** 浸透圧の単位（オスモル） osmol
1Mの理想溶液と等しい浸透圧が1osm。通常、体液・血液と生理食塩水の浸透圧は等しい。

**OSTEO** 骨髄炎 osteomyelitis
細菌感染による骨髄の炎症。

**OT ▶▶▶ Oz**

**OT　オキシトシン**　oxytocin
下垂体後葉から分泌されるホルモン。出産時に子宮収縮、乳汁分泌を促す。

**重要**

**OT　作業療法(士)**　occupational therapy [therapist]
医師の指示にもとづき、諸機能の回復・維持発展を促す作業活動により治療・訓練などを行うこと。それを業務とし支援するのが作業療法士。

**OT　手術室**　operating theatre

**重要**

**OTC　一般用医薬品**　over the counter medicine [drug]
一般の人が、医師の処方箋なしで買うことができる医薬品。

**抗生**

**OTC\*　オキシテトラサイクリン**（oxytetracycline）
テトラサイクリン系抗菌薬。

**OW　卵円窓**　oval window
内耳と鼓室をつなぐ小さな穴。前庭窓ともいい、音の入り口。

**O/W　水中油滴型**　oil in water
水の中に油脂が細かい粒子(脂肪球)となって分散している乳化液。
参 W/O **P.489**

**OX, OXY　オキシトシン**　oxytocin　同 OT

**Ox　オキシダント**　oxidant
光化学反応によって大気中に排出された酸化性物質の総称。光化学スモッグの原因物質。

**重要**

**OYL　黄色靱帯骨化症**　ossification of yellow ligament
脊柱靱帯骨化症の一つ。脊柱の後方にある黄色靱帯がカルシウムの沈着により骨化し、脊髄を圧迫する疾患。特定疾患に指定されている。同 OLF **P.314**

**Oz　オンス**　ounce
ヤード・ポンド法の質量の単位。

**P ▶▶▶ PA**

# P

**P** 血漿（けっしょう） plasma（プラズマ）
血液から血球成分を取り除いたもの。凝固因子を含む。

**P** 肛門管（こうもんかん） P.10 proctos（プロクトス）
恥骨直腸筋付着部上縁から肛門縁まで。

**P** 出産歴、経産回数（しゅっさんれき、けいさんかいすう） -para（パラ）
出産歴を表す連結形。multipara（経産婦）、tripara（3回経産婦）など。

**P** 蛋白質（たんぱくしつ） protein（プロティーン）
約20種のアミノ酸が結合した高分子化合物で、生物体の主要な構成要素および調節物質の一つ。組成上、単純蛋白質と複合蛋白質に分類される。

**重要 P** P波（ピー は） P-wave（ピー ウェイヴ）
心電図 P.134 の波形。心房の興奮を表す。

**P** プロゲステロン progesterone（プロウジェステロウン）
黄体ホルモン。排卵後の卵胞が黄体化することにより分泌され、受精卵の着床（ちゃくしょう）や妊娠の継続に働く。

**重要 P** 脈拍（みゃくはく） pulse（パルス）
心臓が血液を送り出すときに生じる動脈拍動。

**重要 P** リンの元素記号（げん そ き ごう） phosphorus（フォスフォラス）
体内でカルシウムに次いで多いミネラル。細胞膜やDNAの主要な構成成分であり、リン酸化合物のATPは生体のエネルギー源。

**PA** 悪性貧血（巨赤芽球性貧血）（あくせいひんけつ（きょせきがきゅうせいひんけつ）） pernicious（パーニシャス） anemia（アニーミア） 同 MA P.265

**PA** 原発性アルドステロン症（げんぱつせいアルドステロンしょう） primary（プライマリー） aldosteronism（アルドステロニズム）
副腎皮質からアルドステロンが過剰に分泌されることによって起こる疾患。副腎に腫瘍（しゅよう）が生じ、血圧の上昇を示す。

319

## PA ▶▶▶ PAC

**重要** **PA** **心房圧** しんぼうあつ　atrial pressure エイトリアル プレッシャー

心房から心室に入ろうとする圧のこと。通常は英語的に「AP」と略す。 参 RAP（右心房圧） **P.376**

**重要** **PA** **肺動脈** はいどうみゃく　pulmonary artery パルモナリー アーテリー

右心室から出て肺に血液を送り出す動脈。

**重要** **PA** **肺動脈弁閉鎖症** はいどうみゃくべんへいさしょう　pulmonary atresia パルモナリー アトレイジア

肺動脈弁が完全に閉じている先天性心疾患。

参 主な先天性心疾患 **P.444**

**PA** **パラチフスA** paratyphoid A パラタイフォイド エー

パラチフスA菌の感染により発症する全身性疾患。軽度の徐脈、バラ疹、脾腫が特徴的。海外旅行者の感染例が多い。

**PA** **ポリアミド** polyamide ポリアミド

合成樹脂。透析膜として利用される。

**化学** **PA**\* **ピロミド酸**（piromidic acid） さん

キノロン系抗菌薬。尿路感染症に用いることが多い。

**循環** **PA**\* **プロカインアミド**（procainamide）

抗不整脈薬。

**重要** **PAB** **肺動脈絞扼術** はいどうみゃくこうやくじゅつ　pulmonary artery banding バップ パルモナリー アーテリー バンディング

肺高血圧の進行を防ぐために、肺動脈を絞めつけて肺への血流量を減らす手術。乳児期肺高血圧症に対して行われる。

**PAC** **小児丘疹性先端皮膚炎** しょうにきゅうしんせいせんたんひふえん　papular acrodermatitis of childhood パピュラー アクロダーマタイティス オブ チャイルドフッド

B型肝炎ウイルス（HBV **P.190** ）またはEBウイルス（EBV **P.133** ）の感染により、顔面や殿部、四肢などに丘疹または小水疱を生じる小児疾患。ジャノッティ・クロスティ症候群ともいう。

**重要** **PAC** **心房期外収縮** しんぼうきがいしゅうしゅく　premature atrial contraction プリマチュア エイトリアル コントラクション

正常な拍動が起こる前に心房から異常な電気的興奮が起こり、余分な拍動が生じる不整脈。 同 APB, APC **P.37**

## PAC ▶▶▶ PaCO2

**PAC**<sup>*</sup> シクロホスファミド＋ドキソルビシン＋シスプラチン
（cyclophosphamide＋doxorubicin＋cisplatin） 同 CAP P.71

**PACG** 原発性閉塞隅角緑内障 primary angle-closure glaucoma
隅角が虹彩によって塞がれ、房水の排出困難から眼圧上昇が生じて起こる緑内障。

**PACO2** 肺胞気二酸化炭素分圧
partial pressure of alveolar carbon dioxide　肺胞内の二酸化炭素量を分圧で表したもの。

**PaCO2** 動脈血二酸化炭素分圧
partial pressure of arterial carbon dioxide　血液中に溶解している二酸化炭素量を分圧で表したもの。

### ■ 血液ガス分析の略語

| 略語 | 意味 |
|---|---|
| SaO2：動脈血酸素飽和度 | 酸素と結合したヘモグロビンの割合。採血した血液をガス分析する。基準値は96〜100% |
| SpO2：経皮的酸素飽和度 | パルスオキシメーターで測定する「SaO2」の近似値 |
| PaO2：動脈血酸素分圧 | 血液中に溶解している酸素量を分圧（Torr）で表したもの。基準値は75〜100Torr |
| PaCO2：動脈血二酸化炭素分圧 | 血液中に溶解している二酸化炭素量を分圧（Torr）で表したもの。呼吸性障害の指標となる。基準値は35〜45Torr |
| pH：水素イオン濃度 | 酸性・アルカリ性（アシドーシス・アルカローシス）の指標。基準値は7.36〜7.44 |
| HCO3⁻：重炭酸イオン | 体内血液の酸塩基平衡の緩衝系の代表。主に腎臓の尿細管で産生され、代謝性障害の指標となる。基準値は22〜26 mEq/L |
| BE：塩基過剰 | アルカリ予備能。アシドーシスが呼吸性か代謝性かをみる指標で、重炭酸イオン濃度から24を引いた値。基準値は0±2 mEq/L |
| A-aDO2：肺胞気・動脈血酸素分圧較差 | PAO2（肺胞気酸素分圧：肺胞内の酸素分圧）とSaO2の差。肺胞レベルのガス交換障害の指標となる。基準値は10Torr以下 |

## PACU ▶▶▶ PAG

**PACU** 麻酔後回復室 post anesthesia care unit

術後の患者を収容する場所。リカバリールーム（回復室）と呼ばれることもある。患者の全身状態を観察してから一般病棟へ移す。

**重要 PAD** 経皮的膿瘍ドレナージ percutaneous abscess drainage

皮膚を穿刺してカテーテルを挿入し、体外に膿を排出する治療法。

**PAD** 末梢動脈疾患 peripheral arterial disease

手足の血管の動脈硬化によって血流が悪くなり、しびれや痛み、潰瘍、壊死などをきたす疾患。

### ■ 末梢動脈疾患のフォンテイン分類

| 重症度 | 内容 |
| --- | --- |
| Ⅰ度 | 無症状、または冷感、しびれがある |
| Ⅱ度 | 間欠性跛行(IC)を呈する |
| Ⅲ度 | 安静時に疼痛がある |
| Ⅳ度 | 潰瘍や壊死がみられる |

**重要 PAF** 血小板凝集因子 platelet-aggregating factor

血小板の凝集を担う因子の総称。血管透過性亢進作用、血圧降下作用などもある。

**重要 PAF** 進行性自律神経機能不全症 progressive autonomic failure

自律神経が進行性に障害されていく疾患。

**重要 PAG** 骨盤動脈造影 pelvic arteriography

子宮がんなどの場合にカテーテルを使って腫瘍部の動脈を造影剤で描出する方法。同時に塞栓術を行うことがある。

**重要 PAG** 骨盤内血管造影 pelvic angiography

造影剤を注入して骨盤腔内（子宮血管）をX線撮影する検査。

**重要 PAG** 肺動脈造影 pulmonary angiography

造影剤を注入して肺血管をX線撮影する検査。

**PAH ▶▶▶ PAP**

**重要** **PAH パラアミノ馬尿酸** para-aminohippuric acid
体内で分解されず、主に近位尿細管から排出されるため、腎機能検査薬剤として使われる物質。

**重要** **PAI-1 プラスミノゲン活性化阻害因子1**
plasminogen activator inhibitor 1 　線溶系を抑制するポリペプチドの主要なもの。線溶の亢進、抑制状態の指標。

**pal 動悸** palpitation
心臓の拍動を異常に強く感じる状態。

**PAM 過ヨウ素酸メセナミン銀染色**
periodic acid-methenamine-silver stain 　過ヨウ素酸メセナミン銀を用いた染色法。腎臓の糸球体の毛細管基底膜を染色するのに用いられる。

**代謝** **PAM\* プラリドキシム**（2-pralidoxime）
有機リン剤の解毒薬。地下鉄サリン事件の特効薬であった。

**重要** **PAO 最大酸分泌量** peak acid output 　**同** MAO **P.267**

**PaO2 肺胞気酸素分圧** partial pressure of alveolar oxygen
肺胞内の酸素量を分圧で表したもの。

**重要** **PaO2 動脈血酸素分圧** **P.321** partial pressure of arterial oxygen
血液中に溶解している酸素量を分圧で表したもの。

**重要** **PAP 肺動脈圧** **P.411** pulmonary arterial pressure
肺動脈の血圧。肺動脈拡張圧（PADP：pulmonary arterial diastolic pressure）ともいう。

**重要** **PAP PAP（パパニコロウ）染色** Papanicolaou stain
細胞標本染色法の一つ。剥離した細胞や穿刺・吸引で採取した細胞をすぐに湿固定して染色する。核染色にはヘマトキシリン液、細胞質の染色にはOG6液・EA50液を使う。がんなどの染色法として、幅広く用いられている。

**P**

323

## PAP ▶▶▶ para

**重要** **PAP, Pap** **原発性非定型性肺炎** primary atypical pneumonia

一般細菌とは異なるマイコプラズマやクラミジアなどの感染による肺炎。マイコプラズマが原因の30〜40%を占める。

**重要** **PAP, pap** **前立腺酸性ホスファターゼ** prostatic acid phosphatase

前立腺で産生される酵素。前立腺疾患の指標。

**Pap** **乳頭腫** papilloma

ヒトパピローマウイルスの感染により生じる良性の上皮性腫瘍の総称。パピローマ。いぼ。

**Pap** **Pap分類** Papanicolaou classification

細胞診の診断基準。現在はあまり用いられない。

**pap** **乳頭腺がん** papillary adenocarcinoma

腺がんの形態の一つ。乳頭状の細胞増殖が特徴。

**抗生** **PAPM/BP** * **パニペネム・ベタミプロン**（panipenem・betamipron）

カルバペネム系抗菌薬。

**重要** **PAPVC** **部分的肺静脈還流異常**

partial anomalous pulmonary venous connection 4本ある肺静脈の一部に還流障害が起こり、右心房に戻ってくる先天性心疾患 **P.444**。

**PAR** **肺小動脈抵抗** pulmonary arteriolar resistance

肺動脈末梢の小動脈の血管抵抗。小動脈は中膜の筋線維が発達していることから抵抗血管と呼ばれる。

**重要** **para** **対麻痺** paraplegia

両下肢の麻痺。

### ■ 歩行障害の種類

| 種類 | | 特徴 |
|---|---|---|
| 痙性片麻痺歩行 | | 片足を伸ばしたまま円を描くように前に出す。片側錐体路障害 |

| | | |
|---|---|---|
| 痙性対麻痺歩行 | | 両膝を交差し、はさみのように両足を組み合わせる。「はさみ（足）歩行」ともいわれる。両側錐体路障害 |
| 失調性歩行 | | 両足を広げて、上体が左右にふらつく。歩幅も一定しない。小脳の疾患。広義には大脳・脊髄性障害による運動失調を含む。小脳・前庭神経の障害 |
| 垂足歩行 | | 足先を上げることができず、太ももを高く上げて、つま先から投げ出す（垂れ足）。「鶏歩」ともいわれる。腓骨神経麻痺 |
| 動揺性歩行 | | 脊柱前彎を伴い、アヒルのように腰を左右に振る。「アヒル歩行」「トレンデレンブルグ歩行」ともいわれる。下肢筋の障害 |
| パーキンソン歩行 | | 手を振らず、ゆっくりとすり足で小刻みに歩く（小刻み歩行）、最初の一歩がなかなか踏み出せない（すくみ足）、歩きだすと早足となり、止まることができない（加速歩行）、押されたりすると止まれなくなる（突進歩行）、などが特徴。錐体外路障害 |

**PAS** 周辺虹彩前癒着 peripheral anterior synechia

緑内障で瞳孔縁が全周にわたって癒着し、虹彩周辺部が隅角に押しつけられて癒着した状態。

**PAS** パス染色 periodic acid Schiff stain

過ヨウ素酸とシッフ試薬を使って、主に多糖類など糖原を染める染色。急性白血病、赤血球系疾患の診断などに使われる。

## PAS ▶▶▶ PB

**化学**

### PAS* パラアミノサリチル酸(さん) パラ para-aminosalicylic acid

抗結核薬。結核治療薬としてはほとんど用いられないが、多剤耐性結核には有効。ほかの抗結核薬と併用される。

### PASA 原発性後天性鉄芽球貧血 primary acquired sideroblastic anemia

異常な鉄沈着がミトコンドリア内に発生し、造血障害が起こることで生じる貧血。骨髄異形成症候群（MDS **P.274** ）のうち、環状鉄芽球を伴う不応性貧血。 同 RARS（鉄芽球性不応性貧血） **P.377**

### PASG ショックパンツ pneumatic antishock garment 同 MAST **P.268**

**外皮**

### Past* パスタ剤(ざい) pasta

泥膏(でいこう)。医薬品の粉末を軟膏より多量に含む外皮用薬。

**重要**

### PAT 発作性心房頻拍(ほっさせいしんぼうひんぱく) paroxysmal atrial tachycardia 心房を起源に、突発的に始まって終わる頻脈。

### Path 病理学(びょうりがく) pathology

病気を観察・分類し、病因と成立機序を研究する学問。

**腫瘍**

### PAV* プロカルバジン＋ニムスチン＋ビンクリスチン

（procarbazine＋nimustine hydrochloride（ACNU）＋vincristine）
脳腫瘍(しゅよう)に対する併用化学療法。

### Paw 気道内圧(きどうないあつ) airway pressure

気道内にかかる圧のこと。

**重要**

### PAWP 肺動脈楔入圧(はいどうみゃくせつにゅうあつ) **P.411** pulmonary arterial wedge pressure

バルーンカテーテルを静脈系から肺動脈末梢まで進め、バルーンを膨らませた状態でカテーテル先端孔にかかる圧力。左心房圧を反映する。 同 PCP（肺毛細血管圧） **P.330** 、PCWP（肺毛細血管楔入圧） **P.331** 、PWP **P.369** 、WP **P.490**

**重要**

### PB パラフィン浴(よく) paraffin bath

温熱療法の一つ。パラフィンに手や足を浸してパラフィンの厚い膜を作り、患部を加温するもの。

326

**PB ▶▶▶ PC**

**中枢** **PB**<sup>*</sup> **フェノバルビタール**（phenobarbital）
抗てんかん薬。

**重要** **PBC** **原発性胆汁性肝硬変** primary biliary cirrhosis
肝内胆管に生じた炎症によって胆管の閉塞が起こり、慢性の肝内胆汁うっ滞を示し、進行して肝硬変に至る疾患。

**重要** **PBF** **肺血流量** pulmonary blood flow
右心室から肺に向かって流れる肺動脈の血流量。

**PBI** **熱傷予後指数** prognostic burn index
熱傷指数（熱傷面積と深度から算出）に年齢を加えた値。80～100は重症、100～120は救命困難、120以上は致命的。 **参** BI **P.57**

**PBP** **仮性球麻痺** pseudobulbar palsy
病変が延髄（球）より上のニューロンにある上位ニューロン障害。延髄からの神経が麻痺し、嚥下障害を特徴とする。

**重要** **PBSCT** **末梢血幹細胞移植** peripheral blood stem cell transplantation
すべての血液細胞に分化することができる造血幹細胞が、化学療法後やG-CSF **P.176** 投与後に骨髄から末梢血に流出することを利用して、これらを採取して移植する治療法。

**PBSH** **末梢血幹細胞採取** peripheral blood stem cell harvest
PBSCTのために、ドナーの末梢血から造血幹細胞を採取すること。

**PC** **褐色細胞腫** pheochromocytoma
副腎髄質由来の腫瘍で、高血圧、糖尿病をきたす。多くは良性で摘出により治癒するが、10%は再発・転移する悪性の難治性疾患。

**PC** **血小板濃厚液** platelet concentrate
血液成分採血で採取した血小板を、血漿に浮遊させた血液製剤。

**重要** **PC** **体位変換** position change
褥瘡、血行障害、疼痛、感覚麻痺などの予防のため、定期的に体位を変えること。

**P**

327

## PC ▶▶▶ PCD

**PC** **肺毛細管** pulmonary capillary 〔重要〕

肺胞表面の細胞を網目状に取り巻いている毛細血管。

**PC** **光凝固** photocoagulation

レーザー光を網膜の病変部に照射し、熱で凝固する治療法。レーザー光凝固療法。

**PC** **プライマリーケア** primary care 〔重要〕

一次医療、初期治療。

**PC** **プロテインC** protein C

肝臓で合成される血液凝固の阻止因子。先天性血栓性素因の指標。

**p.c.** **食後** post cibum（ラ） 〔重要〕

処方箋用語。食後に服用すること。

**PCA** **患者制御鎮痛法、患者自己管理鎮痛法** patient control analgesia

痛みを感じたときに、患者自ら注入ポンプを操作して鎮痛薬を投与する方法。

**PCA** **後大脳動脈** P.28 posterior cerebral artery 〔重要〕

脳底動脈が左右に分岐して形成され、大脳半球の外側面に栄養を送る血管。

**PCD** **プログラム細胞死** programmed cell death 〔重要〕

予定された細胞死。壊死と異なり、自己を消去することで細胞数の調整、形態形成などを行っている。アポトーシスともいう。

■ **PCD（プログラム細胞死〈アポトーシス〉）と壊死の比較**

| | PCD | 壊死 |
|---|---|---|
| 要因 | 生理的、病的 | 病的 |
| 発現 | 散発的 | 一斉 |
| 細胞形態 | 表面平滑、縮小 | 膨化 |
| 経過 | 漸次 | 段階的 |

| | PCD | 壊死 |
|---|---|---|
| 機構 | 能動的排除 | 受動的崩壊過程 |
| 炎症性細胞浸潤 | 伴わない | 伴う |

PCF ▶▶▶ PCM

**PCF　咽頭結膜熱　pharyngoconjunctival fever**
アデノウイルス感染症の一つ。プール熱ともいい、発熱、咽頭炎、結膜炎を主徴とする。

重要
**PCG　心音図　phonocardiogram**
心臓の活動を発生する音と振動でとらえるもの。心音計を用いて記録する。

中枢
**PCG\*　ベンジルペニシリン**（benzylpenichillin）
ペニシリン系抗菌薬。最近はあまり使われない。

**PC-HLA　濃厚血小板HLA　platelet concentrate HLA**
血小板製剤の輸血を繰り返すうちに抗血小板抗体ができた患者に使用した、患者と適合するHLA型の血小板で作った成分輸血製剤。

重要
**PCI　経皮的冠動脈インターベンション**
**percutaneous coronary intervention**　狭窄した冠動脈を拡張するため、経皮的にカテーテルを挿入し、狭窄部にステントを留置する心臓カテーテル治療。

**PC-IOL　後房内レンズ、後房レンズ　posterior chamber intraocular lens**
白内障などの治療のために、虹彩より後ろの後房に挿入する眼内レンズ（人工水晶体）。

重要
**PCK　多嚢胞性腎　polycystic kidney**
嚢胞性腎疾患の一つ。尿細管の壁が膨らんで多数の嚢胞ができる遺伝性疾患。常染色体劣性と優性の2型がある。

重要
**PCL　後十字靱帯 P.19　posterior cruciate ligament**
膝（ひざ）関節腔内後部にあり、大腿骨と脛骨を結んで安定性を保つ靱帯。

**PCM　蛋白・エネルギー低栄養（状態）　protein calorie malnutrition**
蛋白・カロリー栄養失調症などともいう。
同 PEM（蛋白質エネルギー栄養障害）P.335

## PCNSL ▶▶▶ PCS

**重要** **PCNSL** **中枢神経系原発リンパ腫**
primary central nervous system lymphoma 脳内に発生し、B細胞由来のノンホジキンリンパ腫が多い。高齢者や免疫能低下時に好発し、認知症、麻痺が現れる。

**PCO** **後嚢混濁、後発白内障** posterior capsule opacification
水晶体を包む嚢の後ろに増殖した上皮細胞が、腫大して混濁が生じる白内障。白内障手術後に生じやすく、年齢とともに発症率が高まる。

**重要** **Pcom** **後交通動脈** **P.28** posterior communicating artery
内頸動脈から分岐し、後大脳動脈と合流してウィリス動脈輪を形成する。

**重要** **PCOS** **多嚢胞性卵巣症候群** polycystic ovary syndrome
ホルモン分泌の異常により排卵障害が起こり、卵巣内に多数の卵胞がたまる疾患。月経異常、不妊症の原因となる。

**重要** **PCP** **ニューモシスチス肺炎** pneumocystis carinii pneumonia
ニューモシスチス・カリニによる真菌感染症。免疫能低下時に発症する肺炎。

**PCP** **肺毛細血管圧** pulmonary capillary pressure **同** PAWP **P.326**

**重要** **PCPS** **経皮的心肺補助装置** percutaneous cardio pulmonary support
主に重症心不全など急性期の心肺補助に使用される人工心肺装置。遠心ポンプと膜型人工肺を用いて大腿動静脈で送脱血を行う。

**重要** **PCR** **ポリメラーゼ連鎖反応** polymerase chain reaction
DNAやRNAの特定の部分を迅速に増幅する手法。クローニングに代わる方法としても広く利用されている。

**PCS** **胆嚢摘出後症候群** postcholecystectomy syndrome
胆嚢摘出術後、胆石の残存などによる胆道の運動異常のために、胆石発作様の症状が持続する疾患。

## PCS ▶▶▶ PD

**重要** **PCS** 門脈下大静脈吻合術、門脈大静脈シャント portacaval shunt

門脈圧亢進症などに対して行われる、門脈の血流を下大静脈に流す門脈減圧術。

**PCT** 緩和ケアチーム palliative care team

患者や家族に緩和ケアを提供する、医師や看護師、臨床心理士などで構成される専門集団。

**重要** **PCU** 緩和ケア病棟 palliative care unit

終末期の患者の身体的苦痛を和らげ、精神的支援を行うことを目的とした施設。

**重要** **PCV** 圧調節換気 pressure control ventilation

人工呼吸器の換気モードの一つ。吸気圧と吸気時間を設定し、吸気時間内はその圧を維持する方式。

**重要** **PCWP** 肺毛細血管楔入圧 pulmonary capillary wedge pressure

同 PAWP P.326

**腫瘍** **PCZ\*** プロカルバジン (procarbazine)

抗悪性腫瘍薬。

**重要** **PD** 進行 progressive disease

がんの治療効果判定基準の用語。標的病変が20%増大していること。

### ■ がんの治療効果判定に関する用語 (RECIST〈最長径の和の変化〉)

| 略語 | 意味 |
|---|---|
| **CR**：完全奏効 | 標的病変が消失し、4週間経過 |
| **PR**：部分奏効 | 標的病変が30%縮小し、4週間経過 |
| **SD**：安定 | PR基準もPD基準も満たさない |
| **PD**：進行 | 標的病変が20%増加<br>（標的病変の増大前にCR、PR、SDと判定されない） |

331

## PD ▶▶▶ PDE

**重要** **PD 膵頭十二指腸切除術** pancreatic duodenectomy

膵頭部と十二指腸の全長に加えて、胆嚢・胆管などを切除する手術。膵頭部、胆管、十二指腸および十二指腸乳頭部などの悪性腫瘍が適応となる。

**PD 体位ドレナージ** postural drainage

体位排痰法。解剖的区分にもとづいて体位を変え、気道内分泌物を効率よく喀出するもの。

**PD 瞳孔間距離** papillary distance

右目の瞳孔（黒目の中心）から左目の瞳孔までの距離。

**重要** **PD パーキンソン病** Parkinson's disease

ドパミンの著しい減少があり、振戦や特有の姿勢異常をきたす疾患。振戦麻痺。

**PD ピック病** Pick disease

前頭葉と側頭葉の著明な萎縮を特徴とし、認知症を生じる神経疾患。知的機能低下が初発するアルツハイマー病と異なり、人格障害、情緒障害が初発症状となる。

**重要** **PD 腹膜透析** peritoneal dialysis

自分の腹膜を濾過装置として使用し、老廃物を除去する透析方法。

**参** 主な血液浄化法 **P.192**

**重要** **PDA 動脈管開存症** patent ductus arteriosus

大動脈と肺動脈をつなぐ動脈管が、生後しばらくしても閉鎖されない先天性心疾患。 **参** 主な先天性心疾患 **P.444**

**PDE ホスホジエステラーゼ** phosphodiesterase

リン酸エステル加水分解酵素。PDE阻害薬はcAMP・cGMPが分解するのを抑えるため、心不全などさまざまな疾患の治療に用いられている。

**PDGF ▶▶▶ PE**

**重要 PDGF** 血小板由来成長因子（けっしょうばんゆらいせいちょういんし） platelet-derived growth factor
血液が凝固するときに血小板から分泌されるペプチド。細胞増殖作用により創傷治癒にかかわる。

**PDPH** 硬膜穿刺後頭痛（こうまくせんしごずつう） post-dural puncture headache
硬膜穿刺孔から髄液が漏れるために髄液圧が低下し、穿刺後30分ほどして現れる頭痛。起立時に増強し、3週間ほど続くこともある。
同 PLPHA（腰椎穿刺後頭痛） P.344

**重要 PDR** 増殖型糖尿病網膜症（ぞうしょくがたとうにょうびょうもうまくしょう） proliferative diabetic retinopathy
糖尿病網膜症の最も進行した段階で、硝子体出血や網膜剥離（はくり）により高度な視力低下をきたす。

**重要 PDS** 胎盤機能不全症候群（たいばんきのうふぜんしょうこうぐん） placental dysfunction syndrome
胎盤機能が低下して胎児への栄養や酸素の供給が不足し、発育不良、仮死状態をきたす症候群。妊娠高血圧症候群（PIH P.341 ）、腎炎などの妊婦や高齢出産の場合などに起きやすい。

**重要 PDT** 光線力学的療法（こうせんりきがくてきりょうほう） photo-dynamic therapy
がんに集積するヘマトポルフィリンなどの光感受性毒性物質を、レーザー照射で反応させてがん細胞を破壊する治療法。正常細胞には低侵襲な治療法。加齢黄斑変性（おうはん）や早期肺がん、表在性食道がん、表在性早期胃がんなどの治療に使われる。

**重要 PE** 血漿交換（けっしょうこうかん） plasma exchange
血液から血漿を分離・廃棄し、新たな血漿を加えて体内に戻すことで、不要物質の除去や必要成分の補充を行う治療。現在、20疾患で健康保険が適用される。

**PE** 健康診断（けんこうしんだん） physical examination
身体的な発育状況や栄養・健康状態を調べるもの。

**重要 PE** 肺気腫（はいきしゅ） pulmonary emphysema
肺胞が拡張し、破壊される疾患。呼吸困難、喘鳴（ぜんめい）、咳（せき）が主な症状。

**重要 PE** 肺塞栓症（はいそくせんしょう） pulmonary embolism 同 PTE（肺動脈血栓症） P.362

## PEA ▶▶▶ PEIT

**重要** **PEA** 水晶体乳化吸引術 phaco-emulsification and aspiration
濁った水晶体を超音波によって破砕・乳化し、吸引除去する白内障の手術法。

**PEA** 無脈性電気活動 pulseless electrical activity
心停止の一つ。心電図上は波形を認めるが、脈拍が触知されない状態。

**PECT** ポジトロンエミッションコンピュータ断層撮影
positron emission computerized tomography 同 PET P.336

**重要** **PEEP** 呼気終末陽圧 positive end expiratory pressure ventilation
人工呼吸器の換気モード。肺胞の虚脱を防止するために、呼気終末に一定の陽圧をかけて気道内圧がゼロにならないようにする。

**重要** **PEF** 最大呼気流量 peak expiratory flow
十分息を吸い込んだあと、思いきり吐き出したときの最も速い流量。喘息患者の日常管理に、これを測定するピークフローメーターが使われる。同 Vmax P.481 、PFR(ピークフロー率) P.336

**重要** **PEG** 気脳撮影 pneumoencephalography
CTやMRIの普及前に行われた頭蓋内疾患の検査法。髄腔内を気体(酸素など)で置換してX線撮影をするもの。

**重要** **PEG** 経皮内視鏡的胃瘻造設術 percutaneous endoscopic gastrostomy
内視鏡を使って腹壁と胃に瘻孔を造設する手術。点滴をせずに栄養補給が可能。参 PEJ(経皮内視鏡的腸瘻造設術)

**生物** **PEG-IFN**＊ ペグ・インターフェロン polyethylene glycol-interferon
従来のインターフェロンにPEG(ポリエチレングリコール)を結合させて、血液中にとどまる時間を長くしたもの。C型肝炎治療薬。

**重要** **PEIT** 経皮的エタノール注入療法
percutaneous ethanol infusion therapy 超音波下で経皮的に腫瘍を穿刺し、エタノールを注入して壊死させる肝がんの治療法。

334

# PEJ ▶▶▶ PES

**PEJ** 経皮内視鏡的腸瘻造設術　percutaneous endoscopic jejunostomy

内視鏡を用いて腹腔外から腸に瘻孔をあけ、栄養チューブを挿入して腹壁に固定する手術。 参 PEG（経皮内視鏡的胃瘻造設術）

**重要 PEM** 蛋白質エネルギー栄養障害　protein energy malnutrition

蛋白質とエネルギーの摂取不足による低栄養状態。 同 PCM P.329

**PEmax** 最大呼気圧　maximum expiratory pressure 同 MEP P.274

**PEO** 進行性外眼筋麻痺　progressive external ophthalmoplegia

眼瞼下垂に引き続き、進行性の眼球運動障害を起こす眼疾患。ミトコンドリア病の一つ。慢性進行性外眼筋麻痺（chronic progressive external ophthalmoplegia：CPEO）ともいう。

**腫瘍 PEP*** ペプロマイシン（peplomycin）

抗悪性腫瘍薬。ブレオマイシンの誘導体で肺毒性が軽減され、抗腫瘍作用が増大されている。

**重要 PER** 蛋白利用効率　protein efficiency ratio

蛋白質の栄養価を判定する方法の一つ。実験動物（通常マウス、ラット）に蛋白質を食べさせ、その成長を指標として蛋白質の栄養価を評価する。

**Per** 歯周炎　periodontitis

歯周病菌の付着によって発生した歯肉炎が進行し、他の歯周組織にまで炎症が広がった状態。

**Perico** 歯冠周囲炎、智歯周囲炎　pericoronitis

智歯（親知らず）の周囲が細菌の感染によって起こす炎症。

**PERT** 百日咳　pertussis

百日咳菌による呼吸器感染症の一つ。痙攣性の咳発作が特徴。

**PES** 偽落屑症候群　pseudoexfoliation syndrome

瞳孔縁、水晶体表面に白い沈着物が粉状に堆積するもの。これが原因で落屑緑内障が生じる。嚢胞性緑内障ともいう。

335

## PET ▶▶▶ PG

**重要**
**PET** ポジトロンエミッション**断層撮影** positron emission tomography
陽電子放射断層撮影。陽電子を放出する放射性物質を静注し、細胞の活動を画像化する撮影法。**同** PECT **P.334**

**PFA** 卵管采癒着 perifimbrial adhesion
卵巣から排出された卵子を卵管の中に取り込む働きをする卵管采が、癒着して閉じた状態。不妊の原因になりうる。

**PFC, PFCS** 胎児循環遺残症 persistent fetal circulation syndrome
**同** PPHN（新生児遷延性肺高血圧症）**P.352**

**重要**
**PFD** 膵外分泌能検査 pancreatic function diagnosis
膵外分泌酵素の一つであるキモトリプシンの分泌能を調べる検査。合成基質BT-PABAを内服後、6時間蓄尿して腸管内分解産物PABAの尿中排泄率を測定する。

**PFO** 卵円孔開存 patent foramen ovale
生後数日で閉じる心房中隔に開いている穴（卵円孔）が、閉じないで残っている状態。

**重要**
**PFR** ピークフロー率 peak flow rate **同** PEF（最大呼気流量）**P.334**

**PFS** 圧力尿流試験 pressure flow study
排尿時の下部尿路機能評価をするために、排尿筋圧（膀胱内圧−腹圧）と尿流率の二つのパラメーターを同時に測定するもの。

**PFSS** 肺機能状態尺度 pulmonary functional status scale
慢性呼吸不全患者を対象とした、機能的活動に重点を置いた評価スケール。

**重要**
**PFT** 肺機能検査 pulmonary function test
スパイロメーターなどの検査機器を用いて、換気機能のレベルを調べる検査。

**重要**
**PG** 壊疽性膿皮症 pyoderma gangrenosum
膿疱、水疱から生じ、急速に潰瘍化しながら拡大する皮膚疾患。

**PG ▶▶▶ PH**

**重要** **PG** **プロスタグランジン** prostaglandin
アラキドン酸より合成される生理活性物質。20種以上報告されており、血圧上昇・降下、子宮筋の収縮、末梢神経作用など、多彩な生理作用を示す。

**重要** **pg** **ピコグラム** picogram
質量の単位。1兆分の1グラム。

**重要** **PGD** **着床前診断** preimplantation genetic diagnosis
遺伝性疾患や流産の可能性を調べるため、体外受精をして遺伝子や染色体の検査を行うこと。受精卵診断。

**重要** **PGI2** **プロスタグランジン I2** prostaglandin I2
血管拡張作用、抗血栓作用をもつ。プロスタサイクリンともいう。

**重要** **PGN** **増殖性糸球体腎炎** proliferative glomerulonephritis
同 MPN（メサンギウム性増殖性糸球体腎炎） **P.284**

**PGR** **精神電流反射** psychogalvanic reflex
精神的刺激を与えたときの精神の動揺が感染の活動を促し、皮膚の電気抵抗に現れること。

**PGTT** **プレドニン併用ブドウ糖負荷試験**
prednisolone-glucose tolerance test あらかじめプレドニゾロンを内服して経口ブドウ糖負荷試験（OGTT **P.312** ）を実施する方法。前糖尿病患者を鋭敏に検出できる。現在はほとんど行われない。

**PGU** **淋疾後尿道炎** postgonococcal urethritis
淋菌感染症の治療で淋菌が検出されなくなっても、ほかの混合感染菌が残存し、それらにより尿道炎が持続する病態。クラミジアによるものが多い。

**重要** **PH** **既往歴** past history
患者の過去にかかった疾病や治療法に関する情報。同 Px **P.369**

**P**

337

## PH ▶▶▶ PHA

### PH 前立腺肥大症 prostatic hypertrophy
加齢に伴う腺組織の増殖によって前立腺が肥大し、排尿障害を起こす疾患。

### PH 肺高血圧症 pulmonary hypertension
肺動脈内の血圧が異常に高くなり、肺動脈平均圧が25mmHg以上の病態。呼吸困難、疲労感、胸部痛などを呈する。

### pH 水素イオン濃度 P.321 pondus Hydrogenii（ラ）
水素イオン濃度（酸性・アルカリ性の指標）の負の常用対数値。7が中性で、それ以下は酸性、それ以上はアルカリ性。動脈血の正常範囲は7.36～7.44。

### Ph1 フィラデルフィア染色体 Philadelphia chromosome
染色体9番と22番の相互転座により、切断点にbcr-abl融合遺伝子をもつ小さな異常染色体。慢性骨髄性白血病と一部の急性リンパ性白血病にみられる。

■ Ph1染色体

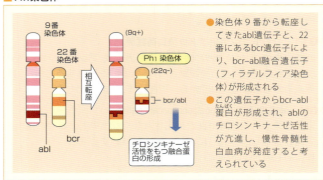

- 染色体9番から転座してきたabl遺伝子と、22番にあるbcr遺伝子により、bcr-abl融合遺伝子（フィラデルフィア染色体）が形成される
- この遺伝子からbcr-abl蛋白が形成され、ablのチロシンキナーゼ活性が亢進し、慢性骨髄性白血病が発症すると考えられている

### PHA 固有肝動脈 proper hepatic artery
総肝動脈の分枝で、右肝動脈と左肝動脈に分かれて肝内に入る。

# PHC ▶▶▶ PHT

**PHC** **原発性肝がん** primary hepatic carcinoma

肝臓の細胞から発生したがん。肝細胞がんが約90%を占める。

**重要** **PHC** **プライマリーヘルスケア** primary health care

すべての人の自主的な参加を保証する、現実的、科学的、コスト的に許容可能で、必要不可欠なヘルスケア。

**Phe** **フェニルアラニン** phenylalanine

必須アミノ酸の一つ。

**重要** **PHN** **帯状疱疹後神経痛** postherpetic neuralgia

帯状疱疹が治癒したあとも痛みが残るもの。ウイルスによる神経障害。

**PHN** **保健師** public health nurse

保健指導に従事する、国家資格をもつ専門職。

**PHP** **偽性副甲状腺機能低下症** pseudohypoparathyroidism

副甲状腺ホルモンの分泌は保たれているが、標的臓器が先天的に反応しないため、低カルシウム血症や高リン血症などをきたす疾患。

**PHP** **原発性副甲状腺機能亢進症** primary hyperparathyroidism

副甲状腺の異常により、副甲状腺ホルモンが過剰に分泌される疾患。高カルシウム血症、骨粗しょう症、尿路結石などが起こる。

**PHPV** **第一次硝子体過形成遺残** persistent hyperplastic primary vitreous

通常は発達の途中で消失する第一次硝子体とそこに含まれる血管が、消えずに残っている病態。

**PHT** **門脈圧亢進症** portal hypertension

肝硬変などで門脈の血流が障害されて門脈圧が上昇した状態で、食道・胃静脈瘤、脾腫などの二次的に発症する疾患も含んだ概念。

**中枢** **PHT\*** **フェニトイン**（phenytoin）

抗てんかん薬。大発作の主な治療薬。

339

## PI ▶▶▶ PIE

**重要**
**PI** 現病歴（げんびょうれき） present illness（プレゼント イルネス）
現在の病気について、症状やいまに至るまでの経緯、受けた治療とその効果などの情報。

**PI** 未熟児（みじゅくじ） premature infant（プリマチュア インファント） 同 LBW, LBWI（低出生体重児） P.247

**重要**
**PICA** 後下小脳動脈（こうかしょうのうどうみゃく） P.28 posterior inferior cerebellar artery（ポステリアー インフィリアー セリベラー アーテリー）
椎骨動脈から分岐し、小脳に栄養を供給する3本の動脈のうち、最大の血管。

**重要**
**PICC** 末梢挿入中心静脈カテーテル（まっしょうそうにゅうちゅうしんじょうみゃくカテーテル） peripherally inserted central catheter（ペリフェラリー インサーティッド セントラル キャシーター）
末梢静脈を穿刺（せんし）してカテーテルを挿入し、上大静脈まで進めて留置する方法。抗がん剤や輸液を静脈投与する場合に用いる。

**PICU** 周産期集中治療部［室］（しゅうさんきしゅうちゅうちりょうぶ［しつ］） P.215 perinatal intensive care unit（ペリネイタル インテンシヴ ケア ユニット）
同 MFICU P.276

**重要**
**PICU** 小児集中治療部［室］（しょうにしゅうちゅうちりょうぶ［しつ］） P.215 pediatric intensive care unit（ピーディアトリック インテンシヴ ケア ユニット）
難病疾患をもつ小児や、救急搬送された重篤な小児を収容する集中治療部門。

**PICU** 精神科集中治療部［室］（せいしんかしゅうちゅうちりょうぶ［しつ］） psychiatric intensive care unit（サイキアトリック インテンシヴ ケア ユニット）
精神疾患急性期における行動制限を含む集中管理、または内科疾患を併発している精神疾患患者の集中治療を行う部門。

**PID** 血漿鉄消失率（けっしょうてつしょうしつりつ） plasma iron disappearance rate（プラズマ アイアン ディサピアランス レイト）
鉄代謝異常、造血機能および貧血診断の指標。59Feで標識したクエン酸第二鉄を静注して測定する。

**重要**
**PID** 骨盤内炎症性疾患（こつばんないえんしょうせいしっかん） pelvic inflammatory disease（ペルヴィック インフラマトリー ディジーズ）
性行為感染症（STD P.427 ）の一つ。子宮、卵巣、卵管などに起こる感染症の総称。

**重要**
**PIE** 肺好酸球浸潤症候群、好酸球性肺炎（はいこうさんきゅうしんじゅんしょうこうぐん、こうさんきゅうせいはいえん） pulmonary infiltration with eosinophilia syndrome（パルモナリー インフィルトレイション ウィズ イオシノフィリア シンドロウム） 末梢血における好酸球の増多と、肺への浸潤が認められる肺疾患の総称。

## PIF ▶▶▶ PISP

**PIF 最大吸気流速** peak inspiratory flow

人工呼吸器に一定時間内に送り込まれる吸気の最大速度。

**PIF プロラクチン抑制因子** prolactin inhibiting factor

視床下部の神経分泌細胞で産生され、プロラクチン分泌を抑制する因子。同 PIH

**PIH 妊娠高血圧症候群** pregnancy induced hypertension

妊娠20週以降から分娩後12週までにみられる高血圧と尿蛋白を主とする病態。

**PIH プロラクチン抑制ホルモン** prolactin inhibiting hormone 同 PIF

**pil. 丸薬** pilula（ラ）

**PImax 最大吸気圧** maximum inspiratory pressure 同 PIP

**PIP 近位指節間関節** proximal interphalangeal joint

指の関節のうち、根元に近いほうの関節。PIP関節。

**PIP 最大吸気圧** peak inspiratory pressure

人工呼吸中、気道内にかかる最高圧。同 PImax

**PIPC*** ピペラシリン（piperacillin）

ペニシリン系抗菌薬。

**PIPD 後下膵十二指腸動脈** P.30

posterior inferior pancreatic duodenal artery　上腸間膜動脈から分岐し、後腹膜で膵頭を上行する動脈。

**PIPS 経皮的下大静脈・門脈短絡術**

percutaneous inferior vena cava-to-portal vein shunt　肝硬変に伴う門脈圧亢進に対して、経皮的にカテーテルを挿入し、下大静脈と門脈をつなげることで亢進した門脈圧を下げる手術。

**PISP ペニシリン低感受性肺炎球菌**

penicillin insensitive resistant Streptococcus pneumonia　ペニシリンの耐性が中等度の肺炎球菌。

341

## PIT ▶▶▶ PIVKA-Ⅱ

**重要** **PIT** ビット **血漿鉄交代率** プラズマ アイアン ターンオウヴァー レイト plasma iron turnover rate

体内鉄動態の指標の一つで、造血組織や網内系に取り込まれる血液中の鉄の量。健常人では0.4〜0.8mg/dL/body/日。

**重要** **PIVKA-Ⅱ** ビピカ ツー **ビタミンK欠乏誘導蛋白**
プロタティーン インデュースト バイ ヴァイタミン ケー アブセンス ツー protein induced by vitamin K absence Ⅱ ビタミンK欠乏時に産生される蛋白質（異常プロトロンビン）。ビタミンK欠乏、肝細胞がんの腫瘍マーカー **P.448** の一つ。

### ■ 主な腫瘍マーカー

| 腫瘍マーカー | 対象となる主ながん | 基準値 |
|---|---|---|
| AFP | 肝細胞がん | 10ng/mL以下 |
| βHCG | 子宮頸がん、子宮体がん、卵巣がん | 0.2ng/mL以下 |
| CA 125 | 肺がん、乳がん、膵がん、卵巣がん | 閉経前女性：40U/mL以下 閉経後女性・男性：25U/mL以下 |
| CA 19-9 | 胆道がん、膵がん | 37U/mL以下 |
| CEA | 肺がん、胆道がん、乳がん、胃がん、膵がん、大腸がん | 5.0ng/mL以下 |
| CYFRA | 肺扁平上皮がん | 2.0ng/mL以下 |
| γ-Sm | 前立腺がん | 4.0ng/mL以下 |
| NSE | 肺小細胞がん、神経芽細胞腫、甲状腺髄様がん | 10ng/mL以下 |
| PIVKA-Ⅱ | 肝細胞がん | 40mAU/mL未満 |
| PSA | 前立腺がん | 4.0ng/mL未満 |
| SCC | 扁平上皮がん（子宮頸がん、食道がん、卵巣がん、肺がん、頭頸部がん、皮膚がんなど） | 1.5ng/mL以下 |

PIXE ▶▶▶ PL

**PIXE** 粒子線励起 X 線分光法　particle induced X ray emission

高速のイオンビームを標的にあてると、二次放射線が発生することを利用した超微量元素の分析法。

**PJC** 房室接合部性期外収縮　premature junctional contraction

房室結節（心房と心室のつなぎ目）で生じる不整脈。

**PJ drainage** 膵空腸吻合カテーテル

pancreato-jejunostomy drainage [catheter], pancreatojejunostomy drainage

膵頭十二指腸切除術後、膵空腸吻合部に留置したドレーンから膵液を排出する方法。

重要

**PK** 膵臓がん　Pankreaskrebs（独）

膵臓にできる悪性腫瘍。

重要

**PKK** 膵頭部がん　Pankreaskopfkrebs（独）

膵臓の十二指腸に近い部分（膵頭部）に発生する悪性腫瘍。

**PKN** パーキンソニズム　parkinsonism

パーキンソン症候群ともいい、パーキンソン病の特徴である振戦、筋固縮、小刻み歩行、無動などの症状がみられる疾患。症状そのものを意味することもある。

重要

**PKP** 全層角膜移植　penetrating keratoplasty

角膜の上皮・実質・内皮の３層すべてを移植する方法。

**PKU** フェニルケトン尿症　phenylketonuria

血中フェニルアラニン濃度が上昇し、脳の発達が障害される常染色体劣性の先天性代謝異常症。スクリーニングによる発見が容易で、低フェニルアラニン食が有効。

重要

**PL** 偽薬　placebo

本物の薬のように見えるが薬理作用のない偽物の薬のこと。患者に安息を与えるため（気休め）や、治験の二重盲検比較試験で使われる。

343

## PL ▶▶▶ PLS

**PL　プラスミン　plasmin**

蛋白質分解酵素の一つ。フィブリン、フィブリノーゲンを分解し、血栓を溶解する作用をもつ。

**pl　胸膜、肋膜　pleura**

肺の表面と胸郭内面を覆う薄い膜。

**生物**

**PL-B　ポリミキシンB（polymyxin B）**

ポリペプチド系抗菌薬。

**重要**

**PLF　後側方固定術　posterior-lateral fusion**

腰椎後方からスクリューを入れて固定後、自家骨を移植して補強する手術。腰椎すべり症、脊柱管狭窄症などに適応。**参** PLIF

**PLGE　蛋白漏出性胃腸症　protein losing gastroenteropathy**

アルブミンなどの血漿蛋白が消化管内に異常漏出することにより、低蛋白血症をきたす疾患の総称。

**重要**

**PLIF　後方腰椎椎間固定術　posterior lumbar interbody fusion**

腰椎の後方から変形した椎間板を取り除き、そこに自家骨や人工骨を挿入する手術。腰椎すべり症などに適応。**参** PLF

**重要**

**PLL　後縦靭帯　posterior longitudinal ligament**

脊椎の後面に沿って縦走する帯状の靭帯。脊柱を固定する。

**PLL　前リンパ球性白血病　prolymphocytic leukemia**

慢性リンパ性白血病の一つ。血液中や骨髄中で幼若な白血球（前リンパ球）が過剰に増殖する疾患。B細胞型とT細胞型があるが、いずれも予後不良。

**PLPHA　腰椎穿刺後頭痛　post-lumbar puncture headaches**

**同** PDPH（硬膜穿刺後頭痛）**P.333**

**PLS　長期救命処置　prolonged life support**

一次救命処置（BLS）、二次救命処置（ALS）に続く脳蘇生を指向する救命処置。低体温療法（脳蘇生）、各種薬剤の使用、集中治療など。

## PLSVC ▶▶▶ PMC

**PLSVC** **左上大静脈遺残** persistent left superior vena cava

胎児期の心臓の形成過程で右上大静脈と一つになるはずの左上大静脈が、そのまま残っている先天性心疾患。

⊕ 主な先天性心疾患 **P.444**

---

**PLT, plt** **血小板** platelet

血液中の円板状の有形成分で、骨髄で産生され、直径は 2〜5μm。通常は血液 1μL に 20〜30万個ほど存在し、血管損傷時には血液凝固作用によって止血や血管保護をする。

---

**PM** **多発性筋炎** **P.121** polymyositis

慢性の炎症性疾患で、膠原病の一つ。筋肉の炎症や変性により、主に筋力低下、筋肉痛を呈する。

---

**PM** **プチマル、小発作** petit mal（仏）

てんかん発作の一つで、突然起こる意識の短い中断。

---

**PM** **ペースメーカー** pacemaker

心臓に電気刺激を与える装置。体内への植え込み式と、一時的に使用する体外式がある。

---

**PMA** **下顎前方移動スプリント** prosthetic mandibular advancement

睡眠時呼吸障害の治療法。下顎を前方に移動させる口腔装具（スプリント）を装着し、気道を確保する方法、またはその器具。下顎前方固定術、口腔内装置、スリープスプリントなどともいう。

---

**PMA** **進行性筋萎縮症** progressive muscular atrophy

全身の筋力低下と筋萎縮が徐々に進行する疾患。神経原性のものと筋原性のものがある。

---

**PMC** **偽膜性腸炎** pseudomembranous colitis

薬剤起因性腸炎の一つ。抗菌薬投与で腸内細菌叢の菌交代をきたし、水様の下痢になる。大腸粘膜にフィブリンや壊死組織からなる黄白色の偽膜を生じる。90％程度はディフィシル菌が原因。

⊕ PNE（偽膜性壊疽性腸炎）**P.348**

## PMCT ▶▶▶ PMR

**PMCT　経皮的マイクロ波凝固療法**
percutaneous microwave coagulation therapy　肝がんの治療法。超音波ガイド下で経皮的に細い棒状の電極を腫瘍に刺し、マイクロ波を発生させて熱凝固させるもの。

**PMD　原発性心筋症**　primary myocardial disease
特発性心筋症ともいい、原因不明の心筋疾患。DCM（拡張型心筋症 P.111 ）、HCM（肥大型心筋症 P.191 ）、RCM（拘束型心筋症 P.380 ）がある。 ◆心筋症に関連する主な略語 P.87

**PMD　進行性筋ジストロフィー**　progressive muscular dystrophy
遺伝的な異常により筋肉細胞の破壊が進行し、筋力低下を生じる疾患の総称。

**PMI　周術期心筋梗塞、術中心筋梗塞**　perioperative myocardial infarction
冠動脈バイパス術などで、人工心肺を使用することにより、まれに起こる合併症の一つ。

**PMI　心筋梗塞後症候群**　post-myocardial infarction syndrome
心筋梗塞発生の数週間後に起こる心膜炎。ドレスラー症候群ともいう。

**PML　進行性多巣性白質脳症**
progressive multifocal leukoencephalopathy　JCウイルスの日和見感染により発症。大脳白質全体に病巣が生じ、視覚障害、運動麻痺、見当識能力の低下などが現れる。

**PMNL　多形核白血球**　polymorphonuclear leukocyte
顆粒球とも呼ばれ、好中球、好酸球、好塩基球がある。

**PMPC\*　ピブメシリナム**（pivmecillinam）
ペニシリン系抗菌薬。

**PMR　リウマチ性多発筋痛症**　polymyalgia rheumatica
体幹に近い部分の筋肉に激痛やこわばりを伴う原因不明の炎症性疾患。60歳以上の高齢者に多くみられる。

## PMR ▶▶▶ PN

**PMR*** ピマリシン(pimaricin)
【感覚】
角膜真菌症に用いられる抗真菌薬。

**PMS** 月経前症候群 premenstrual syndrome
【重要】
生殖年齢の女性に起こる、排卵後から月経開始日までの身体各部の痛みや精神的に不安定な状態。月経後に消失する。

**PMS** 閉経後症候群 postmenstrual syndrome
【重要】
エストロゲンの分泌低下により、腰痛、下腹部痛、おりものの異常などが現れる症候群。

**PN** 結節性多発性動脈炎 polyarteritis nodosa
【重要】
全身の中・小動脈に炎症が多発する疾患。出血、血栓形成などにより臓器機能が損なわれる。

**PN** 静脈栄養 parenteral nutrition
【重要】
経口摂取できない場合の、点滴静注による栄養補給。

### ■ 栄養投与経路

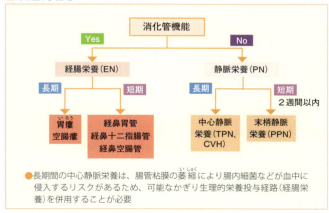

- 長期間の中心静脈栄養は、腸管粘膜の萎縮により腸内細菌などが血中に侵入するリスクがあるため、可能なかぎり生理的栄養投与経路(経腸栄養)を併用することが必要

**PN ▶▶▶ PNL**

**PN　腎盂腎炎**　pyelonephritis
膀胱炎から尿路の逆行性感染で生じた腎盂・腎実質の細菌感染症。

**PNC　皮膚結節性多発性動脈炎**　polyarteritis nodosa cutanea
皮膚病変を主体としたPN（結節性多発性動脈炎 P.347 ）で、真皮から皮下組織にかけて壊死性血管炎を起こすもの。

**PND　発作性夜間呼吸困難**　paroxysmal nocturnal dyspnea
就寝後、急に起こる息切れの発作。起き上がると治まる。重症心不全の症状。

**PNE　偽膜性壊疽性腸炎**　pseudomembranous necrotizing enterocolitis
偽膜性腸炎が進行して、重篤な壊疽性の炎症を起こしたもの。

参 PMC（偽膜性腸炎） P.345

**PNET　原始神経外胚葉腫瘍**　primitive neuroectodermal tumor
多くは5歳以下の小児の大脳に発生する難治性の腫瘍。

**PNF　固有受容性神経筋促通法**　proprioceptive neuromuscular facilitation
脳性麻痺や脳梗塞のリハビリのために米国で開発された理学療法の一つ。筋肉の伸張、運動抵抗、関節の牽引・圧縮などにより正常な反応を獲得する手法。

**PNH　発作性夜間ヘモグロビン尿症、発作性夜間血色素尿症**
paroxysmal nocturnal hemoglobinuria　溶血性貧血の一つ。後天的な遺伝子異常をもった造血幹細胞が増殖し、補体による血管内溶血を生じる。早朝のヘモグロビン尿が特徴的。

**PNI　予後栄養指数**　prognostic nutritional index
手術危険度を予測するために、血清アルブミン値などから術前の低栄養状態を評価する指数。

**PNL　経皮的腎結石除去術**　percutaneous nephrolithotripsy
背部に開けた穴から内視鏡を腎臓まで挿入し、結石を破砕・除去する手術。

348

**PNP ▶▶▶ POAG**

**PNP** **末梢神経障害** peripheral neuropathy

代謝異常や感染、薬剤の副作用などが原因で、感覚障害、運動障害、自律神経障害が現れるもの。

**PNS** **経皮的腎瘻造設術** percutaneous nephrostomy
重要

背部から経皮的に腎盂までカテーテルを挿入し、尿を排出する手術。

**PNS** **副交感神経系** parasympathetic nervous system

交感神経と拮抗的に働くことで体内環境の恒常性を保っている自律神経系。リラックス状態のときに優位に働く。

**参** 神経系の分類 P.292

**PNS** **末梢神経系** P.292 peripheral nervous system
重要

脳神経、脊髄神経からなる。感覚器官からの刺激を中枢神経に伝えるとともに、中枢神経からの命令を末梢の組織に伝える。

**PNT**＊ **ペンタマイシン**(pentamycin)
抗生

マクロライド系抗菌薬。

**PO** **人工心肺装置** pump-oxygenator

心臓手術などの際、心臓を停止している間、循環(心臓)と呼吸(肺)の機能を代行する医療機器。

**PO, P/O** **手術後の** post operative
重要

**P.O., p.o.** **経口** per os (ラ)
重要

**PO2** **酸素分圧** partial pressure of oxygen
重要

混合している気体の圧力のうち、酸素が占める圧力のこと。

**Po** **ポリープ** polyp

隆起性腫瘍。粘膜にできる腫れもの。

**POAG** **原発性開放隅角緑内障** primary open angle glaucoma

隅角は開放しているが、線維柱帯が詰まっていて房水の流れが悪いために眼圧上昇をきたす緑内障。

349

## POB ▶▶▶ PP

**循環** **POB**＊ フェノキシベンザミン（phenoxybenzamine）

降圧薬。

**重要** **POD** 術後日数 post operative day

手術後に経過した日数。

**POF** 早発閉経 premature ovarian failure

40歳未満の早い時期に月経がなくなること。早発卵巣不全ともいう。

**重要** **Polio** 急性灰白髄炎 poliomyelitis

ポリオウイルスによる急性伝染病。経口的に感染し、脊髄の灰白質が炎症を起こす、小児に多い疾患。

**POM** 運動痛 pain on motion

関節を動かすことによって発生する筋・骨格系の痛み。

**Por** 低分化腺がん poorly differentiated adenocarcinoma

腺細胞に発生する、組織の分化度が低いがん。

**重要** **POS** 問題志向型システム problem-oriented system

患者が抱える問題を中心に据えて診療計画を立て、医療を行うシステム。

**Posm** 血漿浸透圧 plasma osmolality

水と血漿を半透膜で隔てたとき、全体の溶質濃度を一定にするために半透膜にかかる圧力。正常値は285〜295mOsm/kg。

**PP** 血漿灌流 plasma perfusion

血液浄化療法の一つ。血漿分離器によって分離された血漿成分を吸着剤やフィルターにに灌流させ、病因物質だけを除去して血液とともに体内に戻す方法。

**PP** 周期性四肢麻痺 periodic paralysis

四肢の筋力低下と麻痺が発作性に反復する可逆性疾患。血中カリウム濃度により、出現する症状が若干異なる。

350

**PP ▶▶▶ PPG**

**PP** 脈圧　みゃくあつ　pulse pressure
拡張期と収縮期の血圧の差。

**PPA** 純型肺動脈閉鎖　じゅんけいはいどうみゃくへいさ　pure pulmonary atresia
右心室の肺動脈弁が完全に閉鎖した状態にある先天性心疾患。出生時から心不全や無酸素発作を呈し、プロスタグランジンE1投与や手術による対応が必要となる。参 主な先天性心疾患 **P.444**

化学 **PPA*** ピペミド酸（さん）（pipemidic acid）
キノロン系抗菌薬。

**PPC** 段階的患者管理　だんかいてきかんじゃかんり　progressive patient care
患者を診療科目にかかわらず、症状と看護の必要度に応じて、集中ケア、普通ケア、セルフケア、長期ケア、ホームケア、外来患者ケアなどに分け、効率よく看護活動を展開する管理システム。

重要 **PPD** 精製ツベルクリン　せいせい　purified protein derivative of tuberculin
結核菌の培養液を滅菌後に抽出した蛋白質誘導物（たんぱく）。

**PPDR** 前増殖糖尿病網膜症　ぜんぞうしょくとうにょうびょうもうまくしょう　preproliferative diabetic retinopathy
増殖性網膜症の前駆段階で、網膜血管の閉塞（へいそく）が強くなってくる病態。

**PPE** 個人防護具　こじんぼうごぐ　personal protective equipment
感染予防のために主に医療従事者が装着する手袋、マスク、ガウン、キャップ、エプロン、ゴーグルなどの防護具。

**PPF** 加熱人血漿蛋白　かねつひとけっしょうたんぱく　plasma protein fraction
血漿製剤の一つ。アルブミンが濃度4.4w/v%以上、含有蛋白質の80%以上がアルブミンである等張アルブミン製剤。ウイルス安全対策として加熱処理されている。

**PPG** 幽門輪温存胃切除術　ゆうもんりんおんぞんいせつじょじゅつ　pylorus preserving gastrectomy
胃中部の早期胃がんに行われる幽門輪（胃の出口）を残す胃切除術。胆汁（たんじゅう）の逆流やダンピング症状を防止できる。

351

## PPH ▶▶▶ PPPC

**PPH 下垂体後葉ホルモン** posterior pituitary hormone
下垂体の後葉から分泌されるホルモン。抗利尿ホルモン（AVP）やオキシトシンなどがある。**参** 主なホルモン P.252

**重要 PPH 原発性肺高血圧症** primary pulmonary hypertension
肺動脈の圧力が持続的に高くなって心臓と肺に障害を生じる原因不明の疾患。労作時息切れで初発し、進行すると右心不全となる。

**重要 PPH 分娩後出血** postpartum hemorrhage
分娩直後に起こる異常出血。胎盤残留、子宮破裂、弛緩出血、頸管裂傷などによる。

**重要 PPHN 新生児遷延性肺高血圧症**
persistent pulmonary hypertension of the newborn　出生後、肺動脈の血管抵抗が高く維持されるために肺高血圧症をきたす疾患。以前は胎児循環遺残症（PFC P.336 ）と呼ばれていた。

**消化 PPI\* プロトンポンプ阻害薬** proton pump inhibitor
胃壁細胞のプロトンポンプに作用し、胃酸分泌を抑制する薬剤。

**PPL 経毛様体扁平部水晶体切除術** pars plana lensectomy
白内障の手術。水晶体の切除を毛様体扁平部から行うもの。

**重要 ppm 100万分率（ピーピーエム）** parts per million
割合、比率を表す単位で、100万分の1の意。

**PPN 末梢静脈栄養** peripheral parenteral nutrition
経腸的な栄養摂取が不十分な患者に、末梢の静脈から栄養補給を行う方法。**参** PN（静脈栄養 P.347 ）, TPN（完全静脈栄養 P.453 ）

**PPP 掌蹠膿疱症** palmoplantar pustulosis
手のひら（手掌）や足の裏（足蹠）に小水疱、膿疱などが反復して現れる難治性の皮膚疾患。

**抗生 PPPC\* フェノキシプロピルペニシリン（プロピシリン）**
（phenoxypropyl penicillin [propicillin]）　ペニシリン系抗菌薬。

## PPPD, PpPD 幽門輪温存膵頭十二指腸切除術
パイロウラス プリザーヴィング パンクリアトデュオデネクトミー
pylorus-preserving pancreatoduodenectomy 幽門輪を含む胃全体と十二指腸を2～3cm残す膵頭十二指腸切除術。

## PPRF 傍正中橋毛様体 paramedian pontine reticular formation
注視中枢の一つで、水平方向の眼球運動を制御する。

## PPS 末梢性肺動脈狭窄 peripheral pulmonary stenosis
肺動脈の左右に分かれた先で狭窄がある先天性心疾患。

## PQ　PQ時間　PQ time
心電図のP波からQ波までの時間で、心房で起こった興奮が心室に伝わるまでの時間のこと。

### ■ 心電図（正常洞調律）

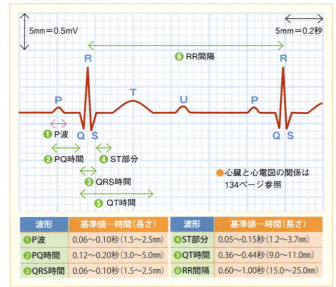

● 心臓と心電図の関係は134ページ参照

| 波形 | 基準値…時間（長さ） | 波形 | 基準値…時間（長さ） |
| --- | --- | --- | --- |
| ❶P波 | 0.06～0.10秒（1.5～2.5mm） | ❹ST部分 | 0.05～0.15秒（1.2～3.7mm） |
| ❷PQ時間 | 0.12～0.20秒（3.0～5.0mm） | ❺QT時間 | 0.36～0.44秒（9.0～11.0mm） |
| ❸QRS時間 | 0.06～0.10秒（1.5～2.5mm） | ❻RR間隔 | 0.60～1.00秒（15.0～25.0mm） |

## pQCT ▶▶▶ pre-medi

**pQCT** **末梢骨用定量CT** peripheral quantitative computed tomography

CTを用いた骨粗しょう症の診断のための骨量測定法。

**PR** **肺動脈弁逆流症** pulmonary regurgitation

右心室が拡張すると同時に閉じるはずの肺動脈弁が、正しく閉じないために肺動脈から右心室へ血液の逆流が起こる疾患。

**PR** **PR間隔** PR interval 同 PQ **P.353**

**PR** **部分奏効** **P.331** partial response

がん治療の効果があってがんが縮小したこと。抗がん剤標準治療の判定基準では、腫瘍が30%以上縮小した状態が、4週間持続する場合をいう。

**PR** **脈拍数** pulse rate

末梢の動脈が1分間に拍動する回数。

**Pr** **老視** presbyopia

加齢による水晶体の弾力欠如によって、眼の調節機能が低下し、近くのものが見づらくなること。老眼。

**PRA** **血漿レニン活性** plasma renin activity

血漿中のアンジオテンシン生成速度を測定することで、レニン（アンジオテンシンを生成する蛋白質）の動態把握を行う検査。

**PRC** **赤血球濃厚液** packed red cells

血液から血漿を遠心分離で取り除き、赤血球だけを保存用に濃縮した輸血製剤。濃厚赤血球ともいう。

**PRCA** **赤芽球癆** pure red cell aplasia

骨髄において赤血球系細胞だけが産生低下し、重度の貧血をきたす疾患。急性と慢性に分けられる。

**pre-medi** **麻酔の前投薬** preanesthetic medication

患者の不安軽減・鎮静、気道内分泌物の減少、疼痛の閾値の上昇などの目的で術前に投与される薬剤。

**PRF ▶▶▶ PRP**

**PRF　プロラクチン放出因子** prolactin releasing factor

重要

視床下部の神経分泌細胞で産生され、プロラクチン分泌を促進する因子。

**PRK　レーザー屈折矯正角膜切除術** photorefractive keratectomy

レーザーを使用した近視矯正手術の一つ。角膜表面から削る方法。

**PRL　プロラクチン** prolactin

重要

下垂体前葉から分泌されるホルモンで、乳腺刺激ホルモン、黄体刺激ホルモン（LSH **P.261**）ともいう。乳腺の発達、乳汁の分泌、黄体の刺激などに関与する。

**PRM\*　パロモマイシン**（paromomycin）

消化

アミノグリコシド系抗菌薬。腸管アメーバ症の治療に用いられる。

**PROG　下顎前突症** prognathism

重要

噛み合わせたときに下顎が上顎より前に突き出ている不正咬合の一形態。反対咬合ともいう。

**PROM　前期破水** premature rupture of membrane

重要

陣痛が始まっていない段階で起こる破水。

**PRP　後腹膜気腫** pneumoretroperitoneum

十二指腸、上行・下行結腸などの穿孔により、後腹膜腔にガス貯留をきたした状態。

**PRP　ダブルプロダクト** pressure rate product

重要

心拍数×収縮期血圧値のことで、この数値が心筋酸素消費量に比例することから、心臓に対する負荷強度の指標となる。

**PRP　汎網膜光凝固** panretinal photocoagulation

糖尿病網膜症などに行われるレーザー治療。新生血管の消退と網膜症の進行防止を目的として、広範囲に照射する。

## PRSP ▶▶▶ PS

**PRSP　ペニシリン耐性肺炎球菌**

penicillin-resistant Streptococcus pneumoniae　グラム陽性球菌に有効な抗生物質のペニシリンに対し、薬剤耐性を獲得した肺炎球菌。健常者の鼻咽頭に常在し、局部に炎症が発生すると感染症状を呈する。参 PSSP（ペニシリン感受性肺炎球菌） P.358

**PRVC　圧補正従量式換気**　pressure regulated volume control ventilation

人工呼吸器の換気モード。必要な1回換気量を入れるために、吸気圧の設定を自動的に行う。

**PS　パフォーマンスステータス**　performance status

患者の全身状態を、日常生活動作（ADL P.22 ）のレベルに応じて評価する指標。0〜4の5段階に分類され、主にがん患者に使われる。

■ PS（パフォーマンスステータス）

| グレード | 内容 |
|---|---|
| 0 | 何の問題もなく社会活動ができる。制限を受けることなく、発症前と同じ日常生活ができる |
| 1 | 激しい肉体労働は制限を受けるが、歩行、軽い作業（家事など）、座り作業（事務仕事など）はできる |
| 2 | 歩行ができ、身の回りのことはすべて可能だが、少し介助が必要な場合がある。軽労働はできないが、日中の50%以上は寝床から起きて過ごしている |
| 3 | 身の回りのある程度のことはできるが、しばしば介助が必要で、日中の50%以上を寝床で過ごす |
| 4 | 身の回りのこともできず、常に介助が必要。終日寝床で過ごす |

**PS　光刺激**　photic stimulation

光感受性を調べる脳波検査。光刺激によって誘発されるてんかん発作（光過敏性発作）の診断法。

## PS ▶▶▶ PSM

**PS** 幽門狭窄症 pyloric stenosis

胃の出口が幽門筋の肥厚化で狭窄するために、内容物の通過障害が起こる疾患。潰瘍の瘢痕や腫瘍、先天性の場合などがある。

**PSA** 前立腺特異抗原 prostate specific antigen

前立腺から分泌され、精液中や血液中に含まれる糖蛋白の一つ。前立腺がんの腫瘍マーカー P.342 。

**PSC** 原発性硬化性胆管炎 primary sclerosing cholangitis

胆管に生じたびまん性の炎症と線維化により狭窄・閉塞が生じ、胆汁の流れが悪くなることで最終的に肝硬変をきたす疾患。

**PSC** 後囊下白内障 posterior subcapsular cataract

白内障の一つの病型。混濁部位が水晶体の後端であるもの。

**PSD** 心身症 psychosomatic disease

心身を一元的に研究する心身医学の対象となる疾患で、精神的な影響を強く受けることで現れる身体疾患（器質的障害・機能的障害）の総称。

**PSE** 部分的脾動脈塞栓術 partial splenic embolization

低侵襲な脾機能亢進症の治療法。脾動脈の分枝にカテーテルを挿入し、塞栓物質を留置することで部分脾梗塞を起こすもの。

**PSG** 睡眠ポリグラフィー polysomnography

睡眠中の脳波、眼電図、筋電図、眼球運動、呼吸などを記録しながら、睡眠状態を総合的に評価する検査。睡眠障害の診断に用いられる。

**PSL*** プレドニゾロン（prednisolone）

代表的な合成副腎皮質ホルモン製剤。抗炎症作用や免疫抑制作用などの薬理作用があり、自己免疫疾患、悪性リンパ腫などさまざまな疾患の治療に幅広く用いられている。

**PSM** 心身医学 psychosomatic medicine

人間は心と身体が一体をなすものという基本理念に立ち、あらゆる疾患を心身の両面から総合的にとらえ、診断と治療を行う医学。

357

## PSMA ▶▶▶ PSSP

**PSMA** 進行性脊髄性筋萎縮症 progressive spinal muscular atrophy

同 SPMA **P.422**

**PSO** 尋常性乾癬 psoriasis vulgaris

炎症性角化症の一つに分類される皮膚疾患。鱗屑を伴う角化性紅斑が、全身とくに頭や肘、膝に多発する。

**PSP** 進行性核上性麻痺 progressive supranuclear palsy

歩行障害、姿勢異常、眼球運動障害などを呈するパーキンソン病関連疾患の一つ。進行が速く、ADL **P.22** の低下速度はパーキンソン病より速い。

**PSP** フェノールスルホンフタレイン排泄試験

phenolsulfonphthalein test 色素（フェノールスルホンフタレイン）を静注し、その尿中排泄量を測定することで、腎臓の機能を調べる検査。

**PSPD** 後上膵十二指腸動脈 **P.30**

posterior superior pancreatico duodenal artery 胃十二指腸動脈から分岐し、膵頭を下行する動脈。

**PSS** 進行性全身性硬化症 progressive systemic sclerosis

全身性強皮症ともいい、関節、筋肉、腱などの慢性汎発性結合組織の膠原病。患者によってはほとんど進行しないため、現在は「進行性」をつけないことが多い。

**PSS** 生理食塩水 physical saline solution

体液と等浸透圧の0.9%塩化ナトリウム水溶液。点滴や注射の基材、洗浄剤として使用する。

**PSSP** ペニシリン感受性肺炎球菌

penicillin sensitive Streptococcus pneumoniae 抗生物質のペニシリンに感受性を示す肺炎球菌。参 PRSP（ペニシリン耐性肺炎球菌）**P.356**

358

## PSST ▶▶▶ PT

**PSST** 褥瘡状態判定用具 pressure sore status tool

褥瘡の状態を評価するためのチェック項目と採点表。サイズ、深さなど13の項目それぞれを5段階で評価するもので、総合点が高いほど褥瘡の状態は悪い。

**PS test** パンクレオザイミン・セクレチン試験

pancreozymin-secretin test 膵外分泌機能の検査法の一つ。膵液分泌を促すホルモンであるパンクレオザイミンとセクレチンを静注後、膵液を採取して行う。現在はセクレチン単独の試験が多い。

参 PZ **P.369** , S test **P.427**

**PSTI** 膵分泌性トリプシンインヒビター

pancreatic secretory trypsin inhibitor トリプシンの蛋白分解作用による自己溶解を防ぐ蛋白質で、膵臓から分泌される。炎症や腫瘍のマーカーとしても有用。

**PSV** 圧支持換気 pressure support ventilation

> 重要

人工呼吸器の換気モード。患者の自発呼吸に合わせて、設定した圧に気道内圧を維持する。

**PSVT** 発作性上室頻拍 **P.430** paroxysmal supraventricular tachycardia

> 重要

突然脈拍が速くなり、突然正常な脈拍に戻る発作性の頻拍症。多くはリエントリーにより生じる。

**PSW** 精神科ソーシャルワーカー psychiatric social worker

> 重要

精神保健福祉士。精神障害者が抱える問題解決のために、主に生活面からアプローチを行う国家資格をもつ専門職。

**Psy** 精神科 psychiatry

> 重要

**PT** プロトロンビン時間 prothrombin time

> 重要

止血機能において中心的な役割を果たすプロトロンビンの外因系凝固能を調べる検査。肝機能検査の一つとしても測定される。

参 INR **P.225** , PT-INR **P.363**

359

**PT ▶▶▶ PTB**

**PT** 理学療法（士） physical therapy [therapist]

障害者の基本的動作能力の回復を図るため、運動療法や電気刺激などの医学的リハビリテーションを行うこと。理学療法士はそれを実践する国家資格をもつ専門職。

**Pt** 患者 patient

**PTA** 外傷後健忘 post-traumatic amnesia

頭部外傷後の記憶が一定期間失われること。

**PTA** 経皮的血管形成術 percutaneous transluminal angioplasty

経皮的にバルーンカテーテルを血管の狭窄部位まで挿入し、そこでバルーンを膨らませて血管を拡張する手術。

**PTA** 純音聴力検査 pure tone audiometry [average]

聴力検査の最も基本的なもの。周波数の異なる音を聴かせて、気導・骨導聴力を測定する検査。**参**聴力検査に関連する主な略語 **P.60**

**PTA** 扁桃周囲膿瘍 peritonsillar abscess

急性扁桃炎の悪化または治療が不十分なときに、炎症が扁桃の周囲にまで及んだもの。

**PTAC** 経皮的バルーン大動脈弁切開術

percutaneous transluminal aortic commissurotomy 大動脈弁狭窄症の手術。経皮的に挿入したバルーンカテーテルを用いて、狭窄した弁口を開大させるもの。

**PTAD** 経皮経肝膿瘍ドレナージ

percutaneous transhepatic abscess drainage 超音波ガイド下で経皮経肝的にドレナージチューブを膿瘍に挿入し、膿瘍の排出・洗浄を行う。**参** PTBD, PTCD

**PTB** 膝蓋腱荷重式 patellar tendon bearing

膝蓋腱を中心とした機構で体重を支持することで、患部にかかる体重を軽減する装具。

## PTBT ▶▶▶ PTCD

**PTBD** 経皮経肝胆管(けいひけいかんたんかん)ドレナージ
percutaneous transhepatic biliary drainage　経皮経肝的に胆管にドレーンを挿入し、胆汁(たんじゅう)を排出する治療法。 同 PTCD

**PTC**　経皮経肝胆管造影(けいひけいかんたんかんぞうえい)　percutaneous transhepatic cholangiography
経皮的に肝臓へカテーテルを挿入し、造影剤を注入して胆管のX線撮影をする方法。

**PTCA**　経皮経管的冠動脈形成術(けいひけいかんてきかんどうみゃくけいせいじゅつ)
percutaneous transluminal coronary angioplasty　冠動脈の狭窄部(きょうさく)にバルーンカテーテルを挿入し、バルーンを膨らませて狭窄部を拡張させる治療法。

■ PTCA（経皮経管的冠動脈形成術）

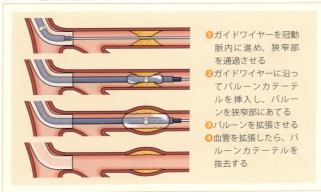

❶ ガイドワイヤーを冠動脈内に進め、狭窄部を通過させる
❷ ガイドワイヤーに沿ってバルーンカテーテルを挿入し、バルーンを狭窄部にあてる
❸ バルーンを拡張させる
❹ 血管を拡張したら、バルーンカテーテルを抜去する

**PTCC**　経皮経肝胆道造影(けいひけいかんたんどうぞうえい)　percutaneous transhepatic cholecystography
経皮経肝的に肝内胆管を穿刺(せんし)し、造影剤を注入して胆道系の画像を撮影する検査。

**PTCD**　経皮経肝胆道(けいひけいかんたんどう)ドレナージ
percutaneous transhepatic cholangio drainage　同 PTBD

## PTCL　経皮経肝胆道鏡下切石術
percutaneous transhepatic cholangioscopic lithotomy　肝内結石症の手術。経皮経肝的に胆道鏡を胆管に挿入し、胆石を破砕する。

## PTCR　経皮経管的冠動脈血栓溶解術
**重要**
percutaneous transluminal coronary recanalization　カテーテルを用いて冠動脈内に直接血栓溶解剤を流し込み、血栓を溶かす治療法。

## PTCRA　ロータブレーター
**重要**
percutaneous transluminal coronary rotational atherectomy　カテーテル先端に取り付けたダイヤモンド微粒子コーティングチップを高速回転させて、血管狭窄を形成する粥腫を切削する器具。PTCA（経皮経管的冠動脈形成術 P.361）で使用される。

■ PTCRA（ロータブレーター）

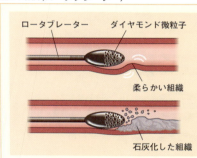

- 柔らかい組織は、ロータブレーターの丸い部分（burr）が接触しても、弾力性があるため削れない
- 石灰化した組織は硬くなっているため、burrが接触すると切除される

## PTCS　経皮経肝胆道鏡検査　percutaneous transhepatic cholangioscopy
**重要**
経皮経肝的に胆道鏡を胆管に挿入し、胆道内部の観察、組織採取などを行う検査。

## PTE　肺動脈血栓症　pulmonary thromboembolism
**重要**
多くは下肢の静脈で剥離した血栓により、肺動脈が閉塞を起こす疾患。 同 PE（肺塞栓症） P.333

**PTEG ▶▶▶ PT-INR**

## PTEG　経皮経食道胃管挿入術
percutaneous trans-esophageal gastro-tubing　超音波観察下で頸部から食道を穿刺し、胃・小腸に栄養チューブを留置する頸部食道瘻造設術。

## ptery　翼状片　pterygium
結膜組織が内眼角から角膜上に増殖してくる良性疾患。

## PTG　空気眼圧計　pneumatic tonography, pneumatonometry
圧縮した空気を片眼に吹き付けて、非接触で眼圧を測定する装置。
**同** NCT（非接触型眼圧計）**P.295**

## PTGBD　経皮経肝胆嚢ドレナージ
percutaneous transhepatic gallbladder drainage　経皮経肝的に胆嚢にドレーンを挿入し、胆汁を排出する治療法。

## PTH　副甲状腺ホルモン、上皮小体ホルモン　parathyroid hormone
副甲状腺（上皮小体）から分泌されるペプチドホルモンで、血中カルシウム濃度を正常に維持する働きをする。パラト[ソ]ルモン。

## PTH　輸血後肝炎　post-transfusion hepatitis
輸血により導入されたウイルスによる急性感染症。多くはＢ型またはＣ型の肝炎ウイルスによるが、輸血前検査で安全性が大幅に向上した。

## PTHrP　副甲状腺ホルモン関連ペプチド
parathyroid hormone-related protein　正常時にも少量産生されるが、悪性腫瘍では大量に産生されることがあり、副甲状腺ホルモン受容体に結合して高カルシウム血症に関与する。

## PT-INR　プロトロンビン時間国際標準比
prothrombin time International Normalized Ratio　プロトロンビン時間は施設間で検査値に差があるため、それを解消するために考案された標準比。**同** INR **P.225**

**PTMC ▶▶▶ PTRA**

**PTMC** 経皮的経静脈的僧帽弁交連切開術
percutaneous transvenous mitral commissurotomy 僧帽弁狭窄症の手術。大腿静脈から僧帽弁までカテーテルを挿入し、バルーンを膨らませることにより弁の癒合部を裂開させ、狭窄を解消する。

**PTO** 経皮経肝食道静脈瘤塞栓術
percutaneous transhepatic obliteration 経皮経肝的にカテーテルを胃静脈に挿入し、塞栓物質を詰めて静脈瘤への血流を閉鎖する手術。

**PTP** 圧迫包装 press through package
錠剤やカプセルの包装形式。指先で強く押して取り出すPTP包装シート。

**PTP** 経皮経肝門脈造影 percutaneous transhepatic portography
経皮経肝的にカテーテルを門脈に挿入し、造影剤を注入して行う画像検査。門脈圧亢進症の検査法として有用。

**PTPC** 経皮経肝門脈カテーテル法
percutaneous transhepatic portal catheterization 経皮経肝的にカテーテルを門脈に挿入し、門脈造影、門脈圧測定、門脈血の経時的分析などを行う手法。

**PTPE** 経皮経肝門脈塞栓術
percutaneous transhepatic portal embolization 肝切除前に、肝不全対策として行う手術。超音波観察下で門脈内にカテーテルを挿入し、塞栓して残存予定部の代償性肥大を図る方法。

**PTR** 膝蓋腱反射 patellar tendon reflex
深部腱反射の一つで、膝蓋腱を叩打したときに、大腿四頭筋が収縮して膝（ひざ）関節が伸展する脊髄反射をいう。

**PTRA** 経皮経管的腎動脈（動脈）形成術
percutaneous transluminal renal angioplasty 腎血管性高血圧症の治療法で、腎動脈狭窄部をバルーンカテーテルを使用して広げ、ステントを埋め込んで血流を回復させる手術。

364

# PTSD ▶▶▶ Punk

**重要** **PTSD** 心的外傷後ストレス障害 posttraumatic stress disorder
災害や事故、戦争など、ストレスの限界を超えるような体験のあとに起こる心身の障害。

**PTSMA** 経皮的中隔心筋焼灼術
percutaneous transluminal septal myocardial ablation 閉塞性肥大型心筋症の手術。カテーテルを使用し、純エタノールによって中隔心筋を焼灼・壊死させるもの。

**重要** **PTT** 部分トロンボプラスチン時間 partial thromboplastin time
部分トロンボプラスチンとカルシウムを加えた血漿の凝固時間。内因性凝固活性の指標。

**ホル** **PTU**\* プロピルチオウラシル（propylthiouracil）
甲状腺機能亢進症の治療薬。

**PTX** 副甲状腺摘出術 parathyroidectomy
副甲状腺機能亢進症に行われる、病的腫大腺を摘出する手術。

**腫瘍** **PTX**\* パクリタキセル（paclitaxel）
抗悪性腫瘍薬。

**化学** **PUFX**\* プルリフロキサシン（prulifloxacin）
ニューキノロン系抗菌薬。プロドラッグ型で、病巣へ移行しやすい。

**Pul, pul** 歯髄炎 pulpitis
歯の深部の歯髄腔の炎症。多くはう歯（虫歯）により起こるが、神経が多く、感覚が鋭敏な部分の炎症のため、非常に痛い。

**重要** **Pulv.** 散剤、粉末 pulvis（ラ）

**Punk, punc** 穿刺 Punktion（独）, puncture（英）
細胞採取、体液・膿の排出などのために、針を血管や体腔、内臓に刺すこと。

## PUPPP ▶▶▶ PVC

**PUPPP** **妊娠性瘙痒性丘疹**
にんしんせいそうようせいきゅうしん
ブルリティック アーティケアリアル パピュレス アンド プラクス オブ プレグナンシー
pruritic urticarial papules and plaques of pregnancy　妊娠後半期に主に
下腹部に生じる、強い痒みを伴う蕁麻疹様の丘疹。初回妊娠時に
発症する場合が多い。

**Pur** **プリン体** **purine**
たい ピュアリン
細胞中の核酸の構造の一部となる複素環式化合物の一つ。肝臓で
代謝、分解されて尿酸となる。

**Pura** **尿道圧** **pressure of urethra**
にょうどうあつ プレッシャー オブ ユーリスラ
尿道内腔の拡張に抵抗する力。排尿機能検査では、尿道に挿入し
た細い管を引き抜きながら連続的に測定する。

**重要**
**PUVA** **ソラレン紫外線療法** **psoralen ultraviolet A therapy**
プバ しがいせんりょうほう ソラレン アルトラヴァイオレット エー セラピー
かんせん
乾癬やアトピー性皮膚炎などの光化学療法の一つ。光感受性のソ
ラレン誘導体を内服または患部皮膚に塗布後、長波長紫外線を照
射して、免疫抑制や色素形成を促進する。

**重要**
**PV** **真性赤血球増加症、真性多血症** **polycythemia vera**
しんせいせっけっきゅうぞうかしょう しんせいた けつしょう ポリサイセミア ヴェラ
慢性骨髄増殖性疾患の一つ。骨髄中の造血幹細胞の異常により、
赤血球の過剰産生および循環血液量の増加をきたす疾患。

**重要**
**PV** **肺静脈** **pulmonary vein**
はいじょうみゃく パルモナリー ヴェイン
肺でガス交換を終えた動脈血を、心臓の左心房に運ぶ静脈。

**重要**
**PV** **肺動脈弁** **P.47** **pulmonary valve**
はいどうみゃくべん パルモナリー ヴァルヴ
肺動脈が右心室から出る部分にあり、拡張期に血液の逆流を防ぐ。

**重要**
**PV** **門脈** **P.221** **portal vein**
もんみゃく ポータル ヴェイン
ふくくう
腹腔内の静脈血が肝臓に流入する血管。

**重要**
**PVC** **心室期外収縮** **P.430** **premature ventricular contraction**
しんしつきがいしゅうしゅく プリマチュア ヴェントリキュラー コントラクション
正常な拍動が起こる前に発生する心室収縮。心室を起源とする異
常な電気活動の結果出現する。高齢者に多く見られるが、頻繁で
なければ治療は不要。**同** VES **P.479** , VPC **P.482**

## PVC ▶▶▶ PVR

**重要** **PVC** ポリ塩化ビニル polyvinyl chloride

医療現場で多用される合成樹脂の一つ。成分に含まれる可塑剤の、精巣・生殖発生に対する毒性がげっ歯類で確認されたため、代替材料への移行が進められている。

**P$\bar{v}$CO2** 混合静脈血二酸化炭素分圧
partial pressure of mixed venous carbon dioxide 　肺動脈血中に溶解している二酸化炭素量を分圧で表したもの。正常値は46mmHg。 **参** P$\bar{v}$O2

**PVD** 後部硝子体剥離 posterior vitreous detachment

加齢により硝子体が縮むことで、網膜から硝子体が剥離する現象。

**重要** **PVG** 気体脳室造影 pneumoventriculography

空気または酸素などの気体を用いて行う脳室のＸ線造影法。現在はほとんど行われない。

**重要** **PVL** 脳室周囲白質軟化症 periventricular leukomalacia

早産児にみられる特徴的な脳障害。血管の未熟性、脳血流の低下により脳室周囲の白質に軟化が生じ、脳性麻痺の原因となる。

**P$\bar{v}$O2** 混合静脈血酸素分圧 partial pressure of mixed venous oxygen

肺動脈血中に溶解している酸素を分圧で表したもの。正常値は40mmHg。 **参** P$\bar{v}$CO2

**PVP** 門脈圧 portal vein pressure

血流を肝臓に運ぶ門脈の血圧。

**抗生** **PVPC**＊ ピバンピシリン (pivampicillin)

ペニシリン系抗菌薬。

**PVR** 増殖性硝子体網膜症 proliferative vitreoretinopathy

糖尿病網膜症の悪化や網膜剥離の手術で穴の閉鎖が不完全な場合などに、線維性の細胞が網膜表面や硝子体内で増殖して膜を形成し、その膜が縮んで網膜剥離を起こす疾患。

## PVR ▶▶▶ PWI

**PVR　肺血管抵抗**　pulmonary vascular resistance

肺血管系の血流に対する抵抗。「（平均肺動脈圧－平均左房圧）÷心拍出量」で算出。

**PVR　肺動脈弁置換術**　pulmonary valve replacement

肺動脈弁の閉鎖不全および狭窄に対する治療法。傷んだ弁を人工弁に置き換える手術。

**PVS　色素性絨毛結節性滑膜炎**　pigmented villonodular synovitis

関節（主に膝（ひざ）関節）内部にある滑膜が、絨毛状、結節状に増殖する疾患。

**PVS　肺動脈弁狭窄症**　pulmonary valve stenosis

肺動脈弁が狭窄を起こし、右心室から肺に血液が流れる疾患。

**P-V shunt　腹腔静脈短絡術**　peritoneo-venous shunt

難治性腹水の治療法。逆流防止弁のついたチューブで腹腔と鎖骨下静脈などをつなぎ、腹水を静脈に排出する。

**PVT　発作性心室頻拍**　paroxysmal ventricular tachycardia

心室の一部から異常興奮が頻回に出現するもの。発症も停止も突然起きる。

**PVTT　門脈内腫瘤塞栓**　portal vein tumor thrombosis

肝細胞がんや転移性肝腫瘍の浸潤により、門脈が閉塞をきたす病態。

**PWB　部分荷重**　partial weight bearing

骨折などで下肢に体重をかけるのに制限があり、体重の一部をかけること。

**PWI　灌流強調画像**　perfusion-weighed image

造影剤を注入しながら連続撮影を行い、血流動態の経時的変化を抽出するMRI。灌流が低下している領域がわかるため、脳梗塞の超早期診断が可能。

**PWP** 肺動脈楔入圧 pulmonary wedge pressure　同 PAWP P.326

**PX** 気胸 pneumothorax

肺や気管支などの損傷により空気が胸腔に漏れ、肺が虚脱した状態になる疾患。

■ 気胸

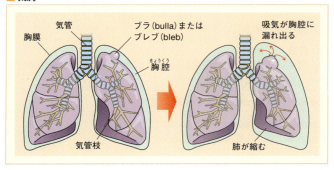

**Px** 既往歴 past history　同 PH P.337

**PZ** パンクレオザイミン pancreozymin　同 CCK P.75

**PZA*** ピラジナミド（pyrazinamide）

抗菌薬。結核の初期治療に併用されるプロドラッグ。

**PZD** 透明帯開口術 partial zona dissection

顕微授精の方法の一つ。採取した卵の透明帯に穴を開け、精子を卵核に注入して侵入を助けるもの。

**PZFX*** パズフロキサシン（pazufloxacin）

ニューキノロン系抗菌薬。

**PZI*** プロタミン亜鉛インスリン protamine zinc insulin

インスリンにプロタミン（魚類の精巣に含まれる塩基性蛋白質）と少量の亜鉛を加えた、作用の持続時間が長いインスリン製剤。

# Q ▶▶▶ QCA

## Q

**Q　Q熱**　きゅうねつ　query fever　クエリー　フィーヴァー

リケッチアの一つであるコクシエラによって起こる人獣共通の熱性感染症。急性Q熱は、突然の高熱、筋肉痛などインフルエンザ様の症状で始まる。

**Q　量**　りょう　quantity　クォンティティ

**Q　Q波**　きゅうは　Q-wave　キュー　ウェイヴ　【重要】

心電図の波形 **P.134** **P.353** 。心室に伝わった興奮で、最初に生じる心室中隔の興奮を示す。

**q.a.d.　隔日**　かくじつ　quaque altera die（ラ）　クァアクゥエ　アルテラ　ディエ　同 q.o.d　【重要】

**q.a.m.　毎朝**　まいあさ　quaque ante mendiem（ラ）　クァアクゥエ　アンテ　メンディエム

処方箋用語。毎朝服用すること。

**QAS　クイーデルアレルギースクリーン**　Quidel allergy screen　クイーデル　アラージー　スクリーン

アレルギー性疾患の予防および治療のために行うアレルゲン検索法。

**Qave　平均尿流率**　きゅうアベ　へいきんにょうりゅうりつ　average urinary flow rate　アヴァリジ　ユリナリー　フロウ　レイト

単位時間あたりの尿の流量の平均値。前立腺肥大症の診断に有用。

**QB, Qb　血流量**　けつりゅうりょう　quantity of blood flow　クォンティティ　オブ　ブラッド　フロウ　【重要】

血液透析で、単位時間あたりの血液の流量。

**QC　品質管理**　ひんしつかんり　quality control　クォリティ　コントロール　【重要】

ニーズに合った製品の品質を一定レベルに安定させ、かつ向上させるためのさまざまな管理活動。

**QCA　定量的冠動脈造影**　ていりょうてきかんどうみゃくぞうえい　quantitative coronary angiography　クォンティテイティヴ　コロナリー　アンジオグラフィー

冠動脈造影を用いて、冠動脈の血管径（狭窄径）や長さをコンピュータで計測する手法。

## QCT ▶▶▶ QOUH

**QCT　定量的骨塩量測定法　quantitative computed tomography**

骨塩量（骨密度）を調べるＸ線CT検査。

**QD, Qd　透析液流量　quantity of dialysis fluid**

血液透析で、単位時間あたりの透析液の流量。

**QF　大腿四頭筋　quadriceps femoris**

大腿骨につながる筋肉で、大腿直筋、外側広筋、中間広筋、内側広筋の四つの筋肉で構成されている。同 quad 373

**重要　q.i.d.　1日4回　quarter in die（ラ）**

処方箋用語。1日に4回服用すること。

**Qmax　最大尿流率　maximum flow rate**

単位時間あたりの尿の流量の最大値。前立腺肥大症の診断に有用。

**QMI　Q波梗塞　Q -wave myocardial infarction**

心筋梗塞の際に、心電図上に出現する異常Q波。心筋壊死を反映する。

**Q-n　ユビキノン　ubiquinone**

補酵素Qともいい、ミトコンドリア内膜に存在する電子伝達物質の一つ。生体内の酸化還元反応に関与する。

**重要　q.o.d.　隔日　quaque altera die（ラ）**

処方箋用語。1日おきに服用すること（every other day）。

**重要　QOL　生活の質、生命の質　quality of life**

生活（人生）の質の向上を目標とする概念。延命第一ではなく、患者の立場で生活・人生を向上させることを考える。

**QOUH　潰瘍治癒の質　quality of ulcer healing**

潰瘍による損傷部位の修復程度が再発に影響を及ぼすと考えられていることから、再発のない、すこやかな治癒を意味する。

Q

## Qp/Qs ▶▶▶ Qs/Qt

**Qp/Qs** **肺・体血流比** ratio of pulmonary to systemic blood flow

肺血流量と全身への血流量の比で、正常は1。心疾患の手術適応を判断する指標。

**QPA** **肺動脈血流量** pulmonary arterial flow

右心室から肺に送られる血流量。

**QRS** **QRS 波** QRS -wave

心電図の波形 P.134 P.353 。心室に興奮が伝わって心臓が収縮することを示す。

**QS** **QS 間隔** QS interval

心電図におけるQとSの間隔。心室期外収縮、脚ブロックなど左室内伝導異常の評価に有用。

**QS** **QS パターン** QS pattern

心電図上の所見。QRS波のうちR波なし、またはR波に増高の不良がみられるもので、心筋梗塞に付随する変化。

**Qs** **十分量** quantum sufficit

**Qsan** **解剖学的短絡量** anatomic shunt flow

心テベシウス血管、気管支静脈など、肺でガス交換をすることなく動脈血に流れ込む血流の量。

**QSE** **大腿四頭筋セッティング運動** quadriceps setting exercise

大腿四頭筋を鍛える運動療法。変形性膝関節症の膝痛改善や、人工膝関節全置換術後の訓練として行われる。

**QSP** **生理学的短絡量** physiologic shunt flow

肺胞におけるガス交換に関与しない肺血流量と、解剖学的短絡量の総和。

**Qs/Qt** **肺内シャント率** right to left shunt ratio

肺胞でガス交換に関与しない静脈血が、そのまま左心房へ還流する比率。左右シャント率ともいう。

372

## QT　QT時間　QT interval

心電図でQ波の始まりからT波の終わりまでの間隔。心室筋の興奮が開始されてから終了するまでの時間を表す。

■ QT時間の変化

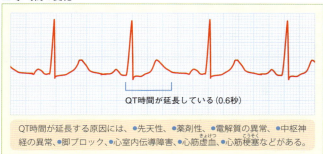

QT時間が延長している (0.6秒)

QT時間が延長する原因には、●先天性、●薬剤性、●電解質の異常、●中枢神経の異常、●脚ブロック、●心室内伝導障害、●心筋虚血、●心筋梗塞などがある。

## Qt　心拍出量　total blood flow　同 CO　P.90　P.411

## qt　クォート　quart

液量の単位。

## Q-test　クェッケンシュテット試験　Queckenstedt test

両側の頸静脈を強く圧迫し、脳脊髄液圧を意図的に上げる試験。頭蓋内に閉塞部があると、圧迫しても脳圧にはほとんど影響が現れない。

## quad　四肢麻痺　quadriplegia

脳または脊髄の損傷により、四肢に運動麻痺がある状態。

## quad　大腿四頭筋　quadriceps　同 QF　P.371

## QUS　定量的超音波法　quantitative ultra-sound

骨密度測定法。超音波が骨内を通り抜ける速度を測定して骨を評価するもので、被曝を伴わずにできる。

# R ▶▶▶ RA

## R

**重要** **R** R波 <ruby>R<rt>アール</rt></ruby>-wave
心電図の波形 **P.134** **P.353**。心房の収縮を表す。

**重要** **R** 呼吸 respiration

### ■ バイタルサインの基準値

| 項目 | 新生児 | 乳児 | 幼児 | 学童 | 成人 | 高齢者 |
|------|--------|------|------|------|------|--------|
| 体温(℃) | 36.8 | 37.7 | 37 | 37 | 37 | 36 |
| 脈拍(回/分) | 120〜140 | 120〜130 | 100〜110 | 80〜90 | 70 | 65 |
| 呼吸(回/分) | 40〜50 | 30〜40 | 20〜30 | 20 | 16 | 17 |
| 血圧(mmHg) | 60〜80/50 | 80〜90/60 | 90〜100/60〜65 | 100〜120/60〜70 | 110〜130/60〜80 | 110〜140/60〜90 |

**R** 耐性、薬剤耐性 resistance
自分に何らかの作用を示す薬剤に対して、微生物などが抵抗性をもつこと。これにより薬剤は効かない、または効きにくくなる。

**R** リケッチア rickettsia
微生物の一つ。グラム陰性菌に似たリケッチア科の菌で、通常は球状または桿状。節足動物に媒介され、発疹チフスなどを起こす。

**RA** 安静時狭心症 rest angina
睡眠中など、安静にしているときに発作の症状が出る狭心症。胸痛は労作性狭心症より強く、持続する傾向がある。
参 狭心症の分類 **P.462**

**重要** **RA** 右心房 **P.243** right atrium
心臓の四つある部屋の一つで、右上部にある心房。全身から戻ってきた血液が流れ込むところで、ここから右心室へ送られる。

374

**RA ▶▶▶ RAG**

**重要** **RA** **関節リウマチ** rheumatoid arthritis
免疫の異常により引き起こされる全身性の炎症性疾患。関節に痛みと腫れが生じ、関節の機能障害、変形をきたす。女性に多い。

**RA** **橈骨動脈** radial artery
上腕動脈から分岐し、肘窩から手掌にかけて走行する動脈。

**重要** **RA** **不応性貧血** refractory anemia
骨髄異形成症候群（MDS P.274 ）の一つ。骨髄の造血機能の異常により、血球減少が起こる疾患。

**重要** **Ra** **上部直腸** P.10 rectum above the peritoneal reflection
直腸の3区分の一つ。第2仙椎下縁の高さより腹膜反転部までの腸管。

**RAA** **右心耳** right atrial appendage
右心房内にある鈍三角形状の突出部。

**重要** **RAD** **右軸偏位** right axis deviation
心電図上の所見。心臓の電気軸の方向が、基準点から右方向に向かっている状態。右室肥大などで現れる波形。

**Rad Dx** **放射線学的診断** radiological diagnosis
X線撮影、CTなどの放射線を利用した画像診断。

**重要** **RAEB** **芽球増加型不応性貧血** refractory anemia with excess of blasts
骨髄異形成症候群（MDS P.274 ）の一つ。骨髄と末梢血中の芽球（未熟な血液細胞）の割合が高いもの（5〜20%）。

**RAEB-T** **移行型芽球増加型不応性貧血**
refractory anemia with excess of blasts in transformation 骨髄異形成症候群（MDS P.274 ）の一つ。骨髄における芽球の割合が20%を超え、急性骨髄性白血病に移行したもの。

**重要** **RAG** **腎動脈造影** renal arteriography
腎動脈にカテーテルを挿入し、造影剤を注入して行うX線撮影。

**R**

375

### RAH 右房肥大 right atrial hypertrophy

右心房に負担がかかり、肥大と拡張を起こした状態。肺高血圧症、先天性心疾患、慢性肺疾患などでみられる。

### RAHA 関節リウマチ赤血球凝集反応

rheumatoid arthritis hemagglutination　血清中のリウマチ因子（RF）の検出法の一つ。現在はほとんど用いられなくなっている。

### RAIU 放射性ヨード摂取試験 radioactive iodine uptake test

放射性ヨードを経口摂取し、甲状腺に取り込まれる割合を調べる甲状腺機能検査。バセドウ病があるとヨード値が上昇する。

### RALS 遠隔操作式後装填法 remote after loading system 【重要】

内部放射線治療の遠隔照射装置。カプセルに密封された放射性物質を悪性腫瘍の組織内に入れ、放射線を照射する治療を行う。

### RAO 寛骨臼回転骨切り術 rotational acetabular osteotomy

臼蓋形成不全に対する手術。関節包と軟骨をつけたまま臼蓋を骨切りし、回転させることにより股関節を再建するもの。

■ RAO（寛骨臼回転骨切り術）

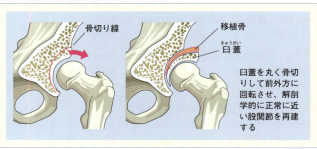

骨切り線　移植骨　臼蓋

臼蓋を丸く骨切りして前外方に回転させ、解剖学的に正常に近い股関節を再建する

### RAP 右(心)房圧 P.411 right atrial pressure 【重要】

右心房の圧力で、右心房から右心室に入ろうとする圧を示す。中心静脈圧と同義。

**RAP ▶▶▶ RAST**

**RAP** 反復性腹痛 recurrent abdominal pain
少なくとも3か月に3回以上起こる腹痛。学齢期の子どもに多くみられ、身体的原因のあるものとないものに分類される。

**RAPA** 関節リウマチ受け身凝集反応
rheumatoid arthritis passive agglutination　血清中のリウマチ因子（RF）の検出法の一つ。RAHAに代わる比較的新しい測定法。

**RAPD** 相対的入力瞳孔反射異常 relative afferent pupillary defect
左右眼の対光反応を比較する検査で、光刺激を与えたときに健眼は縮瞳 P.260 するのに対し、患眼は散瞳する対光反射異常。

**RARS** 鉄芽球性不応性貧血 refractory anemia with ringed sideroblasts
環状鉄芽球を伴う不応性貧血で、骨髄異形成症候群 P.274 の一つ。鉄を利用した血色素を産生できず、貧血を呈する。同 PASA P.326

重要

**RAS** 再発性アフタ性口内炎 recurrent aphthous stomatitis
円形または楕円形の浅い潰瘍（アフタ）が、口腔粘膜に繰り返し発生する病態。

**RAS** 腎動脈狭窄 renal artery stenosis
アテローム動脈硬化や線維性物質の形成によって動脈壁に肥厚・硬化が起こり、部分的な狭窄が生じる疾患。高血圧を引き起こす。

**RAS** 網様体賦活系 reticular activating system
脳幹の白質と灰白質が混在した組織である網様体から大脳皮質全体へと興奮を伝え、覚醒・意識の維持を行っている経路。ここに異常があると意識障害を生じる。同 ARAS P.40

**RAS** レニン・アンジオテンシン系 renin-angiotensin system
血圧の調節や電解質バランスの維持に関与するホルモン系。活性化されることで血圧を上昇させる。

重要

**RAST** 放射性アレルゲン吸着試験 radioallergosorbent test
放射線同位元素を用いてアレルゲンと特異的に結合するIgE抗体を調べ、その結果で原因アレルゲンを特定する検査。

重要

377

## RA test ▶▶▶ RBE

**RA test　リウマチ因子テスト**　rheumatoid arthritis test

関節リウマチ試験。リウマチ因子（RF P.383 ）の量を調べる検査。

**Raw　気道抵抗**　airway resistance

気道内を空気が通過する際に生じる抵抗。狭窄があると気道抵抗は大きくなる。

**RB　網膜芽細胞腫**　retinoblastoma

網膜に発生する悪性腫瘍。乳幼児に多い遺伝性疾患で、両眼に生じる場合と片眼だけの場合がある。

**RB　リーメンビューゲル装具**　Riemenbügel（独）

先天性股関節脱臼の治療装具。装着後、大腿骨頭が正常な位置にあるか、2週間ごとに超音波を使って調べる。

**RB　レギュラーベベル**　regular bevel

注射針の種類。針先端の切口断面が長いタイプで、カット角度が12°のもの。皮下注、筋注、静注などに用いる。

🔗 注射の種類 P.216

**Rb　下部直腸 P.10 **　rectum below the peritoneal reflection

直腸の3区分の一つ。腹膜反転部より恥骨直腸筋付着部上縁までの腸管。

**RBBB　右脚ブロック**　right bundle branch block

右脚の刺激伝導系が障害され、ヒス束からの刺激が右脚に伝わらない状態。

**RBC　赤血球算定**　red blood cell counts

赤血球数の測定。測定値が低い場合は貧血症が疑われる。

**RBE　相対的生物学的効果比**　relative biological effectiveness

γ線・電子線が生物学的効果を得るために必要な吸収線量を基準の一つとして、ほかの放射線が生物学的効果を得るために必要な吸収線量を数値で表したもの。

**RBF ▶▶▶ RCF**

**重要**

**RBF　腎血流量**　renal blood flow

腎臓に流れる血液量。１分あたり1,000mL前後の血液が流れ込んでいる。

**RC　呼吸中枢**　respiratory center

呼吸運動を支配する神経中枢。延髄から橋にあり、呼吸筋を支配する運動ニューロンを制御する。

**重要**

**RCA　右冠動脈** P.47 right coronary artery

心臓に血液を送る左右２本の冠動脈のうちの１本。心臓の右側を走行する。

**rCBF　局所脳血流量**　regional cerebral blood flow

脳表面の局所の血流量。この測定値は、脳血管障害の鑑別診断、病態の把握に有用。

**RCC　右冠尖**　right coronary cusp

心臓の大動脈弁を構成する三つの弁尖の一つ。右冠動脈を出している。

**重要**

**RCC　腎細胞がん**　renal cell carcinoma

腎臓の尿細管の上皮に発生する悪性腫瘍。

**RCC　赤血球濃厚液**　red cell concentrate

全血からフィルターおよび遠心操作により白血球と血漿の大部分を除去後、保存液を添加した血液製剤。

**参 主な血液製剤の種類** P.163

**RCCP　右冠尖逸脱**　right coronary cusp prolapse

大動脈右冠尖が、心室中隔欠損により支えを失うことで右室側へ逸脱する状態。

**RCF　根管充填**　root canal filling

歯根の治療の際、歯髄を取り除いた根管内に、細菌などの侵入を防ぐ目的で充填剤を緊密に詰める方法。

**R**

379

## RCM ▶▶▶ RCV

**RCM** **拘束型心筋症** restrictive cardiomyopathy
こうそくがたしんきんしょう リストリクティヴ カーディオミオパシー

心室の収縮機能は正常で肥大や拡大もみられないものの、心室の筋肉が硬く、拡張不全になる心疾患。

🔵 心筋症に関連する主な略語 P.87

**RC-MAP** **MAP加赤血球濃厚液** red cells-mannitol, adenine, phosphate
マップ か せっけっきゅうのうこうえき レッド セルズ マンニトール アデニン フォスフェイト

全血から白血球と血漿の大部分を除去後、MAP液（赤血球保存液）を添加した血液製剤。マップと呼ばれる。

**RCS** **細網肉腫症** reticulum cell sarcoma
さいもうにくしゅしょう レティキュラム セル サルコウマ

主にほかの部位からのがんの転移により、骨髄の細網組織に発生する悪性リンパ腫。病巣部に疼痛、腫れなどが生じ、骨折しやすくなる。

**RC sign** **発赤所見** red-color sign
ほっせきしょけん レッド カラー サイン

食道静脈瘤の内視鏡所見。静脈瘤が進行して表面に発赤がみられるもので、静脈瘤破裂の危険が高いことを示す。

**RCT** **根管治療** root canal treatment
こんかんちりょう ルート カナル トリートメント

歯の神経・根の治療。

**RCT** **ランダム化比較試験** randomized controlled trial
か ひ かくしけん ランダマイズド コントロウルド トライアル

治験や臨床試験などで行われる手法。データの偏りを軽減するために、被験者を無作為に実験群と対照群に分けて比較すること。

**RCU** **（重症）呼吸（不全）集中治療部［室］** respiratory care unit
じゅうしょう こきゅう ふ ぜん しゅうちゅうちりょうぶ しつ レスピラトリー ケア ユニット

重症肺感染症や間質性肺炎の急性増悪などの重篤な呼吸器障害に対し、集中治療・看護を行うための部門。

**RCU** **赤血球鉄利用率** red cell iron utilization
せっけっきゅうてつりようりつ レッド セル アイアン ユーティライゼイション

投与した59Fe（クエン酸第二鉄）のうち、何パーセントが赤血球に取り込まれたかを示す。貧血症の鑑別の指標。

**RCV** **赤血球容積** red blood cell volume
せっけっきゅうようせき レッド ブラッド セル ヴォリューム

赤血球1個の容積のことで、赤血球の大きさの指標となる。貧血検査の一つ。

**RD** **網膜剥離** retinal detachment

眼底の神経網膜が網膜色素上皮細胞からはがれ、硝子体の中に浮き上がる眼疾患。

**RD** **レイノー病** Raynaud's disease

レイノー現象（寒冷、情動による手指のチアノーゼ、左右対称の冷感など）のうち、原因不明のもの。

**RDC** **急性破壊型股関節症** rapidly destructive coxarthropathy

多くは正常股関節から発症し、約半年から1年で股関節・骨の破壊が進行する疾患。60歳以上に多い。

**RDS** **呼吸窮迫症候群** respiratory distress syndrome

肺胞を膨らんだ状態に保つ表面活性物質（サーファクタント）の欠乏により、肺胞の拡張不全をきたして起こる呼吸障害。早産児にみられる。

**RE** **逆流性食道炎** reflux esophagitis

強い酸性の胃酸や十二指腸液が食道に逆流するために、食道の粘膜糜爛、炎症が生じる疾患。

**RE** **レチノール当量** retinol equivalen

ビタミンAの量を示す単位。化学的にビタミンAはレチノイドと呼ばれる。

**REAL** **レアル分類** Revised European American Lymphoma Classification

悪性リンパ腫を、B細胞性、T/NK細胞性、ホジキンリンパ腫に分ける分類法。近年は、さらに形態、免疫、遺伝子、臨床などの観点を加えて改良した新WHO分類が一般化している。

**REE** **安静時エネルギー消費量** resting energy expenditure

食後2時間以上経過してから、楽な姿勢でいすに腰かけているときのエネルギー消費量。基礎エネルギー消費量（BEE）の約120％とされる。

## ref ▶▶▶ rem

**ref** 反射 (レフ / はんしゃ) reflex (リーフレクス)

特定の刺激に対して無意識に起こる生理的反応。正常では認められない反射を病的反射という。

■ **主な病的反射**

| 名称 | 特徴 |
|------|------|
| トレムナー反射 | 手の中指を軽く背屈させておき、中指先端を背側に強くはじくと、親指が屈曲する |
| バビンスキー反射 | 足の裏の外側を、指に向かってこすり上げると、足の親指が甲側に背曲する |
| ホフマン反射 | 中指の爪（つめ）を鋭く手掌（しゅしょう）側にはじくと、親指が内転・屈曲する |
| メンデル・ベヒテレフ反射 | 「足底筋反射」の一つ。足背をハンマーで刺激すると、足指が底屈する |
| ロッソリ（ー）モ反射 | 「足底筋反射」の一つ。足底をハンマーで刺激すると、足指が底屈する |
| ワルテンベルグ徴候 | 人さし指から小指までを曲げ、引っぱりあうようにすると、親指が内転・屈曲する |

**ref.** 文献 (ぶんけん) reference (レファランス)

**REM** レム睡眠 (レム / すいみん) rapid eye movement sleep (ラピッド アイ ムーヴメント スリープ) 〔重要〕

浅い眠りで、脳電図で見ると$\theta$波（シータ）が優勢に現れ、覚醒（かくせい）時と同様の振幅を示す時期の睡眠。逆説睡眠ともいう。

**rem** レム roentgen equivalent man (レントゲン イクイヴァレント マン)

放射線の線量当量を表す古い形式の単位。100rem＝1 Sv P.429 。

**RES ▶▶▶ RF**

**RES** 　**細網内皮系** 　reticuloendothelial system

**重要**
異物を貪食する生体の防御系。リンパ洞、肝臓の類洞、脾臓の静脈洞など、細管の内面を覆う細胞からなる組織で、さまざまな作用をもつ。

**RESIM** 　**蘇生訓練用生体シミュレーター** 　resuscitation simulator

心肺蘇生法の実技講習などで、技術習得のための練習用器材。

**Ret** 　**網状赤血球** 　reticulocyte

赤芽球が成熟し、細胞核が抜け落ちてできたばかりの未熟な赤血球。網状赤血球の増加は、赤血球産生の亢進の指標となる。

**RETRO** 　**レトロウイルス** 　retrovirus

逆転写酵素と遺伝物質としてのRNAをもち、感染細胞内で自身のDNAを合成して増殖するウイルスの総称。がんを起こすウイルスが多い。

**RF** 　**呼吸不全** 　respiratory failure

急性または慢性に呼吸機能が低下し、高炭酸ガス血症または低酸素血症をきたした状態。

**RF** 　**腎不全** 　renal failure

腎機能が低下した状態。急速に低下する急性腎不全と、緩やかに低下する慢性腎不全に分けられる。

**RF** 　**ラジオ波** 　radio frequency wave

電磁波の一つ。医療に使われているラジオ波は、300kHz～6MHzの高周波電流。

**RF** 　**リウマチ因子** 　rheumatoid factor

**重要**
IgGのFc部分に対する自己抗体。関節リウマチ患者の約80％において血清リウマチ因子が陽性。

**RF** 　**リウマチ熱** 　rheumatic fever

**重要**
Ａ群溶連菌に感染後、2～3週間して発熱、関節炎、心炎などが続発する全身性の炎症疾患。

## RF レジン充填 resin filling
う歯(虫歯)の部分を削ったあとに、歯科用プラスチックのコンポジットレジンを詰める治療法。

## RFA ラジオ波焼灼術 radiofrequency ablation
【重要】
ラジオ波を出す針(電極)を腫瘍に刺し、高熱で壊死させる方法。

## RFP* リファンピシン (rifampicin)
【抗生】
抗結核薬。

## RH 網膜出血 retinal hemorrhage
網膜に出血を起こすことで、眼底出血ともいう。高血圧、動脈硬化、糖尿病、腎疾患など、さまざまな原因で生じる。

## rh ラ音 rhonchus
副雑音(肺雑音)の一つで、断続性ラ音と連続性ラ音がある。

### ■ 肺音の分類

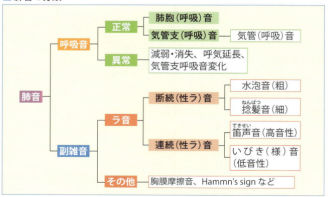

## RHC 右心カテーテル right heart catheterization
心臓カテーテル検査を行う際、右心房、右心室を経由してカテーテルを挿入する方法。

**RHD** リウマチ性心疾患 rheumatic heart disease

重要

リウマチ熱によって心臓に炎症が生じ、心臓弁膜が肥厚して弁の機能障害をきたす心疾患。

**RHF** 右心不全 right heart failure

右心室の機能低下により、静脈系にうっ血が現れる状態。多くの場合、左心不全（LHF）に続いて発生する。 同 RVF（右室不全） **P.395**

**Rh factor** Rh 因子 rhesus factor

赤血球中にあり、血液型を決める因子の一つ。

**RI** 放射性同位元素 radioisotope

重要

同じ元素で中性子の数が異なる同位元素のうち、時間とともに放射線を発するもの。ラジオアイソトープ。

糖尿 **RI*** レギュラーインスリン regular insulin

糖尿病の治療に使われる速効型インスリン製剤。

**RIA** 放射標識免疫測定法 radioimmunoassay

重要

放射性元素で標識した抗原または抗体を利用し、抗原抗体反応によって微量の生体成分量を測定する方法。ラジオイムノアッセイ法。

**RICES** 安静・冷却・圧迫・挙上・支持／固定

重要

rest, icing, compression, elevation, support [stabilization] 　創傷のない外傷の応急処置。

■ RICES

| 略語 | 内容 |
|---|---|
| R：rest | 安静：患部を動かさない |
| I：icing | 冷却：患部を冷やす |
| C：compression | 圧迫：患部を圧迫し、出血などを抑える |
| E：elevation | 挙上：患部を心臓より高い位置に上げる |
| S：support | 支持／固定：患部に刺激や衝撃が加わらないように支える |

## RIND ▶▶▶ RLN

**重要** **RIND** 可逆性虚血性神経障害　reversible ischemic neurological deficit

脳の血液循環が悪くなるために神経脱落症候を呈するが、24時間以上持続して3週間以内に回復するもの。

**重要** **RIST** 放射性免疫吸着試験　radioimmunosorbent test

放射線標識免疫グロブリン（IgE）を使い、その血中濃度を測定してアレルギーの度合いを評価する検査。

**RIT** 赤血球鉄交代率　red cell iron turnover rate

赤血球内の鉄が、ヘモグロビン合成のために1日で何回入れ替わるかを示す。貧血症の鑑別の指標。 同 EIT **P.140**

**重要** **RK** 角膜前面放射状切開術　radial keratotomy

近視の屈折矯正手術。角膜に外科的操作を加えることで視力を改善するもの。

**重要** **RK** 直腸がん　Rectumkrebs（独）

直腸に発生するがん。初期症状は下血・血便で、進行すると便通障害を呈する。動物性脂肪は促進因子、食物繊維や不飽和脂肪酸などは予防因子といわれる。

**抗生** **RKM**＊ ロキタマイシン（rokitamycin）

マクロライド系抗菌薬。

**RLF** 後水晶体線維増殖症　retrolental fibroplasia

未熟な網膜血管の増殖性病変で未熟児に発生する。現在は未熟児網膜症（ROP **P.390**）と呼ばれる。

**RLH** 反応性リンパ細網細胞増殖症

reactive lymphoreticular hyperplasia　胃の慢性的な炎症がもとで、リンパ球や細網細胞が腫瘍様増殖を示す、良性と悪性の境界に位置する疾患。

**RLN** 反回神経　recurrent laryngeal nerve

迷走神経から分枝した神経で、喉頭の運動、呼吸、発声に関与する。

## RLS ▶▶▶ RND

**RLS　レストレスレッグ症候群** restless legs syndrome

重要

むずむずとした不快感や痛みなどが下肢を中心に現れ、睡眠障害の要因となる症状。むずむず足症候群、下肢静止不能症候群ともいう。

**RMR　安静時代謝率** resting metabolic rate

重要

安静にしている状態で消費されるエネルギー量。

参 BMR（基礎代謝率） **P.59**

**RN　逆流性腎症** reflux nephropathy

尿が膀胱から尿管・腎盂に逆流することで腎盂腎炎が慢性化し、炎症が腎実質に及んで機能低下をきたす疾患。

**RN　再生結節** regenerative nodule

肝細胞の壊死と再生を繰り返す慢性肝炎で、再生に伴い、線維によって新たに形成された結節。偽小葉ともいう。

**RN　登録看護師** registered nurse

重要

主に米国で用いられる看護師の呼称で、州の試験に合格した公認看護師。

**Rn　ラドン** radon

重要

ラジウムから発生する希ガス元素。放射線源として利用されていたが、現在はコバルトなどに代わっている。

**RNA　リボ核酸** ribonucleic acid

重要

核酸のうち、糖部分にリボースを含むものの総称。DNAの遺伝情報を転写して蛋白質合成の鋳型になったり、蛋白質合成の調節を行ったりする広範な機能をもつ。

**RND　根治的頸部郭清術** radical neck dissection

重要

頭頸部がんの頸部リンパ節転移に対するリンパ節郭清で、周辺の血管や神経、筋肉も合併切除する郭清術。

387

## RNP ▶▶▶ ROMT

**RNP** **リボ核蛋白** かくたんぱく **ribonucleoprotein** リボニュークレオプロウティーン

RNAと強く結びついた蛋白質複合体。蛋白質合成やRNAの成熟など
に関与する。

**RO** **逆浸透法** ぎゃくしんとうほう **reverse osmosis** リヴァース オスモウシス

濾過膜を隔てて浸透が行われるときに、浸透圧に逆らって濃度の
高い溶液側に大きな圧力をかけ、溶媒を濃度の低い側へ移動させ
ること。

**RO** **現実見当識訓練** げんじつけんとうしきくんれん **reality orientation** リアリティ オリエンテイション

認知症患者に対して、混乱状態の軽減、認知能力の改善を目的と
して行われる訓練。

重要 **RO，R/O** **除外診断** じょがいしんだん **rule out** ルール アウト

よく似た病気との鑑別が困難な場合、検査によって可能性のない
疾患を除外し、最終的にこの病気であると絞り込む診断手法。

重要 **ROD** **腎性骨異栄養症** じんせいこついえいようしょう **renal osteodystrophy** リーナル オスティオディストロフィー

透析骨症ともいい、長期の人工透析患者に多くみられる骨障害。
腎機能低下により骨代謝に異常が生じ、骨折、骨の変形、関節痛
などが起こる。

重要 **ROI** **関心領域** かんしんりょういき **region of interest** リージョン オブ インタレスト

画像処理上の方法で、測定したい臓器や部位の範囲設定。

重要 **ROM** **関節可動域** かんせつかどういき **range of motion** レインジ オブ モウション

関節を動かすことが可能な範囲。

重要 **ROME** **関節可動域訓練** かんせつかどういきくんれん **range of motion exercise** レインジ オブ モウション エクササイズ

関節軟骨の拘縮の予防および治療、関節機能の正常化などを目的
とした、理学療法士による訓練。

重要 **ROMT** **関節可動域テスト** かんせつかどういき **range of motion test** レインジ オブ モウション テスト

四肢を動かして各関節が動く範囲を測定する評価法。

## ROMT（関節可動域テスト）

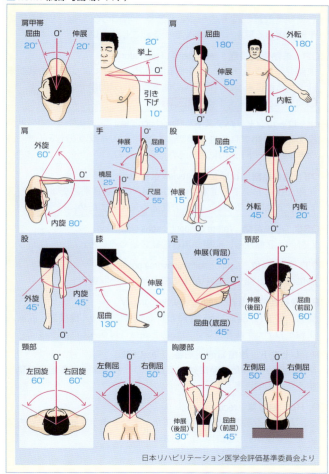

日本リハビリテーション医学会評価基準委員会より

## R on T ▶▶▶ RP

### R on T　アール・オン・ティー　R on T

心室期外収縮 P.366 の一つ。心室期外収縮のQRS波が先行収縮の
T波に重なる現象。心室細動を引き起こしやすい。

### ROP　未熟児網膜症　retinopathy of prematurity

**重要**

未熟児に起こる網膜血管の増殖性病変。早産により網膜血管が未
発達なことによるが、高濃度の酸素投与も原因の一つ。

同 RLF（後水晶体線維増殖症） P.386

### Ror　ロールシャッハテスト　Rorschach's test

投影法に分類される性格検査。左右対称のインクのしみ（ロール
シャッハカード）が何に見えるかを問うもの。

### ROS　身体系統別レビュー　review of systems

**重要**

医療面接において、重要な症状について各器官別にチェックリス
ト形式で聴取すること。徴候の見逃しをなくすために行う。

### ROSC　心拍再開　return of spontaneous circulation

心肺停止状態から、心臓が再び拍動を始めること。

### ROT　第2頭位　right occipitotransverse position

胎位の一つ。胎児の背中が母体の右側にある状態。

### RP　逆行性腎盂造影　retrograde pyelography

**重要**

腎盂、尿管に結石やがんが疑われる場合に行うX線検査。膀胱内
視鏡とカテーテルを使い、造影剤を逆行性に注入して撮影する。

### RP　レセプト、診療報酬明細書　Rezept（独）

医療機関が行った診療に対する費用のうち、保険者負担分を請求
するための明細書。

### RP, Rp　処方箋　recipe

医師が決める薬の用量・用法。また、それを指示する書類。処方箋
に従って薬剤師が調剤する。 同 Rx P.396

**RPA ▶▶▶ RR**

**RPA** **右肺動脈** right pulmonary artery

右心室から出た肺動脈が、大動脈弓の凹部で左右二つに分岐したうちの右側の動脈。

**RPE** **網膜色素上皮** retinal pigment epithelium

10層からなる網膜の最も外側の層。

**RPED** **網膜色素上皮剥離** retinal pigment epithelial detachment

網膜色素上皮下に水がたまり、網膜の色素上皮層が脈絡膜からはがれる眼疾患。

**RPF** **弛緩骨盤底部** relaxed pelvic floor

弛緩した骨盤底筋肉。妊娠・出産により弛緩することが多く、尿漏れ、尿失禁を引き起こす。

**RPF** **腎血漿流量** renal plasma flow

単位時間あたりの腎臓を流れる血漿量。PAH（パラアミノ馬尿酸 **P.323** ）などによって測定する。

**RPGN** **急速進行性糸球体腎炎** rapidly progressive glomerulonephritis

急に発症し、急速に病状が悪化する糸球体腎炎。短期間で腎不全に陥る。

**RPR** **迅速血漿レアギン試験** rapid plasma reagin test

梅毒のスクリーニング検査で、梅毒血清診断法。

**RQ** **呼吸商** respiratory quotient

生体において、消費した酸素量に対する二酸化炭素の生成量の体積比。呼吸率ともいう。

**RR** **回復室** recovery room

術後、患者が麻酔から覚醒するまで全身状態を観察しながら待機する部屋。

**RR** **呼吸数** respiratory rate

1分間の呼吸回数。

## RR ▶▶▶ RS

**RR** 放射線効果 radiation response

放射線による生体への影響。

**R-R** RR 間隔 P.353 R‐R interval

心電図でR波から次のR波までの間隔。心拍数の評価に用いる。

**RRA** 放射性受容体測定法 radioreceptor assay

RIA（放射標識免疫測定法 P.385 ）で用いる抗体の代わりに、生理的受容体を使用した測定法。測定原理はRIAと同様で、生理学的活性を知ることができる。

**RRD** 裂孔原性網膜剥離 rhegmatogenous retinal detachment

眼球の動きで網膜が引っ張られたときに裂孔が生じ、そこから液化硝子体が網膜下に入り込んで網膜がはがれる眼疾患。

**rRNA** リボソームリボ核酸 ribosomal ribonucleic acid

リボソーム（蛋白質合成の場となる小粒子）を構成するRNA。生体内で最も大量に存在するRNAで、リボソームは伝令RNAがもつ遺伝情報を翻訳する場。

**RRPM** 心拍応答型ペースメーカー rate responsive pacemaker

身体的活動に伴って変化する脈拍数や呼吸状態などを検知し、自動的に生理的需要に応じた心拍数を調節するペースメーカー。

**RRT** 腎機能代行療法 renal replacement therapy

低下した腎臓の機能を、血液透析、腹膜透析、腎移植で代替する療法。腎不全症状が食事療法や薬物療法でも改善しない場合に適応となる。

**RS** 呼吸音 respiratory sound

聴診によって聴き取る肺音 P.384 。正常呼吸音と異常呼吸音に大別される。

**RS** レイノー症候群 Raynaud syndrome

レイノー現象（寒冷、情動で誘発される手指のチアノーゼ、左右対称の冷感など）のうち、原因疾患があるもの。

**Rs ▶▶▶ RT**

**重要**

**Rs** **直腸S状部** P.10 rectosigmoid

直腸の3区分の一つ。岬角の高さより第2仙椎下縁の高さまでの腸管。

**重要**

**RSA, RScA** **右鎖骨下動脈** right subclavian artery

胸部の上部を走行する動脈で、腕頭動脈から右総頸動脈とともに分岐する。

**重要**

**RSD** **反射性交感神経性ジストロフィー** reflex sympathetic dystrophy

外傷を契機に発症し、広範な持続性の疼痛を主症状とする症候群。交感神経が発生に関与していると考えられているが、そうでないタイプもあり、現在は複合性局所疼痛症候群（CRPS P.98 ）とも呼ばれる。

**抗生**

**RSM** * **リボスタマイシン**（ribostamycin）

アミノ配糖体系抗菌薬。

**RSST** **反復唾液嚥下テスト** repetitive saliva swallowing test

嚥下障害の疑いがある場合に行われる嚥下機能検査。30秒間で何回唾液を飲み込めるかを調べるもの。

**RSV** **呼吸器合胞体ウイルス** respiratory syncytial virus

急性の呼吸器感染症を引き起こすウイルスで、乳児がかかると重症化することがある。接触や飛沫を介して気道感染し、上気道炎から下気道炎に進展すると肺炎を発症する。

**RT** **逆転写酵素** reverse transcriptase

RNA依存性DNAポリメラーゼのこと。RNAの塩基配列を鋳型として、その遺伝情報をDNAに転写する反応（逆転写反応）を触媒する酵素。

**重要**

**RT** **直腸温** P.449 rectal temperature

肛門から直腸に体温計を挿入して測定する体温。腹部臓器の温度を反映する。

**R**

393

## RT ▶▶▶ RUM

**RT** 放射線療法 radiotherapy

悪性腫瘍に対する三大治療法の一つ。X線、γ線、電子線などを用いる。**同** RTx

**RTA** 尿細管性アシドーシス renal tubular acidosis

重要

腎尿細管での酸の分泌または重炭酸イオンの再吸収が障害され、血液中の酸濃度が上昇する（代謝性アシドーシス）病態。

**RTBD** 逆行性経肝胆道ドレナージ

重要

retrograde transhepatic biliary drainage　胆管から腹壁に向けて逆行性にドレーンを入れ、胆汁を体外へ排出する治療法。

**RTC** ラウンド・ザ・クロック療法 round the clock

24時間療法ともいい、喘息の長期管理の中で行われる薬物療法。薬効を保つために、薬の血中濃度をモニターしながら時間ごとに必要な量を投与するもの。

**RTH** 広汎性子宮全摘術 radical total hysterectomy

子宮だけでなく、腟の一部、卵巣、卵管、骨盤リンパ節など、広範囲に切除を行う手術。

**RTI** 呼吸器感染 respiratory tract infection

重要

細菌やウイルスにより気道、呼吸器に起こる感染症。気道感染ともいう。

**RTV**\* リトナビル（ritonavir）

化学

HIV感染症治療薬。

**RTx** 放射線療法 radiation therapy　**同** RT

**RUM** 残尿測定 residual urine measurement

排尿直後に膀胱内に残っている尿量を調べる検査。尿道にカテーテルを挿入して測る方法と、超音波検査によって測定する方法がある。

# RUML ▶▶▶ RVOT

**重要** **RUML** 右上中葉切除 right upper-middle lobectomy

肺がんにおける右上中葉部の切除手術。

**重要** **RUQ** 右上腹部 right upper quadrant

**重要** **RV** 右心室 P.243 right ventricle

心臓の四つある部屋の一つで、右下にある心室。右心房から流れ込んだ血液を肺に送り出す働きをする。

**重要** **RV** 残気量 residual volume

できるかぎり呼出したあと、まだ肺の中に残っている空気量。

🔵 肺気量分画 P.475

**RVAD** 右心補助人工心臓 right ventricular assist device 同 RVAS

**RVAS** 右心補助人工心臓 right ventricular assist system

自己の心臓を温存したうえで、右心室の機能を補助する人工心臓。

**RVET** 右室駆出時間 right ventricular ejection time

右心室から肺動脈へ血流が駆出される時間。

**RVF** 右室不全 right ventricular failure 同 RHF（右心不全）P.385

**RVG** 右室造影 right ventriculography

心臓カテーテルを右心室に入れ、造影剤を注入して撮影するＸ線検査。

**重要** **RVH** 右室肥大 right ventricular hypertrophy

右心室の壁が肥厚した状態。慢性の肺疾患や先天性心疾患でみられる。

**RVH** 腎血管性高血圧症 renovascular hypertension

腎動脈の狭窄により血圧が上昇する病態。

**重要** **RVOT** 右室流出路 right ventricular outflow tract

右心室から肺へ血液が流れ出る経路。

### RVRR 腎静脈血レニン比 renal vein renin ratio
左右の腎静脈に含まれる血漿レニン活性の比で、非狭窄側に対する狭窄側の比をいう。腎血管性高血圧の指標。

### RVT 腎静脈血栓症 renal vein thrombosis
腎静脈にできる血栓により閉塞をきたしているもので、ネフローゼ症候群、腫瘍、外因性の圧迫などが主な原因。

**重要**
### RX 処方(箋)、投薬 recipe 同 RP, Rp P.390

**抗生**
### RXM* ロキシスロマイシン (roxithromycin)
マクロライド系抗菌薬。

**重要**
### R-Y ルーワイ吻合術 Roux-en-Y anastomosis
胃手術後の再建法の一つ。食道または残りの胃と空腸をつなぎ、十二指腸断端を閉鎖する方法。

■ R-Y(ルーワイ吻合術)

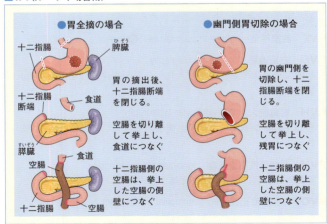

## S

**S** S期 synthesis phase of cell cycle
細胞周期の中で分裂をしない間期にあり、DNAの合成を行う時期（合成期）。

**S** S状結腸 P.10 sigmoid colon
結腸の最下端にあり、左腸骨窩から仙骨上端までの部分。

**S** 血清 serum
採取した血液を数時間以上放置したとき、上澄みにできる淡黄色透明の液体成分。血漿（P P.319）と異なり、凝固因子は含まれていない。

**S** 主観的情報 subjective data
患者の話から得られた情報。

**S1** 第1心音 first heart sound
収縮期の初期に聴取される音で、房室弁（僧帽弁、三尖弁）の閉鎖音。心電図のQRS波に一致する。参 心雑音の種類 P.201

**S2** 第2心音 second heart sound
収縮期の末期、拡張期前に聴取される音で、大動脈弁、肺動脈弁の閉鎖音。心電図のT波の終わりに一致する。参 心雑音の種類 P.201

**S3** 第3心音 third heart sound
拡張期の早期に聴取される微弱な過剰音で、血液が急速に流入するときに生じる。参 心雑音の種類 P.201

**S4** 第4心音 fourth heart sound
拡張期の末期、心房収縮時に聴取される微弱な過剰音。心室充満期に房室流入抵抗が増大していると高率で聴取され、高血圧性疾患、冠動脈疾患、心筋症などが疑われる。参 心雑音の種類 P.201

## SA ▶▶▶ SA block

**SA　血清アルブミン**　serum albumin

血清中に存在する蛋白質。血液の浸透圧調整、脂肪酸の運搬などの役割を担う。栄養状態の指標。

**SA　自然流産**　spontaneous abortion

妊娠22週未満に非誘発的に子宮内容物が排出されること。原因の多くは染色体異常。

**SA　単心房**　single atrium

心房を左右に隔てている心房中隔がない先天性心疾患。

参 **主な先天性心疾患** P.444

**SA　鉄芽球性貧血**　sideroblastic anemia

ヘム合成障害に由来する鉄利用障害により、骨髄内に鉄芽球（赤芽球）の増加と無効造血を示す貧血の総称。先天性と後天性に分けられる。

**SAA　血清アミロイドA蛋白**　serum amyloid A protein

急性炎症に際して肝臓で産生される血漿蛋白。生体の炎症状態の指標。

**SAA　ストークス・アダムス発作**　Stokes-Adams attack

心臓の刺激伝導経路の障害により不整脈が発生し、心臓から脳への血流が急激に減少して起こる痙攣、失神、めまいなどの発作症状。

同 ASA P.42

**SAB　選択的肺胞気管支造影**　selective alveolobronchography

カテーテルを亜区域支内に挿入し、造影剤を噴霧して撮影するＸ線検査。末梢気管支、肺胞の検査法として有用。

**SA block　洞房ブロック**　sinoatrial block

洞結節で発生する興奮が心房に伝わらない状態。徐脈や心拍出量の低下により、めまい、失神などを起こす場合がある。

**SAC ▶▶▶ SAP**

**SAC** 短上肢ギプス包帯 short arm cast

手関節周辺の骨折などに対して、前腕部から手部にかけて固定・保護するために用いる包帯。

**SACT** 洞房伝導時間 sinoatrial conduction time

洞結節からの興奮が心房に伝わるまでの時間。洞結節機能の評価に用いる。

**SAD** 季節性感情障害 seasonal affective disorder

ある季節（主に冬季）にのみ抑うつ気分や不眠などの症状が出る精神疾患の一つ。冬季うつ病（WD P.487）ともいう。春季には自然寛解する。

**重要 SAH** クモ膜下出血 subarachnoid hemorrhage

クモ膜と軟膜の間のクモ膜下腔への出血をいう。40歳以上の場合では、脳動脈瘤破裂によるものが大半を占める。

**重要 SAM** 収縮期前方運動 systolic anterior motion

閉塞性肥大型心筋症（HOCM P.202）にみられる、収縮期における僧帽弁前尖の前方（中隔方向）への移動。

**重要 SAN** 洞（房）結節 P.214 sinoatrial node

右心房にある心筋細胞群。ここで生じた電気的興奮により最初に心臓の律動運動を起こす。ペースメーカー。 同 SN P.418

**重要 SaO2** 動脈血酸素飽和度 P.321 arterial O2 saturation

動脈血中のヘモグロビンのうち、酸素と結合したヘモグロビンの割合。

**SAP** 血清アミロイドP成分 serum amyloid P component

血管周囲や脳神経細胞、腎糸球体に浸潤・沈着し、老化やアルツハイマー病に関与する糖蛋白。

**重要 SAP** 全身血圧、全身的動脈圧 systemic arterial pressure

399

**Sar ▶▶▶ SB**

**Sar　サルコイドーシス　sarcoidosis**
類肉腫症。肺、眼、皮膚、心臓など全身の臓器や組織に、類上皮細胞肉芽腫が形成される原因不明の疾患で、細胞性免疫の低下を伴う。

**重要**

**SARS　重症急性呼吸器症候群　severe acute respiratory syndrome**
SARSウイルス（コロナウイルス科）による新興感染症。発熱、頭痛、関節痛などに続き、咳、呼吸困難、下痢などが起こる。致死率は約11%。

**重要**

**SAS　クモ膜下腔　subarachnoid space**
脳の表面を覆う3枚の髄膜のうち、軟膜とクモ膜の間の空間をいう。脳脊髄液で満たされ、脳動脈、脳静脈が存在する。

**重要**

**SAS　睡眠時無呼吸症候群　sleep apnea syndrome**　睡眠中、断続的に呼吸が止まり、無呼吸状態になる睡眠障害。閉塞型と中枢型がある。

**化学**

**SASP***　サラゾスルファピリジン（サラゾピリン）**
（salazosulfapyridine [salazopyrin]）　抗菌薬（サルファ薬）。炎症性腸炎、リウマチの治療に用いる。

**SAT　亜急性甲状腺炎　subacute thyroiditis**
甲状腺に起こる一過性の炎症で、急性と慢性の中間型。発症は女性に多く、痛みを伴うのが特徴。

**SAT　亜急性ステント血栓症　subacute stent thrombosis**
冠動脈疾患のステント治療の合併症。ステント留置後30日以内に血栓が形成され、それにより心筋梗塞を起こすもの。

**SAT　酸素飽和度　saturation**　同 SO2 **P.419**

**SB　自発呼吸　spontaneous breathing**
人工呼吸器などの外的要因に依存せずに生じる陰圧呼吸。

## SB シャワー浴 shower bath

経管栄養などの束縛がなく、離床はできるが傷口がある、姿勢維持が困難などの理由で入浴できない患者が、シャワーのみでからだを洗浄する方法。

## SB ショートベベル short bevel

注射針の種類。針先端の切口断面が浅いタイプで、カット（刃面）角度が18°のもの。皮内注、動注などに用いる。

### ■ 注射針

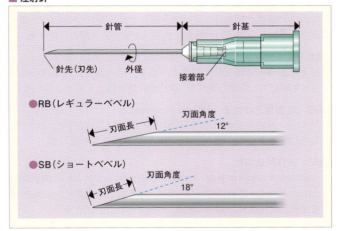

● RB（レギュラーベベル）

● SB（ショートベベル）

### ■ 注射針の太さ別用途

| 注射針の太さ | 主な用途 |
| --- | --- |
| 18G　19G | 輸血（BTF） |
| 21G　22G　23G | 静脈（内）注射（IV）、動脈内注射、筋肉内注射（IM） |
| 24G　25G | 皮下注射（SC） |
| 26G　27G | 皮内注射（ID）、皮下注射（SC） |

## SB ▶▶▶ SBP

**SB** 石けん清拭 soap bath

入浴許可がない患者に対して行う石けんを使用した清拭。

**SB** 洞徐脈 sinus bradycardia

洞結節からの興奮が緩徐である脈。心拍数が1分間に60回以下の場合。

**SBB** スダンブラックB sudan black B

油溶性の黒色ジスアゾ染料。白血球の脂質染色に用いる。

**SBC** 単発性骨嚢腫 solitary bone cyst

骨の中に嚢胞が限局性または汎発性にでき、黄色い漿液がたまる疾患。小児から20代の上腕骨近位部、大腿骨近位部に好発する。

**SBE** 亜急性細菌性心内膜炎 subacute bacterial endocarditis

細菌が血液中に侵入して発症する感染性心内膜炎。遷延性心内膜炎とも呼ばれ、症状の現れ方、進行の仕方はゆっくりで、長く続く。

**SBE** 乳房自己検査法 self-breast examination

月1回、月経終了の4～5日後に行う乳がんの自己チェック法。しこり、ひきつれ、色、乳頭からの異常分泌などを調べる。

**SBE** 労作時息切れ

shortness of breath on [with / from] exercise, shortness of breath on [during] exertion [effort] 体動によって出現し、増強する息切れ。COPD（慢性閉塞性肺疾患 **P.92**）、貧血、心不全などが原因となる。

**同 DOE P.124**

**SBO** 小腸閉塞症 small bowel obstruction

腸管内容の通過障害が起こり、腹痛、嘔吐、排ガスや排便の停止などがみられる疾患。

**SBP** 収縮期血圧 systolic blood pressure

心臓が収縮した状態の血圧。最高血圧。

**SBPC ▶▶▶ Sc**

**抗生** **SBPC**[*] **スルホベンジルペニシリン（スルベニシリン）**
（sulfobenzylpenicillin [sulbenicillin]）　ペニシリン系抗菌薬。緑膿菌にも有効。点眼薬としてよく用いられる。

**SBR** **小腸大量切除術** small bowel massive resection
イレウス（腸閉塞）などにより腸管に血行障害が生じ、壊死状態にある部位を大量に切除する手術。

**SBS** **副鼻腔気管支症候群** sinobronchial syndrome
慢性副鼻腔炎と下気道の炎症性疾患が合併している病態。慢性化した副鼻腔炎が気道の炎症を誘発して気管支炎が生じるとされるが、詳細は不明。

**抗生** **SBT/CPZ**[*] **スルバクタム・セフォペラゾン**（sulbactam・cefoperazone）
セファム系抗菌薬。

**抗生** **SBTPC**[*] **スルタミシリン**（sultamicillin）
ペニシリン系抗菌薬。

**重要** **SB tube** **セングスターケン・ブレイクモア管**
Sengstaken-Blakemore tube　食道静脈瘤の出血時に使用する器具で、バルーンの拡張を利用して圧迫止血する。バルーンは胃と食道の二つに固定。

**Sc** **脊髄** spinal cord
脊椎の中を走る神経幹。脳とともに中枢神経系を構成する。

**重要** **SC** **皮下注射** subcutaneous injection
皮下組織に薬液などを投与する注射。**参**注射の種類 **P.216**

**Sc** **統合失調症** schizophrenia
精神疾患の一つ。幻覚や妄想、認知機能障害などの、多様な精神機能の障害がみられる。旧称、精神分裂病。

**S**

403

**SCA ▶▶▶ SCCO**

**SCA** **鎌状赤血球貧血** sickle cell anemia
変異遺伝子のために鎌状に変形した赤血球が多数出現し、溶血しやすくなるために起こる遺伝性の貧血症。

**重要** **SCA** **鎖骨下動脈** subclavian artery
鎖骨の下方にあり、胸郭上部を走行する動脈。右鎖骨下動脈と左鎖骨下動脈がある。

**重要** **SCA** **上小脳動脈** P.28 superior cerebellar artery
脳底動脈遠位部から分岐し、橋、小脳上面を灌流する動脈。

**SCA** **突然心停止** sudden cardiac arrest
致死性不整脈などにより、心臓が突然動きを停止すること。

**SCC** **小細胞がん** small cell carcinoma
小型の細胞からなる悪性度の高い未分化な肺がん。進行は極めて速いが、放射線療法や化学療法が有効。

**重要** **SCC** **扁平上皮がん** squamous cell carcinoma
主に扁平上皮細胞（表皮を構成している細胞）に由来するがん。慢性的な糜爛、やけどなどの瘢痕部の皮膚に生じる傾向がある。
同 SCLC（肺小細胞がん） P.406

**SCC** **扁平上皮がん関連抗原** squamous cell carcinoma related antigen
腫瘍マーカー P.342 の一つ。扁平上皮がんの指標となる。

**末梢** **SCC**\* **サクシニルコリン** succinyl choline chloride
スキサメトニウムとも呼ばれ、筋弛緩薬の一つ。薬理作用の開始が速く、作用時間が短い。

**重要** **SCCO** **瘢痕拘縮** scar contracture
外傷や手術後に形成される瘢痕組織によって引きつれが生じ、皮膚や関節に運動制限が出るもの。

# SCD ▶▶▶ SCIS

**SCD　心臓突然死　sudden cardiac death**

急性の症状が出てから、1時間以内に突然意識消失をきたして死亡するもの。虚血性心疾患、不整脈など、心臓に起因する。

**重要**

**SCD　脊髄小脳変性症　spinocerebellar degeneration**

脊髄や小脳が障害され、運動失調症状をきたす神経変性疾患の総称。遺伝性と非遺伝性（孤発性）に分けられる。

**重要**

**SCD　全身性カルニチン欠乏症　systemic carnitine deficiency**

カルニチンの摂取不足、合成障害、代謝異常、排泄過多により全身のカルニチンが欠乏し、筋肉壊死や脂肪蓄積が起こる疾患。

**SCDC　亜急性連合性脊髄変性症**

subacute combined degeneration of spinal cord　ビタミンB12欠乏により脊髄の後柱・側柱の変性する進行性の疾患で、末梢神経、大脳白質にも変性をきたす。悪性貧血に伴って発生することが多い。リヒトハイム症ともいう。

**SCFA　短鎖脂肪酸　short chain fatty acid**

脂肪酸のうち炭素数が6個以下のもので、酢酸、酪酸などが含まれる。大腸で生成され、そのほとんどは大腸粘膜から吸収されてエネルギー源となる。

**SCI　脊髄損傷　spinal cord injury**

脊髄に強い外力が加わることで生じる病態。損傷部位に応じて運動麻痺、感覚障害が現れる。

**重要**

**SCID　重症複合免疫不全　severe combined immunodeficiency**

Ｔ細胞の欠如、免疫グロブリン産生不全を特徴とする常染色体劣性またはＸ連鎖性の先天性疾患。生後早くから種々の感染症を発症する。

**SCIS　重症複合免疫不全症候群**

severe combined immunodeficiency syndrome　先天的な免疫系の機能不全を原因とする症候群。

S

## SCJ ▶▶▶ SCV

**重要 SCJ** **扁平円柱上皮接合部** squamocolumnar junction

扁平上皮と円柱上皮の境目のことで、がんの好発部位。食道と胃の境界、子宮膣部側と子宮頸部側の境界など。

**重要 SCL** **鎖骨下** subclavian

**重要 SCLC** **肺小細胞がん** small cell lung carcinoma [cancer]

小型のがん細胞からなる肺がん。広範に播種する強い傾向をもち、進行が速いため、肺がんの中で最も厳しい臨床経過を示す。

**同** SCC（扁平上皮がん） **P.404**

**重要 SCM** **胸鎖乳突筋** sternocleidomastoid muscle

頸部の左右側面にある太い筋肉。胸骨、鎖骨と側頭骨の乳様突起をつなぎ、首の屈曲、回転に関与する。

**重要 SCN** **漿液性嚢胞腫瘍** serous cystic neoplasm

膵臓またはその周囲にできる嚢胞の一つ。漿液成分を主体とした嚢胞内容をもち、悪性化することは極めてまれ。

**重要 SCr, Scr** **血清クレアチニン** serum creatinine

尿中に排出されず、血液中に存在するクレアチニン（Cr **P.96**）。腎機能障害の指標。

**SCT** **文章完成テスト** sentence completion test

未完成の文章の続きを自由に記述させることで、被験者の知能や性格、自己概念などをみる心理テスト。

**SCU** **軽症病棟** self care unit

PPC（段階的患者管理 **P.351**）の最も軽症の部門。

**重要 SCV** **知覚神経伝導速度** sensory nerve conduction velocity

NCV（神経伝導速度）検査の一つ。直接神経を電気刺激し、誘発された神経活動電位を測定するもの。

**SD ▶▶▶ SDA**

**SD　安定**　stable disease

がんの治療効果判定に関する用語。腫瘍の縮小が部分奏効（PR P.354 ）とするには不十分で、腫瘍の増大が進行（PD）とするには不十分なもの。

**SD　強皮症**　scleroderma

重要

全身の皮膚の硬化、または内臓の硬化・線維化が起こる原因不明の疾患。全身性強皮症（SSc P.423 ）と限局性強皮症の２つがあり、前者は全身の皮膚や内臓が硬くなる疾患で、後者は皮膚のみの硬化で、内臓をおかさない疾患。

**SD　突然死**　sudden death

一見健康な生活をしている人が、発症してから24時間以内に死亡すること。

**SD　突発性難聴**　sudden deafness

急激に発症する原因不明の難聴。傾向として、過労やストレスなどがきっかけとなることが多い。

**SD　標準偏差**　standard deviation

重要

統計値や測定値のばらつき具合を表す指標。検査の基準値を求めるときに使われる。

**SD　老人性認知症**　senile dementia

高齢者に発症する脳の老化による認知症の総称。主に、多発性脳梗塞の進行による血管性認知症と、脳の萎縮が進行するアルツハイマー病をさす。

**S/D　収縮期拡張期比**　systolic-diastolic ratio

心臓の収縮期と拡張期の血流速度比。

**SDA\*　セロトニン・ドパミン受容体拮抗薬**

中枢

serotonin dopamine antagonist　抗精神病薬。脳内のドパミン受容体とセロトニン受容体を遮断する作用をあわせもつ。

S

407

## SDAT ▶▶▶ SDR

**SDAT** アルツハイマー型老年認知症
senile dementia of Alzheimer's type　[同] ATSD P.46

**SDB** Ⅱ度熱傷（浅達性表皮熱傷）　superficial dermal burn

浅層熱傷。表皮から表皮基底層まで損傷された浅い熱傷。

### ■ 熱傷深度による分類と病態

| 熱傷深度 | 病態 | 治療期間 | 損傷組織 |
|---|---|---|---|
| Ⅰ度<br>（表皮熱傷） | 血管拡張、充血、発赤、紅斑、疼痛、熱感など | 数日間 | 表皮、角質層 |
| Ⅱ度（浅達性<br>表皮熱傷） | 血管の透過性亢進、血漿の血管外への滲出。水疱、発赤、糜爛。強い疼痛、灼熱感、知覚鈍麻など | 1～2週間 | 真皮（基底層） |
| Ⅱ度（深達性<br>表皮熱傷） |  | 4～5週間（感染の合併などにより実質的には深度Ⅲに準ずる） | 真皮（乳頭層、乳頭下層） |
| Ⅲ度<br>（全層熱傷） | 血管と神経の破壊。蒼白、羊皮紙様、炭化、無痛、知覚脱失など | 1か月以上（瘢痕または皮膚移植による場合は長期） | 真皮全層、皮下組織 |

**SDD** 選択的消化管除菌　selective digestive decontamination

非吸収性抗菌薬を消化管内に投与することで、院内感染の主な起因菌である好気性菌および真菌の増殖を選択的に抑制する予防法。

**SDH** 硬膜下血腫　subdural hematoma

頭部外傷により、硬膜の内側に血腫が形成された病変。

**SDMD** 老人性円板状黄斑変性症
senile disciform macular degeneration　加齢黄斑変性症（AMD P.33 ）
の一つで、新生血管を伴うタイプ。

**SDR** 単純型糖尿病網膜症　simple diabetic retinopathy

糖尿病網膜症（DR P.126 ）の初期状態。血管瘤や点状・斑状出血、硬性白斑の形成などが起こる。

**SDS ▶▶▶ SEV**

**SDS** **自己評価うつ病尺度** self-rating depression scale
米国の精神医学者が発表したうつ病の自己チェック法。20の質問項目に対して４段階評価を行う。

**SE** **生理食塩水浣腸（生食浣腸）** saline enema
主に便秘治療のために生理食塩水を経肛門的に注腸し、腸の内容物を洗浄する方法。

**SE** **石けん浣腸** soap enema
便秘の治療や大腸検査、手術などの前処置として、腸の内容物を洗浄するために、石けん液500～1,000mLを使用する高圧浣腸。

**SE** **軟性白斑** soft exudate
毛細血管の閉塞に伴って網膜に生じる綿花状の白斑。網膜動脈閉塞症、糖尿病などでみられる。

**SE** **副作用** side effect
薬剤投与により現れる本来の目的以外の作用。同 ADR（薬物有害反応）
P.23

**重要**
**Sed** **尿沈渣検査** examination of urinary sediment
尿を遠心分離器にかけ、沈殿した固形成分を顕微鏡で観察する検査。尿蛋白など尿の異常が認められた場合に行われる。

**SEP** **硬化性被嚢性腹膜炎** sclerosing encapsulating peritonitis
腹膜透析でみられる合併症の一つ。継続した腹膜透析により腹膜が劣化し、変性した腸管に癒着が生じ、腸管壁が被膜によって覆われる。それが腸管を締めつけるため機能的イレウスを起こす。

**SEP** **体性感覚誘発電位** somatosensory evoked potential
上肢や下肢の感覚神経に刺激を与えたときに起こる脳の誘発電位。感覚神経伝導路の障害を検査する際に測定する。

**中枢**
**SEV** * セボフルラン（sevoflurane）
全身麻酔薬。

409

## SF 滑液　synovial fluid

関節腔を満たす無色アルカリ性の液体。滑膜から分泌され、関節を潤して骨どうしの摩擦を減少させる。

■ (可動)関節の構造

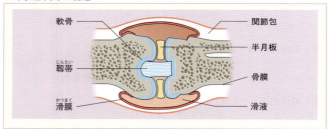

## SF 猩紅熱　scarlet fever

A群溶連菌の感染で起こる小児に多い発疹性伝染病。発熱で始まり、全身に赤い発疹が現れ、数日で消褪する。

## SF 髄液　spinal fluid
同 CSF（脳脊髄液） P.101

## SF 特発(性)骨折　spontaneous fracture

外力がほとんど加わらずに起こる骨折。背景に骨粗しょう症や腫瘍など、骨の脆弱化をきたす疾患がある。病的骨折。

## SF36 SF健康調査票　MOS Short-Form 36-Item Health Survey

健康関連QOL（HRQOL）を測定する尺度。身体機能、日常役割機能など八つの健康概念を測定する。

## SFD 出生時未熟状態の児　small for dates infant

妊娠期間に比べて小さい新生児。同 SGA

## SG 皮膚移植　skin graft

皮膚の欠損している部位に、ほかの部位やドナーの皮膚の一部を採取して植える（貼り付ける）手技。植皮術。

## S-G, SGC　スワン・ガンツカテーテル　Swan-Ganz catheter

心機能(心拍出量、肺動脈圧、右心房圧、右心室圧など)を計測するためのカテーテル。

### ■ スワン・ガンツカテーテル

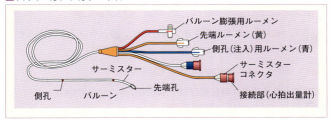

### ■ スワン・ガンツカテーテルの測定基準値

| 測定項目 | 基準値 |
|---|---|
| CO：心拍出量 | 4〜7 L/分 |
| CI：心係数 | 2.5〜4 L/分/m² |
| RAP：右心房圧 | 1〜5 mmHg |
| RVP：右心室脈圧 | 収縮期：17〜32 mmHg<br>拡張期：1〜7 mmHg |
| PAP：肺動脈圧 | 収縮期：17〜32 mmHg<br>拡張期：4〜13 mmHg<br>平　均：10〜20 mmHg |
| PAWP：肺動脈楔入圧 | 平　均：5〜13 mmHg |
| CVP：中心静脈圧 | 4〜8 mmHg |
| SvO₂：混合静脈血酸素飽和度 | 約75% |

## SGA　妊娠期間に比べて小さい新生児　small for gestational age
 SFD

## SGB ▶▶▶ SHP

**SGB　星状神経節ブロック**　stellate ganglion block

頸部の星状神経節に局所麻酔薬を注射し、交感神経の働きを一時的にブロックする治療法。鎮痛、血行改善に効果がある。

**SGOT, sGOT　血清グルタミン酸オキサロ酢酸トランスアミナーゼ**
serum glutamic-oxaloacetic transaminase　同 AST P.44

**SGPT, sGPT　血清グルタミン酸ピルビン酸トランスアミナーゼ**
serum glutamic-pyruvic transaminase　同 ALT P.32

**Sgt　妊娠**　Schwangerschaft（独）　同 SS P.423

**SGTT　標準ブドウ糖負荷試験**　standard glucose tolerance test
参 GTT（ブドウ糖負荷試験）P.186

**SH　血清肝炎**　serum hepatitis

Ｂ型、Ｃ型またはＤ型の肝炎ウイルスが輸血により体内に入り、引き起こされる肝炎。輸血（後）肝炎ともいう。血液スクリーニング技術が発達し、現在はほぼなくなっている。

**SH　ステロイドホルモン**　steroid hormone

コレステロールを原料として合成され、副腎皮質、性腺から分泌されるホルモン。鉱質コルチコイド、糖質コルチコイド、アンドロゲン、エストロゲン、プロゲステロンがある。

**SHEL model　SHELモデル**

Software, Hardware, Environment, Liveware model　事故要因を分析する手法。人間を取り巻くすべての要素、すなわちソフトウェア（Ｓ）、ハードウェア（Ｈ）、環境（Ｅ）、当事者と周囲の人（Ｌ）を考えていく必要があるというもの。

**SHP　シェーンライン・ヘノッホ紫斑病**　Schönlein-Henoch purpura

自己免疫性のアレルギー性血管炎。主に小血管が障害を受け、下腿を中心に点状の出血（紫斑）がみられる。同 HSP P.206

# SHS ▶▶▶ SIADH

**SHS　仰臥位低血圧症候群**（ぎょうがいていけつあつしょうこうぐん）supine hypotensive syndrome（スパイン　ハイポテンシヴ　シンドローム）

妊娠末期の妊婦や下腹部腹腔内腫瘍のある患者が仰臥位をとった場合にみられる急激な血圧低下。子宮や腫瘍が下大静脈を圧迫することが原因で、右側臥位にすることで回復する。

**SHVS　睡眠時低換気症候群**（すいみんじていかんきしょうこうぐん）sleep hypoventilation syndrome（スリープ　ハイポヴェンティレイション　シンドローム）

肺疾患や睡眠時無呼吸症候群などにより血中のガス交換が適切に行われず、不整脈や肺性心、肺高血圧症などが起こる病態。

**SI　1回拍出係数**（いっかいはくしゅつけいすう）stroke index（ストローク　インデクス）

1回の心拍出量を体表面積で割った値。心拍出量には個体差があるため、体表面積で補正する。同 SVI **P.430**

**SI　血清鉄**（けっせいてつ）serum iron（シアラム　アイアン）

血清に含まれている鉄分のことで、ヘモグロビンの構成物質の一つ。血清数値は朝高く、夕方から夜間に低いという日内変動を示す。

**SI　ショック指数**（しすう）shock index（ショック　インデクス）

外傷患者（とくに鈍的外傷患者）（どんてき）の出血量の目安。「脈拍数÷収縮期血圧」で求める。

■ **ショックの分類**

| 分類 | 原因 |
|---|---|
| 循環血液量減少性ショック | 出血、脱水、腹膜炎、熱傷など |
| 血液分布異常性ショック | 敗血症、アナフィラキシー、脊髄損傷（せきずい）など |
| 心原性ショック | 心筋梗塞（こうそく）、拡張型心筋症、弁膜症、重症不整脈、心筋炎など |
| 心外閉塞・拘束性ショック（へいそく　こうそくせい） | 心タンポナーデ、収縮性心膜炎、重症肺塞栓症（そくせん）、緊張性気胸など |

**SIADH　抗利尿ホルモン不適合分泌症候群**（こうりにょうホルモンふてきごうぶんぴつしょうこうぐん）

syndrome of inappropriate secretion of ADH（シンドローム　オブ　イナプロプリエイト　シクリーション　オブ）ADH（抗利尿ホルモン **P.22**）の異常分泌により、水分の過剰貯留、低ナトリウム血症が生じる疾患。同 IADHS **P.209**

S

重要

413

SIDS ▶▶▶ SjS

**重要** **SIDS** 乳児突然死症候群 sudden infant death syndrome

それまでの健康状態や既往症からその死亡が予測できず、しかも
死後の調査でも原因を特定できない乳児の死亡。

参 ALTE（乳幼児突然性危急事態） **P.33**

**sig** S状結腸鏡検査 sigmoidoscopy

S状結腸鏡（内視鏡）を使って大腸の下部を観察し、異常や病変の
有無を調べる検査。

**重要** **SIMV** 同期的間欠強制換気

synchronized intermittent mandatory ventilation　人工呼吸器の換気モー
ド。患者の自発呼吸を感知し、それに同調して必要な分だけ強制
換気を行う。

**重要** **SIRS** 全身性炎症反応症候群 systemic inflammatory response syndrome

手術、炎症などさまざまな侵襲から生体を守るために、サイトカ
インが中心となって引き起こす全身的な炎症反応。

**抗生** **SISO**＊ シソマイシン（sisomycin）

アミノグリコシド系抗菌薬。

**SIT** 精子不動化試験 sperm immobilization test

女性の不妊の原因を調べる抗精子抗体検査。女性の血清に男性の
精子を入れてその動きを観察するもので、抗精子抗体が検出され
ると精子の運動率は低下し、不妊の原因となる。

**SJS** スティーブンス・ジョンソン症候群 Stevens-Johnson syndrome

皮膚粘膜眼症候群ともいい、高熱を伴って発赤、紅斑、水疱など
が出現し、重症化すると呼吸器障害や肝障害に至る。医薬品の副
作用によることが多い。同 MCOS **P.272**

**重要** **SjS** シェーグレン症候群 Sjögren's syndrome

自己免疫疾患の一つ。乾性角結膜炎、口腔乾燥症などを主症状と
する症候群。原発性と続発性があり、膠原病を合併することがある。

414

**SK ▶▶▶ SLR**

**SK　ストレプトキナーゼ**　streptokinase　A群溶連菌が細胞外に分泌する蛋白質。血中のプラスミノーゲンをプラスミンに変換することで血栓溶解作用を起こす。

**SK　老人性角化症**　senile keratosis
高齢者の耳介を含めた顔面、手背に好発する日光角化症。皮膚がんの前駆病変であり、移行する割合は数％から20％程度とされる。

**SKAO　膝（ひざ）・踵（かかと）上部装具**　supra knee-ankle orthosis
(同) KAFO（長下肢装具） P.238

**SLAP lesion　上前後関節唇損傷**
superior labrum anterior and posterior lesion　多くはスポーツ外傷によるもので、投球動作の繰り返しなどで肩関節が不安定になり、関節唇がはがれる病態。

**SLB　短下肢装具**　short leg brace
下腿部から足底まで支える装具。

**SLC　短下肢ギプス包帯**　short leg cast
下腿部から足底までを固定・保護するために用いる包帯。硬化剤を浸含させたものもある。

**SLE　全身性エリテマトーデス**　systemic lupus erythematosus
膠原病 P.121 の一つ。血中の抗核抗体が免疫複合体を作って全身に蓄積し、発熱、全身倦怠感などを起こす、女性に多い自己免疫疾患。副腎皮質ステロイド剤が有効。

**SLO　ストレプトリジンO**　streptolysin O
A群のみでなくC群、G群の溶連菌も菌体外に産生する代表的な溶血毒素。

**SLR　下肢伸展挙上テスト**　straight leg raising test
仰臥位の状態で膝を伸展させたまま、片足ずつ下肢を他動的に挙上していくテスト。椎間板ヘルニアなどの腰部神経根症状を確認するために行う。

S

415

## SLR exercise ▶▶▶ SLV

**SLR exercise** **下肢伸展挙上訓練** straight leg raising exercise

膝を伸展させたまま下肢全体を挙上することにより、大腿四頭筋を強化する訓練法。

**SLS** **短下肢副子** short leg splint

下腿部から足底まで支える副子。

**SLTA** **標準失語症検査** standard language test of aphasia

失語症の患者に対して、聞く、話す、読む、書く、計算する、の5項目について評価する最も一般的な検査。

### ■ 失語症の種類

| 種類 | 症状 |
|---|---|
| ブローカ失語<br>（運動性失語） | 発話・復唱に障害。聞き言葉の理解は比較的保たれている |
| ウェルニッケ失語<br>（感覚性失語） | 発話は流暢。復唱に障害。聞き言葉の理解が著しく障害されている。重症では、ジャーゴン（隠語）や新造語がみられる |
| 伝導失語 | 発話は流暢。復唱に著しい障害。聞き言葉の理解は良好 |
| 超皮質性運動性失語 | 発話は非流暢（自発性の低下）。復唱は良好。聞き言葉の理解は比較的保たれている |
| 超皮質性感覚性失語 | 発話は流暢。復唱は良好。聞き言葉の（意味の）理解が著しく障害されている |
| 混合型超皮質性失語 | 発話に障害。復唱だけは良好。聞き言葉の理解が著しく障害されている |
| 全失語 | 「話す」「読む」「聞く」「書く」のすべてが重篤に障害されている |
| 健忘失語<br>（失名詞失語） | 失名詞（言葉が思い出せない）、喚語困難（言葉にできない）が特徴 |
| 失読失書 | 「読む」「書く」の能力が障害されている |

**SLV** **単左室** single left ventricle

心室中隔の未発達により、左室しか機能していない先天性心疾患。左室性単心室。🔗 **主な先天性心疾患** P.444

**SLWC ▶▶▶ SMON**

**SLWC** **短下肢歩行用ギプス包帯** short leg walking cast
歩行時の負荷が患部にかからないように、下腿上部から足底まで
を支持・固定するギプス包帯。

**SM** **収縮期雑音** systolic murmur
収縮期に発生する心雑音 **P.201**。僧帽弁閉鎖不全、大動脈狭窄、
心室中隔欠損などの場合に生じる。

**SM** **平滑筋** smooth muscle
心臓を除く内臓に分布する横紋を示さない筋肉。意思とは無関係
に収縮・弛緩する不随意筋。

**抗生** **SM** * **ストレプトマイシン** (streptomycin)
アミノグリコシド系抗菌薬。結核の治療に用いられる。

**重要** **SMA** **上腸間膜動脈** **P.30** superior mesenteric artery
腹大動脈から分枝し、小腸の腸間膜の中を走行して十二指腸、膵
臓、回腸などに血液を供給する動脈。

**重要** **SMAO** **上腸間膜動脈閉塞症** superior mesenteric artery occlusion
血栓などによって動脈が閉塞し、腸管壊死を招く重篤な疾患。

**重要** **SMBG** **血糖自己測定** self monitoring of blood glucose
主に糖尿病の患者が血糖自己測定器で血糖値を測定し、血糖コン
トロールをすること。

**重要** **SMI** **無症候性心筋虚血** silent myocardial ischemia
胸痛などの自覚症状がないのに心筋への血流不足(心筋虚血)が認
められる病態。

**重要** **SMON** **亜急性脊髄視神経症、スモン**
subacute myelo-optico-neuropathy　キノホルム薬(殺菌薬)服用によ
る中毒性神経障害。腹痛、下半身のしびれ、知覚障害、視力障害、
運動歩行障害が起こる。

**S**

417

**SMS ▶▶▶ SNHL**

**SMS　ソマトスタチン** somatostatin

視床下部、膵臓のランゲルハンス島、消化管などで産生されるホルモン。成長ホルモンやインスリン、グルカゴンなどの分泌を抑制する作用をもつ。参 主なホルモン P.252

**重要**

**SMT　粘膜下腫瘍** submucosal tumor

粘膜下層の組織から発生してくる腫瘍。

**SMV　自殺企図** Selbstmordversuch（独）

自殺を図ること。死ぬことを念頭に自分に対して行う行為。

**化学**

**SMX***　スルファメトキサゾール**（sulfamethoxazole）

抗菌薬（サルファ薬）。トリメトプリムとの合剤として販売されている。

**SN　看護学生** student nurse

**SN　自発眼振** spontaneous nystagmus

何も刺激を与えず遠方を固視した状態で生じる眼球の動き。前庭迷路の障害などで起こる。

**SN　手洗い看護師、清潔看護師** scrub nurse

器械出しの看護師のこと。

**SN　洞（房）結節** P.214 sinoatrial node 同 SAN P.399

**重要**

**SND　線条体黒質変性症** striatonigral degeneration

多系統萎縮症の一つで、線条体、黒質、小脳皮質などの障害により発症する神経変性疾患。筋肉のこわばり、動作の緩慢など、パーキンソン病に似た症状が現れる。

**重要**

**SNHL　感音性難聴** sensorineural hearing loss

音としては聴こえても、内容が聴き取れない聴覚障害。内耳へ伝わった音が、信号として変換され脳に伝わるまでの間に異常が生じることによる。

**SNMC ▶▶▶ SO2**

**代謝** **SNMC**\* **強力ネオミノファーゲンC（商品名）**
（stronger neo-minophagen C） 肝疾患治療薬、抗アレルギー薬。

**降圧** **SNP**\* **ニトロプルシド**（nitroprusside）
降圧薬、血管拡張薬。

**SNPs** **単一ヌクレオチド多型** single nucleotide polymorphism
遺伝子の塩基（ヌクレオチド）配列が、個人によって1個または複数個違っている部分。1個の場合はSNP（スニップ）という。

**中枢** **SNRI**\* **セロトニン・ノルアドレナリン再取り込み阻害薬**
serotonin-noradrenaline reuptake inhibitor 脳内の神経伝達物質であるセロトニンとノルアドレナリンの再吸収を阻害する抗うつ薬。

**SNS** **交感神経系** sympathetic nervous system
意思に関係なく働く自律神経系の一つで、緊張状態のときに優位に働く。副交感神経と拮抗的に働くことで、体内環境の恒常性を保っている。**参 神経系の分類 P.292**

**SNS** **体性神経系** somatic nervous system
末梢神経を機能的に分類する場合の一つで、意思によって支配される神経系（運動・感覚神経）。**参 神経系の分類 P.292**

**SO** **上斜筋 P.145** superior oblique muscle
眼球の向きを変える外眼筋の一つ。眼球を下外側へ動かす。

**S.O.** **シリコーンオイル** silicone oil
ケイ素を構造に含む人工化合物。医療では人工眼内液、注射針・注射筒の潤滑剤などに使われる。

**s/o** **〜の疑い** suspect of
疑いを表すカルテ用語。

**SO2** **酸素飽和度** oxygen saturation
血液中のヘモグロビンが酸素と結合した割合を表す。

**S**

419

## SOAP ▶▶▶ Sp

**重要**

**SOAP** ソープ subjective, objective, assessment, and plan

POS（問題指向型システム）の診療記録形式。SOAPはそれぞれの頭文字を取った略称で、主観的情報、客観的情報、それに対する評価、評価にもとづいた計画を表す。

**重要**

**SOB** 息切れ shortness of breath ●SBE（労作時息切れ）**P.402**

**重要**

**SOD** 活性酸素除去酵素 superoxide dismutase

体内にたまった過剰な活性酸素を取り除く抗酸化酵素。

**重要**

**SOL** 占拠性病変 space occupying lesion

臓器の一部を占拠している病変。腫瘍、血腫、嚢胞、沈着物など。

**重要**

**Sol, sol** 溶液 solution

**SoU** 日光蕁麻疹 solar urticaria

日光にあたることで起こる蕁麻疹。照射後10〜20分で、日光のあたった皮膚に限局してかゆみを伴う皮疹が現れる。

**SP** サブスタンスP substance peptide

アミノ酸からなる神経ペプチド。神経伝達物質として痛覚伝達に関与するほか、血管拡張作用、利尿作用などがある。

**SP** 標準模擬患者 simulated patient

医学生・看護学生の臨床技術の教育・評価のために活用される人的資源で、医学的背景をもたない一般人。患者像を標準化・マニュアル化して演じる。

**S-P** 硬膜下腹腔短絡術 subdural peritoneal shunt

慢性硬膜下血腫などで再発を繰り返すような場合に行われる手術。硬膜下腔と腹腔をつなぎ、貯留液の排出路を作るもの。

**Sp** 棘波 spike

棘のように尖った形の脳波。脳機能の異常を示すもので、てんかんなどにみられる。

**Sp ▶▶▶ SPL**

**Sp** **脊椎麻酔** spinal anesthesia

局所麻酔の一つ。クモ膜下腔に麻酔薬を注入する。

腫瘍 **SPAC**\* **シタラビンオクホスファート**（cytarabine ocfosfate）

抗悪性腫瘍薬の一つで、代謝拮抗薬。

抗生 **SPCM**\* **スペクチノマイシン**（spectinomycin）

アミノグリコシド系抗菌薬。スペクチノマイシン感受性の淋菌感染症に用いる。

**SPE** **緩徐血漿交換** slow plasma exchange

循環動態が不安定な患者に対して行う、通常より交換速度を落とした血漿交換法。

重要 **SPECT** **単一光子放射型コンピュータ断層撮影**
single-photon emission computed tomography 　体内に少量の放射性同位体を投与し、そこから放出されるγ線を検出し、分布状況を画像化する断層撮影法。

化学 **SPFX**\* **スパルフロキサシン**（sparfloxacin）

ニューキノロン系抗菌薬。

腫瘍 **SPG**\* **シゾフィラン**（sizofiran）

スエヒロタケが産生する多糖体。非特異的抗悪性腫瘍薬。

**SPIDDM** **低進行性インスリン依存型糖尿病**
slowly progressive insulin depended diabetes mellitus 　発症直後は食事・運動療法で血糖コントロールできるが、徐々に1型糖尿病 P.217 に移行する糖尿病。緩徐進行1型糖尿病。

**SPK** **膵腎同時移植術** simultaneous pancreas–kidney transplantation

膵臓と腎臓を同時に移植する手術。

**SPL** **音圧レベル** sound pressure level

音の強さを音圧から求めた式。単位はデシベル（dB）で、騒音の大きさを表す。

## SPM ▶▶▶ SRD

**抗生** **SPM**<sup>*</sup> **スピラマイシン**（spiramycin）

マクロライド系抗菌薬。

**重要** **SPMA** **脊髄性進行性筋萎縮症** spinal progressive muscular atrophy

下位運動ニューロンだけが障害され、全身の筋力低下と筋萎縮が徐々に進行する疾患。脊髄性筋萎縮症（SMA）とも呼ばれる。

**同** PSMA **P.358**

**SpO2** **経皮的酸素飽和度** **P.321** saturation of percutaneous oxygen

指先（または耳朶）にパルスオキシメーターを装着し、測定した動脈血酸素飽和度（SaO2）の値。

**SPT** **プリックテスト** skin prick test

皮膚テストの一つ。皮膚表面に抗原液を滴下後、その部分をプリック針で軽く刺して抗原を吸収させ、反応をみる方法。即時型アレルギーの判定に有用。

**重要** **SPV** **選択的近位迷走神経切断術** selective proximal vagotomy

難治性の胃十二指腸潰瘍に対する治療法。胃酸分泌をコントロールする迷走神経のみを切断して潰瘍症状を消失させるもの。

**Sp&W** **棘波徐波結合** spike and wave complex

てんかんでみられる異常脳波。尖った波に幅のある波が結合して出現する。

**SR** **上直筋** **P.145** superior rectus muscle

眼球の向きを変える外眼筋の一つ。眼球を上内側へ動かす。

**SR** **洞調律** sinus rhythm

心臓拍動が一定のリズムで繰り返されている状態。洞結節で発生した電気的興奮が、心房→房室結節→心室へと正しく伝わり、心電図上のP波、QRS波、T波が規則正しく現れている状態で、正常洞調律 **P.353** ともいう。

**SRD** **続発性網膜剥離** secondary retinal detachment

ぶどう膜炎、眼内腫瘍など、何らかの病態に続いて起こる網膜剥離。

## SRRD ▶▶▶ SSPE

**SRRD** 睡眠関連呼吸障害 sleep related respiratory disturbance

睡眠に関連して生じる異常な呼吸を示す病態の総称。睡眠時無呼吸症候群（SAS **P.400**）が代表的。

**重要 SRT** 語音聴取閾値 speech reception threshold

語音聴力検査の一つ。言葉を音声、音量を変えて被検者に聞かせて書き取らせ、50%の正答率が得られるときの値。

**SRV** 単右室 single right ventricle

心室中隔の未発達により、右室しか機能していない先天性心疾患。右室性単心室。**参** 主な先天性心疾患 **P.444**

**SS** スライディングスケール sliding scale

直近に測定した血糖値の高さに応じて、投与するインスリン量を加減するための目安。

**重要 SS** 妊娠 Schwangerschaft（独） **同** Sgt **P.412**

**重要 SSc** 全身性強皮症 **P.121** systemic scleroderma

皮膚や内臓が硬くなることを主症状とする膠原病の一つ。

**SSF** 肩甲骨下部皮下脂肪厚 subscapular skinfold thickness

肩甲骨下部の皮下脂肪の厚さ。その数値から体脂肪率を算出し、栄養アセスメントに用いる。

**SSI** 手術部位感染 surgical site infection

手術切開部位および手術操作の加わった深部臓器と体腔に発生する感染症。

**重要 SSP** 痙性脊髄麻痺 spastic spinal paralysis

脊髄側索障害によって、上・下肢の片側または両側に痙縮が起こる疾患。

**SSPE** 亜急性硬化性全脳炎 subacute sclerosing panencephalitis

麻疹の治癒後もウイルスが体内に残り、5～10年の潜伏期間を経て発症する致死性の脳疾患。

## SSRI* 選択的セロトニン再取り込み阻害薬

selective serotonin reuptake inhibitor 抗うつ作用をもつ神経伝達物質セロトニンの再取り込みを選択的に阻害し、セロトニン量を増やして作用を増強させる薬剤。うつ病のほか、パニック障害など不安障害に用いられる。

## SSS 上矢状静脈洞 superior sagittal sinus

大脳鎌上縁を走行し、硬膜静脈洞を構成する静脈洞の一つ。

## SSS 洞不全症候群 P.431 sick sinus syndrome

洞結節の機能不全で刺激伝導が緩徐になり、徐脈が起こる疾患。心電図上、P波の減少にはさまざまなパターンがあり、ルーベンシュタイン分類が有用。

■ ルーベンシュタイン分類（洞不全症候群）

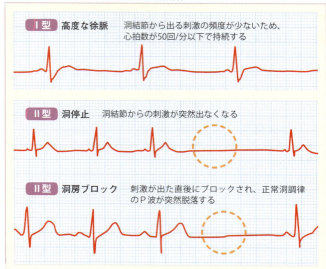

Ⅰ型 高度な徐脈　洞結節から出る刺激の頻度が少ないため、心拍数が50回/分以下で持続する

Ⅱ型 洞停止　洞結節からの刺激が突然出なくなる

Ⅱ型 洞房ブロック　刺激が出た直後にブロックされ、正常洞調律のP波が突然脱落する

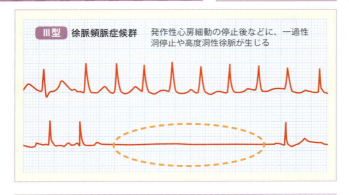

Ⅲ型 徐脈頻脈症候群　発作性心房細動の停止後などに、一過性洞停止や高度洞性徐脈が生じる

**SSSS　黄色ブドウ球菌性熱傷様皮膚症候群**
staphylococcal scalded skin syndrome　黄色ブドウ球菌の感染によって起こる乳幼児の毒素性皮膚疾患。ブドウ球菌の産生する毒素が皮膚全体をおかし、熱傷様のただれが生じる。

**SST　社会生活技能訓練**　social skills training
患者の生活支援を目的に、人とのつきあい方、気持ちの表し方などを訓練する精神療法。

**ST　ST 部分** P.353　ST -segment
心電図のQRS波の終わりからT波の始まりまでの部分で、心室全体の興奮を示す。

**ST　感受性訓練**　sensitivity training
小集団による能力開発訓練。他者とのかかわりを通して、対人関係の感受性や行動の柔軟性を高めることを目的としている。

**ST　言語聴覚療法、言語聴覚士**
speech-language-hearing therapy [therapist]　医師・歯科医師の指導のもと、言語障害、音声障害、嚥下障害などをもつ患者の訓練・指導を行うこと。また、そのための国家資格をもつ専門職。

## ST ▶▶▶ STA-SCA

### ST 皮膚試験 skin test

皮膚（または皮下）にアレルゲンを置いて、アレルギー反応を調べる試験。皮内テスト、パッチテスト、スクラッチテストなどがある。

■ **アレルギーの種類**

| | 種類 | 反応 | 引き起こす症状 |
|---|---|---|---|
| 即時型 | I型アレルギー | IgE抗体が関与 | 蕁麻疹、花粉症、気管支喘息、アレルギー性鼻炎、アトピー性皮膚炎、食物アレルギーなど |
| | II型アレルギー | IgG抗体・IgM抗体が関与 | 新生児溶血性黄疸、リウマチ熱、自己免疫性溶血性貧血、血小板減少症、重症筋無力症など |
| | III型アレルギー | IgG抗体・IgM抗体が関与 | 関節リウマチ、ループス腎炎、シェーグレン症候群、多動性動脈炎、糸球体腎炎、血清病、血管炎、全身性エリテマトーデスなど |
| 遅延型 | IV型アレルギー | 抗原と反応した感作T細胞とマクロファージが関与 | ツベルクリン反応、接触性皮膚炎、移植片対宿主病、ギラン・バレー症候群など |

### 重要 St 便 stool

### STAI 状態・特性不安尺度 state-trait anxiety inventory

いま現在感じている不安（状態不安）と、いつも感じている不安（特性不安）の度合いを測定する自己評価式スケール。

### STA-MCA 浅側頭動脈・中大脳動脈吻合術

superficial temporal artery-middle cerebral artery anastomosis 脳血管障害に対して行うバイパス手術。浅側頭動脈と中大脳動脈の分枝を吻合する方法。

### STA-SCA 浅側頭動脈・上小脳動脈吻合術

superficial temporal artery-superior cerebral artery anastomosis 脳血管障害に対して行うバイパス手術。浅側頭動脈と上小脳動脈を吻合させる方法。

426

**stat. ▶▶▶ STRT**

**stat.** **ただちに** statim（ラ）

処方箋用語。

**STD** **性行為感染症** sexually transmitted disease

重要

性行為により感染する疾患の総称。性器クラミジア感染症、淋菌感染症、エイズなどが含まれる。 同 VD（性病） P.477

**Stereo** **定位手術** stereotaxic surgery

パーキンソン病などに行われる手術。頭蓋骨に開けた穴から脳深部に細い針を挿入し、症状にかかわる細胞を小さく破壊することにより症状を軽減または消失させる。

**S test** **セクレチン試験** secretin test

膵外分泌機能の検査法の一つ。膵液分泌を促すホルモンのセクレチンを静注後、膵液を採取して行う。現在日本ではできない。

**STG** **分層植皮術** split thickness graft 同 STSG P.428

重要

**STH** **単純子宮全摘術** simple total hysterectomy

開腹（腹式単純子宮全摘術）または経腟（腟式単純子宮全摘術、腹腔鏡下腟式子宮全摘術）による子宮の全摘出手術。

**STI** **心収縮時間** systolic time interval

重要

心収縮期の時間的間隔。

**STN** **シアリル Tn 抗原** sialyl- Tn antigen

膵がん、大腸がん、子宮頸がん、卵巣がんなどの腫瘍マーカー。

参 主な腫瘍マーカー P.342

**strept** **連鎖球菌** Streptococcus

グラム陽性球菌で、連鎖状になる傾向が強い。病原性のものには、化膿、産褥熱、敗血症、リウマチ熱などの原因菌がある。

**STRT** **定位的放射線療法** stereotactic radiotherapy

病変の位置を正しく定め、高線量の放射線を集中して照射する治療法。

**STS ▶▶▶ sut**

**STS** **梅毒血清反応** serologic test for syphilis

梅毒に感染すると作られるカルジオリピン抗体の有無を調べる血清反応検査。

**重要** **STSG** **分層植皮術** split thickness skin graft

毛根や皮脂腺を含まない中間層までの薄い皮膚を移植する手術。

**同** STG **P.427**

**STX** **サキシトキシン** saxitoxin

貝類に含まれる毒素。

**糖尿** **SU**＊ **スルホニル尿素** sulfonyl urea

糖尿病の代表的な治療薬。膵臓のランゲルハンス島に働きかけ、インスリンの分泌を促進するほか、血糖値を上げるホルモンの分泌を抑制する作用がある。

**SUA** **単一臍帯動脈** single umbilical artery

通常２本ある臍帯動脈が１本しかないもの。心臓の奇形などを合併する頻度が高い。

**重要** **SUDs** **シングルユース器材** single use devices

単回使用の医療器材。ディスポーザブル医療器材。

**SUI** **腹圧性尿失禁** stress urinary incontinence

重い物を持ち上げたときなど、腹圧がかかったときに起こる尿失禁。

**sum.** **服用せよ** sumendus（ラ）

処方箋用語。

**Supp, Supp** **坐薬** suppository

肛門や膣に挿入する固形外用剤。体温によって、または分泌液によって徐々に溶ける。**同** Zp **P.497**

**sut** **縫合** suture

手術による切開創などを縫い合わせること。

428

**SUZI ▶▶▶ SVG**

**SUZI** 囲卵腔精子注入法 subzonal insemination
顕微授精法の一つ。卵細胞質と透明帯の間の囲卵腔に精子を注入する方法。

**重要**
**SV** 1回心拍出量 stroke volume
1回の拍動で心室から動脈へ送り出せる血液の量。

**重要**
**SV** 単心室 single ventricle
心室中隔が完全でないために左心室と右心室の区別がなく、心室が一つになっている先天性心疾患。単右室（SRV **P.423**）、単左室（SLV **P.416**）がある。

**Sv** シーベルト sievert
放射線の線量当量単位。生体への影響の大きさを表す。

**重要**
**SVC** 上大静脈 superior vena cava
左右の腕頭静脈が合流して形成する静脈。上半身の血液を集めて右心房に流れ込む。

**SVCG** 上大静脈造影 superior vena cavography
上大静脈に造影剤を注入して行うX線撮影検査。

**重要**
**SVCS** 上大静脈閉塞症候群 superior vena cava syndrome
上大静脈が腫瘍などで圧迫されることで閉塞し、還流障害が起こる症候群。

**重要**
**SVD** 一枝病変 single vessel disease
主な冠動脈3本（右冠動脈、左前下行枝、左回旋枝）のうち、1本だけに病変が限定している虚血性心疾患。

**SVD** 自然経腟分娩 spontaneous vaginal delivery
陣痛促進剤などを使わず、自然な陣痛で産道から出産する分娩法。

**SVG** 大伏在静脈グラフト saphenous vein graft
冠動脈バイパス手術で、新たな通路として用いられる下肢の大伏在静脈の移植片。

**S**

429

## SVI ▶▶▶ SVPC

### SVI 1回拍出係数 stroke volume index 同 SI P.413

### SVI スローウイルス感染症 slow virus infection

潜伏期間が長い(数か月～数年)遅発性ウイルス感染症。変異型麻疹ウイルスによる亜急性硬化性全脳炎(SSPE P.423)、JCウイルスによる進行性多巣性白質脳症(PML P.346)などがある。

### SvO₂ 混合静脈血酸素飽和度 P.411 mixed venous oxygen saturation

混合静脈血(右心室内と肺動脈の血液)のヘモグロビン酸素飽和度。酸素供給が全身の代謝要求量に見合っているかを反映。

### SVPC 上室期外収縮 supraventricular premature contraction 【重要】

心室より上部(心房または房室接合部)から生じる期外収縮で、単発が多い。連続して起こる場合、ショートランという。

■ 主な不整脈

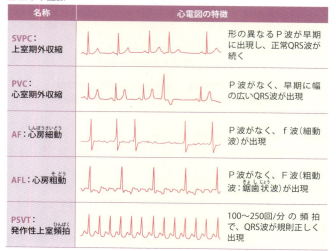

| 名称 | 心電図の特徴 |
|---|---|
| SVPC：上室期外収縮 | 形の異なるP波が早期に出現し、正常QRS波が続く |
| PVC：心室期外収縮 | P波がなく、早期に幅の広いQRS波が出現 |
| AF：心房細動 | P波がなく、f波(細動波)が出現 |
| AFL：心房粗動 | P波がなく、F波(粗動波：鋸歯状波)が出現 |
| PSVT：発作性上室頻拍 | 100～250回/分の頻拍で、QRS波が規則正しく出現 |

SVPC ▶▶▶ SW

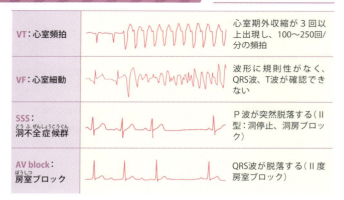

| VT：心室頻拍 | | 心室期外収縮が3回以上出現し、100〜250回/分の頻拍 |
| VF：心室細動 | | 波形に規則性がなく、QRS波、T波が確認できない |
| SSS：洞不全症候群 | | P波が突然脱落する（Ⅱ型：洞停止、洞房ブロック） |
| AV block：房室ブロック | | QRS波が脱落する（Ⅱ度房室ブロック） |

**SVR　体血管抵抗、全末梢血管抵抗　systemic vascular resistance**
左心室を出て右心房に戻るまでの体循環で血液が受ける抵抗。

**SVRI, SVRi　体血管抵抗係数、全末梢血管抵抗係数**
systemic vascular resistance index　体血管抵抗（全末梢血管抵抗）を比較するための値。

**SVS　スリット脳室症候群　slit ventricle syndrome**
水頭症の短絡術（シャント）後に起こる合併症の一つ。脳室の狭小化、スリット状化によって引き起こされる嘔気や頭痛などの症状。

**SVT　上室頻拍　supraventricular tachycardia**
心室より上部（心房または房室接合部）で発生する頻拍。

**SW　1回仕事量　stroke work**
心臓が1回収縮した際の仕事量を表す。1回拍出量に動脈圧を乗じた値を体表面積で割って補正した値。

**SW　ソーシャルワーカー　social worker**
社会福祉士と精神保健福祉士の総称。医療分野では、医療ソーシャルワーカーと精神科ソーシャルワーカーがいる。

### SWS 徐波睡眠 slow wave sleep
脳波に大きく緩やかな波が現れる最も深い睡眠。ノンレム睡眠。

### SWT シャトル・ウォーキング試験 shuttle walking test
運動能力を評価する負荷試験の一つ。一定間隔に置いた目印の間を、徐々に歩行速度を上げながら歩き続けるもの。

### SXA 単一X線吸収測定法 single energy x-ray absorptiometry
1種類のX線を照射して骨量を測定し、骨粗しょう症を診断する検査。

### syr シロップ syrup
薬剤入り糖液。

### syst. 収縮期 systolic
心室の収縮開始による僧帽弁閉鎖から大動脈弁閉鎖までの時期。全身と肺へ血液が送り出される時期で、血圧が最も高くなる。

参 diast.（拡張期） P.117

■ 心臓の収縮期と拡張期

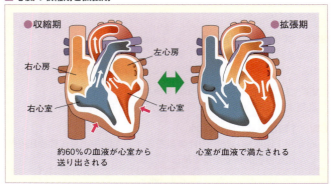

# T ▶▶▶ TA

## T

**重要 T 横行結腸** おうこうけっちょう **P.10** transverse colon トランスヴァース コウロン

結腸の一部で、上行結腸の上部と下行結腸の上部をつなぐ腸管。

**重要 T 体温** たいおん temperature テンパラチャー **参** 深部体温の測定法と適応 **P.449**

**T T細胞** ティーさいぼう thymus derived cell サイマス ディライヴド セル **同** T-cell **P.439**

**重要 T T波** ティー は T -wave ティー ウェイヴ

心電図の波形 **P.134** **P.353** 。収縮した心臓が弛緩するときにできる波。 しかん

**T1/2, t1/2 半減期** はんげんき half life ハーフ ライフ

薬学における概念で、薬剤成分の血中濃度が半減するまでの時間のこと。血中（濃度）半減期、消失半減期ともいう。

**T3 トリヨードサイロニン** triiodothyronine トライアイオウドサイロニン

最も強力な甲状腺ホルモンで、体温や心拍数、成長など、体内のあらゆる過程に関与している。血中ではそのほとんどが蛋白質と結合し、残りは遊離トリヨードサイロニン（FT3 **P.170** ）として存在する。甲状腺機能の指標。

**T4 テトラヨードサイロニン** tetraiodothyronine [thyroxine] テトラアイオウドサイロニン サイロキシン

甲状腺ホルモンの一つ。トリヨードサイロニンの前駆体で修飾アミノ酸。血中ではそのほとんどが蛋白質と結合し、残りは遊離サイロキシン（FT4 **P.170** ）として存在する。甲状腺機能の指標。 たんぱく

**TA 腋窩温** えきかおん axillary temperature アキシラリー テンパラチャー

わきの下で測定する体温。**参** 深部体温の測定法と適応 **P.449**

**TA 交流分析** こうりゅうぶんせき transactional analysis トランサクショナル アナラシス

精神分析を土台とした、自分自身の成長を促すための体系的な心理療法。

433

**TA ▶▶▶ tab**

**TA** 三尖弁閉鎖症 tricuspid atresia

右心房と右心室の間の三尖弁が先天的に閉鎖している病態。

**TA** 歯痛 toothache

**TA** 側頭動脈炎 temporal arteritis

主に60歳以上の高齢者に発症する原因不明の血管炎で、脈拍に伴うこめかみの激烈な痛みを呈する。浅側頭動脈などの血管壁に肉芽腫が認められる。

**TA** 腸チフス typhus abdominalis

チフス菌による感染症。高熱が持続し、徐脈、バラ疹、脾腫の三主徴出現後に腸出血を起こす。

**重要**

**TAA** 胸部大動脈瘤 thoracic aortic aneurysm

主にアテローム動脈硬化により胸部大動脈の径が拡大し、瘤状になった病態。放置すると破裂して内出血を起こす。

**TAA** 腫瘍関連抗原 tumor associated antigen

腫瘍抗原のうち、正常細胞にも腫瘍細胞にも発現する抗原。

参 TSA（腫瘍特異抗原）**P.454**

**重要**

**TAAA** 胸腹部大動脈瘤 thoraco-abdominal aortic aneurysm

大動脈は横隔膜より上を胸部大動脈、横隔膜より下を腹部大動脈と呼び、動脈瘤がその双方にまたがって発生している病態。

**重要**

**TAB** 完全アンドロゲン遮断 total androgen block

前立腺がんなどの治療法で、手術やホルモン療法によって体内からアンドロゲン（男性ホルモン）を除去する方法。CAB（complete androgen block）ともいう。

**重要**

**tab** 錠剤 tablet

有効成分に賦形剤などを加えて圧縮形成した固形製剤。

**TACE** ▶▶▶ **TAE**

重要

**TACE** （経カテーテル）肝動脈化学塞栓療法
transcatheter arterial chemoembolization　肝臓がんを栄養している冠動脈に、油性造影剤（リピオドール）、抗がん剤、塞栓物質（ゼルフォーム）の混和したものを注入し、栄養動脈を閉塞して肝細胞がんを壊死させる治療法。参 TAE

重要

**tachy** 頻脈　tachycardia
脈が増加すること。呼吸や脈が速くなることを「タキる」という。

■ 異常な脈拍

| 種類 | 脈拍数・リズムなど | 疑われる疾患 |
|---|---|---|
| 頻脈 | 100回/分以上 | 発熱、貧血、うっ血性心不全、出血性ショック、甲状腺機能亢進症、脱水、低酸素状態、発作性頻脈 |
| 徐脈 | 60回/分以下 | 洞不全症候群、洞房ブロック、房室ブロック、頭蓋内圧亢進、甲状腺機能低下、低体温、黄疸、アダムス・ストークス症候群 |
| 不整脈 | リズムが不規則 | 心房細動 |
| | 脈がとぶ | 上室期外収縮、心室期外収縮 |
| 奇脈 | 吸気の場合に弱くなり、呼気の場合に強くなる | 心タンポナーデ |

**TACT** 自己骨髄単核細胞移植
therapeutic angiogenesis by cell transplantation　虚血部位に自己の骨髄細胞を移植することで血管新生を促す治療法。腸骨採取した骨髄から単核球を分離させ、筋注で移植する。

重要

**TAE** 経カテーテル肝動脈塞栓術　transcatheter arterial embolization
肝細胞がんの動注療法の一つ。カテーテルを肝動脈内に挿入して塞栓物質を注入し、肝動脈を閉鎖することでがん細胞を壊死させる治療法。多くは、これに化学療法を併用する。参 TACE

435

# TA-GVHD ▶▶▶ TAI

## TA-GVHD 輸血関連移植片対宿主病
トランスフュージョン アソシエイティド グラフト ヴァーサス ホスト ディジーズ
transfusion associated graft versus host disease　輸血によって引き起こされるGVHD（移植片対宿主病 P.186 ）。輸血後4〜30日で起こる。発生頻度は高くはないが、輸血用血液に放射線を照射することによって供血者のリンパ球を殺してTA-GVHDを予防する。

### ■ 輸血に伴う副作用と症状

| | 副作用 | 原因 | 症状 |
|---|---|---|---|
| 急性輸血副作用 | アナフィラキシー反応 | 血漿蛋白に対する抗原抗体反応 | 咳、気管収縮、蕁麻疹、腹部痙攣、呼吸障害、ショック、意識障害など |
| | 輸血関連急性肺障害 | 輸血中に存在する抗白血球抗体が関与 | 肺水腫、非心原性の呼吸困難、血圧低下など |
| | 非溶血性発熱反応 | 感作された白血球や血小板、血漿蛋白に対する抗体が視床下部を刺激 | 発熱、頭痛、悪寒など |
| | 溶血性副作用 | 主として血液型不適合による抗原抗体反応 | 発熱、悪寒など |
| | 細菌感染症 | 採血時や保菌ドナーからの細菌混入 | 発熱、悪寒、頻脈、血圧変化など |
| 遅発性輸血副作用 | 遅発性溶血反応 | 輸血による抗原刺激で産生された抗体が輸血赤血球を破壊 | 発熱、貧血、黄疸など |
| | 輸血後移植片対宿主病 | 血中に含まれるリンパ球が宿主内で増殖、宿主を攻撃 | 発熱、発疹、下痢、肝炎、大部分が多臓器不全で死亡 |

## TAH　腹式子宮全摘術　total abdominal hysterectomy
【重要】
開腹による子宮の摘出術。

## TAI　経カテーテル肝動脈注入療法　transcatheter arterial infusion
【重要】
肝細胞がんの動注療法の一つ。肝動脈にカテーテルを挿入し、抗がん剤を注入してがん細胞を壊死させる治療法。 参 TACE P.435

**TAM ▶▶▶ TB**

**腫瘍**

**TAM**[*] **タモキシフェン**（tamoxifen）

乳がん治療に用いられる抗エストロゲン性の抗悪性腫瘍薬の一つ。

**重要**

**TAO** **閉塞性血栓性血管炎** thromboangitis obliterans

四肢（とくに下肢）の動脈および静脈に血栓を伴う非化膿性の炎症が起こる疾患。バージャー病ともいう。禁煙が治療の基本。

**重要**

**TAP** **三尖弁輪形成術** tricuspid annuloplasty

三尖弁の拡大した弁輪を、直接糸で縫縮して適正なサイズに形成する手術。

**抗生**

**TAPC**[*] **タランピシリン**（talampicillin）

βラクタム系抗菌薬。

**重要**

**TAPVC, TAPVD, TAPVR** **総［全］肺静脈還流異常**

total anomalous pulmonary venous connection [drainage / return] 肺で酸素化された血液が本来の左心房ではなく、右心房や静脈系に流れ込む先天性心疾患。

**TAR** **人工足関節置換術** total ankle replacement

関節リウマチや変形性足関節症などによって変形した足関節を、人工関節と取り換える手術。

**TAT** **課題統覚検査** thematic apperception test

投影法による性格検査。絵を見せられた被験者がそれについて自由に語る話の内容を分析する方法。

**化学**

**TAZ**[*] **タゾバクタム**（tazobactam）

βラクタマーゼ阻害薬。

**重要**

**TB** **結核** Tuberkulose（独）

結核菌の飛沫感染によって生じる伝染性疾患。

**TB** **総ビリルビン** total bilirubin （同）T-Bil **P.438**

**T**

437

## TBAB ▶▶▶ TC

**TBAB** 経気管支吸引針生検 transbronchial aspiration biopsy

気管支鏡に穿刺吸引針をつけ、腫瘍やリンパ節などを採取して行う生検。

**Tbc** 結核 tuberculosis 同 TB P.437

**TBF** 体脂肪量 total body fat

体脂肪の重量。

**TBG** サイロキシン結合グロブリン thyroxine binding globulin

甲状腺ホルモンの血中輸送を担う蛋白質。主に肝臓で合成される。

**重要 TBI** 全身放射線照射 total body irradiation

骨髄移植前処置として、全身に放射線を照射する治療法。患者の免疫力を一時的に抑えて、ドナーの臓器を受け入れやすくする。

**TBII** TSH 結合阻害免疫グロブリン TSH-binding inhibitory immunoglobulin

同 TRAb（甲状腺刺激ホルモン受容体抗体） P.454

**重要 T-Bil** 総ビリルビン total bilirubin

直接ビリルビン（D-Bil P.110 ）と間接ビリルビン（I-Bil P.210 ）を合わせたもの。肝・胆道疾患の指標。同 TB P.437

**重要 TBLB** 経気管支肺生検 transbronchial lung biopsy

気管支鏡を使用し、気管支の壁を通して肺の組織片を採取する方法。びまん性肺疾患の場合に、治療法を決める目的で行われる。

**重要 TC** 総コレステロール total cholesterol

血液中に含まれているコレステロールの総量。脂質代謝異常の指標。同 T-CHO

**抗生 TC\*** テトラサイクリン（tetracycline）

テトラサイクリン系抗菌薬。

## T&C ▶▶▶ TCP

**T&C** 体位変換と咳嗽 turn and cough

重力を利用した排痰体位や咳、ハッフィングなど理学療法を組み合わせて行う排痰法。

**Tc** テクネチウム technetium

重要

最初に作られた人工放射性元素。すべてが放射性同位体のため不安定で、細胞と結びつきやすい性質があり、核医学画像診断に使われている。

**TCA** * 三環系抗うつ薬 tricyclic antidepressant

中枢

構造中にベンゼン環を含む環状構造が三つあることを特徴とする抗うつ薬。セロトニンとノルアドレナリンの再取り込みを阻害して抗うつ効果を示す。

**TCA** トリカルボン酸回路 tricarboxylic acid cycle

重要

エネルギー産生に重要な代謝回路。クエン酸回路、クレブス回路などともいう。

**TCC** 移行上皮がん transitional cell carcinoma

重要

移行上皮組織に由来する上皮性の悪性腫瘍。膀胱など尿路系のがんが多い。

**TCD** 経頭蓋超音波ドプラー transcranial Doppler

頭頸部に超音波発信器をあてて、頭蓋骨内の脳血管や血流を調べる検査。

**T-cell** T細胞 thymus derived cell

重要

胸腺由来のリンパ球。細胞性免疫系で重要な役割を担う。

同 T P.433

**T-CHO** 総コレステロール total cholesterol 同 TC

**TCP** 経皮的ペーシング transcutaneous pacing

体表にペーシングパッドを貼り、電気的に心筋を刺激して心拍数を増加させる一時的な処置。

439

## tcPO2 ▶▶▶ TDM

**tcPO2** **経皮的酸素分圧** transcutaneous oxygen pressure

皮膚に測定装置のセンサーを貼りつけ、非侵襲的に測定する皮膚内酸素分圧。

**TCRV** **右室二腔症** two chambered right ventricle

右室内に異常な心筋が盛り上がり、右室が二分されることで筋性部狭窄を生じる心疾患。

**TCS** **全大腸内視鏡検査** total colonoscopy

内視鏡を肛門から挿入し、盲腸までの大腸全体を観察する検査。

重要
**TD** **遅発性ジスキネジア** tardive dyskinesia

抗精神病薬、抗パーキンソン病薬の長期服用によって起こる不随意運動。口をモグモグさせるなど首から上の部分に発症することが多い。

重要
**TDDS** **経皮薬物送達システム** transdermal drug delivery system

テープ製剤を皮膚に貼ることで薬効成分を皮膚に浸透させ、毛細血管から吸収させて体内へ送る薬物の投与方法。

同 TTS(経皮吸収治療システム) **P.456**

**TDE** **1日のエネルギー消費量** total daily energy expenditure

基礎代謝量と身体活動レベルから算出する1日の摂取エネルギー量。「1日の基礎代謝量(kcal)×身体活動強度指数」。

化学
**TDF*** **テノホビル**(tenofovir disoproxil)

ヌクレオシド系抗ウイルス薬。HIV感染症の治療に用いる。

**TDI** **1日耐容摂取量** tolerable daily intake

一生の間ある物質を摂取し続けても、健康に有害な影響が出ないと判断される1日あたりの摂取量。

重要
**TDM** **薬物血中濃度モニタリング** therapeutic drug monitoring

血中の薬物濃度を測定し、患者にとって最適な薬物の用量・用法を設定すること。薬効を最大限に、副作用を最小限にするのが目的。

440

## TDP, Tdp　トルサード・ド・ポアンツ　Torsades de pointes（仏）

不整脈の一つで心室頻拍の特殊型。心電図上、基線を中心にQRS波がねじれるような形をとるのが特徴。

■ トルサード・ド・ポアンツ

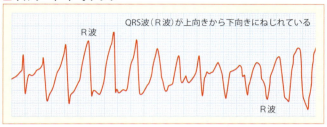

## TE　破傷風　tetanus

破傷風菌により起こる急性伝染病の一つ。菌の出す神経毒により開口障害、筋肉の強直・痙攣など激しい症状が現れ、死亡率が高い。

## Te　胸部食道　P.77　thoracic esophagus

食道の3区分の一つ。さらに胸部上部、胸部中部、胸部下部に細分される。

## TEA　血栓内膜摘除術　thromboendarterectomy

動脈に閉塞を起こして器質化した血栓を、肥厚した内膜とともに除去する手術。

## TEC　吸引性粥腫切除術　transluminal extraction catheter atherectomy

粥腫による冠動脈狭窄を治療するため、先端にカッター刃のついた中空カテーテルを回転させて粥腫を切除し、切除片は内空を通して吸引除去する手術。

## TEE　経食道心エコー法　transesophageal echocardiography

超音波内視鏡を経口的に食道に入れ、心臓を食道から観察する検査。

# TEE ▶▶▶ TET

**TEE** 必要エネルギー消費量 total energy expenditure

BEE（基礎エネルギー消費量 **P.55** ）に加え、疾患や手術などの侵襲によるエネルギー消費量も考慮した、1日に必要なエネルギー消費量。「BEE×活動係数×ストレス係数」。

**重要**

**TEF** 気管食道瘻 tracheoesophageal fistula

気管と食道の一部が瘻孔でつながっている形態異常。先天性と後天性があり、先天性の場合は食道閉鎖症を伴う。後天性は、悪性腫瘍、感染、外傷などによって形成される。

**TEG** トロンボエラストグラム thromboelastogram

血液凝固検査の一つ。血液凝固の過程を経時的に記録するトロンボエラストグラフィーを用いて得られる記録図。血栓弾性描写図。

**抗生**

**TEIC**＊ テイコプラニン（teicoplanin）

グリコペプチド系抗菌薬。メチシリン耐性黄色ブドウ球菌（MRSA **P.286** ）などに有効。

**重要**

**TEN** 中毒性表皮壊死症 toxic epidermal necrolysis

多くが医薬品による副作用で起こる最も重篤な皮膚粘膜障害。ライエル症候群ともいわれ、死に至ることもある。

**重要**

**TENS** 経皮的電気神経刺激 transcutaneous electrical nerve stimulation

高周波の電気刺激を経皮的に疼痛部に与えて鎮痛を図る治療法。

**TES** 治療的電気刺激 therapeutic electrical stimulation

電気刺激を用いて、筋萎縮の予防・改善、運動の随意性向上などをねらいとする治療法。

**腫瘍**

**TESPA**＊ テスパミン（商品名）、チオテパ（tespamin, thiotepa）

抗悪性腫瘍薬（アルキル化剤）。

**TET** トレッドミル運動負荷試験 treadmill exercise test

動くベルトの上を歩行または走行したときに発生する心電図と血圧の変化を調べる検査。ベルトの傾斜と速度は一定時間ごとに増加する。

## tetra 四肢麻痺 tetraplegia
両上肢、両下肢に起こる運動麻痺。

## TEV 内反足 talipes equinovarus
足部が内側を向いている、多くは先天性の形態異常。

### ■ 内反足の三症状

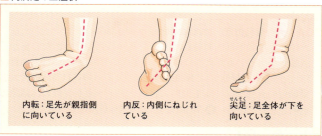

内転：足先が親指側に向いている　　内反：内側にねじれている　　尖足：足全体が下を向いている

## TF 経管栄養 tube feeding
経口摂取ができないか不十分な場合に、カテーテルを消化管内に挿入して流動食を注入する方法。

## TF, T/F ファロー四徴症 tetralogy of Fallot 同 TOF P.451

## Tf トランスフェリン transferrin
主に肝臓で産生され、鉄の輸送に関与する糖蛋白。血清中の鉄はすべてトランスフェリンと結合しており、これを血清鉄という。鉄欠乏性貧血、鉄代謝の指標。

## TFLX* トスフロキサシン (tosufloxacin)
ニューキノロン系抗菌薬。

## TFT 甲状腺機能検査 thyroid function test
甲状腺機能の異常を調べる検査。甲状腺関連ホルモンを測定する。

## TG トリグリセリド triglyceride
中性脂肪の一つ。トリグリとも呼ばれる。肥満の指標。

## Tg ▶▶▶ TGA

**Tg　サイログロブリン** thyroglobulin（サイログロビュリン）

甲状腺濾胞細胞のみで作られ、貯蔵されている糖蛋白。臓器特異性が高く、甲状腺疾患の有用なマーカーとなる。

**TGA　一過性全健忘** transient global amnesia（トランシェント グロウバル アムニージア）

重要

突然一時的に記憶がなくなる症状。発作中は新たなことを覚えられないのが特徴で、通常24時間以内に回復する。

**TGA　大血管転位症** transposition of great arteries（トランスポジション オブ グレイト アーテリーズ）

重要

大動脈と肺動脈が入れ替わり、右心室から大動脈が、左心室から肺動脈が出ている先天性心疾患。完全大血管転位（右旋性大血管転位）、修正大血管転位（左旋性大血管転位）に分類される。完全大血管転位の大部分は、新生児期に強いチアノーゼを発症し、緊急の治療が必要となる。⦿CTGA（修正大血管転位症）**P.103**

### ■ 主な先天性心疾患

| 名称 | 意味 |
|------|------|
| **ASD：心房中隔欠損** | 心房中隔に穴が開いている |
| **VSD：心室中隔欠損** | 心室中隔に穴が開いている |
| **AVSD：房室中隔欠損**<br>**CAVC：共通房室口**<br>**ECD：心内膜床欠損症** | 房室中隔が欠損している。三尖弁・僧帽弁が欠損し、一つの弁になっている |
| **TOF：ファロー四徴症** | 肺動脈狭窄（閉鎖）、心室中隔欠損、右心室肥大、大動脈右方転位騎乗の四つを合併 |
| **PDA：動脈管開存症** | 動脈管が閉鎖しない |
| **COA：大動脈狭窄症** | 大動脈弓より遠位の大動脈が、限局的に狭窄している |
| **TGA：大血管転位症** | 肺動脈が左心室に、大動脈が右心室につながっている |

**TGA, TgAb　抗サイログロブリン抗体** thyroglobulin antibody（サイログロビュリン アンティボディ）

甲状腺濾胞細胞に含まれるサイログロブリンに対する自己抗体。自己免疫性甲状腺疾患（AITD **P.30**）の診断および鑑別に有用。

444

## TGF 形質転換増殖［成長］因子　transforming growth factor
【重要】
正常細胞を形質転換して増殖を促す遺伝子。

## TGF* テガフール（tegafur）
【腫瘍】
生体内でフルオロウラシル（抗悪性腫瘍薬）に変換されるプロドラッグ。

## TH 甲状腺ホルモン　thyroid hormone
【重要】
甲状腺から分泌されるホルモン。身体の新陳代謝や成長、自律神経をコントロールする。

## Th 胸神経　thoracic nerve
脊髄神経のうち、胸椎の間から出る12対の神経。

## THA 人工股関節全置換術　total hip arthroplasty　同 THR
【重要】

## THP トータルヘルスプロモーション　total health promotion plan
働く人の心とからだの健康づくりを推進する運動。厚生労働省が策定した「労働者の健康保持増進のための指針」にそった取り組み。

## THP* ピラルビシン（pirarubicin）
【腫瘍】
アントラサイクリン系抗悪性腫瘍薬。

## THR 人工股関節全置換術　total hip replacement
【重要】
股関節寛骨臼と大腿骨頭の欠損部を人工のものに置き換える手術。
同 THA

### ■人工股関節全置換術

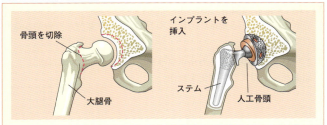

骨頭を切除　インプラントを挿入　大腿骨　ステム　人工骨頭

**Ti ▶▶▶ TJ**

**Ti　吸気時間　inspiratory time**

息を吸うのに要する時間。人工呼吸器では1回換気量を肺に送り込む時間。

**重要**

**TIA　一過性脳虚血発作　transient ischemic attack**

脳内の微小脳血栓が一時的に血管を閉塞させるために現れる一過性の脳卒中様状態。

**重要**

**TIBC　総鉄結合能　total iron binding capacity**

血液中のトランスフェリンと結合できる鉄の総量のことで、血清鉄と不飽和鉄結合能（UIBC）の和。鉄欠乏性貧血、鉄代謝の指標。

**TIG　破傷風免疫グロブリン　tetanus immunoglobulin**

破傷風菌の出す毒素を中和するための抗毒素血清。

**重要**

**TIN　尿細管間質性腎炎　tubulointerstitial nephritis**

尿細管および尿細管間質組織に生じる炎症。急性と慢性があり、急性のほとんどは薬剤に対するアレルギー反応による。

**抗生**

**TIPC\*　チカルシリン（ticarcillin）**

βラクタム系抗菌薬。

**重要**

**TIPS　経頸静脈的肝内門脈短絡術**

transjugular intrahepatic portosystemic shunt　門脈圧亢進症の手術。頸静脈からカテーテルを挿入し、右肝静脈から門脈への短絡路を形成するもの。

**TIVA　完全静脈麻酔　total intravenous anesthesia**

静脈内に投与する薬剤のみによる麻酔。導入・覚醒がすみやかな利点がある。

**腫瘍**

**TJ\*　パクリタキセル＋カルボプラチン（paclitaxel＋carboplatin）**

卵巣がんに対する併用化学療法。

446

## TKA 人工膝(ひざ)関節全置換術 total knee arthroplasty
症状が悪化した膝関節の両関節面を人工関節に置き換える手術。
同 TKR

■ 人工膝関節全置換術

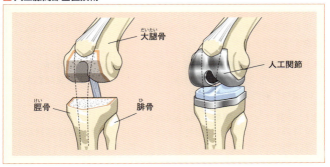

## TKR 人工膝(ひざ)関節全置換術 total knee replacement 同 TKA

## TL 側頭葉 temporal lobe
大脳半球の側面にある部位。言語、記憶、聴覚にかかわる領域で、損傷を受けると言語の記憶や理解力が著しく低下する。

## TL 卵管結紮 tubal ligation
女性の避妊手術。卵子を子宮に運ぶ卵管の一部を途中で縛り、通路を遮断する方法。

## TLC 全肺気量 total lung capacity
できるだけ深く息を吸い込んだときに、気道と肺の中にため込んでおくことができる空気の量。肺活量と残気量の和。
同 TLV P.448 , 参 肺気量分画 P.475

## TLC トリプルルーメンカテーテル triple lumen catheter
3本の内腔(ないくう)をもつカテーテル。三孔式(さんこう)カテーテル。

## TLE ▶▶▶ TM

**TLE　トラベクレクトミー**　trabeculectomy

線維柱帯切除術。線維柱帯の一部を切除し、房水の排出系を別に作る緑内障の手術。 参TLO

**TLESR　一過性下部食道括約筋弛緩**

transient lower esophageal sphincter relaxation　食道・胃接合部に存在する下部食道括約筋が、嚥下とは無関係に一時的に弛緩すること。逆流性食道炎の発生要因の一つ。

**TLH　全腹腔鏡下子宮全摘術**　total laparoscopic hysterectomy

子宮内膜症や子宮筋腫の治療において、子宮の回収を除くすべての操作を腹腔鏡で行う手術法。

**TLI　全身リンパ節照射**　total lymphoid irradiation

全身のリンパ節に放射線を照射する治療法。造血幹細胞移植前処置、悪性リンパ腫の放射線療法などに用いられる。

**TLO　トラベクロトミー**　trabeculotomy

線維柱帯切開術。線維柱帯を切開し、房水流出路を広げて機能を回復させる緑内障の手術。 参TLE

**TLS　腫瘍崩壊症候群**　tumor lysis syndrome

抗がん剤や放射線治療によってがん細胞が死滅し、その内容物が大量に血液中に放出されることで起こる症候群。重篤な高尿酸血症、高カリウム血症、高リン血症などの生化学的異常をきたす。

**TLV　全肺容量**　total lung volume　同TLC P.447

**TM　腫瘍マーカー**　tumor marker

腫瘍ができると血液中に増えてくる蛋白質や酵素などの特別な物質。とくに、進行したがんの動態を把握するのに有用。

参主な腫瘍マーカー P.342

**TM　足根中足関節** P.118 　tarsometatarsal joint

リスフラン関節ともいい、足部の骨格において中足部と足根部を分ける関節。

**TM ▶▶▶ TMA**

**TM** 口腔温 temperature by mouth

口腔で測定する体温。腋窩温 P.433 より深部体温としての性質が強く、詳細な体温測定が可能。

### ■ 深部体温の測定法と適応

| | 測定法 | 適応 | 注意点 |
|---|---|---|---|
| 直腸温 | 肛門から直腸に深部体温計を挿入。外気温の影響を受けないので「核温(核心温度)」が得られる | 厳密な体温管理が必要な患者。低体温療法中・麻酔中の患者 | 便の滞留による測定値への影響。体位変換による計器の逸脱。患者の違和感や不快感。便意の誘発。直腸粘膜の損傷。急激な体温変化による誤差 |
| 鼓膜温 | 耳道よりプローブを挿入。測定は数秒と短時間ですみ、温度は「肺動脈血温」や「直腸温」と一致することが多い | 低体温療法中の患者 | 患者の不快感や苦痛。プローブの方向性と外耳道閉塞による温度誤差。耳垢の有無による誤差。外耳道損傷の危険性 |
| 膀胱温 | 尿道よりバルーンカテーテルを挿入。膀胱温は「直腸温」や「肺動脈血温」と相関性を示す | 測定部位が限られる患者 | 洗浄液など液温による影響。測定中の尿路感染 |
| 肺動脈血温 | スワン・ガンツカテーテルのサーミスターで測定。一般的に測定値は「核温」として考える | 敗血症など厳密な循環管理が必要な患者 | 手技の習熟。長期留置による血栓や感染症。清潔保持と感染症の予防。体位変換など体動によるカテーテルのずれや抜去 |
| 内頸静脈血温 | 内頸静脈へのカテーテル留置。「核温」や「脳温」を反映 | 重篤な頭部外傷患者の低体温療法時 | 基本的には肺動脈血温と同様 |

**Tm** 尿細管最大輸送量 tubular transport maximum

尿細管で再吸収または分泌される物質の量は、血中濃度が高くなるにつれて一定の限度まで増加する。その最大量のこと。

**TMA** 血栓性微小血管症 thrombotic microangiopathy

種々の臓器の微小血管に血栓を生じる疾患の総称。TTP(血栓性血小板減少性紫斑病 P.456 )などが属する。

## TMC ▶▶▶ TNM

**腫瘍** **TMC\*** **トヨマイシン**（toyomycin）

抗悪性腫瘍薬。

**重要** **TMJ** **顎関節** temporomandibular joint

側頭骨の下顎窩と下顎骨の下顎頭を連結している関節。

**中枢** **TMO\*** **トリメタジオン**（trimethadione）

てんかんの小発作に対する抗てんかん薬。

**TMS** **経頭蓋磁気刺激法** transcranial magnetic stimulation

磁気エネルギーを用いて脳内のニューロンを非侵襲的に刺激する方法。パーキンソン症候群、うつ病などの神経疾患・精神疾患の治療に有効とされる。

**TN** **三叉神経** trigeminal nerve

12対ある脳神経の一つ。顔面の感覚を脳に伝え、咀嚼運動を支配する。

**TN** **チームナーシング** team nursing

看護水準のばらつきをなくすことを目的として、従来の個別看護と機能別看護を組み合わせたもの。リーダーのもとにチーム体制をとり、患者中心の総合的看護を行う。

**重要** **Tn** **トロポニン** troponin

筋収縮の調節に関与しているC、Ｉ、Ｔの三つの蛋白質の複合体。トロポニンTは心筋障害マーカーとして有用。横紋筋である骨格筋と心筋に存在し、平滑筋にはない。

**重要** **TNF** **腫瘍壊死因子** tumor necrosis factor

腫瘍細胞を壊死させる作用をもつサイトカイン。3種類あるが、通常はTNF-αをさす。

**重要** **TNM** **TNM分類** tumor, node and metastasis classification

国際対がん連合で作成された、悪性腫瘍の病期分類に用いられる指標。

# TNM ▶▶▶ Tomo

■ **TNM分類**

| 分類 | | 内容 |
|---|---|---|
| T：原発腫瘍 (tumor) | T0 | 腫瘍なし |
| | T1〜4 | 原発腫瘍の大きさと浸潤の程度により、各臓器別に分類 |
| N：リンパ節転移 (lymph nodes) | N0 | リンパ節転移なし |
| | N1〜3 | リンパ節への転移、周囲への浸潤の有無により分類 |
| M：遠隔転移 (metastasis) | M0(−) | 遠隔転移なし |
| | M1(＋) | 遠隔転移あり |

**抗生**

**TOB**＊ **トブラマイシン**（tobramycin）
アミノグリコシド系抗菌薬。

**Tod** 右眼眼圧 tension oculi dextri（ラ） 参 Tos（左眼眼圧）P.452

**重要**

**TOF** **ファロー四徴症** tetralogy of Fallot
肺動脈狭窄（閉鎖）、心室中隔欠損、右心室肥大、大動脈右方転位騎乗の四つを合併している先天性心疾患。参 主な先天性心疾患 P.444

■ **ファロー四徴症の病態**

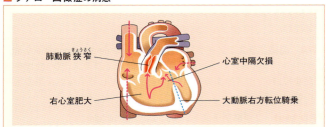

肺動脈狭窄　心室中隔欠損　右心室肥大　大動脈右方転位騎乗

**Tomo, tomo** **断層撮影** tomography
生体の目的とする部位の断面構造を画像として得るX線検査の手法。

## TORCH ▶▶▶ TPE

**TORCH** TORCH症候群（トキソプラズマ症・その他の感染症・風疹・サイトメガロウイルス感染症・単純ヘルペス）
toxoplasma, others, rubella, cytomegalovirus, herpes simplex 妊娠中に感染すると胎児に奇形が生じるか、重篤な母子感染症を起こす恐れのある疾患の総称。

**Torr** トール Torricelli
圧力の単位。

**重要 TOS** 胸郭出口症候群 thoracic outlet syndrome
胸郭出口が何らかの原因で狭くなり、中を通る神経や鎖骨下動脈・静脈が圧迫されることで起こる症状の総称。

**Tos** 左眼眼圧 tension oculi sinistri（ラ） 参Tod（右眼眼圧）P.451

**TP** 血栓性静脈炎 thrombophlebitis
静脈が血液凝塊により詰まり、その局所を中心として炎症が起こる疾患。

**重要 TP** 総蛋白 total protein
血清中に含まれる蛋白質の総量。蛋白異常症の指標。

**腫瘍 TP*** パクリタキセル＋シスプラチン（paclitaxel＋cisplatin）
卵巣がん、子宮頸がんに対する併用化学療法。

**重要 t-PA** 組織プラスミノーゲン活性化因子 tissue plasminogen activator
血中のプラスミノーゲンを活性化することでプラスミン（血栓を溶かす蛋白質）に変換する物質。血栓溶解剤として血栓性疾患の治療に使われる。

**TPD test** 2点識別テスト two point discrimination test
皮膚の異なる2点に同時に加えられた刺激を、別々の刺激と識別できるかを調べる知覚検査。コンパスなどを使い、数mmの間隔をあけて行う。

**TPE** 治療的血漿交換 therapeutic plasma exchange 同PE P.333

## TPHA ▶▶▶ TR

**TPHA** **梅毒トレポネーマ血球凝集反応**

Treponema pallidum hemagglutination assay 　梅毒病原体の梅毒トレポネーマの菌体成分を用いて行う抗体検査の一つ。

**TPL** **トロンボプラスチン** thromboplastin

血液凝固に関与する因子の一つ。

**TPN** **完全静脈栄養** total parenteral nutrition

経口摂取が困難な患者に、中心静脈に挿入したカテーテルを通して1日の栄養所要量を投与する方法。高カロリー輸液法ともいう。
同 CVH **P.105** ， 参 栄養投与経路 **P.347**

**TPO** **甲状腺ペルオキシターゼ** thyroid peroxidase

甲状腺の濾胞細胞に存在する蛋白質。甲状腺に摂取された無機ヨードを有機化する作用をもつ。

**TPO** **トロンボポエチン** thrombopoietin

血小板の前駆細胞の増殖および分化に関与する主要な造血因子。

**TPP** **血小板減少性紫斑病** thrombocytopenic purpura

何らかの要因によって血小板が激減し、出血しやすくなって紫斑が出る疾患。原因不明の特発性と、再生不良性貧血などの疾患が原因となって起こる続発性がある。

**TPPV** **気管切開下陽圧換気** tracheostomy positive pressure ventilation

人工呼吸の方式の一つ。気管切開を行って直接気道を確保して行う陽圧換気。

**TPR** **体温・脈拍・呼吸** temperature, pulse, respiration

生命に関する基本的な情報。 参 バイタルサインの基準値 **P.374**

**TR** **三尖弁逆流症** tricuspid regurgitation

三尖弁が正しく閉じないために、右心室が収縮するたび右心房へ血液の逆流が起こる病態。三尖弁閉鎖不全。

# TR ▶▶▶ TSA

**TR　ツベルクリン反応**　tuberculin reaction

ツベルクリン（結核菌の培養液から抽出する精製蛋白質）を注射し、結核感染の有無を調べる皮膚反応。

**Tr　トラコーマ**　trachoma

クラミジア・トラコマチスを病原体とする感染性結膜炎。急性の結膜炎で、結膜の充血、まぶた裏の水ぶくれなどの症状を呈する。顆粒性結膜炎。

**TRAb　甲状腺刺激ホルモン受容体抗体**

thyroid stimulating hormone receptor antibody　甲状腺刺激ホルモン受容体に対する自己抗体。甲状腺機能を亢進させるため、バセドウ病など甲状腺疾患の指標。

**TRALI　輸血関連急性肺障害**　transfusion-related acute lung injury

輸血後6時間以内に起こる最も重篤な輸血副作用。非心原性の急激な肺水腫による呼吸困難が生じる。

**TRD　牽引性網膜剥離**　traction retinal detachment

眼内に形成された増殖膜などが網膜を引っ張ることにより、網膜がはがれて起こる眼疾患。重症の糖尿病網膜症などでみられる。

**TRH　甲状腺刺激ホルモン放出ホルモン**

thyrotropin-releasing hormone　視床下部から分泌され、下垂体に作用して甲状腺刺激ホルモンの分泌を促進するペプチドホルモン。

**腫瘍**

**TRM\*　トリコマイシン**（trichomycin）

ポリエン系抗真菌薬。

**TS　三尖弁狭窄症**　tricuspid stenosis

三尖弁が狭くなっているために、右心房から右心室へ向かう血液が流れにくくなる疾患。

**重要**

**TSA　腫瘍特異抗原**　tumor specific antigen

腫瘍細胞のみに発現する特有の抗原で、細胞内分子の一部。

**参** TAA（腫瘍関連抗原）**P.434**

**TSA ▶▶▶ TT**

**重要** **TSA** 人工肩関節全置換術 total shoulder arthroplasty **同**TSR

**TSAb** 甲状腺刺激抗体 thyroid stimulating antibody
甲状腺刺激ホルモン受容体抗体の一つ。甲状腺疾患の指標。

**TSBAb** 甲状腺刺激阻止抗体 thyroid stimulation blocking antibody
甲状腺刺激ホルモン受容体抗体の一つ。甲状腺機能を抑制する働きがある。甲状腺機能低下症の指標。

**TSE** 伝達性海綿状脳症 transmissible spongiform encephalopathy
異常プリオン蛋白の蓄積による中枢神経疾患の総称。プリオン病ともいい、クロイツフェルト・ヤコブ病（CJD **P.85** ）が代表的。

**TSF** 上腕三頭筋皮下脂肪厚 triceps skinfold
上腕三頭筋の皮下脂肪の厚さ。その数値から体脂肪率を算出し、栄養アセスメントに用いる。

**重要** **TSH** 甲状腺刺激ホルモン thyroid stimulating hormone
下垂体前葉から分泌され、甲状腺に働きかけて甲状腺ホルモンの分泌を促すホルモン。**参**主なホルモン **P.252**

**TSP** 熱帯性痙性対麻痺 tropical spastic paraparesis
HTLV-1（ヒトT細胞白血病ウイルス）の感染により起こる脊髄のウイルス性免疫疾患。両下肢に痙性麻痺が徐々に現れ、進行性の歩行障害を呈する。

**重要** **TSR** 人工肩関節全置換術 total shoulder replacement
関節リウマチや変形性肩関節症などで変形した肩関節を、人工肩関節に置き換える手術。**同**TSA

**重要** **TSS** 経蝶形骨洞下垂体手術 transsphenoidal surgery
下垂体腺腫の手術。鼻粘膜または上口唇下粘膜を切開して下垂体に到達し、腫瘍を摘出する。

**TT** 腱移行術 tendon transfer
断裂している腱を正常な腱に縫いつけて再建する腱形成術。

**T**

455

# TT ▶▶▶ TTS

**重要** **TT　トロンビン時間**　thrombin time
トロンビンが凝固するまでの時間を測定して凝固能をみる血液検査。凝固異常の有無の指標。

**重要** **TT　トロンボテスト**　thrombo test
血液凝固因子のうち、肝臓で産生される際にビタミンKを必要とする、第Ⅱ、Ⅶ、Ⅹ因子の働きを調べる検査。ワルファリンなど抗凝固薬の治療効果の判定に使われる。

**腫瘍** **TT***　チオテパ（thiotepa）
抗悪性腫瘍薬。

**重要** **TTA　経気管吸引法**　transtracheal aspiration
気管を直接穿刺し、下気道の分泌物を採取する方法。下気道感染症起因菌を確定する。

**TTE　経胸壁心エコー法**　transthoracic echocardiography
心臓超音波検査。プローブを胸にあてて心臓の画像を抽出し、観察するもの。

**重要** **TTN, TTNB　新生児一過性多呼吸**　transient tachypnea of newborn
生まれた直後に排出されるはずの肺水が残存しているために起こる一時的な多呼吸、呼吸困難。

**重要** **TTP　血栓性血小板減少性紫斑病**
thrombotic thrombocytopenic purpura　血小板減少、血小板血栓による臓器障害を主徴とする疾患。全身性エリテマトーデス（SLE P.121 P.415 ）の最も重篤な合併症の一つ。

**TTR　上腕三頭筋反射**　triceps tendon reflex
生理的な反射の一つ。上腕三頭筋腱に刺激を与えると、正常であれば肘（ひじ）関節が不随意に屈曲する。

**重要** **TTS　経皮吸収治療システム**　transdermal therapeutic system
同 TDDS（経皮薬物送達システム） P.440

**TTT ▶▶▶ TUL**

**重要**

**TTT　チモール混濁試験**　こんだくしけん　thymol turbidity test

血清とチモール試薬との反応で、血清膠質の安定性をみる肝機能検査。

**TTT　トルブタミド負荷試験**　ふかしけん　tolbutamide tolerance test

糖尿病の治療に使われるトルブタミドを投与し、分泌されたインスリンを測定する検査。糖尿病、低血糖の診断に有用。

**重要**

**TTTS　双胎間輸血症候群**　そうたいかんゆけつしょうこうぐん　twin to twin transfusion syndrome

一卵性双胎児が一つの胎盤を共有する場合、胎盤の血管吻合に起因して両児間で血流のバランスが悪くなる疾患。

**tub　管状腺がん**　かんじょうせん　tubular adenocarcinoma

腺管構造が明瞭に管状を示す腺がん。胃がん、大腸だん、肺がんなどでみられる。腺腔形成の程度により高分化型、中分化型、低分化型の三つに分類される。

**TU-cutting　経尿道的尿道切開術**　けいにょうどうてきにょうどうせっかいじゅつ　transurethral cutting　同 TUI

**TUE　経尿道的電気凝固術**　けいにょうどうてきでんきぎょうこじゅつ　transurethral electro coagulation

先端部からレーザーが出る内視鏡を尿道から挿入し、腫瘍などに照射して壊死させる手術。

**TUI　経尿道的切開術**　けいにょうどうてきせっかいじゅつ　transurethral incision

先端に電気メスがついた内視鏡を尿道から挿入し、尿道の狭窄部を切開する手術。同 TU-cutting

**TUI-BN　経尿道的膀胱頸部切開術**　けいにょうどうてきぼうこうけいぶせっかいじゅつ　transurethral incision of bladder neck　尿道から内視鏡を挿入し、膀胱頸部を切開する手術。

**重要**

**TUL　経尿道的尿管結石除去術**　けいにょうどうてきにょうかんけっせきじょきょじゅつ　transurethral lithotripsy

尿道から尿管鏡を挿入し、尿路結石をレーザーで破砕・除去する手術。

**T**

457

# TUR ▶▶▶ TVP

**重要** **TUR** 経尿道的切除術 transurethral resection
尿道から内視鏡を挿入し、膀胱内または尿管や尿道内を観察しながら、膀胱、前立腺などの組織を切除する手術。

**重要** **TUR-BT** 経尿道的膀胱腫瘍切除術
transurethral resection of bladder tumor 尿道から内視鏡を膀胱内に挿入し、腫瘍組織を切除する手術。

**重要** **TUR-P** 経尿道的前立腺切除術 transurethral resection of prostate
尿道から内視鏡を挿入し、先端についている電気メスで患部を切除する前立腺肥大症の手術。

**重要** **TV** 1回換気量 P.475 tidal volume 同 $V_T$ P.484

**TV** 三尖弁 P.45 tricuspid valve
右心房と右心室の間にあり、三つの弁尖からなる弁。

**TVD** 三枝病変 triple vessel disease
冠動脈の3本(右冠動脈、左前下行枝、左回旋枝)すべてに閉塞または狭窄が生じて起こる虚血性心疾患。

**TVH** 膣式子宮全摘出術 total vaginal hysterectomy 同 VTH P.484

**重要** **TVP** 経尿道的前立腺蒸散術 transurethral vaporization of prostate
尿道から内視鏡を挿入し、高周波電流を流して前立腺組織を蒸散させながら切除する手術。

■ TVP（経尿道的前立腺蒸散術）

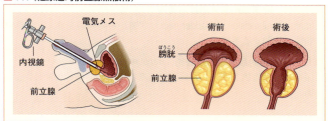

458

**TVP** 三尖弁形成術 tricuspid valve plasty
三尖弁の付け根の弁輪を適正な大きさと形に形成することで、血液の逆流を止める三尖弁閉鎖不全症の手術。

**TVR** 三尖弁置換術 tricuspid valve replacement
三尖弁閉鎖不全症に行われる三尖弁を人工弁と取り換える手術。

**TVT** TVTスリング手術 tension-free vaginal tape sling
腹圧性尿失禁の手術。尿道を恥骨側にテープで吊り上げ、腹圧がかかったときに尿道を支持することにより尿漏れを防ぐ。

**T1WI** T1強調画像 T1-weighted image
水(脳脊髄液など)を低信号(黒)に抽出する画像。解剖学的構造を比較的高い分解能で示す。

**T2WI** T2強調画像 T2-weighted image
水(脳脊髄液など)を高信号(白)に抽出する画像。病変部が高い輝度で現れるため臨床診断に有用。

**TWL** 経皮水分喪失 transepidermal water loss
角質層を介して行われる不感蒸泄(水分蒸散)。

**TX** 牽引 traction
骨折や脱臼、関節疾患に対して、牽引力を加えることで整復、矯正、疼痛やしびれの緩和などを目的とする治療法。

■ 肩関節脱臼の整復法

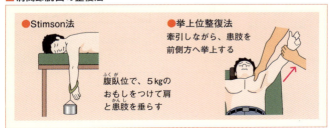

● Stimson法
腹臥位で、5kgのおもしをつけて肩と患肢を垂らす

● 挙上位整復法
牽引しながら、患肢を前側方へ挙上する

## Tx 治療 treatment

### TXA2 トロンボキサンA2 thromboxane A2
血小板から合成され、血小板凝集作用、血管壁の収縮作用をもつ物質。喘息患者の気道過敏性、咳の発生に関与しているとされる。

### TXL* パクリタキセル（paclitaxel）
腫瘍
乳がん、卵巣がん、胃がんなどに対するアルカロイド系抗悪性腫瘍薬。

### TXT* ドセタキセル（docetaxel）
腫瘍
乳がん、肺がん、胃がん、食道がんなどに対するアルカロイド系抗悪性腫瘍薬。

### Tym ティンパノグラム tympanogram
滲出性中耳炎、耳管狭窄症などに対して行われる聴力検査。鼓膜の振動の程度を調べるもの。

■ ティンパノグラム

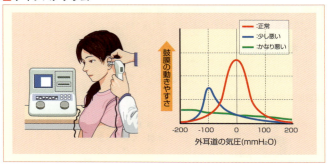

## U

**U 胃上部** upper third of the stomach
胃の領域区分の一つ。胃の大彎と小彎を3等分し、その対応点をそれぞれ結び、U（上部）、M（中部）、L（下部）とする分け方。
参 M P.265、L P.243

**U 尿素** urea
生体内での蛋白質代謝の最終生成物で、尿中に排泄される。保湿・創傷治癒作用などがあり、皮膚科用剤として用いられる。

**UA 臍動脈** umbilical artery
臍帯の中を走行する2本の動脈。胎児の血液を胎盤に運ぶ血管で、中を流れているのは静脈血。

**UA 尿酸** uric acid
生体内でのプリン代謝の酸化最終生成物。血中濃度が高まると、痛風や腎障害の原因となる。

**UAB アンダーアームブレース** under arm brace
側彎用ブレースの一つ。脊柱側彎症の矯正に用いられるプラスチック製の装具。

■ アンダーアームブレース

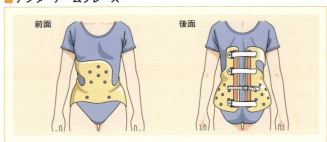

前面　　後面

## UAE ▶▶▶ UAP

**重要** **UAE** 子宮動脈塞栓術（しきゅうどうみゃくそくせんじゅつ）　uterine artery embolization（ユーテリン　アーテリー　エンボリゼイション）

主に子宮筋腫に対して行われる治療法。カテーテルを子宮動脈に挿入し、塞栓物質を注入して血流を遮断し、筋腫を縮小する。

**U-AMY** 尿中アミラーゼ（にょうちゅう）　urine amylase（ユーリン　アミレイス）

血液中から尿中に排出されるアミラーゼ。主として膵疾患（すい）のスクリーニング、診断に重要。

**重要** **UAP** 不安定狭心症（ふあんていきょうしんしょう）　unstable angina pectoris（アンステイブル　アンジャイナ　ペクトリス）

狭心症の経過による分類の一つ。3週間以内に発症した狭心症や、発作が増悪している狭心症など。

### ■ 狭心症の分類（発症誘因）

| 分類 | 特徴 |
|------|------|
| 労作性狭心症（EA） | 運動時に症状が出る狭心症。主に冠動脈の硬化のため、心筋の働きが活発になったとき、心筋の血流量が保てずに起こる |
| 安静時狭心症（RA） | 安静時に症状が出る狭心症。労作性狭心症より胸痛が強く、持続する傾向がある |

### ■ 狭心症の分類（経過）

| 分類 | 特徴 |
|------|------|
| 安定狭心症 | 症状や回数、強さやが一定範囲にある狭心症 |
| 不安定狭心症（UAP） | 新規に発症した狭心症や、発作が増悪している狭心症。薬の効きが悪くなった場合も含まれる。安静時の狭心症は急性心筋梗塞（こう）（そく）に移行しやすい。急性冠症候群（ACS）の一つ |

### ■ 狭心症の分類（発症機序）

| 分類 | 特徴 |
|------|------|
| 器質性狭心症 | 冠動脈の狭窄（きょうさく）により、心筋への血流量が低下することによって起こる狭心症 |
| 微小血管狭心症 | 心筋の微小血管の狭窄・攣縮（れんしゅく）によって起こる狭心症。エストロゲンの分泌が低下する更年期の女性に多くみられる |

462

## UAP ▶▶▶ UCT

| 血管攣縮性狭心症（VSA） | 冠動脈の一時的な攣縮によって起こる狭心症。多くの場合、明け方の安静時に発作が起こる。このうち、心電図上、ST部分の上昇を伴うものを異型狭心症（VAP）という |

**UB** 尿潜血 urine occult blood
尿中にわずかに赤血球が混じる状態。採尿し、尿試験紙で検査する。

**重要** **UB** 膀胱 urinary bladder

**UBI** 紫外線血液照射法 ultraviolet blood irradiation
血液製剤中のリンパ球による副作用を防ぐために、製剤に紫外線を照射してリンパ球を失活させる方法。

**UBM** 超音波生体顕微鏡 ultrasound biomicroscope
高解像度・高周波超音波を利用した眼球表面の形態を調べる手法。

**重要** **UC** 潰瘍性大腸炎 ulcerative colitis
原因不明の大腸粘膜の炎症により、潰瘍や糜爛が生じる疾患。通常、直腸やＳ状結腸から始まる。

**UC** 子宮収縮 uterine contraction
子宮筋の収縮のことで、月経痛や分娩時の陣痛を引き起こす。

**UCG** 超音波心エコー法 ultrasonic cardiography
高周波の超音波を心臓に発信し、画像化して形態や血流の状態などをみる検査。

**重要** **UCG** 尿道膀胱撮影 urethrocystography
尿道口から挿入したカテーテルを通して、造影剤を注入しながら行う尿道・膀胱部のＸ線撮影検査。

**UCL** 尿素クリアランス urea clearance
尿素が腎臓で単位時間に除去される量。腎機能の指標。

**UCT** 心断層エコー図 ultrasonic cardiotomogram
心臓に高周波の超音波をあて、反射波によって心臓の断面画像を得る診断法。

## UD ▶▶▶ UFTM

**UD** 十二指腸潰瘍　ulcus duodeni(ラ)　同 DU P.128

**ud** 未分化がん腫　undifferentiated carcinoma
　未熟なために何の器官にもなっておらず、いずれの組織型にも分類されないがん。増殖が速く、転移しやすい。

**UDCA**＊　ウルソデオキシコール酸（ursodeoxycholic acid）
　胆道疾患治療薬。

**UDP**　ウリジンニリン酸　uridine diphosphate
　生物体内に存在する化学物質。RNAの構成成分の一つであるウリジンの誘導体。

**UDS**　尿流動態検査　urodynamic study
　下部尿路（膀胱・尿道）の排尿機能検査。尿量・残尿測定、膀胱・尿道内圧測定、外尿道括約筋筋電図などを調べる。

**UDT**　停留睾丸　undescended testicle
　男児の生殖器異常。通常は生まれる前に陰嚢に降下して収まる睾丸が、途中で止まっている状態。

**UF**　限外濾過　ultra filtration
　普通の濾過では分離できないコロイド粒子などをサイズにより分けることができる濾過法。

**UFA**　遊離脂肪酸　unesterified fatty acid　同 FFA P.162

**UFM**　尿流測定　uroflowmetry
　最大尿流量（1秒あたりの排尿量）を調べて尿の勢いをみる検査。

**UFR**　限外濾過率　ultra filtration rate
　透析膜の透水性を表す指標。数値が高いほど水分除去能力が優れていることを意味する。

**UFTM**＊　ユーエフティ＋マイトマイシンC
　（UFT [tegafur・uracil]＋mitomycin C）　胃がんに対する併用化学療法。

### UG 尿道造影法　urethrography
外尿道口から尿の流れとは逆行性に造影剤を注入し、尿道、前立腺、膀胱の形状をX線撮影する検査。

### UGI 上部消化管　upper gastrointestinal tract
食道 P.77 から胃、十二指腸までの消化管の総称。

### UGT グルクロン酸転移酵素　UDP -glucuronosyltransferase
肝臓の異物排除システムに関与する蛋白質。グルクロン酸の異物への結合（グルクロン酸抱合）を触媒する。

### UH 臍ヘルニア　umbilical hernia
臍帯付着部の臍輪閉鎖不全により、腹圧が加わると臍輪から腸管が突出する疾患。

### UHD 不安定ヘモグロビン症　unstable hemoglobin disease
異常ヘモグロビン症の一つ。溶血性貧血、黄疸、脾腫が出現する常染色体優性の遺伝性疾患。

### UHR 人工骨頭置換術　universal hip replacement
大腿骨頸部内側骨折、または何らかの原因で壊死した大腿骨頭を取り除き、人工骨頭に置き換える手術。

■ UHR（人工骨頭置換術）

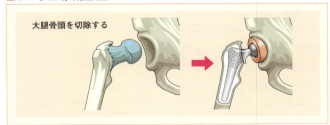

### UI 潰瘍係数　ulcer index
潰瘍部の長径(mm)×短径(mm)で算定。

**UI ▶▶▶ UN**

**UI** **切迫性尿失禁** urinary incontinence

強い尿意が急に起こり、トイレまで我慢できずに尿が漏れ出てしまうこと。

**重要** **UIBC** **不飽和鉄結合能** unsaturated iron binding capacity

鉄と結合していないトランスフェリンに結合できる鉄の量のことで、総鉄結合能（TIBC **P.446** ）から血清鉄を引いたもの。

**UIC** **無抑制収縮** uninhibited contraction

尿をためる蓄尿期に排尿筋が不随意に収縮し、尿意切迫感、頻尿、切迫性尿失禁などが起こる排尿機能障害。過活動膀胱ともいう。

**重要** **UIP** **通常型間質性肺炎** usual interstitial pneumonia

男性喫煙者に多い進行性肺線維症で、特発性間質性肺炎（IIP）の約半数を占める。労作時呼吸困難や乾性咳などがみられ、胸部Ｘ線で肺下部や末梢領域にびまん性網状陰影がみられるのが特徴。

**代謝** **UK**＊ **ウロキナーゼ**（urokinase）

抗血栓薬。

**重要** **UKK** **下顎がん** Unterkieferkrebs（独）

下顎部に生じる口腔がんの一つ。歯肉がんが進行して下顎骨に波及するものが多い。

**UI** **潰瘍** ulcer

皮膚や粘膜などの表層組織が欠損したもの。

**重要** **ULSB** **胸骨左縁上部** upper left sternal border

第２肋間の左鎖骨下あたり。聴診での心音の聴取部位。

**UMN** **上位運動ニューロン** upper motor neuron

大脳皮質運動野から脊髄内前角細胞まで走行する運動神経で、上半身の筋を支配する。

**UN** **尺骨神経** ulnar nerve

上腕部尺骨神経溝および尺骨に沿って内側を走行する神経。

# UN ▶▶▶ UPPP

**重要** **UN** **尿素窒素** にょうそちっそ　 urea nitrogen ユーリア ナイトロジェン

血中の尿素に含まれる窒素分。腎疾患検査の指標。

**U/O** **尿量** にょうりょう　urinary output ユリナリー アウトプット

1時間に排泄する尿量。 同 UQ P.468

**UP** **尿蛋白** にょうたんぱく　urine protein ユーリン プロティーン

尿に含まれている蛋白質。腎機能が障害されると蛋白質が尿中に排泄される。腎・尿路系疾患の指標。

**UP** **ユニバーサル・プリコーション** universal precaution ユニバーサル プリコウション

普遍的感染予防対策。医療従事者の保護（感染予防）を目的とした注意事項。

**u-PA** **ウロキナーゼ型プラスミノーゲン活性化因子** がた　かっせいかいんし

urokinase-type plasminogen activator ユーロカイネス タイプ プラスミノジェン アクティヴェイター　t-PA P.452 と同じく、血中のプラスミノーゲンを活性化してプラスミンに変換する物質。血栓性疾患の血栓溶解療法に使われる。

**UPAO** **一側肺動脈閉塞試験** いっそくはいどうみゃくへいそくしけん　unilateral pulmonary artery occlusion test ユニラテラル パルモナリー アーテリー オクルージョン テスト

肺がんで一側肺の全摘が必要な場合、術前に機能を損失した状態をつくって心肺機能を評価する検査。

**重要** **UPI** **子宮胎盤機能不全** しきゅうたいばんきのうふぜん　uteroplacental insufficiency ユテロプラセンタル インサフィシェンシー

胎盤の血流障害により、胎児への栄養供給が低下した状態。

**重要** **UPJ** **腎盂尿管移行部** じんうにょうかんいこうぶ　uretero-pelvic junction ユーリテロ ペルヴィック ジャンクション

腎盂から尿管への出口で、生理的狭窄部の一つ。きょうさく

**UPP** **尿道内圧曲線** にょうどうないあつきょくせん　urethral pressure profile ユーリスラル プレッシャー プロファイル

尿道の各部位を横軸、圧を縦軸にして表した、尿道括約筋の閉鎖機能を検討するグラフ。

**重要** **UPPP** **口蓋垂軟口蓋咽頭形成術** こうがいすいなんこうがいいんとうけいせいじゅつ　uvulopalatopharyngoplasty ユーヴュロパラトファリンゴプラスティ

睡眠時無呼吸症候群に対する一般的な手術。口蓋垂、軟口蓋の一部などを切除して気道を広げるもの。

U

467

## UQ ▶▶▶ USL

**UQ** 尿量 urine quantity

1日に排泄する尿量。 同 U/O **P.467**

**重要** **Ur** 尿 urine

**腫瘍** **Ura\*** ウラシル（uracil）

抗悪性腫瘍薬。

**URF** 子宮弛緩因子 uterine relaxing factor

リラキシンとも呼ばれ、卵巣ホルモンの一つ。卵巣、子宮、胎盤から分泌され、恥骨結合や骨盤を弛緩させる作用をもつ。

**重要** **URI** 上気道感染 upper respiratory infection

外界から侵入した微生物やウイルスが上気道（鼻腔、咽頭、喉頭）に感染すること。

**重要** **Uro** 泌尿器科 urology

主に腎臓や膀胱の疾患を治療する診療科。

**重要** **URSB** 胸骨右縁上部 upper right sternal border

第2肋間の右鎖骨下あたり。聴診での心音の聴取部位。

**重要** **US** 超音波検査 ultrasonography

超音波を対象物にあて、返ってくるエコーをコンピュータ処理して画像化する検査。

**US** 尿糖 urine sugar

血液中の糖（血糖）が尿中に漏出したもの。

**USB** 不安定膀胱 unstable bladder

意思とは関係なく膀胱が収縮して尿が漏れる病態。前立腺肥大症があると起こりやすい。

**USL** 超音波砕石術 ultrasonic lithotripsy

尿道から尿管鏡を挿入し、それで観察しながら結石に超音波をあてて破砕する治療法。

## USN ▶▶▶ UVJ-stenosis

**USN** 超音波ネブライザー ultrasonic nebulizer

超音波によって薬剤を粒子化し、口腔内に噴霧して肺胞まで到達させる器具。

**UT** 尿路 urinary tract

尿の輸送路(腎臓、尿管、膀胱、尿道)。

**Ut** 胸部上部食道 P.77 upper thoracic esophagus

胸骨上縁から気管分岐部下縁までの部位。

**重要 UTI** 尿路感染 urinary tract infection

尿路に尿道口から侵入した病原体が感染すること。

**重要 UTS** 尿路結石 urinary tract stone, urolithiasis

尿路系に発生・存在する結石。尿中のカルシウム、シュウ酸、リン酸などが結晶化したもの。

**UV** 胃潰瘍 ulcus ventriculi(ラ) 同 GU P.186 , MG P.276

**UV** 臍静脈 umbilical vein

胎盤から胎児へ血液を運ぶ1本の静脈。中を流れているのは酸素分圧が高い血液。

**重要 UV** 紫外線 ultraviolet ray

波長が約14~400ナノメートルの電磁波。浴びすぎると皮膚がんや白内障になりやすい。

**重要 UVI** 紫外線照射 ultraviolet irradiation

紫外線照射による殺菌。

**重要 UVJ** 尿管膀胱移行部 ureterovesical junction

尿管から膀胱への出口で、尿管にある生理的狭窄部の一つ。

**UVJ-stenosis** 尿管膀胱移行部狭窄症

ureterovesical junction stenosis 尿管から膀胱に移る部位の狭窄により尿の通過障害が起こる病態。尿充満時に、尿管、腎盂などへ尿の逆流が生じる。

U

469

### V 静脈 vein
全身の血液を毛細血管から心臓へ戻す血管。走行する部位により浅静脈（皮静脈）と深静脈に分けられる。

### V 虫垂 P.10 vermiform appendix
大腸の一部で右腸骨窩にあり、盲腸下端から突出している細長い盲管（約6cm）。虫様突起ともいう。

### V ビタミン vitamin
生理機能を正常に維持するために不可欠な微量栄養素のうち、炭水化物、蛋白質・脂質以外の有機化合物の総称。ほとんどは体内では合成されないため、食事から摂取しないと欠乏症を引き起こす。

### VA 異型狭心症 variant angina 同 VAP

### VA 視覚失認症、視覚性失認 visual agnosia
視力や視野などに問題はないが、見えている対象が何かわからない視覚的な認知障害。

### VA 視力 visual acuity

### VA 椎骨動脈 P.28 vertebral artery
頸部を走行する左右2本の動脈。左は左鎖骨下動脈より、右は右鎖骨下動脈より起こり、合流して脳底動脈となる。

### VAC* ビンクリスチン＋アクチノマイシンD＋シクロホスファミド
（vincristine＋actinomycin D＋cyclophosphamide）　横紋筋肉腫に対する併用化学療法。

### VACV* バラシクロビル（valaciclovir）
ヘルペスウイルス感染症治療薬の一つ。

### VAD 心室補助人工心臓 ventricular assist device 同 VAS P.473

**VAD ▶▶▶ VAP**

**腫瘍** **VAD**<sup>*</sup>　ビンクリスチン＋アドリアマイシン＋デキサメタゾン
（vincristine＋adriamycin＋dexamethasone）　多発性骨髄腫（こつずいしゅ）に対する併用化学療法。

**重要** **VAG**　椎骨動脈造影（ついこつどうみゃくぞうえい）　vertebral angiography
椎骨動脈に造影剤を注入してX線撮影を行う頭部血管造影検査。

**重要** **VAHS**　ウイルス関連血球貪食症候群（かんれんけっきゅうどんしょくしょうこうぐん）
virus-associated hemophagocytic syndrome　ウイルス感染を契機に、Tリンパ球とマクロファージが異常活性化し、マクロファージがほかの血球を貪食したり、高サイトカイン血症（サイトカインストーム）という全身性炎症性疾患を呈したりする。

**腫瘍** **VAIA**<sup>*</sup>　ビンクリスチン＋アドリアマイシン＋イホスファミド＋アクチノマイシンD
（vincristine＋adriamycin＋ifosfamide＋actinomycin D）　骨腫瘍（しゅよう）に対する併用化学療法。

**VAIVT**　バスキュラーアクセスインターベンション治療（ちりょう）
vascular access interventional therapy　血液透析を行う血管（内シャント）が細くなって閉塞（へいそく）のリスクが生じた場合に、血管を拡張する治療法。

**VALI**　人工呼吸器関連肺損傷（じんこうこきゅうきかんれんはいそんしょう）　ventilator associated lung injury
人工呼吸管理中に起こる合併症。陽圧換気による圧損傷、高濃度酸素投与・肺胞の虚脱（きょだつ）・吸気量の上昇などによる肺障害をいう。
**同** VILI（人工呼吸器誘発肺損傷） **P.480**

**VAP**　異型狭心症（いけいきょうしんしょう） **P.463**　variant angina pectoris（ヴェリアント アンジャイナ ペクトリス）
副交感神経が優位となる早朝の安静時などに、冠動脈が攣縮（れんしゅく）・狭窄（きょうさく）するために発生する狭心症。心電図上、ST上昇を伴う。
**同** VSA（血管攣縮性狭心症） **P.483**

**重要** **VAP**　人工呼吸器関連肺炎（じんこうこきゅうきかんれんはいえん）　ventilator associated pneumonia
人工呼吸器を装着後48時間以上経過してから新たに発症する肺炎。

471

## VAPEC-B ▶▶▶ V̇A/Q̇

### VAPEC-B* ビンクリスチン＋ドキソルビシン（アドリアマイシン）＋プレドニゾロン＋エトポシド＋シクロホスファミド＋ブレオマイシン

（vincristine + doxorubicin [adriamycin] + prednisolone + etoposide + cyclophosphamide + bleomycin）
非ホジキンリンパ腫に対する併用化学療法。

### VA-PICA 椎骨後下小脳動脈分岐部動脈瘤

vertebral artery posterior inferior cerebellar artery aneurysm 椎骨動脈から出ている後下小脳動脈分岐部に、嚢状の動脈瘤が発生した病態。動脈瘤が破裂するとクモ膜下出血が起こる。

### VAPP ワクチン関連麻痺性ポリオ

vaccine-associated paralytic poliomyelitis ポリオ（急性灰白髄炎 P.350 ）の経口生ワクチンの副作用で生じるポリオ症状。近年の日本におけるポリオは、すべてこのVAPP。

### V̇A/Q̇ 換気・血流比 ventilation perfusion quotient

肺胞換気量と肺循環血流量との比。ガス交換効率の指標。

#### ■ 肺におけるガス交換（$CO_2$の排出）

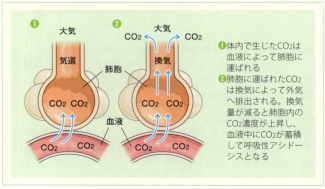

❶ 体内で生じた$CO_2$は血液によって肺胞に運ばれる
❷ 肺胞に運ばれた$CO_2$は換気によって外気へ排出される。換気量が減ると肺胞内の$CO_2$濃度が上昇し、血液中に$CO_2$が蓄積して呼吸性アシドーシスとなる

## VAR* 水痘ワクチン varicella vaccine

水痘(水疱瘡)のワクチン。1歳から接種できるが、1回だけでは数年以内に約20〜50%の子どもが発症するため、2回の接種が推奨されている。

## VAS 視覚アナログ尺度 visual analog scale

主観的な痛みの強さの評価法で、ペインスケールの一つ。線上の左側に「痛みなし」、右側に「耐え難い痛み」と記し、患者が痛みを印で表記するもの。 参 FS(フェイススケール) P.169

### ■ ペインスケール

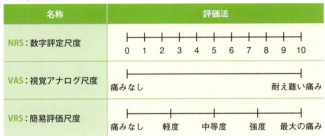

## VAS 心室補助人工心臓 ventricular assist system

心不全の心臓に代わってポンプ機能を助け、血液循環を維持する装置。左心室の補助を行うLVAS、右心室の補助を行うRVAS、左右の心室の補助を行うBVASがある。 同 VAD P.470

## V-A shunt 脳室心房短絡術 ventriculoatrial shunt

水頭症の手術。脳室から心臓へシャントとしてチューブをつなぎ、頭蓋腔内に貯留する髄液を心房内へ排出する方法。

## VAT 心室興奮伝達時間 ventricular activation time

心室で発生した興奮が、心内膜側から心外膜側に伝わるまでの時間。

# VAT ▶▶▶ VBL

## VAT　心房同期型心室ペーシング

ventricular pacing, atrial sensing, triggered mode　心房（感知部位Ａ）の刺激を感知すると、それに同期して一定のタイミング（応答様式Ｔ）で心室（刺激部位Ｖ）に刺激を出すペーシングモード。

参 主なペースメーカーのモード（様式）**P.12**

## VATS　胸腔鏡併用胸部外科手術　video assisted thoracic surgery

**重要**

開胸を行わずに胸に小さな傷を複数つけ、そこからカメラと手術器具を挿入して行う胸腔鏡下手術。肺がんなどに対して行われる。

## VAZ　奇静脈　vena azygos（ラ）

胸部を流れる静脈の一つ。脊柱に沿って右側を上行し、胸腔壁、腹壁の静脈血を集めて上大静脈に合流する。

## VB　静脈血　venous blood

## VB*　ベクロニウム（vecuronium）

**代謝**

筋弛緩薬。

## VBAC　帝王切開後の経腟分娩　varginal birth after cesarean section

帝王切開で出産経験をしたあとに、経腟分娩（自然分娩、普通分娩）で出産すること。子宮破裂を起こす危険性が、帝王切開を経験していない人の10倍程度高いといわれる。

## VBAP*　ビンクリスチン＋カルムスチン（BCNU）＋アドリアマイシン＋プレドニゾロン

**腫瘍**

（vincristine＋carmustine＋adriamycin＋prednisolone）　多発性骨髄腫に対する併用化学療法。

## VBI　椎骨脳底動脈循環不全　vertebrobasilar insufficiency

**重要**

めまい、ふらつきを伴う一過性の脳虚血発作。脳や平衡感覚に関係する部位へ血液を供給する椎骨脳底動脈が、何らかの理由で血流障害を起こすことによる。

## VBL*　ビンブラスチン（vinblastine）

**腫瘍**

アルカロイド系抗悪性腫瘍薬。

474

## VBMCP* ビンクリスチン＋カルムスチン(BCNU)＋メルファラン＋シクロホスファミド＋プレドニゾロン
(vincristine + carmustine + melphalan + cyclophosphamide + prednisolone)
多発性骨髄腫に対する併用化学療法。

## VC 嘔吐中枢 vomiting center
消化器や延髄CTZ（化学受容器引金帯 P.104 ）などの刺激を受け、嘔吐を起こす反射神経。

## VC 声帯 vocal cord
喉頭の甲状軟骨にある声を出す器官。

## VC 肺活量 vital capacity
息を最大限吸い込み、一気に吐き出したときの空気量。最大可能呼吸容量を示す。

### ■ 肺気量分画

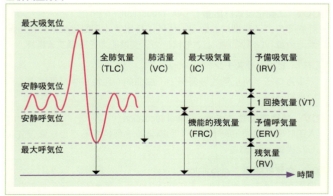

## %VC パーセント肺活量 percent vital capacity
予測肺活量（年齢や性、身長・体重などを考慮した標準値）に対する実際の肺活量の割合。80％以上であれば正常とされる。

## VCAP ▶▶▶ VD

**腫瘍**

### VCAP* ビンクリスチン＋シクロホスファミド＋アドリアマイシン ＋プレドニゾロン

（vincristine＋cyclophosphamide＋adriamycin＋prednisolone） 多発性骨髄腫に対する併用化学療法。

**重要**

### VCG 排尿時膀胱尿道造影 voiding cystourethrography

膀胱に希釈した造影剤を注入し、その排尿時にX線撮影を行う検査。尿道括約筋の機能、膀胱尿道逆流を調べるのが目的。
**同** MCU **P.272**

**重要**

### VCG ベクトル心電図 vectorcardiogram

興奮により生じる心起電力をベクトル環として三次元的に抽出・記録する心電図。

**抗生**

### VCM* バンコマイシン（vancomycin）

グリコペプチド系抗菌薬。

**重要**

### VCO2 二酸化炭素排出量 $CO_2$ production

肺胞でのガス交換において、体外に排出する二酸化炭素の量。酸素消費量（VO2 **P.481** ）とともに、ガス交換能力を評価する指標。

**腫瘍**

### VCR* ビンクリスチン（vincristine）

アルカロイド系抗悪性腫瘍薬で、白血病や悪性リンパ腫によく用いられる。

### VCV 量調節換気 volume control ventilation

人工呼吸器の換気モード。1回換気量を保持することを最優先にした換気。従量式。

**拡張**

### VD* 血管拡張薬 vasodilator

血管を拡張させる薬物。主に血圧の低下、冠動脈血流の増加などを目的に使用される。

### VD 呼吸死腔、死腔換気 dead space ventilation, respiratory dead space

気管、口腔、終末細気管支など、ガス交換に関与しない気道の領域。

## VD ▶▶▶ VD/VT

**重要** | **VD** 性病(せいびょう) venereal disease 同 STD（性行為感染症） P.427

**v.d.** 右眼視力(うがんしりょく) visus dexter(ラ) 参 v.s. P.483

**VDA** 肺胞死腔量(はいほうしくうりょう) alveolar dead space volume
気道・肺胞系においてガス交換に関与しない部分。死腔の容積量。

**VDD** 心室抑制心房同期型心室ペーシング(しんしつよくせいしんぼうどうきがたしんしつ)
ventricle double double pacing 心臓ペーシング療法で、ペースメーカーのモード P.12 の一つ。

**重要** | **VDH** 心臓弁膜症(しんぞうべんまくしょう) valvular disease of heart
心臓の四つの弁のうち、一つまたは二つ以上が機能障害を起こす疾患の総称。

**VDRL test** 米国性病研究所テスト(べいこくせいびょうけんきゅうじょ)
Venereal Disease Research Laboratory test 梅毒の血清検査法（凝集法）の一つ。VDRL法。

**VDS** 性病性梅毒(せいびょうせいばいどく) venereal disease syphilis
性的接触により、梅毒トレポネーマが感染して起こる全身感染症。閉塞性血栓動脈内膜炎(へいそく)、髄膜血管神経症状を引き起こすが、抗生物質が発達したため、重症化例は現代ではまれ。

**腫瘍** | **VDS\*** ビンデシン(vindesine)
抗悪性腫瘍薬(しゅ)の一つ。

**VDT syndrome** VDT症候群(ヴィディーティーしょうこうぐん) visual display terminal syndrome
パソコンやテレビゲーム機などディスプレイ画面を集中して長時間見続けることで起こる目の疲れや身体不調、精神症状。DVT症候群。

**VD/VT** 死腔換気率(しくうかんきりつ) dead-space gas volume to tidal gas volume ratio
1回換気量の中で、ガス交換に関与していない部分が占める割合。

## VE ▶▶▶ VelP

### VE 吸引分娩 vacuum extraction
胎児の頭部に吸引カップを陰圧にして吸着させ、産婦のいきみに合わせてこれを牽引する分娩法。

■ 吸引分娩と鉗子分娩

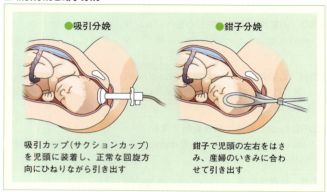

●吸引分娩
吸引カップ(サクションカップ)を児頭に装着し、正常な回旋方向にひねりながら引き出す

●鉗子分娩
鉗子で児頭の左右をはさみ、産婦のいきみに合わせて引き出す

### VE ワクチン有効率 vaccine efficacy
ワクチン非接種で発病した人が、接種をしておけば発病を避けられた割合。〔(ワクチン非接種者の発病率)－(ワクチン接種者の発病率)〕÷ワクチン非接種者の発病率。

### $V_E$ 毎分換気量 expiratory minute volume
1分間に換気する量。1回換気量×1分間の呼吸回数。

### VEGF 血管内皮細胞増殖因子 vascular endothelial growth factor
血管内皮細胞に特異的に作用して、細胞の増殖や血管新生の促進に関与する糖蛋白。

### VelP* ビンブラスチン＋イホスファミド＋シスプラチン＋メスナ
(vinblastine＋ifosfamide＋cisplatin＋mesna) 睾丸腫瘍・胚細胞腫に対する併用化学療法。

# VEP ▶▶▶ VHDL

**重要**
**VEP** 視覚誘発電位 visual evoked potential
網膜に光刺激を与え、誘発された脳電位をみる検査。視覚神経路の異常の診断に有用。

**VES** 心室期外収縮 ventricular extrasystole 同PVC **P.366**

**VF** 嚥下造影 videofluorography
X線透視下で造影剤入りの検査食を嚥下させ、食塊の流れと嚥下関与器官の動きを観察して病態評価を行う方法。

**重要**
**VF** 視野 visual field
一点を注視したときに見える範囲。

**重要**
**VF** 心室粗動 ventricular flutter
心室が高頻度に収縮する致死的な状態。救急蘇生においては心室細動と同様に扱われる。

**重要**
**VF, Vf** 心室細動 **P.431** ventricular fibrillation
上位中枢（上室）からの興奮によらず、心室が無秩序に興奮するもので、突然死の原因の多くを占める危険な不整脈。

**重要**
**VG** 脳室造影 ventriculography
脳室の中に空気または造影剤を注入して行うX線撮影検査。CTやMRIの普及により現在は行われていない。

**重要**
**VH** ウイルス肝炎 viral hepatitis
肝炎ウイルスの感染で起こる肝臓の炎症性疾患。A型～E型に分類される **P.220**。

**重要**
**VHD** 心弁膜疾患 valvular heart disease
心臓の四つの弁に、何らかの異常が生じた状態の総称。

**VHDL** 超高比重リポ蛋白 very high density lipoprotein
血漿中のリポ蛋白の一つ。リポ蛋白の中で最も比重が高く、脂質含量が最も少ない。脂質代謝異常の指標。

V

479

## VHF ▶▶▶ VLDL

**VHF** **ウイルス性出血熱** viral hemorrhagic fever
ウイルス感染によって起こる、発熱、出血、白血球減少を主症状とする感染症の総称。エボラ出血熱など。

**重要** **Vi** **毎分吸気量** inspired volume
1分間に吸気する量。

**VILI** **人工呼吸器誘発肺損傷** ventilator induced lung injury
同 VALI（人工呼吸器関連肺損傷）**P.471**

**重要** **VIP** **血管作動性腸ポリペプチド** vasoactive intestinal polypeptide
消化管、中枢神経細胞など人体内の多数の場所に存在するペプチドホルモン。血管拡張作用、腸管の弛緩・収縮など、多くの作用をもつ。

**腫瘍** **VIP\*** **エトポシド（VP－16）＋イホスファミド＋シスプラチン＋メスナ**
（etoposide＋ifosfamide＋cisplatin＋mesna） 睾丸腫瘍・胚細胞腫に対する併用化学療法。

**Vit** **硝子体切除術** vitrectomy
網膜の機能を回復させる手術。硝子体の濁りを取り除いたり、硝子体腔にガス注入をしたりする。

**重要** **Vit** **ビタミン** vitamin 同 V **P.470**

**腫瘍** **VLB\*** **ビンブラスチン**（vinblastine） 同 VBL **P.474**

**重要** **VLBW** **極低出生体重児** **P.140** very low birth weight infant
出生時の体重が1,500g未満の新生児。

**VLCD** **超低カロリー食療法** very low calorie diet
1日の摂取エネルギー量を600kcal以下にし、急激に減量させる肥満の治療法。

**重要** **VLDL** **超低比重リポ蛋白** **P.193** very low density lipoprotein
血漿中のリポ蛋白の一つ。肝臓で合成され、その50%は中性脂肪。全身の筋肉などに運ばれ、エネルギー源として利用される。

480

**V-line ▶▶▶ VOD**

**重要** **V-line** 静脈ライン venous line

静脈からとるラインのこと。末梢静脈ラインは通常の点滴や輸血をする場合、中心静脈ラインは緊急時の大量輸液・輸血、大量の薬剤投与が必要な場合に用いられる。

**重要** **VMA** バニリルマンデル酸 vanillyl mandelic acid

カテコールアミンの最終代謝産物で、尿中に排泄される。神経芽細胞腫の指標。

**重要** **Vmax** 最大呼気流量 maximum expiratory flow 同 PEF P.334

**腫瘍** **VMCP*** ビンクリスチン＋メルファラン＋シクロホスファミド＋プレドニゾロン（vincristine＋melphalan＋cyclophosphamide＋prednisolone）

多発性骨髄腫に対する併用化学療法。

**VMR** 血管運動性鼻炎 vasomotor rhinitis

特定の抗原が見つからない原因不明の鼻炎。周囲の環境に鼻粘膜の自律神経が過敏に反応し、くしゃみ、鼻水などアレルギー性鼻炎と同じ症状を示す。

**腫瘍** **VNR*** ビノレルビン（vinorelbine）

アルカロイド系抗悪性腫瘍薬。主に非小細胞肺がんに使われる。

**VNS** 迷走神経刺激法 vagal nerve stimulation

副交感神経に種々の刺激を加えることで副交感神経優位の状態に切り換え、リラックス効果を得て自然治癒力を高めるてんかんの治療法。

**重要** **VO2** 酸素消費量 oxygen consumption

１分間あたりの酸素の消費量。安静時ではほぼ一定に保たれる。二酸化炭素排出量（$\dot{V}CO_2$ P.476 ）とともに、ガス交換能力を評価する指標。

**重要** **VOD** 静脈閉塞性疾患 venoocclusive disease

静脈の内腔が血栓などにより閉塞する疾患。

**V**

481

## VOD ▶▶▶ V-P shunt

**VOD** 多臓器不全 various organ disorder 同 MOF P.282

重要 **Vol** 容積 volume

**VOR** 前庭動眼反射 vestibulo-ocular reflex

乗り物などで揺られても安定した視覚が得られるように、眼球の動きをコントロールする反射機能。

**VP** 異型ポルフィリン症 variegate porphyria

ヘム合成系に関与する酵素の欠損によって起こる遺伝性の急性ポルフィリン代謝障害。急性の神経症状に加えて、日光曝露により水疱性の発疹が生じる。

**VP** 静脈圧 venous pressure

血液が静脈を流れるときの圧力。

**VP** 腸炎ビブリオ vibrio parahaemolyticus

食中毒の原因菌の一つ。主に海水中に生息し、この菌が付着した魚介類を生食することでヒトに感染する。

**VP** バソプレシン vasopressin 同 ADH P.22

腫瘍 **VP*** ビンデシン＋シスプラチン（プラチノール）

（vindesine＋cisplatin [platinol]） 非小細胞肺がんに対する併用化学療法。

腫瘍 **VP-16*** エトポシド（ベプシド）（etoposide [vepesid]）

抗悪性腫瘍薬。

中枢 **VPA*** バルプロ酸（sodium valproate）

抗てんかん薬。

重要 **VPC** 心室期外収縮 ventricular premature contraction 同 PVC P.366

重要 **V-P shunt** 脳室腹腔シャント ventriculo-peritoneal shunt

水頭症に対するシャントの一つ。脳室から腹腔へチューブをつなぎ、頭蓋腔内に貯留する髄液を腹腔内に導き、腹膜に吸収させて循環に戻す。

**VR ▶▶▶ VSR**

**抗生** **VR**[*] **バリオチン**（variotin）
抗真菌薬。水虫などの白癬菌（はくせん）治療によく用いられる。

**重要** **VRE** **バンコマイシン耐性腸球菌**（たいせいちょうきゅうきん） vancomycin-resistant Enterococcus
バンコマイシンに耐性を獲得した腸球菌。

**重要** **VRS** **容量減少手術**（ようりょうげんしょうしゅじゅつ） volume reduction surgery
（同）LVRS（肺容量減少手術） **P.264**

**重要** **VRSA** **バンコマイシン耐性黄色ブドウ球菌**（たいせいおうしょくブドウきゅうきん）
vancomycin-resistant Staphylococcus aureus　バンコマイシンに耐性を
示す黄色ブドウ球菌。

**VS** **脳血管攣縮**（のうけっかんれんしゅく） cerebral vasospasm
クモ膜下出血後にみられる、脳の血管が収縮・狭小化して血流が低
下する状態。無症状から脳梗塞（こうそく）発症による死亡まで、程度により
さまざまな影響を及ぼす。（参）DIND（遅発性虚血性神経脱落（きょけつ）） **P.118**

**重要** **VS** **バイタルサイン** vital signs
生命徴候。一般的には、体温、脈拍、呼吸、血圧の四つをさす。

**v.s.** **左眼視力**（さがんしりょく） visus sinister（ラ）　（参）v.d. **P.477**

**重要** **VSA** **血管攣縮性狭心症**（けっかんれんしゅくせいきょうしんしょう） vasospastic angina
（同）VAP（異型狭心症） **P.471**

**重要** **VSD** **心室中隔欠損**（しんしつちゅうかくけっそん） ventricular septal defect
心室中隔に穴があり、左心室から右心室への短絡路（たんらく）が生じている
先天性心疾患。（参）主な先天性心疾患 **P.444**

**重要** **VSP** **心室中隔穿孔**（しんしつちゅうかくせんこう） ventricular septal perforation
心筋梗塞（こうそく）後に発生する重篤な合併症。左室と右室を隔てる心室中
隔に穴が開く病態。

**重要** **VSR** **心室中隔破裂**（しんしつちゅうかくはれつ） ventricular septal rupture
心破裂の一つ。心筋梗塞（こうそく）や心臓外傷により、心室中隔に圧力が加
わって破裂する病態。

**V**

483

## VSV ▶▶▶ VVI

**VSV** **量支持換気** りょう し じかんき volume support ventilation ヴォリューム サポート ヴェンティレイション

人工呼吸器の換気モード。患者の自発呼吸に合わせて、設定した換気量を送り込む方式。

**重要**

**VT** **心室頻拍** しんしつひんぱく **P.431** ventricular tachycardia ヴェントリキュラー タキカーディア

不整脈の一つ。心室内で発生する興奮（期外収縮）が三つ以上連続して現れるもの。

**VT** **ベロ毒素** どく そ verotoxin ヴェロトキシン

腸管出血性大腸菌（EHEC **P.139** ）が産生する毒素蛋白質（外毒素）。腸管粘膜を障害して下痢や血便を起こし、溶血性尿毒症症候群（HUS **P.207** ）を発症させる。

**重要**

**V̇т, VT** **1回換気量** いっかいかんき りょう **P.475** tidal volume タイダル ヴォリューム

安静時に1回の呼吸で出入りするガス量。正常値は約500mL。

**同** TV **P.458**

**VTE** **静脈血栓塞栓症** じょうみゃくけっせんそくせんしょう venous thromboembolism ヴィーナス スロンボエンボリズム

下肢の深部静脈に生じた血栓が、肺の動脈まで流れて閉塞を起こす疾患。エコノミークラス症候群。

**VTEC** **ベロ毒素産生大腸菌** どく そ さんせいだいちょうきん verotoxin-producing Escherichia coli ヴェロトキシン プロデューシング エシェリキア コウライ

**同** EHEC（腸管出血性大腸菌） **P.139**

**重要**

**VTH** **膣式子宮全摘出術** ちつしきし きゅうぜんてきしゅつじゅつ vaginal total hysterectomy ヴァジャイナル トータル ヒステレクトミー

開腹せず、膣から子宮を摘出する手術。出産経験があり、手術の既往がないことなど、適応が限定される。**同** TVH **P.458**

**重要**

**VUR** **膀胱尿管逆流** ぼうこうにょうかんぎゃくりゅう vesicoureteral reflux ヴェシコユーリテラル リフラックス

膀胱内の尿が、主として排尿時に尿管および腎盂に逆流する病態。腎盂・尿管の拡張、腎盂腎炎を高率に合併する。

**重要**

**VVI** **心室抑制型心室ペーシング** しんしつよくせいがたしんしつ ventricle ventricle inhibit ヴェントリクル ヴェントリクル インヒビット

自己の心室（感知部位Ｖ）に刺激がなければ刺激を心室（刺激部位Ｖ）に出し、刺激があるときは抑制して（応答様式Ｉ）出さないペーシングモード **P.12** 。

### ■ ペースメーカー電極植込みパターン

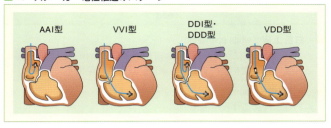

AAI型　　VVI型　　DDI型・DDD型　　VDD型

### VVR 血管迷走神経反応 vasovagal reaction
注射や外傷などによる痛み、ストレス、不安などの精神的動揺が迷走神経を介して脳幹血管運動中枢を刺激し、心拍数や血圧の低下を引き起こす生理的反応。

### VW 血管壁 vessel wall

### vWD フォン・ヴィルブランド病 von Willebrand disease
フォン・ヴィルブランド因子(vWF：von Willebrand factor)の不足によって起こる遺伝性の出血性疾患。血友病より軽症で、鼻出血や粘膜出血を特徴とする。

### VWF 白蝋病 vibration-induced white finger
チェーンソーなど振動が手や腕に伝わる工具の長時間使用により、局所に血行障害をきたして指が白くなり、しびれ・痛みが現れる疾患。職業病の一つ。

### vWF フォン・ヴィルブランド因子 von Willebrand factor
血漿、血管内皮組織、血小板に存在する止血因子の一つ。遺伝的な不足や機能不全によりフォン・ヴィルブランド病が起きる。

### VZV 水痘・帯状疱疹ウイルス varicella-zoster virus
初感染では水痘を起こし、治癒後は神経の付け根に潜伏して免疫機構が低下したときに帯状疱疹を起こすヘルペスウイルス。

# W ▶▶▶ WAS

## W

**W** 白色上皮 white epithelium

子宮頸部上皮内がんの特徴的なコルポスコピー所見。子宮膣部に2〜4％の酢酸を塗布すると、病変部が白色に染まる。

**W, w** 創傷 wound

刃物などによる体表組織の傷。

**WAB** WAB失語症検査 Western Aphasia Battery

自発話、読み、書字など八つの項目から評価する言語機能の総合的な検査。失語症の重症度を表す失語指数を算出できる特徴がある。

**WAIS** ウェクスラー成人知能検査 Wechsler adult intelligence scale

ウェクスラーが考案した16歳以上の成人を対象とする知能検査。

### ■ ウェクスラー式知能検査の種類

| 種類 | 適用年齢 |
|---|---|
| **WAIS**：Wechsler Adult Intelligence Scale | 16歳〜89歳 |
| **WISC**：Wechsler Intelligence Scale for Children | 児童・生徒<br>（5歳0か月〜16歳11か月） |
| **WPPSI**：Wechsler Preschool and Primary Scale of Intelligence | 幼児<br>（3歳10か月〜7歳1か月） |

**WaR** ワッセルマン反応 Wassermann reaction

梅毒の血清診断法。梅毒補体結合反応ともいう。 同 WR P.490

**WAS** ウィスコット・オールドリッチ症候群

Wiskott-Aldrich syndrome　血小板減少とアトピー性皮膚炎様の湿疹、易感染症を伴うX連鎖劣性遺伝性の免疫不全症。悪性腫瘍を併発することも多い。

重要

486

## WB ▶▶▶ WDHAS

**WB** **全血液** P.163 whole-blood

ヒト血液に血液保存液（CPD液）を混合した輸血用血液製剤。

**重要** **WBC** **白血球数** white blood cell counts

**WB-F** **新鮮保存血** whole-blood fresh

採血後24時間以内のヒト血液に血液保存液（CPD液）を混合した輸血用血液製剤。

**WBH** **全身温熱療法** whole body hyperthermia

がん治療の一つ。がん細胞が正常細胞より熱に弱いことを利用し、遠赤外線などで全身を加温する方法。

**WBP** **創底管理** wound bed preparation

創傷の治癒を促進するため、密閉ドレッシング、創感染の防止、デブリードマンによる創の清浄化などにより創面の環境を整えること。

**W/C** **車椅子** wheel chair

**WCD** **ウェーバー・クリスチャン病** Weber-Christian disease

病原体によらない脂肪織炎で、皮下脂肪組織内の毛細血管に炎症が起こる。発熱と圧痛を伴う皮下結節、関節痛などが生じ、再発を繰り返す。

**WD** **湿布** wet dressing

主に薬品が布に塗布されている医薬品。

**WD** **冬季うつ病** winter depression 同 SAD（季節性感情障害） P.399

**Wd** **病棟** ward

**WDHAS** **WDHA 症候群**
watery diarrhea, hypokalemia, and achlorhydria syndrome 水様性下痢、低カリウム血症、無胃酸症を主症状とする疾患。膵臓の腫瘍がVIP（血管作動性腸ポリペプチド P.480 ）を過剰に分泌することによって起こる。

## WDS ▶▶▶ WIT

**WDS** **離脱症候群** withdrawal syndrome
**重要**

常用してきた精神作用薬物の摂取を急に中止することによって起こる禁断症状。

**WF*** **ワルファリン**（warfarin）
**血液**

抗血栓薬。

**WFI** **注射用水** water for injection

注射用蒸留水で、蒸留水を滅菌したもの。

**W-F reaction** **ワイル・フェリックス反応** Weil-Felix reaction

リケッチア症、ツツガムシ症の血清診断法。現在は蛍光抗体法などにとって代わられつつある。常染色体劣性遺伝性疾患。

**WG** **ウェゲナー肉芽腫症** Wegener's granulomatosis
**重要**

上気道と肺を中心とする壊死性肉芽腫、全身の壊死性血管炎、腎臓の炎症を特徴とする疾患。鼻の症状で始まることが多い。

**WHD** **ウェルドニッヒ・ホフマン病** Werdnig-Hoffmann disease

脊髄性筋萎縮症の1型（SMA1型）。急性乳児型ともいわれ、脊髄性筋萎縮症の中でもとくに重症とされる。

**WHO** **世界保健機関** World Health Organization
**重要**

世界保健憲章にもとづいて設立された国際連合の専門機関（国連機関）の一つ。国際基準の設定（国際疾病分類〈ICD〉など）、感染症への対策など、さまざまな保健活動を行う。

**Widal** **ヴィダル反応** Widal's reaction

チフス性疾患（腸チフス、パラチフス）の血清診断法。

**WIT** **温虚血時間** warm ischemic time

臓器移植で、心停止ドナーより臓器を取り出してから保存液で冷保存するまでの時間。臓器が常温のまま虚血状態となり、ダメージを受ける可能性がある。

**WK ▶▶▶ WOC nurse**

**WK　ウェルニッケ・コルサコフ症候群**　Wernicke-Korsakoff syndrome

ビタミンB₁欠乏によって起こるウェルニッケ脳症により、健忘症のコルサコフ症候群をきたした精神疾患。アルコール依存症の人に多発する。

**WL　水負荷試験**　waterload test

抗利尿ホルモン分泌異常症の診断のため、体重あたり一定量の水を飲み、経時的に血中の抗利尿ホルモンや血中・尿中の浸透圧を測定する検査。

**WMS　ウィルソン・ミキティ症候群**　Wilson-Mikity syndrome

極低出生体重児にみられる呼吸障害。生後1〜2週より始まり、主に無気肺、肺気腫を呈する。

**WMS　ウェクスラー記憶検査**　Wechsler memory scale

認知症をはじめ種々の疾患の記憶障害を評価する検査。

🔵 ウェクスラー式知能検査の種類 `P.486`

**W/N　栄養状態良好な**　well nourished

**WNL　正常範囲内**　within normal limits

検査結果が正常範囲（基準値）内にあること。異常なし。

**W/O　油中水滴型**　water in oil

油脂の中に水が細かい粒子となって分散している乳化液。

🔵 O/W `P.318`

**WOB　呼吸仕事量**　work of breathing

息をするために呼吸筋にかかる負荷。

**WOC nurse　ウォックナース**　wound ostomy continence nurse

創傷・オストミー・失禁を専門に扱う看護師。正式名称は、皮膚・排泄ケア認定看護師。

🔵 専門看護師・認定看護師・認定看護管理者 `P.213`

**W**

**WP ▶▶▶ Wt**

**重要** **WP** 肺動脈楔入圧 wedge pressure 同 PAWP P.326

**W-P** W形成術 W [wound] plasty

ケガや手術による傷跡を、形成外科的技術を用いて目立たなくする手術。

**WPB** 渦流浴 whirlpool bath

温熱刺激と渦流による物理的刺激を同時に与えることで、循環、関節拘縮、疼痛などの改善を図る治療法。

**重要** **WPW** WPW（ウォルフ・パーキンソン・ホワイト）症候群

Wolff-Parkinson-White syndrome 洞結節からの刺激が、従来のルート以外に先天的にできているケント束（筋肉の束）を経由するルートも通って心室に伝わる疾患。頻脈性不整脈の一つで、心房細動を引き起こすリスクがある。

**WR, Wr** ワッセルマン反応 Wassermann reaction 同 WaR P.486

**W-R** ワーラー・ローズ試験 Waaler-Rose test

リウマチ因子（RF P.383 ）を検出するための血球凝集反応試験。関節リウマチ受け身凝集反応（RAPA P.377 ）はこの方法に由来する。

**重要** **WRC** 洗浄赤血球 washed red cells

ヒト血液から調整した赤血球濃厚液を生理食塩液で洗浄後、生理食塩液を加えた輸血用血液製剤。

**WT** ウィルムス腫瘍 Wilms' tumor

小児の腎臓に発生する代表的な悪性腫瘍。腎芽細胞腫とも呼ばれ、腹部にできる痛みのない腫れが最初の徴候。

**重要** **Wt** 体重 weight

### Xan　キサンチン　xanthine
生体内に存在する化学物質で、核酸のプリン体の一つ。気管支喘息発作時の対症薬として用いられる。

### Xanth　黄色腫　xanthomatosis
皮膚に脂質が沈着してできる腫瘤。脂質を含有する脂肪球(泡沫細胞)が皮膚や粘膜に浸潤し、黄色の丘疹を呈する。

### XCT　X線コンピュータ断層撮影　X-ray CT　同 CT P.102

### XD　伴性優性遺伝　X-linked dominant
女性の二つあるX染色体の一方に異常があれば発病する遺伝形式。男性の場合は胎児期にほとんど流産となる。X連鎖性優性遺伝ともいう。参 伴性劣性遺伝 P.493

■ 伴性遺伝

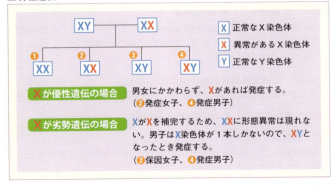

### XGC　黄色肉芽腫性胆嚢炎　xanthogranulomatous cholecystitis
胆嚢壁が肥厚し、黄色泡沫状の組織球からなる肉芽腫が形成される亜急性胆嚢炎。

**XGP ▶▶▶ XP**

**XGP 黄色肉芽腫性腎盂腎炎** xanthogranulomatous pyelonephritis

腎臓の慢性化膿性炎症疾患の一つ。糖尿病、腎臓結石、慢性尿路感染症などに合併して起こることが多い。

**XIP ギプス固定のままでの X 線撮影** X-ray in plaster

**XL 過剰乳酸** excess lactate

糖尿病、低酸素血症、肝障害などの原因による乳酸の過剰産生。血液のpHが酸性に傾き、乳酸アシドーシスを引き起こす。

**XLA X 連鎖無ガンマグロブリン血症**

X-linked agammaglobulinemia　　X染色体の異常による遺伝性免疫不全疾患。成熟B細胞の欠如、抗体レベルの減少を特徴とし、基本的に男児のみ発症する。

**XLI 伴性遺伝性魚鱗癬** X-linked ichthyosis

伴性劣性遺伝で男児のみ発症する皮膚疾患。皮膚の表面が魚の鱗のように硬くなる鱗屑が四肢にみられる。

**XLP X 連鎖リンパ増殖症候群**

X-linked lymphoproliferative syndrome　　EBウイルスに対する免疫欠陥を有する先天性免疫不全症。致死的伝染性単核症、低γグロブリン血症、悪性リンパ腫などを呈する。

**X-mat 血液交差適合試験** cross-matching

血液型不適合による輸血の副作用を防止するために行われる検査。

**XOP ギプスを外した状態での X 線撮影** X-ray out of plaster

**XP 外斜位** exophoria

両眼視のときは視線が合っているが、片目を隠して物を見ると、隠したほうの眼球が外側を向く状態。

**XP 色素性乾皮症** xeroderma pigmentosum

紫外線にあたると皮膚障害を起こす遺伝性の光線過敏性皮膚疾患。高率に皮膚がんを発症し、神経障害を伴うこともある。

## X-P ▶▶▶ Xyl

**重要**  **X-P**　**X線写真**　X-ray photograph

X線を用いて骨や肺の病変、腹腔内の様子などを撮影した写真。

**XR**　**ゼロラジオグラフィー**　xeroradiography

液状の化学物質を使わず、光と電子の働きで放射線像の記録を行うX線撮影法。電子X線写真。

**XR**　**伴性劣性遺伝** P.491　X-linked recessive

X染色体に異常が生じても、もう一方のX染色体が正常であれば発病しない遺伝形式。X染色体を一つしか持たない男性は発病する。X連鎖性劣性遺伝ともいう。**参** **伴性優性遺伝** P.491

**重要**  **XR, X-ray**　**X線**　X-ray

放射線の一つで、紫外線より波長が短い電磁波。透過力が極めて大きく、医療分野での応用にはX線写真、X線CTなどがある。

**重要**  **XRT**　**X線照射治療**　X-ray radiation treatment

がんに対する放射線治療の一つ。X線の電磁波をがん細胞に照射し、それを死滅させる治療法。

**XSCID**　**X連鎖重症複合免疫不全症**

X-linked severe combined immunodeficiency　先天的に免疫系が働かないため感染症にかかりやすく、かつ重症化しやすい伴性遺伝性免疫不全疾患。T細胞とNK細胞がほとんど存在せず、B細胞も機能しない。男児のみ発症する。

**重要**  **XT**　**外斜視**　exotropia

両目の視線が同じ目標物に向かず、片目が外側にずれている状態。

**XU**　**排泄性尿路造影**　excretory urography

造影剤を静注し、それが腎臓から排泄される様子をX線撮影して尿路（腎盂、尿管、膀胱）の形状を調べる検査。

**Xyl**　**キシロース**　xylose

木糖ともいい、木材、わら、竹などに含まれる多糖類キシランの構成成分。小腸吸収能の検査（キシローステスト）に用いられる。

## YAG ▶▶▶ YST

### Y

**YAG** ヤグレーザー yttrium aluminum garnet laser

重要

イットリウム・アルミニウム・ガーネットの3種類からなる結晶を使用する固体レーザー。医療では眼科手術、内科手術、歯科治療などに使われる。

**YAM** 若年成人平均値 young adult mean

骨量が最大となる20〜44歳までの健康女性の骨密度の平均値。骨粗しょう症の診断指標に利用される。

**Y-G** 矢田部・ギルフォード性格検査 Yatabe-Gilford personality test

ギルフォードの人格特性理論にもとづき、矢田部らが作成した質問紙形式の性格検査。

**YNS** 黄色爪症候群 yellow nail syndrome

成長遅延を伴う黄色爪、浮腫、胸水の三つを特徴とする疾患。多くは中年になって発症し、リンパ系の異常が原因と考えられている。

**YOB** 生年 year of birth

**ys** 網膜黄斑 yellow spot of retina

網膜の中心部に位置し、視力の維持、色の判別などに関与する。

**YST** 卵黄嚢腫瘍 yolk sac tumor

卵巣を構成する胚細胞から発生する悪性卵巣胚細胞腫瘍の一つ。10〜20代の若年にみられるまれな疾患。

## ZdE ▶▶▶ ZIG-V

### Z

**ZdE** **毎食間** zwischen dem Essen（独）

食事と食事の間に服用することを意味する。処方箋用語。

**ZDS** **亜鉛欠乏症候群** zinc deficiency syndrome

亜鉛不足または亜鉛吸収障害により、皮膚炎、脱毛、味覚障害などが現れる疾患。

**ZDS** **ツングうつ病評価尺度** Zung depression scale

うつ病の自己チェック法。20項目の質問に回答して抑うつの有無、重症度などをみる。

**ZDV**\* **ジドブジン**（zidovudine）

抗HIV薬。

**ZEEP** **呼気終末平圧換気** zero end expiratory pressure

人工呼吸器の換気モード。呼気終末を完全に大気に開放して、気道内圧を平圧にすること。

**ZES** **ゾリンジャー・エリソン症候群** Zollinger-Ellison syndrome

膵臓に発生したガストリン産生腫瘍が、胃酸を大量に産生させるホルモンであるガストリンを過剰分泌することで、胃酸過多や胃潰瘍などを引き起こす疾患。

**ZIFT** **接合子卵管内移植** zygote intrafallopian transfer

体外で受精させた受精卵（接合子）を卵管内に戻す体外受精法。

**ZIG** **帯状疱疹免疫グロブリン** zoster immune globulin

帯状疱疹ウイルスに対する抗体。

**ZIG-V** **静注用帯状疱疹免疫グロブリン**

venous zoster immune globulin　帯状疱疹ウイルスに対する抗体で、静注用ヒト免疫グロブリン製剤。

495

## ZK ▶▶▶ ZNS

**重要 ZK 子宮頸がん** Zervixkrebs(独)
子宮頸部に発生する悪性腫瘍。

**重要 ZK 舌がん** Zungenkrebs(独)
口腔がんの一つ。舌に発生する悪性腫瘍。

**ZKS 中枢性協調障害** Zentrale Koordinations-störung(独)
発達性協調運動障害ともいい、乳児期早期にみられる運動障害。末梢神経や筋肉に異常がないのに運動発達に遅れが生じるもの。

**重要 Z-line 食道・胃粘膜接合部** zigzag line
食道と胃の構成粘膜上の違いによる境界部。

■ 食道・胃粘膜接合部

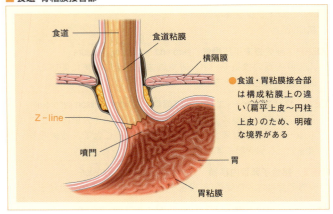

● 食道・胃粘膜接合部は構成粘膜上の違い（扁平上皮〜円柱上皮）のため、明確な境界がある

**重要 Zn 亜鉛の元素記号** zinc
人体内では鉄の次に多い金属元素で、必須ミネラルの一つ。骨に多く存在し、主に酵素の活性に関与する。

**中枢 ZNS\* ゾニサミド** (zonisamide)
抗てんかん薬。

## ZOS ▶▶▶ ZTT

**生物**

**ZOS**\* 帯状疱疹ワクチン　zoster vaccine
水痘と帯状疱疹の原因ウイルスは同じため、水痘ワクチンで同じ効果が得られる。

**Z-P** Z形成術　Z plasty
局所皮弁の一つ。Z型に切開してできた2枚の弁状組織を入れ替え、傷を目立たなくする形成外科的手技。

**Zp** 坐薬　Zapfchen(独)　同 Supp P.428

**ZPP** 亜鉛プロトポルフィリン　zinc protoporphyrin
プロトポルフィリンに中心金属として2価の亜鉛が結合したもの。高ビリルビン血症の治療に用いられる。

**外皮**

**ZS**\* 亜鉛華軟膏　Zincsalbe(独)
酸化亜鉛を含む皮膚疾患の治療薬。白色の油性軟膏で、消炎、保護、収斂などの作用があり、湿疹、皮膚炎、外傷、熱傷などに効果がある。

**ZSPT** ハムスターテスト
zona-free hamster egg sperm penetration test　透明帯除去ハムスター卵子による精子侵入試験。精子の受精能力を調べる検査で、ハムスター卵を使って行うもの。

**重要**

**ZTT, ZnTT** 硫酸亜鉛混濁試験　zinc sulfate turbidity test
肝機能検査の一つ。血清に亜鉛イオンを加え、γグロブリン量をみるもので、慢性肝炎、肝硬変で高値を示す。

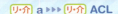 

### 付録 その他の略語

- 医療に関する略語は多岐にわたり、その数は数万語とも言われています。意味の異なる用語が同一の略語で表記されることも多くあります。
- この「付録」では、本文で紹介しきれなかった略語や、領域別に見ることで現場ですぐに役立つ略語をまとめました（一部、本文と重複）。
- 簡便になることを主眼に、「リハビリテーション・介護（整形外科・精神科領域などを含む）」「検査値」「単位」に関する略語などを表形式で掲載してあります。また、「薬剤」に関する略語も一括掲載しました。

### リハビリテーション・介護に関する略語

| 略語 | 英語 | 日本語 |
| --- | --- | --- |
| a | anterior | 前方の、前面の |
| AA | achievement age | 学力年齢 |
| AA(J) | atlanto-axial (joint) | 環軸（環椎・軸椎）関節の |
| AACP | American Academy of Cerebral Palsy | アメリカ脳性麻痺協会 |
| AAD | atlanto-axial dislocation | 環軸関節脱臼 |
| AAD,AAI | atlanto-axial distance (interval) | 環軸関節間隙 |
| AAE | active assistive exercise | 自動介助運動 |
| AAF | atlanto-axial fusion | 環軸関節癒合 |
| AAMI | age-associated memory impairment | 老年性記憶障害 |
| AARF | atlanto-axial rotatory fixation | 環軸関節回旋位固定 |
| AAS | atlanto axial subluxasion | 環軸関節亜脱臼 |
| abd | abduction | 外転 |
| AC | arm circumference | 上腕囲 |
| AC | abdominal circumference | 腹囲 |
| AC(J) | acromioclavicular (joint) | 肩鎖（関節）の |
| a.c. | ante cibum | 食前 |
| ACL | anterior cruciate ligament | 前十字靱帯 |

リ・介 ACS ▶▶▶ リ・介 AGN

| ACS | acute confusional state | 急性錯乱状態 |
|------|------|------|
| AD | Alzheimer disease | アルツハイマー病 |
| AD | atlanto dental | 環椎歯突起間の |
| AD | addict | 常用者、常習者 |
| ADAS | Alzheimer('s) disease assessment scale | アルツハイマー病評価スケール |
| ADD | atlantodental distance | 環軸歯突起間距離 |
| ADD | attention deficit disorders | 注意欠陥障害 |
| add | adduction | 内転 |
| Add | adductor | 内転筋 |
| ADHD | attention deficit hyperactivity disorder | 注意欠陥・多動性障害 |
| ADI | atlanto-dental interval | 環椎歯突起間距離 |
| ADL | activities of daily living | 日常生活動作 |
| ADL-T | test of activities of daily livings | 日常生活動作テスト |
| ADM | abductor digiti minimi | 小指外転筋 |
| ADP | adductor pollicis | 母指内転筋 |
| ADQ | abductor digiti quinti | 小指外転筋 |
| AE | above elbow | 肘上 |
| AE-AMP | above-elbow amputation | 上腕切断 |
| AED | anti-epileptic drug | 抗てんかん薬 |
| AF | anteflexed | 前屈 |
| AFO | ankle-foot orthosis | 踵（かかと）・下肢整形 |
| AG | antigravity | 抗重力 |
| AG | abdminal gauge | 腹囲 |
| AGE | angle of greatest extension | 最大伸展角度 |
| AGN | agnosia | 失認 |

付録
その他の略語 ●リハビリテーション・介護

499

| AHI | acromiohumeral interval | 肩峰骨頭間距離 |
|---|---|---|
| AHI | alternating hemiplegia in infants | 乳児(小児)交代性片麻痺 |
| AHP, ahp | aphasia | 失語症 |
| AIF | anterior interbody fusion | 前方固定 |
| AIIS | anterior inferior iliac spine | 下前腸骨棘 |
| AIMD | abnormal involuntary movement disorder | 異常不随意運動疾患 |
| AJ | ankle jerk | アキレス腱反射 |
| AK | above knee | 膝上 |
| AK-AMP | above knee amputation | 大腿切断、膝上切断 |
| AKA | arthrokinematic approach | 関節運動学的アプローチ |
| ALL | anterior longitudinal ligament | 前縦靱帯 |
| ALRI | anterolateral rotatory instability | 前外方回旋不安定性 |
| ALS | amyotrophic lateral sclerosis | 筋萎縮性側索硬化症 |
| AM | axiomesial | (軸面)近位の |
| AMC | arm muscle circumference | 上腕筋囲 |
| AMC | arthrogryposis multiplex congenita | 先天性多発性関節拘縮 |
| AMI | axiomesioincisal | 軸面近位切歯面の |
| Amp | amputation | アンプテーション |
| AMR | alternating motion rate | 交代運動率 |
| AN | anorexia nervosa | 神経性無食欲症、拒食症 |
| ANF | avascular necrosis of femoral head | 特発性大腿骨頭壊死症 |
| ant | anterior | 前部、前方、前 |
| AO | atlanto-occipital | 環椎後頭骨の |
| AP | anterior(-)posterior | 前後(方向) |
| APB | abductor pollicis brevis | 短母指外転筋 |

| APD | anteroposterior diameter | 前後径 |
|---|---|---|
| APDL | activities parallel to daily living | 日常生活関連動作 |
| APH, aph | aphasia | 失語（症） |
| AQ | achievement quotient | 学力指数 |
| AR | anterior resection | 前方切除術 |
| art | articulation, articulatio | 関節（単数） |
| artt | articulationes | 関節（複数） |
| AS | ankylosing spondylitis | 強直脊椎炎 |
| ASF | anterior spinal fusion | 脊椎前方固定（術） |
| ASH | ankylosing spinal hyperostosis | 強直性脊椎骨増殖症 |
| AT | autogenic training | 自律訓練法 |
| ATD | Alzheimer-type dementia | アルツハイマー型認知症 |
| ATD | articulo-trochanteric distance | 関節面大転子間距離 |
| ATM | acute transverse myelopathy | 急性横断性脊髄症 |
| ATNR | asymmetric tonic neck reflex | 非対称性緊張性頸反射 |
| ATR | achilles tendon reflex | アキレス腱反射 |
| Atr, atr | atrophy | 萎縮 |
| ATSD | Alzheimer type senile dementia | アルツハイマー型老年認知症 |
| ax, Ax | axis | 軸 |
| B | bursa | 関節包（単数） |
| BADL | basic activities of daily living | 基本的日常生活動作 |
| Bb | bursae | 関節包（複数） |
| BCRS | brief cognitive rating scale | 簡易認知評価スケール |
| BD | behavioral disorder | 行動異常、行動疾患 |
| BDI | Beck's depression inventory | ベックうつ病尺度 |
| BDR | bauchdeckenreflex | 腹壁反射 |

**リ・介 BE ▶▶▶ リ・介 CHS**

| BE | below elbow | 肘下（前腕） |
|---|---|---|
| BE-AMP | below elbow amputation | 前腕切断 |
| BFO | balanced forearm orthosis | 可動性の腕支持具 |
| BGT | Bender-Gestalt test | ベンダー・ゲシュタルトテスト |
| BHA | bipolar hip arthroplasty | 人工骨頭置換術 |
| bilat | bilateral | 両側の、左右の |
| B&J | bone and joint | 骨と関節 |
| BK-AMP | below knee amputation | 下腿切断 |
| BM | basal metabolism | 基礎代謝 |
| BMI | body mass index | 体格指数 |
| BMR | basal metabolic rate | 基礎代謝率 |
| BPD | bipolar disorder | 双極性障害 |
| BPD | borderline personality disorder | 境界型人格障害 |
| BPI | brachial plexus injury | 上腕神経叢損傷 |
| BSA | body surface area | 体表面積 |
| BSMA | bulbo-spinal muscular atrophy | 球脊髄性筋萎縮症 |
| BT | behavioral therapy | 行動療法 |
| BVRT | Benton visual retention test | ベントン視覚記銘検査 |
| C | cervical | 頸（椎）の |
| C1〜7 | 1st〜7th cervical vertebra | 第1〜7頸椎 |
| CBT | cognitive behavioral therapy | 認知行動療法 |
| CDH | cervical disc herniation | 頸椎椎間板ヘルニア |
| CDH | congenital dislocation of hip | 先天性股関節脱臼 |
| CER | conditioned emotional response | 条件情動反応 |
| CES | central excitatory state | 中枢興奮状態 |
| CHS | compression hip screw | ネイルプレート法 |

| CIDP | chronic inflammatory demyelinating polyneuropathy | 慢性炎症性脱髄性多発神経炎 |
|---|---|---|
| CMJ | carpometacarpal joint | 手根中手骨関節、CM関節 |
| CMI | Cornell Medical Index | コーネル大学メディカルインデックス |
| CMT | Charcot-Marie-Tooth disease | シャルコー・マリー・ツース病 |
| CO | cervical orthosis | 頸椎装具 |
| Cord.-T | coordination test | 協調性テスト |
| CP | cerebral palsy | 脳性麻痺 |
| CPA | costophrenic angle | 肋骨横隔膜角 |
| CPM | chronic progressive myelopathy | 慢性進行性ミエロパチー |
| CR | closed reduction | 非観血的整復 |
| CS | cervical spondylosis | 頸部脊椎症 |
| CSM | cervical spondylotic myelopathy | 頸椎症性脊髄症 |
| CSR | cervical spondylotic radiculopathy | 頸椎症性神経根症 |
| CTO | cervico-thoracic orthosis | 頸胸椎装具 |
| CVA | costovertebral angle | 肋骨脊柱角 |
| D | depression | うつ病 |
| DA | degenerative arthritis | 変形性関節炎 |
| DAT | dementia of Alzheimer type | アルツハイマー型認知症 |
| DBS | deep brain stimulation | 脳深部電気刺激 |
| DD | developmental disability | 発達障害 |
| DF | dorsiflexion | 背屈 |
| DIP | distal interphalangeal joint | 遠位指節間関節 |
| DISH | diffuse idiopathic skeletal hyperostosis | びまん性特発性骨増殖症 |

| DM | myotonic dystrophy | 筋緊張性ジストロフィー |
|---|---|---|
| DMD | Duchenne muscular dystrophy | デュシェンヌ型筋ジストロフィー |
| DMP | dystrophia musculorum progressiva | 進行性筋ジストロフィー |
| DP | distal phalanx | 末節骨 |
| DQ | developmental quotient | 発達指数 |
| DTR | deep tendon reflex | 深部腱反射 |
| EC | endocervical | 頸管の |
| ECRB | extensor carpi radialis brevis | 短橈側手根伸筋 |
| ECRL | extensor carpi radialis longus | 長橈側手根伸筋 |
| ECS | electroconvulsive shock | 電撃ショック（療法） |
| ECU | extensor carpi ulnaris | 尺側手根伸筋 |
| EDC | extensor digitorum communis | 総指伸筋 |
| EDL | extensor digitorum longus | 長趾伸筋 |
| EDM | extensor digiti minimi | 小指筋 |
| EDQ | extensor digiti quinti | 小指固有伸筋 |
| EDX | electrodiagnosis | 電気診断（法） |
| EHL | extensor hallucis longus | 長母指伸筋 |
| EIA | early infantile autism | 早期幼児自閉症 |
| EJ | elbow jerks | 肘（ひじ）反射 |
| EMG | electromyography | 筋電図 |
| EPC | epilepsia partialis continua | 持続性部分てんかん |
| Epi, Ep | epilepsy | てんかん |
| ER | external rotation | 外旋 |
| ESB | electrical stimulation to the brain | 脳電気刺激 |
| EST | electric shock therapy | 電気ショック療法 |

| F | foot | 足 |
|---|---|---|
| F | function | 機能 |
| F | frontal | 前頭の、前頭部の |
| FB | finger breadth | 横指 |
| FCL | fibular collateral ligament | 外側側副靱帯 |
| FCR | flexor carpi radialis muscle | 橈側手根屈筋 |
| FCU | flexor carpi ulnaris muscle | 尺側手根屈筋 |
| FDP | flexor digitorum profundus muscle | 深指屈筋 |
| FDS | flexor digitorum superficialis muscle | 浅指屈筋 |
| FES | functional electrical stimulation | 機能的電気刺激 |
| FHL | flexor hallucis longus | 長母指屈筋 |
| FIM | functional independence measure | 機能的自立度評価法 |
| FJ foot | fore-joint foot | 義足足部 |
| FL | femur length | 大腿骨長 |
| fl | flexion | 屈曲 |
| F-N | finger-to-nose (test) | 指鼻（試験） |
| FNF | finger to nose to finger (test) | 指鼻指（試験） |
| FOG | freezing of gait | すくみ足 |
| frac., Fr | fracture | 骨折 |
| FRJM | full range of joint movement | 関節の最大可動域 |
| FS | facial spasm | 顔面痙攣 |
| FSHD | facio-scapulo-humeral muscular dystrophy | 顔面肩甲上腕型筋ジストロフィー |
| FSP | familial spastic paraplegia | 家族性痙性対麻痺 |
| FT | functional test | 機能テスト |
| FWB | full weight bearing | 全荷重負荷 |

| | | |
|---|---|---|
| **Fx** | fracture | 骨折 |
| **gen** | general | 全身の、一般の |
| **GM** | grand mal | 大発作（てんかん） |
| **GTCS** | generalized tonic-clonic seizure | 全身性強直性間代発作 |
| **H** | holizontal | 水平の |
| **h** | height | 身長 |
| **HAMD, HA(R)S** | Hamilton depression [anxiety] (rating) scale | ハミルトン不安（評価）尺度 |
| **HCTU** | home carvical traction unit | 在宅頸椎牽引 |
| **HD** | hyperactivity disorder | 多動性障害 |
| **HDS** | Hasegawa dementia scale | 長谷川式認知症スケール |
| **HHA** | health hazard appraisal | 健康障害評価 |
| **HKAFO** | hip-knee-ankle-foot orthosis | 骨盤帯付長下肢装具 |
| **H&N** | head and neck | 頭頸部 |
| **HNP** | herniated nucleus pulposus | 椎間板ヘルニア |
| **HOA** | hypertrophic osteoarthropathy | 肥大性骨関節症 |
| **HP** | hot pack | ホットパック、温罨法 |
| **HT** | hammer toe | 槌状（ついじょう）指 |
| **Ht** | height | 身長 |
| **Hy, hys** | hysterie , hysteria | ヒステリー |
| **IADL** | instrumental activities of daily living | 手段的日常生活動作 |
| **ICIDH** | international classification of impairments, disabilities and handicaps | 国際障害分類 |
| **ICM** | intercostal margin | 肋骨縁 |
| **IMF** | intermaxillary fixation | 顎間固定 |
| **IPJ** | interphalangeal joint | 指節間関節 |
| **IQ** | intelligence quotient | 知能指数 |

| ISP | infraspinatus | 棘下筋 |
|---|---|---|
| JRA | juvenile rheumatoid arthritis | 若年性関節リウマチ |
| LAO | left anterior oblique | 左前斜位，第2斜位 |
| lat. | lateral | 側方の、側方へ |
| LBH | length, breadth, height | 長さ・幅・高さ |
| LBP | low back pain | 腰痛 |
| LCC | luxatio coxae congenita | 先天性股関節脱臼 |
| LCL | lateral collateral ligament | 外側側副靱帯 |
| LCM | left costal margin | 左肋骨縁 |
| LD | learning disability | 学習障害 |
| LDH | lumbar disc hernia | 腰椎椎間板ヘルニア |
| L/E, LE | lower extremity | 下肢 |
| LHB | long head of biceps | 二頭筋長頭 |
| LLB | long leg brace | 長下肢装具 |
| LP | lumbar puncture | 腰椎穿刺 |
| L-R | left-right | 左から右へ |
| LSB | left sternal border | 胸骨左縁 |
| LSCS | lumbar spinal canal stenosis | 腰部脊柱管狭窄 |
| LSO | lumbo-sacral orthosis | 腰仙椎装具 |
| MAPS | make a picture story method | 絵物語作製法 |
| MBD | marble bone disease | 大理石骨病 |
| MCL | medial collateral ligament | 内側側副靱帯 |
| MCP | metacarpophalangeal joint | 中手指節関節 |
| METS | metabolic equivalents | 代謝当量 |
| MFT | motor function test | 運動機能テスト |
| MG | myasthenia gravis | 重症筋無力症 |

**リ・介 MMPI ▶▶▶ リ・介 OI**

| | | |
|---|---|---|
| MMPI | Minnesota multiphasic personality inventory | ミネソタ多面人格テスト |
| MMS, MMSE | mini-mental state examination | 簡易精神状態検査 |
| MMT | manual muscle testing (test) | 徒手筋力テスト |
| MND | motor neuron disease | 運動ニューロン疾患 |
| MP | metatarsophalangeal (joint) | 中足趾節関節 |
| MPI | Maudsley personality inventory | モーズレイ性格検査 |
| MR | mental retardation | 精神遅滞 |
| MRA | malignant rheumatoid arthritis | 悪性関節リウマチ |
| MSW | medical social worker | 医療ソーシャルワーカー |
| MU | motor unit | 運動単位 |
| MUAP | motor unit action potential | 運動単位活動電位 |
| MUP | motor unit potential | 運動単位電位 |
| NCE | nonconvulsive epilepsy | 痙攣のないてんかん |
| N.D.T | neuro-developmental treatment | 神経発達学的治療 |
| NPA | neurophysiological approach | 神経生理学的アプローチ |
| NWB | non-weight bearing | 免荷 |
| OA | osteoarthritis | 変形性関節症 |
| OALL | ossification of anterior longitudinal ligament | 前縦靱帯骨化症 |
| Ob | oblique | 斜位 |
| OC | oxygen consumption | 酸素消費量 |
| OCD | obsessive-compulsive disorder | 強迫性障害 |
| OCD | osteochondritis dissecans | 離断性骨軟骨炎 |
| OD | orthostatic dysregulation | 起立性調節障害 |
| OI | osteogenesis imperfecta | 骨形成不全(症) |

508

| リ・介 Oint ▶▶▶ リ・介 PFI | | |
|---|---|---|
| Oint | ointment | 軟膏 |
| OKN | optokinetic nystagmus | 視運動性眼振 |
| OLF | ossification of ligamentum flavum | 黄色靱帯骨化症 |
| OMD | organic mental disorder | 器質性精神疾患 |
| OPLL | ossification of posterior longitudinal ligament | 後縦靱帯骨化症 |
| OR | open reduction | 観血的整復 |
| ORIF | open reduction and internal fixation | 観血的整復固定 |
| OT | occupational therapy [therapist] | 作業療法（士） |
| OYL | ossification of yellow ligament | 黄色靱帯骨化症 |
| P | pressure | 圧 |
| P | position | 位置 |
| P | posterior | 後ろの |
| P | probability | 確率 |
| P | passive | 受動的 |
| P | psychiatry | 精神医学 |
| P | psychosis | 精神病 |
| PA | posteroanterior | 後前方向 |
| PACE | promoting aphasics' communication effectiveness | コミュニケーション能力促進法 |
| para | paraplegia | 対麻痺 |
| parox | paroxysmal | 発作の、痙攣の |
| PCL | posterior cruciate ligament | 後十字靱帯 |
| PE | physical examination | 健康診断 |
| PF | patellofemoral joint | 膝蓋大腿関節 |
| PF | plantar flexion | 底屈 |
| PFI | physical fitness index | 体力指数 |

付録 その他の略語 ● リハビリテーション・介護

509

## リ･介 PIP ▶▶▶ リ･介 QOL

| PIP | proximal interphalangeal joint | 近位指節間関節 |
|---|---|---|
| PL | postikuslahmung | 後筋麻痺 |
| PL | musculus palmaris longus | 長掌筋 |
| PLF | posterior-lateral fusion | 後側方固定術 |
| PLIF | posterior lumbar interbody fusion | 後方腰椎椎間固定術 |
| PLM | periodic limb movement | 周期性四肢運動 |
| PLMD | periodic limb movement disorder | 周期性四肢運動障害 |
| PMD | progressive muscular dystrophy | 進行性筋ジストロフィー |
| PNF | proprioceptive neuromuscular facilitation | 固有受容性神経筋促通法 |
| PO | prosthetist and orthotist | 義肢装具士 |
| post | posterior | 後ろの、後方へ |
| PP | proximal phalanx | 基節骨 |
| PRE | progressive resistive exercise | 漸増抵抗訓練 |
| PSW | psychiatric social worker | 精神科ソーシャルワーカー |
| PT | pyramidal tract | 錐体路 |
| PT | physical therapy [therapist] | 理学療法（士） |
| PTB | patellar tendon bearing | 膝蓋腱荷重式 |
| PTB type socket | patellar tendon bearing type socket | PTB（膝蓋腱荷重式）ソケット |
| PTN | pyramidal tract neuron | 錐体路ニューロン |
| PTR | patellar tendon reflex | 膝蓋腱反射 |
| PTSD | posttraumatic stress disorder | 心的外傷後ストレス障害 |
| PWB | partial weight bearing | 部分荷重 |
| PX | physical examination | 身体検査、健康診断 |
| QOL | quality of life | 生活の質、生命の質 |

| quad | quadriplegia | 四肢麻痺 |
|------|--------------|---------|
| quad | quadriceps | 大腿四頭筋 |
| R | right | 右の |
| RA | rheumatoid arthritis | 関節リウマチ |
| RAO | right anterior oblique | 右前斜位，第1斜位 |
| RB | Riemenbügel | リーメンビューゲル装具 |
| RCT | ruptured chordae tendineae | 腱索断（破）裂 |
| RD | rheumatic disease | リウマチ性疾患 |
| ref | reflex | 反射 |
| reg | regular | 規則的 |
| Reha | rehabilitation | リハビリテーション |
| Rel | relaxation | 弛緩 |
| RF | rheumatoid factor | リウマチ因子 |
| RF | rheumatic fever | リウマチ熱 |
| Rh | rheumatism | リウマチ |
| RLE, RLL | right lower extremity [limb] | 右下肢 |
| RLQ | right lower quadrant | 右下部 |
| RML | right mediolateral | 右中外側 |
| ROM | range of motion | 関節可動域 |
| ROME | range of motion exercise | 関節可動域訓練 |
| ROMT | range of motion test | 関節可動域テスト |
| RSD | reflex sympathetic dystrophy | 反射性交感神経性ジストロフィー |
| RSST | repetitive saliva swallowing test | 反復唾液嚥下テスト |
| rt | right lateral position | 右側臥位 |
| rt | right | 右の |

| リ・介 RUE ▶▶▶ リ・介 SDAT | | |
|---|---|---|
| **RUE, RUL** | right upper extremity [limb] | 右上肢 |
| **RUQ** | right upper quadrant | 右上部 |
| **S** | subjective data | 主観的情報 |
| **S** | sacrum | 仙骨、仙髄 |
| **S** | sacruml | 仙骨の、仙髄の |
| **S** | schizophrenia | 統合失調症 |
| **S** | sinister | 左の |
| **S** | senile | 老人(性)の、老年の |
| **SA** | suicide attempt | 自殺未遂、自殺企図 |
| **SACH foot** | solid ankle cushion heel foot | サッチ足部 |
| **SB** | spina bifida | 二分脊椎 |
| **SBS** | spino-bulbo-spinal reflex | 脊髄延髄脊髄反射 |
| **Sc** | scapula | 肩甲骨 |
| **Sc** | schizophrenia | 統合失調症 |
| **SC, sc** | sternoclavicular joint | 胸鎖骨関節 |
| **SCCO** | scar contracture | 瘢痕拘縮 |
| **SCD** | spinocerebellar degeneration | 脊髄小脳変性症 |
| **SCFE** | slipped capital femoral epiphysis | 大腿骨頭すべり症 |
| **Schiz** | schizophrenia | 統合失調症 |
| **SCI** | spinal cord injury | 脊髄損傷 |
| **SCM** | sternocleidomastoid muscle | 胸鎖乳突筋 |
| **SCV** | sensory nerve conduction velocity | 知覚神経伝導速度 |
| **SD** | spondylosis deformans | 変形性脊椎症 |
| **SD** | senile dementia | 老人性認知症 |
| **SDAT** | senile dementia of Alzheimer's type | アルツハイマー型老年認知症 |

リ・介 SDS ▶▶▶ リ・介 SW

| SDS | speech discrimination score | 語音明瞭度検査 |
|---|---|---|
| SEP | somatosensory evoked potential | 体性感覚誘発電位 |
| SHB | shoehorn brace | 靴べら式装具 |
| SHK | schwerhorigkeit | 難聴 |
| SI | sacro-iliac joint | 仙腸関節 |
| SIO | sacro-iliac orthosis | 仙腸装具 |
| SIT | Stanford intelligence test | スタンフォード知能テスト |
| SKAO | supra knee-ankle orthosis | 膝（ひざ）・踵（かかと）上部装具 |
| SLAP lesion | superior labrum anterior and posterior lesion | 上前後関節唇損傷 |
| SLB | short leg brace | 短下肢装具 |
| SLC | short leg cast | 短下肢ギプス包帯 |
| SLR | straight leg raising test | 下肢伸展挙上テスト |
| SLTA | standard language test of aphasia | 標準失語症検査 |
| SMD | spina malleolar distance | 棘果長 |
| SP | spine, spinal | 脊椎（脊柱） |
| Sp | spike | 棘波 |
| SPMA | spinal progressive muscular atrophy | 脊髄性進行性筋萎縮症 |
| SSc | subscapularis | 肩甲下筋 |
| SSP | spastic spinal paralysis | 痙性脊髄麻痺 |
| SSp | supraspinatus | 棘上筋 |
| SST | social skill training | 社会生活技能訓練 |
| ST | speech-language-hearing therapy [therapist] | 言語聴覚療法、言語聴覚士 |
| Stat | static contraction | （筋の）静止性収縮 |
| STNR | symmetrical tonic neck reflex | 対称性緊張性頸反射 |
| SW | social worker | ソーシャルワーカー |

付録 その他の略語 ●リハビリテーション・介護

513

## リ・介 T ▶▶▶ リ・介 US

| T | thoracic | 胸椎の、胸髄の |
|---|---|---|
| T | thorax | 胸部、胸郭 |
| T | temporal | 側頭の |
| T | transverse | 横 |
| TA | tibialis anterior | 前脛骨の |
| TAR | total ankle replacement | 人工足関節置換術 |
| TAT | thematic apperception test | 課題統覚検査 |
| TCA | tricyclic antidepressant | 三環系抗うつ薬 |
| TD | topographic disorientation | 地誌的障害 |
| TES | therapeutic electrical stimulation | 治療的電気刺激 |
| tetra | tetraplegia | 四肢麻痺 |
| TGA | transient global amnesia | 一過性全健忘 |
| Th | thorasic nerve | 胸神経 |
| Th | thorasic | 胸椎の、胸髄の |
| Th1〜12 | 1st〜12th thoracic vertebral | 第1〜12胸椎 |
| THA, THR | total hip arthroplasty [replacement] | 人工股関節全置換術 |
| TKA, TKR | total knee arthroplasty [replacement] | 人工膝(ひざ)関節全置換術 |
| TMD | trochantermalleolar distance | 大腿長(大腿骨〜大転子) |
| TMT | tarsometatarsal | 足根中足骨の |
| TSA, TSR | total shoulder arthroplasty [replacement] | 人工肩関節全置換術 |
| Tv | thoracic vertebrae | 胸椎 |
| TX, tr | traction | 牽引 |
| UE, U/E | upper extremity | 上肢 |
| UHR | universal hip replacement | 人工骨頭置換術 |
| ULSB | upper left sternal border | 胸骨左縁上部 |
| US | unterschenkel | 下腿 |

| W | weight | 重量、体重 |
|---|---|---|
| W, w | wound | 創傷 |
| WAB | Western Aphasia Battery | WAB失語症検査 |
| WAIS | Wechsler adult intelligence scale | ウェクスラー成人知能検査 |
| WISC | Wechsler intelligence scale for children | ウェクスラー小児知能検査 |
| WK | Wernicke-Korsakoff syndrome | ウェルニッケ・コルサコフ症候群 |
| WMS | Wechsler memory scale | ウェクスラー記憶検査 |
| WT | Work therapy | 作業療法 |
| Wt | weight | 体重 |
| XIP | X-ray in plaster | ギプス固定のままでのX線撮影 |
| XOP | X-ray out of plaster | ギプスを外した状態でのX線撮影 |

## 検査値に関する略語

| a-ADCO₂ | alveolar-arterial carbon dioxide tension difference | 肺胞気・動脈血二酸化炭素分圧較差 |
|---|---|---|
| A-aDO₂ | alveolar-arterial oxygen difference | 肺胞気・動脈血酸素分圧較差 |
| ABI | ankle brachial pressure index | 足関節・上腕血圧比 |
| AChE | acetylcholine esterase | アセチルコリンエステラーゼ |
| ACP | acid phosphatase | 酸ホスファターゼ |
| ACTH | adrenocorticotropic hormone | 副腎皮質刺激ホルモン |
| AD | adrenaline | アドレナリン（カテコールアミン） |
| ADA | adenosine deaminase | アデノシンデアミナーゼ |
| ADH | antidiuretic hormone | 抗利尿ホルモン |

検査 AFI ▶▶▶ 検査 Ba

| AFI | amniotic fluid index | 羊水指標 |
|---|---|---|
| AFP | $\alpha$-fetoprotein | アルファ<br>$\alpha$-フェトプロテイン |
| AG | anion gap | アニオンギャップ |
| A/G | albumin-globulin ratio | アルブミン・グロブリン比 |
| AHI | apnea hypopnea index | 無呼吸・低換気指数 |
| Alb | albumin | アルブミン |
| ALD | aldolase | アルドラーゼ |
| ALP, Al-P | alkaline phosphatase | アルカリホスファターゼ |
| ALT, GTP | alanine aminotransferase | アラニンアミノトランスフェラーゼ |
| Am | ammonium | アンモニウム |
| Amy, AMY | amylase | アミラーゼ |
| ANA | antinuclear antibody | 抗核抗体 |
| ANP | atrial natriuretic peptide | 心房性ナトリウム利尿ペプチド |
| AOD | aortic diameter | 大動脈径 |
| AODI | aortic diameter index | 大動脈径係数 |
| AOOP | maximum opening of aortic valve | 大動脈弁最大開放 |
| AP | arterial pressure | 動脈圧 |
| APTT | activated partial thromboplastin time | 活性化部分トロンボプラスチン時間 |
| ASK | antistreptokinase antibody | 抗ストレプトキナーゼ抗体 |
| ASLO, ASO | antistreptolysin-O | 抗ストレプトリジンO |
| AST, GOT | aspartate aminotransferase | アスパラギン酸アミノトランスフェラーゼ |
| AT-III | antithrombin III | アンチトロンビンIII |
| ATI | air trapping index | エアートラッピング係数 |
| Ba | basophilic cell | 好塩基球 |

| BAP | bone-alkaline phosphatase | 骨型アルカリホスファターゼ |
|---|---|---|
| BE | base excess | 塩基過剰 |
| βHCG | β human chorionic gonadotropin | ヒト絨毛性ゴナドトロピンβ分画コア定量 |
| BIL, Bil | bilirubin | ビリルビン |
| BJP | Bence-Jones protein | ベンス・ジョーンズ蛋白 |
| β-LP | β-lipoprotein | β-リポ蛋白 |
| BMD | bone mineral density | 骨(塩)密度 |
| BMG | β2-microglobulin | β2-マイクログロブリン |
| BNP | brain natriuretic peptide | 脳性ナトリウム利尿ペプチド |
| BPD | biparietal diameter | 児頭大横径 |
| BSP test | bromsulphalein test | ブロムサルファレイン排泄試験 |
| BT | bleeding time | 出血時間 |
| BUN | blood urea nitrogen | 血液尿素窒素 |
| CA | catecholamine | カテコールアミン、カテコラミン |
| CA15-3 | carbohydrate antigen 15-3 | 糖鎖抗原15-3 |
| CA19-9 | carbohydrate antigen 19-9 | 糖鎖抗原19-9 |
| CA50 | carbohydrate antigen 50 | 糖鎖抗原50 |
| CA125 | cancer antigen 125 | がん抗原125 |
| Ca | calcium | カルシウム |
| CAP | cystinyl aminopeptidase | シスチンアミノペプチダーゼ |
| CC | closing capacity | クロージングキャパシティ |
| CCF | cephalin cholesterol flocculation | ケファリン・コレステロール絮状試験 |
| CCK | cholecystokinin | コレシストキニン |
| Ccr | creatinine clearance | クレアチニンクリアランス |
| Cdyn | dynamic lung compliance | 動肺コンプライアンス |

| 検査 CEA ▶▶▶ 検査 CV | | |
|---|---|---|
| **CEA** | carcinoembryonic antigen | がん胎児性抗原 |
| **CF** | complement fixation reaction | 補体結合反応 |
| **CH(-)50** | 50% complement hemolysis | 血清補体価 |
| **ChE** | cholinesterase | コリンエステラーゼ |
| **CI** | cardiac index | 心係数 |
| **CK, CPK** | creatine kinase | クレアチンキナーゼ |
| **CK-BB** | creatine kinase BB Isoenzyme | CKアイソザイム（CK1） |
| **CK-MB** | creatine kinase MB Isoenzyme | CKアイソザイム（CK2） |
| **CK-MM** | creatine kinase MM Isoenzyme | CKアイソザイム（CK3） |
| **CL** | lung compliance | 肺コンプライアンス |
| **Cl** | chloride | クロール |
| **CO** | cardiac output | 心拍出量 |
| **COP** | colloid osmotic pressure | 膠質浸透圧 |
| **Cosm** | osmolal clearance | 浸透圧クリアランス |
| **CPR** | C-peptide immunoreactivity | C-ペプチド免疫活性 |
| **Cr** | creatinine | クレアチニン |
| **Cr** | chromium | クロム |
| **CRL** | crown-rump length | 胎児頭殿長 |
| **CRP** | carbon reactive protein | C反応性蛋白 |
| **CSF-SG** | cerebrospinal fluid specific gravity | 髄液比重 |
| **Cst** | static compliance of lung | 静肺コンプライアンス |
| **CT** | calcitonin | カルシトニン |
| **CT** | clotting time | 凝固時間 |
| **CT** | lung thorax compliance | 肺胸郭コンプライアンス |
| **Cu** | copper | 銅 |
| **CV** | closing volume | クロージングボリューム |

| CVP | central venous pressure | 中心静脈圧 |
|---|---|---|
| CYFRA | cytokeratin 19 fragment | サイトケラチン19フラグメント |
| DA | dopamine | ドパミン（カテコールアミン） |
| D-Bil | direct bilirubin | 直接ビリルビン |
| Dd | end-diastolic diameter | 拡張末期径（左心室） |
| DIP | bone mineral quantitation by digital image processing | 骨塩定量 |
| DLCO | carbon monoxide oxygen diffusion capacity | 一酸化炭素拡散能力 |
| DLO₂ | oxygen diffusion capacity | 酸素拡散能力 |
| DQ | developmental quotient | 発達指数 |
| Ds | end-systolic diameter | 収縮末期径（左心室） |
| E1 | estrone | エストロン |
| E2 | estradiol | エストラジオール |
| E3 | estriol | エストリオール |
| EELV | end-expiratory lung volume | 呼気終末肺容量 |
| EF | ejection fraction | 駆出率 |
| EFBW | estimated fetal body weight | 推定胎児体重 |
| Eo, eo | eosinophil | 好酸球 |
| EPO | erythropoietin | エリスロポエチン |
| ESR | erythrocyte sedimentation rate | 赤血球沈降速度 |
| Fbg, FIB | fibrinogen | フィブリノーゲン |
| FBS | fasting blood sugar | 空腹時血糖値 |
| FDP | fibrin and fibrinogen degradation product | フィブリン・フィブリノーゲン分解産物 |
| Fe | ferrum | 鉄 |

## 検査 FEV ▶▶▶ 検査 HAV

| FEV | forced expiratory volume | 努力呼気量 |
|---|---|---|
| FEV1.0 | forced expiratory volume in one second | 1秒量 |
| FEV1.0% | percentage of forced expiratory volume in one second | 1秒率 |
| FFA | free fatty acid | 遊離脂肪酸 |
| FL | femoral length | 大腿骨長 |
| FRC | functional residual capacity | 機能的残気量 |
| FSH | fcllicle-stimulating hormone | 卵胞刺激ホルモン |
| FT₃ | free triiodothyronine | 遊離トリヨードサイロニン |
| FT₄ | free thyroxine | 遊離サイロキシン |
| FTA | fetal trunk area | 胎児体幹面積 |
| GA | glycoalbumin | グリコアルブミン |
| Gaw | airway conductance | 気道コンダクタンス |
| G-CSF | granulocyte colony-stimulating factor | 顆粒球コロニー刺激因子 |
| GFF | glomerular filtration fraction | 糸球体濾過率 |
| GFR | glomerular filtration rate | 糸球体濾過値［量］ |
| γ-GTP | γ-glutamyl transpeptidase | γ-グルタミルトランスペプチダーゼ |
| GH | growth hormone | 成長ホルモン |
| γ-SM | γ-seminoprotein | γ-セミノプロテイン |
| GTT | glucose tolerance test | ブドウ糖負荷試験 |
| HA | hippuric acid | 馬尿酸 |
| HAI, HAIT | hemagglutination inhibition test | 赤血球凝集抑制試験 |
| hANP | human atrial natriuretic peptide | ヒト心房性ナトリウム利尿ペプチド |
| HAV | hepatitis A virus | A型肝炎ウイルス |

| | | |
|---|---|---|
| **Hb** | hemoglobin | ヘモグロビン、血色素 |
| **HbA1c** | hemoglobin A1c | ヘモグロビンエーワンシー |
| **HBc** | hepatitis B core antigen | HBc抗原 |
| **HBe** | hepatitis B e antigen | HBe抗原 |
| **HbF** | fetal hemoglobin | 胎児ヘモグロビン |
| **HBs** | hepatitis B surface antigen | HBs抗原 |
| **HBV** | hepatitis B virus | B型肝炎ウイルス |
| **HCG, hCG** | human chorionic gonadotropin | ヒト絨毛性ゴナドトロピン |
| **HCO3⁻** | bicarbonate ion | 重炭酸イオン |
| **HCV** | hepatitis C virus | C型肝炎ウイルス |
| **HCV-RNA** | hepatitis C virus RNA | C型肝炎ウイルスRNA定量 |
| **HDL** | high density lipoprotein | 高比重リポ蛋白 |
| **HER2** | human epidermal growth factor receptor type2 | ヒト上皮細胞増殖因子受容体2型 |
| **H-FABP** | human heart fatty acid-binding protein | ヒト心臓由来脂肪酸結合蛋白 |
| **Hg** | hydrargyrum | 水銀 |
| **HIV** | human immunodeficiency virus | ヒト免疫不全ウイルス |
| **HLA** | human leukocyte antigen | ヒト白血球抗原 |
| **HPL, hPL** | human placental lactogen | ヒト胎盤性ラクトゲン |
| **HSV** | herpes simplex virus | 単純疱疹ウイルス、単純ヘルペスウイルス |
| **Ht** | hematocrit | ヘマトクリット値 |
| **HTLV, ATLV** | human T-cell leukemia virus | ヒトT細胞白血病ウイルス |
| **HVA** | homovanillic acid | ホモバニリン酸 |
| **IBA** | index bone area | 骨皮質指数 |
| **I-Bil** | indirect bilirubin | 間接ビリルビン |
| **ICA** | islet cell antibody | 膵島細胞抗体 |

**検査 ICG ▶▶▶ 検査 LDL**

| ICG | indocyanine green | インドシアニングリーン |
|---|---|---|
| ICSA | islet cell surface antibody | 膵島細胞膜抗体 |
| IFN | interferon | インターフェロン |
| IgA | immunoglobulin A | 免疫グロブリンA |
| IgE | immunoglobulin E | 免疫グロブリンE |
| IGF | insulin-like growth factor | インスリン様成長因子 |
| IgG | immunoglobulin G | 免疫グロブリンG |
| IgM | immunoglobulin M | 免疫グロブリンM |
| IL | interleukin | インターロイキン |
| IRI | immunoreactive insulin | 免疫活性インスリン |
| IVS | interventricular septum | 心室中隔 |
| IVS/PWT | interventricular septum / posterior wall thickness of left ventriculs | 心室中隔／左室壁比 |
| K | plasma clearance rate of ICG | ICG消失率（K：クリアランス） |
| K | kalium | カリウム |
| 17-KGS | 17-ketogenic steroids | 17-ケトジェニックステロイド |
| 17-KS | 17-ketosteroids | 17-ケトステロイド |
| LA | lactic acid | 乳酸 |
| LAD | left atrial diameter | 左房径 |
| LAD/AOD | left atrial diameter / aortic diameter | 左房径／大動脈径 |
| LADI | left atrial diameter index | 左房径係数 |
| LAP | leucine aminopeptidase | ロイシンアミノペプチダーゼ |
| LAP mean | mean left atrial pressure | 左房圧 |
| LCAT | lecithin cholesterol-acyltransferase | レシチンコレステロールアシルトランスフェラーゼ |
| LDH, LD | lactate dehydrogenase | 乳酸脱水素酵素 |
| LDL | low density lipoprotein | 低比重リポ蛋白 |

| 検査 LE cell ▶▶▶ 検査 MVO₂ | | |
|---|---|---|
| **LE cell** | lupus erythematosus | LE（エリテマトーデス）細胞 |
| **LH** | luteinizing hormone | 黄体形成ホルモン |
| **L/S** | lecithin sphingomyelin ratio | レシチン/スフィンゴミエリン比 |
| **LVD** | left ventricular dimension | 左室径 |
| **LVEDP** | left ventricular end-diastolic pressure | 左室拡張末期圧 |
| **LVESV** | left ventilicular end-diastolic volume | 左室拡張末期容量 |
| **LVESV** | left ventilicular end-systolic volume | 左室収縮末期容量 |
| **LVET** | left ventricular ejection time | 左室駆出時間 |
| **LVSP** | left ventricular systolic pressure | 左室収縮期圧 |
| **LVSW** | left ventilicular stroke work | 左室1回仕事量 |
| **LVSWI** | left ventilicular stroke work index | 左室拍出仕事量係数 |
| **Ly** | lymphocyte | リンパ球 |
| **MAO** | maximum acid output | 最大胃酸分泌量 |
| **Mb** | myoglobin | ミオグロビン |
| **MCH** | mean corpuscular hemoglobin | 平均赤血球ヘモグロビン量 |
| **MCHC** | mean corpuscular hemoglobin concentration | 平均赤血球ヘモグロビン濃度 |
| **MCV** | mean corpuscular volume | 平均赤血球容積 |
| **MEP** | maximum expiratory pressure | 最大呼気圧 |
| **Mg** | magnesium | マグネシウム |
| **MIP** | maximum inspiratory pressure | 最大吸気圧 |
| **MM(E)F** | maximal mid-expiratory flow | 最大中間呼気流量 |
| **Mn** | manganese | マンガン |
| **Mo** | monocyte | 単球 |
| **MV** | minute volume | 分時換気量 |
| **MVO₂** | myocardial oxygen consumption | 心筋酸素消費量 |

付録 その他の略語 ● 検査値

## 検査 MVV ▶▶▶ 検査 Pb

| MVV | maximum voluntary ventilation | 最大換気量 |
|---|---|---|
| %MVV | percent maximum voluntary ventilation | 比最大換気量、%最大換気量 |
| NA | noradrenaline | ノルアドレナリン（カテコールアミン） |
| Na | natrium | ナトリウム |
| NAI | nutritional assessment index | 栄養評価指数 |
| NAP | neutrophil alkaline phosphatase | 好中球アルカリホスファターゼ |
| Ne | neutrophil | 好中球 |
| NH3 | ammonia | アンモニア |
| Ni | nickel | ニッケル |
| NPN | ncnprotein nitrogen | 非蛋白性窒素 |
| NSE | neuron specific enolase | 神経特異エノラーゼ |
| OC | obstetrical conjugate | 産科的結合線 |
| 17-OHCS | 17-hydroxycortico steroid | 17-ヒドロキシコルチコステロイド |
| P | phosphorus | リン |
| PaCO2 | partial pressure of arterial carbon dioxide | 動脈血二酸化炭素分圧 |
| PAEDP | pulmonary artery end-diastolic pressure | 肺動脈拡張終期圧 |
| PAESP | pulmonary artery end-systolic pressure | 肺動脈収縮終期圧 |
| PAI-1 | plasminogen activator inhibitor 1 | プラスミノゲン活性化阻害因子1 |
| PaO2 | partial pressure of arterial oxygen | 動脈血酸素分圧 |
| PAP | pulmonary arterial pressure | 肺動脈圧 |
| PAP, pap, PACP | prostatic acid phosphatase | 前立腺酸性ホスファターゼ |
| PAWP, PCWP | pulmonary arterial[capillary] wedge pressure | 肺動脈楔入圧 |
| Pb | lead | 鉛 |

| | | |
|---|---|---|
| **PC** | protein C | プロテインC |
| **PEP** | pre-ejection period | 駆出前期(左心室) |
| **PER** | protein efficiency ratio | 蛋白<sup>たんぱく</sup>利用効率 |
| **PFD** | pancreatic function diagnosis | 膵<sup>すい</sup>外分泌能検査 |
| **pH** | pondus Hydrogenii | 水素イオン濃度 |
| **PID** | plasma iron disappearance rate | 血漿<sup>けっしょう</sup>鉄消失率 |
| **PIT** | plasma iron turnover rate | 血漿<sup>けっしょう</sup>鉄交代率 |
| **PIVKA-II** | protein induced by vitamin K absence II | ビタミンK欠乏誘導蛋白<sup>たんぱく</sup> |
| **PL** | phospholipid | リン脂質 |
| **PLT, plt** | platelet | 血小板 |
| **Posm** | plasma osmolality | 血漿<sup>けっしょう</sup>浸透圧 |
| **PRA** | plasma renin activity | 血漿<sup>けっしょう</sup>レニン活性 |
| **PRL** | prolactin | プロラクチン |
| **PRP** | pressure rate product | ダブルプロダクト |
| **PSA, PA** | prostate specific antigen | 前立腺特異抗原 |
| **PSP** | phenolsulfonphthalein test | フェノールスルホンフタレイン排泄試験 |
| **PSTI** | pancreatic secretory trypsin inhibitor | 膵<sup>すい</sup>分泌性トリプシンインヒビター |
| **PT** | prothrombin time | プロトロンビン時間 |
| **PTH** | parathyroid hormone | 副甲状腺ホルモン、上皮小体ホルモン |
| **PTT** | partial thromboplastin time | 部分トロンボプラスチン時間 |
| **PVR** | pulmonary vascular resistance | 肺血管抵抗 |
| **PWTd** | end-diastolic thickness of left ventricular posterior wall | 拡張末期後肥厚<sup>ひこう</sup> |
| **PWTs** | end-systolic thickness of left ventricular posterior wall | 収縮末期後肥厚<sup>ひこう</sup> |

525

**検査 PyA ▶▶▶ 検査 RVSWI**

| PyA | pyruvic acid | ピルビン酸 |
|---|---|---|
| Qp/Qs | ratio of pulmonary to systemic blood flow | 肺・体血流比 |
| Qs/Qt | right to left shunt ratio | 肺内シャント率 |
| Qt | total blood flow | 心拍出量 |
| RAHA | rheumatoid arthritis hemagglutination | 関節リウマチ赤血球凝集反応 |
| RAPA | rheumatoid arthritis passive agglutination | 関節リウマチ受け身凝集反応 |
| RAP mean | mean right atrial pressure | 右房圧 |
| Raw | airway resistance | 気道抵抗 |
| RBC | red blood cell counts | 赤血球算定 |
| RBF | renal blood flow | 腎血流量 |
| RCU | red cell iron utilization | 赤血球鉄利用率 |
| RCV | red blood cell volume | 赤血球容積 |
| Ret | reticulocyte | 網状赤血球 |
| RF | rheumatoid factor | リウマチ因子 |
| RI | radioisotope | 放射性同位元素（ラジオアイソトープ） |
| RIT | red cell iron turnover rate | 赤血球鉄交代率 |
| RPF | renal plasma flow | 腎血漿流量 |
| RQ, R | respiratory quotient | 呼吸商 |
| RVD | right ventricular diameter | 右室径 |
| RVEDP | right ventricular end diastolic pressure | 右室拡張末期圧 |
| RVET | right ventricular ejection time | 右室駆出時間 |
| RVRR | renal vein renin ratio | 腎静脈血レニン比 |
| RVSP | right ventlicular systolic pressure | 右室収縮期圧 |
| RVSW | right ventlicular stroke work | 右室1回仕事量 |
| RVSWI | right ventricular stroke work index | 右室拍出仕事量係数 |

| SA | serum albumin | 血清アルブミン |
|---|---|---|
| SAA | serum amyloid A protein | 血清アミロイドA蛋白 |
| SaO₂ | arterial O₂ saturation | 動脈血酸素飽和度 |
| SCC | squamous cell carcinoma related antigen | 扁平上皮がん関連抗原 |
| SCr, Scr | serum creatinine | 血清クレアチニン |
| Se | selenium | セレン |
| SI | stroke index | 1回拍出係数 |
| SIADH | syndrome of inappropriate secretion of ADH | 抗利尿ホルモン不適合分泌症候群 |
| SLX | sialyl Lewis X-i antigen | シアリルLeX-i抗原 |
| St | stab cell | 桿状核球 |
| STN | sialyl-Tn antigen | シアリルTn抗原 |
| STS | serologic test for syphilis | 梅毒血清反応 |
| SV | stroke volume | 1回心拍出量 |
| SVR | systemic vascular resistance | 体血管抵抗、全末梢血管抵抗 |
| SVRI, SVRi | systemic vascular resistance index | 体血管抵抗係数、全末梢血管抵抗係数 |
| T₃ | triiodothyronine | トリヨードサイロニン |
| T₄ | tetraiodothyronine [thyroxine] | テトラヨードサイロニン |
| TBG | thyroxine binding globulin | サイロキシン結合グロブリン |
| T-Bil | total bilirubin | 総ビリルビン |
| TC, T-Cho | total cholesterol | 総コレステロール |
| Tf | transferrin | トランスフェリン |
| TG | triglyceride | トリグリセリド |
| Tg | thyroglobulin | サイログロブリン |
| TIBC | total iron binding capacity | 総鉄結合能 |

# 検査 TL ▶▶▶ 検査 $\dot{V}CO_2$

| | | |
|---|---|---|
| TL | total lipids | 総脂質 |
| TLC | total lung capacity | 全肺気量 |
| Tn | troponin | トロポニン |
| TNF-α | tumor necrosis factor-α | 腫瘍壊死因子α |
| TP | total protein | 総蛋白 |
| TPA | tissue polypeptide antigen | 組織ポリペプチド抗原 |
| TPHA | Treponema pallidum hemagglutination assay | 梅毒トレポネーマ血球凝集反応 |
| TRAb | thyroid stimulating hormone receptor antibody | 甲状腺刺激ホルモン受容体抗体 |
| TSAb | thyroid stimulating antibody | 甲状腺刺激抗体 |
| TSBAb | thyroid stimulation blocking antibody | 甲状腺刺激阻止抗体 |
| TSH | thyroid stimulating hormone | 甲状腺刺激ホルモン |
| TT | thrombin time | トロンビン時間 |
| TTT | thymol turbidity test | チモール混濁試験 |
| UA | uric acid | 尿酸 |
| UCL | urea clearance | 尿素クリアランス |
| UFM | uroflowmetry | 尿流測定 |
| UFR | ultra filtration rate | 限外濾過率 |
| UN | urea nitrogen | 尿素窒素 |
| UP | urine protein | 尿蛋白 |
| u-SG | urine specific gravity | 尿比重 |
| $\dot{V}_A/\dot{Q}$ | ventilation perfusion quotient | 換気・血流比 |
| VC | vital capacity | 肺活量 |
| %VC | percent vital capacity | 比肺活量、%肺活量 |
| $\dot{V}CO_2$ | $CO_2$ production | 二酸化炭素排出量 |

**検査 VD ▶▶▶ 単位 dz**

| VD | dead space ventilation, respiratory dead space | 呼吸死腔、死腔換気 |
|---|---|---|
| VDA | alveolar dead space volume | 肺胞死腔量 |
| $V_D/V_T$ | dead-space gas volume to tidal gas volume ratio | 死腔換気率 |
| VHDL | very high density lipoprotein | 超高比重リポ蛋白 |
| VMA | vanillyl mandelic acid | バニリルマンデル酸 |
| Vmax | maximum expiratory flow | 最大呼気流量 |
| $\dot{V}O_2$ | oxygen consumption | 酸素消費量 |
| $\dot{V}_T, \dot{V}T$ | tidal volume | 1回換気量 |
| WBC | white blood cell counts | 白血球数 |
| Zn | zinc | 亜鉛 |
| ZTT, ZnTT | zinc sulfate turbidity test | 硫酸亜鉛混濁試験 |

**単位に関する略語（記号）**

| A | ampere | アンペア |
|---|---|---|
| Å | angstrom | オングストローム |
| Bq | becquerel | ベクレル |
| C | coulomb | クーロン |
| cal | calorie | カロリー |
| cd | candela | カンデラ |
| Ci | curie | キュリー |
| C/kg | Coulomb per kilogram | クーロンパーキログラム |
| cm | centimeter | センチメートル |
| dB | decibel | デシベル |
| dL, dℓ | deciliter | デシリットル |
| dz | dozen | ダース |

付録
その他の略語
●検査値／
●単位

529

## 単位 F ▶▶▶ 単位 lx

| F | farad | ファラド |
|---|---|---|
| Fr | French size | フレンチサイズ |
| ft | feet | フィート |
| G | gauge [Gage] | ゲージ |
| G, Gs | Gauss | ガウス |
| g | gram | グラム |
| g/dL | gram per deciliter | グラムパーデシリットル |
| gr | grain | グレーン |
| Gy | gray | グレイ |
| H | henry | ヘンリー |
| Hz | hertz | ヘルツ |
| in | inch | インチ |
| IU | international unit | アイユー（国際単位） |
| IU/L | international unit per liter | アイユーパーリットル |
| IU/mL | international unit  per milliliter | アイユーパーミリリットル |
| J | joule | ジュール |
| K | Kelvin | ケルビン |
| KA, KAU | King-Armstrong unit | キング・アームストロング単位 |
| kb | kilobase | キロ塩基 |
| kcal | kilocalorie | キロカロリー、大カロリー |
| kg | kilogram | キログラム |
| km | kilometer | キロメートル |
| L, ℓ | liter | リットル |
| lb | pound | ポンド |
| lm | lumen | ルーメン |
| lx | lux | ルクス |

530

| 単位 m ▶▶▶ 単位 Pa |

| m | meter | メートル |
|---|---|---|
| mEq | milliequivalent | ミリ当量 |
| mEq/L | milliequivalent per liter | ミリ当量/リットル |
| mg | milligram | ミリグラム |
| μg | microgram | マイクログラム |
| mg/dL | milligram per deciliter | ミリグラムパーデシリットル |
| μg/dL | microgram per deciliter | マイクログラムパーデシリットル |
| mg/L | milligram per liter | ミリグラムパーリットル |
| mL, mℓ | milliliter | ミリリットル |
| /μL | per microliter | パーマイクロリットル（マイクロリットル当たり） |
| mM | millimole | ミリモル |
| mm | milimeter | ミリメートル |
| μm | micrometer | マイクロメートル |
| mmHg | millimeter of mercury | 水銀柱ミリメートル |
| mol | mole | モル |
| mOsm | milliosmol | ミリオスモル |
| N | newton | ニュートン |
| ng | nanogram | ナノグラム |
| ng/mL | nanogram per milliliter | ナノグラムパーミリリットル |
| nM | nanomolar | ナノモル濃度 |
| nm | nanometer | ナノメートル |
| Osm, OSM | osmol | オスモル |
| Oz | ounce | オンス |
| Pa | pascal | パスカル |

付録

その他の略語 ● 単位

**単位 pg ▶▶▶ 単位 W**

| pg | picogram | ピコグラム |
|---|---|---|
| pg/mL | picogram per milliliter | ピコグラムパーミリリットル |
| pH | pondus Hydrogenii | ペーハー、ピーエイチ |
| ppb | parts per billion | ピービービー |
| pphm | parts per hundred million | ピーピーエイチエム |
| ppm | parts per million | ピーピーエム |
| ppt | parts per trillion | ピーピーティー |
| qt | quart | クォート |
| R | roentgen | レントゲン |
| rad | radian | ラジアン |
| Rd | rad | ラド |
| RE | retinol equivalen | レチノール当量 |
| rem, Rem | roentgen equivalent man | レム |
| Rhm | roentgen per hour at one meter | ラム値 |
| rpm | revolution per minute | アールピーエム |
| S | siemens | シーメンス |
| s | second | 秒 |
| sr | steradian | ステラジアン |
| Sv | sievert | シーベルト |
| T | tesla | テスラ |
| Torr | Torricelli | トール、トル |
| U | unit | ユニット |
| U/L | unit per liter | ユニットパーリットル |
| U/mL | unit per milliliter | ユニットパーミリリットル |
| V | volt | ボルト |
| W | watt | ワット |

532

単位 Wb ▶▶▶ 処方 Aq. dest.

| Wb | weber | ウェバー |
|---|---|---|
| yd | yard | ヤード |
| Ω | ohm | オーム |
| % | percent | パーセント |
| ‰ | per mil | パーミル |

| 処方箋に関する略語 | | |
|---|---|---|
| A | Abend（独） | 夕方、晩 |
| aa | ana（ラ） | 各、それぞれ |
| AAP | asetaminophen | アセトアミノフェン |
| a.c. | ante cibum [cibos]（ラ） | 食前 |
| ad | ad（ラ） | まで |
| ad., add. | adde, addatur（ラ） | 加えよ |
| ad int. | ad interim（ラ） | 中間 |
| ad lib. | ad libitum（ラ） | 任意量 |
| a.d.t. | auf Dreimal Täglich（独） | 1日3回(t.i.d.) |
| ad us. int. | ad usum internum（ラ） | 内服 |
| ad us. ext. | ad usum externum（ラ） | 外用 |
| ae., aet. | aetatis（ラ） | 年齢に応じ |
| alt. dieb. | altermis diebus（ラ） | 隔日 |
| A.M., a.m. | ante meridiem（ラ） | 午前 |
| Amp | ampule | アンプル |
| anal. | analgesia（ラ） | 鎮痛薬 |
| Aq., aq. | aqua（ラ） | 水（常水） |
| Aq. comm. | aqua communis（ラ） | 常水 |
| Aq. dest. | aqua destillate（ラ） | 蒸留水 |

付録　その他の略語 ●単位／●処方箋

533

## 処方 A.S. ▶▶▶ 処方 M.

| A.S. | amylum solani（ラ） | バレイショ（じゃがいも）デンプン |
|---|---|---|
| b.i.d. | bis in die（ラ） | 1日2回 |
| BZS | Bor Zink Salbe（独） | ホウ酸亜鉛華軟膏（ボチ） |
| Cap, cap | capsule | カプセル |
| CMC | carboxymethylcellulose | カルボキシメチルセルロース（カルメロース） |
| Comp. | compositus（ラ） | 複方 |
| conc. | concentratus（ラ） | 濃厚 |
| CZL | carbolic acid zinc liniment | フェノール・亜鉛華リニメント（カチリ） |
| D., d. | da., de(n)tur（ラ） | 与えよ |
| d. | dies（ラ） | 日 |
| d.d. | de die（ラ） | 毎日 |
| Dil., dil. | dilue, dilutus | 希薄 |
| DLT | dose limiting toxicity | 投与制限毒性 |
| do | ditto（ラ） | 同上 |
| d.seq. | die sequente（ラ） | 翌日 |
| et | et（ラ） | および |
| Extr. | extractum（ラ） | エキス |
| gtt | gutta(e)（ラ） | 滴 |
| h. | hora（ラ） | 時間 |
| h.d. | hora decubitus（ラ） | 就寝時 |
| i.c. | inter cibos（ラ） | 食間 |
| id. | idem（ラ） | 同上 |
| M., m. | Morgen,（独）, mane（ラ） | 朝、午前 |
| M., m. | misee（ラ） | 混和 |

| M.A. | Morgen und Abend（独） | 朝夕 |
|---|---|---|
| m.d. | more dicto（ラ） | 指示のとおり |
| M.D.S. | misce, da, signa（ラ） | 混和、与えよ、書け（用法） |
| N, NdE | Nach dem Essen（独） | 食後 |
| n. | nocte（ラ） | 夜 |
| NPO | non[nil] per os（ラ） | 絶飲食 |
| NS | Nach dem Essen sofort（独） | 食直後 |
| ODT | occlusive dressing technique | 密封法 |
| o.m. | omni mane（ラ） | 毎朝 |
| o.n. | omni nocte（ラ） | 毎晩 |
| p.c. | post cibum（ラ） | 食後 |
| pil. | pilula(e)（ラ） | 丸薬 |
| P.M., p.m. | post meridiem（ラ） | 午後 |
| P.O., p.o. | per os（ラ） | 経口投与 |
| p.r.n | pro re nata（ラ） | 必要に応じ |
| Pulv. | pulvis（ラ） | 散剤、粉末 |
| q.a.d., q.o.d. | quaque altera die（ラ） | 隔日 |
| q.a.m. | quaque ante mendiem（ラ） | 毎朝 |
| q.d. | quaque die（ラ） | 毎日 |
| q.i.d. | quarter in die（ラ） | 1日4回 |
| q.s. | quantum satis（ラ） | 十分量 |
| q.s. | quantum sufficit（ラ） | 適量 |
| RP, Rp, RX | recipe | 処方（箋）、投薬 |
| S. | signa（ラ） | 書け、用法 |
| S.L. | saccharum lactis | 乳糖 |

処方 S.N. ▶▶▶ 医療 Dent.

| S.N. | Sofort nach dem Essen（独） | 食後すぐ |
| s.o.s. | si opus sit（ラ） | 必要なら |
| S.S. | simple syrup | 単シロップ |
| ss | semis（ラ） | 半量 |
| stat. | statim（ラ） | ただちに |
| sum. | sumendus（ラ） | 服用せよ |
| Supp, supp | suppository | 坐薬（ざやく） |
| Syr, syr | syrup | シロップ |
| t.i.d. | ter in die（ラ） | 1日3回（a.d.t.） |
| t.m. | tota massa（ラ） | 全量 |
| Ug., ung., ungt. | unguentum（ラ） | 軟膏（なんこう） |
| V, VdE | Vor dem Essen（独） | 食前 |
| VdS | Vor dem Schlafen（独） | 睡眠前 |
| Z, ZdE | Zwischen dem Essen（独） | 毎食間 |

| 医療従事者に関する略語 | | |
| --- | --- | --- |
| CCW | certified care worker | 介護福祉士 |
| CE | clinical engineer | 臨床工学技士 |
| CN, CEN | certified (expert) nurse | 認定看護師 |
| CNS | certified nurse specialist | 専門看護師 |
| CP, CCP | (certified) clinical psychologist | 臨床心理士 |
| CP | clinical dietitan | 臨床栄養士 |
| CSW | certified social worker | 社会福祉士 |
| CT | clinical technologist | 臨床検査技師（＝MT） |
| Dent. | dentist | 歯科医師 |

医療 **DH** ▶▶▶ 医療 **RT**

| DH | dental hygienist | 歯科衛生士 |
|---|---|---|
| Dr. | doctor | 医師 |
| DT | dental technician | 歯科技工士 |
| ELST | emergency life saving technician | 救急救命士 |
| ET | enterostomal therapist | ストーマ療法士 |
| LPN, LVN | licensed practical [vocational] nurse | 准看護師 |
| MD | medical doctor | 医師 |
| ME | medical engineer | 臨床工学技士（＝CE） |
| MR | medical representative | 医療品情報担当者 |
| MSW | medical social worker | 医療ソーシャルワーカー |
| MT, MLT | medical [laboratory] technologist | 臨床検査技師 |
| MW | midwife | 助産師（maternity nurse） |
| ORT | orthoptist | 視能訓練士 |
| OT | occupational therapist | 作業療法士 |
| Phar(m) | pharmacist | 薬剤師 |
| PHN | public health nurse | 保健師 |
| Phys. | physician | 内科医 |
| PN | practical nurse | 准看護師（＝LPN） |
| PO | prosthetist and orthotist | 義肢装具士 |
| PSW | psychiatric social worker | 精神保健福祉士（精神科ソーシャルワーカー） |
| PT | physical therapist | 理学療法士 |
| RD | registered dietitian | 管理栄養士 |
| RN | registered nurse | 正看護師 |
| RT | respiratory therapist | 呼吸療法（認定）士（臨床工学技士） |
| RT | radiological technologist | 診療放射線技師 |

付録
その他の略語●処方箋／●医療従事者

医療 ST ▶▶▶ 学会 IASO

| ST | speech-language-hearing therapist | 言語聴覚士 |
| Surg. | surgeon | 外科医 |
| SW | social worker | ソーシャルワーカー |

## 学会・機関・組織に関する略語

| AIMJ | Association of Insurance Medicine of Japan | 日本保険医学会 |
| BCPM | Japanese Society of Balneology, Climatology and Physical Medicine | 日本温泉気候物理医学会 |
| CDC | Centers for Disease Control and Prevention | 米国疾病管理予防センター |
| FIGO | International Federation of Gynecology and Obstetrics | 国際産婦人科連合 |
| FIMS | Fédération Internationale de Médecine du Sport | 国際スポーツ医学連合 |
| IAC | International Academy of Cytology | 国際細胞学会 |
| IAGG | International Association of Gerontology and Geriatrics | 国際老年学会 |
| IALM | International Academy of Legal Medicine | 国際法医学会 |
| IAP | International Academy of Pathology | 国際病理学会 |
| IARC | International Agency for Research on Cancer | 国際癌研究機関 |
| IARM | International Association of Rural Health and Medicine | 国際地域医療保健学会 |
| IAS | International Atherosclerosis Society | 国際動脈硬化学会 |
| IASL | International Association for the Study of Liver | 国際肝臓学会 |
| IASO | International Association for the Study of Obesity | 国際肥満学会 |

| 学会 ICA ▶▶▶ 学会 IFEM | | |

| ICA | International College of Angiology | 国際脈管学会 |
|---|---|---|
| ICEM | International Conference on Emergency Medicine | 国際救急医学会 |
| ICLAM | International Committee for Insurance Medicine | 国際保険医学会 |
| ICM | International Confederation of Midwives | 国際助産師連盟 |
| ICMART | International Committee Monitering Assisted Reproductive Technologies | 国際生殖補助技術監視委員会 |
| ICN | International Council of Nurses | 国際看護師協会 |
| ICNA | International Child Neurology Association | 国際小児神経学会 |
| ICO | International Council of Ophthalmology | 国際眼科理事会 |
| ICPM | International College of of Psychosomatic Medicine | 国際心身医学会 |
| ICR | International Congress of Radiology | 国際放射線学会 |
| ICRC | International College of the Red Cross | 赤十字国際委員会 |
| ICS | International College of Surgeons | 国際外科学会 |
| ICS | International Continence Society | 国際尿禁制学会 |
| IDF | International Diabetes Federation | 国際糖尿病連合 |
| IDSC | Intectous Disease Surveillance Center | 感染症疫学センター（国立感染症研究所） |
| IEA | International Epidemiological Association | 国際疫学会 |
| IFAA | International Federation of Associations of Anatomists | 国際解剖学会連合 |
| IFAO | International Federation for Artificial Organs | 国際人工臓器連合 |
| IFCC | International Federation of Clinical Chemistry and Laboratory Medicine | 国際臨床化学連合 |
| IFEM | International Federation for Emergency Medicine | 国際救急医学連盟 |

付録　その他の略語　●医療従事者／●学会・機関・組織

539

| 学会 IFHGS ▶▶▶ 学会 ISCS | | |
|---|---|---|
| **IFHGS** | International Federation of Human Genetics Societies | 国際人類遺伝学連合 |
| **IFOS** | International Federation of Ophthalmological Societies | 国際眼科学会連合 |
| **IFOS** | International Federation of Otorhinolaryngological Societies | 国際耳鼻咽喉科学会連合 |
| **IFSES** | International Federation of Societies of Endoscopic Surgeons | 国際内視鏡外科学会連合 |
| **IFTS** | International Federation of Teratology Societies | 国際先天異常学会連合 |
| **ILAR** | International League of Associations for Rheumatology | 国際リウマチ学会 |
| **ILCOR** | International Liaison Committee on Resuscitation | 国際蘇生連絡協議会 |
| **ILDS** | International League of Dermatological Societies | 国際皮膚科学連合 |
| **IMIA** | International Medical Informatics Association | 国際医療情報学会 |
| **IPA** | International Pediatric Association | 国際小児科学会 |
| **IPA** | International Psychogeriatric Association | 国際老年精神医学会 |
| **IPRAS** | International Confederation of Plastic, Reconstructive and Aesthetic Surgery | 国際形成外科学会 |
| **IRS** | International Rhinologic Society | 国際鼻科学会 |
| **ISAN** | International Society for Autonomic Neuroscience | 国際自律神経科学会 |
| **ISBP** | International Society of Blood Purification | 国際血液浄化学会 |
| **ISBT** | International Society of Blood Transfusion | 国際輸血学会 |
| **ISC** | International Society of Chemotherapy | 国際化学療法学会 |
| **ISCS** | International Society for Cardiovascular Surgery | 国際心臓血管外科学会 |

540

| | | |
|---|---|---|
| **ISDS** | International Society for Digestive Surgery | 国際消化器外科学会 |
| **ISE** | International Society of Endocrinology | 国際内分泌学会 |
| **ISH** | International Society of Hematology | 国際血液学会 |
| **ISH** | International Society of Hypertension | 国際高血圧学会 |
| **ISHAM** | International Society for Human and Animal Mycology | 国際医真菌学会 |
| **ISHM** | International Society for the History of Medicine | 国際医史学会 |
| **ISID** | International Society for Infectious Diseases | 国際感染症学会 |
| **ISIM** | International Society of Internal Medicine | 国際内科学会 |
| **ISLIS** | International Society of Life Information Science | 国際生命情報科学会 |
| **ISLSM** | International Society for Laser Surgery Medicine | 国際レーザー医学会 |
| **ISN** | International Society of Neuropathology | 国際神経病理学会 |
| **ISN** | International Society of Nephrology | 国際腎臓学会 |
| **ISPD** | International Society for Peritoneal Dialysis | 国際腹膜透析学会 |
| **ISPRM** | International Society of Physical and Rehabilitation Medicine | 国際リハビリテーション医学会 |
| **ISTH** | International Society on Thrombosis and Haemostasis | 国際血栓止血学会 |
| **ISUCRS** | International Society of University Colon and Rectal Surgeons | 国際大学直腸結腸外科学会 |
| **IUA** | International Union of Angiology | 国際脈管学連合 |
| **IUBMB** | International Union of Biochemistry and Molecular Biology | 国際生化学・分子生物学連合 |

| IUIS | International Union of Immunological Societies | 国際免疫学会連合 |
|------|-----------------------------------------------|------------------|
| IUMS | International Union of Microbiological Societies | 国際微生物学連合 |
| IUPHAR | International Union of Basic and Clinical Pharmacology | 国際薬理学連合 |
| IUPS | International Union of Physiological Sciences | 国際生理学会 |
| JAA | Japanese Association of Anatomists | 日本解剖学会 |
| JAAM | Japanese Association for Acute Medicine | 日本救急医学会 |
| JACCN | Japan Academy of Critical Care Nursing | 日本クリティカルケア看護学会 |
| JACHN | Japan Academy of Community Health Nursing | 日本地域看護学会 |
| JACM | Japanese Association of Correctional Medicine (Kyosei IG) | 日本矯正医学会 |
| JACS | Japanese Association for Chest Surgery | 日本呼吸器外科学会 |
| JADEN | Japan Academy of Diabetes Education and Nursing | 日本糖尿病教育・看護学会 |
| JAEN | Japanese Association for Emergency Nursing | 日本救急看護学会 |
| JAID | Japanese Association for Infectious Diseases | 日本感染症学会 |
| JAMI | Japan Association for Medical Informatics | 日本医療情報学会 |
| JAMS | Japanese Association of Medical Sciences | 日本医学会 |
| JANA | Japan Association of Nursing Academies | 日本看護系学会協議会 |
| JANAP | Japan Academy of Nursing Administration and Policies | 日本看護管理学会 |
| JANE | Japan Academy of Nursing Education | 日本看護学教育学会 |
| JANN | Japan Academy of Nephrology Nursing | 日本腎不全看護学会 |

**学会** JANPU ▶▶▶ **学会** JCQHC

| JANPU | Japan Association of Nursing Programs in Universities | 日本看護系大学協議会 |
| --- | --- | --- |
| JANS | Japan Academy of Nursing Science | 日本看護科学学会 |
| JAPMHN | Japan Academy of Psychiatric and Mental Health Nursing | 日本精神保健看護学会 |
| JARFN | Japanese Association for Research in Family Nursing | 日本家族看護学会 |
| JARM | Japanese Association of Rural Medicine | 日本農村医学会 |
| JARM | Japanese Association of Rehabilitation Medicine | 日本リハビリテーション医学会 |
| JARP | Japanese Association of Radiological Physicists | 日本医学放射線物理学会 |
| JAS | Japan Atherosclerosis Society | 日本動脈硬化学会 |
| JASNE | Japan Academic Society of Nursing Education | 日本看護教育学学会 |
| JASSO | Japan Society for the Study of Obesity | 日本肥満学会 |
| JASTRO | Japanese Society for Therapeutic Radiology and Oncology | 日本放射線腫瘍学会 |
| JATM | Japanese Association of Transportation Medicine | 日本交通医学会 |
| JATRN | Japan Academy of Transplantation and Regeneration Nursing | 日本移植・再生医療看護学会 |
| JATS | Japanese Association for Thoracic Surgery | 日本胸部外科学会 |
| JBCS | Japanese Breast Cancer Society | 日本乳癌学会 |
| JBES | Japan Broncho- Esophagological Society | 日本気管食道科学会 |
| JBS | Japanese Biochemical Society | 日本生化学学会 |
| JCA | Japanese Cancer Association | 日本癌学会 |
| JCA | Japanese College of Angiology | 日本脈管学会 |
| JCQHC | Japan Council for Quality Health Care | 日本医療機能評価機構 |

付録 その他の略語 ●学会・機関・組織

## 学会 JCR ▶▶▶ 学会 JRNA

| | | |
|---|---|---|
| JCR | Japan College of Rheumatology | 日本リウマチ学会 |
| JCS | Japanese Circulation Society | 日本循環器学会 |
| JDA | Japanese Dermatological Association | 日本皮膚科学会 |
| JDS | Japan Diabetes Society | 日本糖尿病学会 |
| JEA | Japan Epidemiological Association | 日本疫学会 |
| JES | Japan Endocrine Society | 日本内分泌学会 |
| JGES | Japan Gastroenterological Endoscopy Society | 日本消化器内視鏡学会 |
| JGS | Japan Geriatrics Society | 日本老年医学会 |
| JLA | Japanese Leprosy Association | 日本ハンセン病学会 |
| JMA | Japan Medical Association | 日本医師会 |
| JNA | Japanese Nursing Association | 日本看護協会 |
| JNEA | Japan Nursing Ethics Association | 日本看護倫理学会 |
| JNS | Japan Neurosurgical Society | 日本脳神経外科学会 |
| JNSA | Japan Nursing School Association | 日本看護学校協議会 |
| JOA | Japanese Orthopaedic Association | 日本整形外科学会 |
| JONA | Japan Operative Nursing Academy | 日本手術看護学会 |
| JOS | Japanese Ophthalmological Society | 日本眼科学会 |
| JPCA | Japan Primary Care Association | 日本プライマリ・ケア連合学会 |
| JPNA | Japanese Psychiatric Nurses Association | 日本精神科看護技術協会 |
| JPS | Japan Pediatric Society | 日本小児科学会 |
| JPS | Japanese Pharmacological Society | 日本薬理学会 |
| JRC | Japan Red Cross | 青少年赤十字 |
| JRC | Japan Resuscitation Council | 日本蘇生協議会 |
| JRCS | Japan Red Cross Society | 日本赤十字社 |
| JRNA | Japan Rehabilitation Nursing Association | 日本リハビリテーション看護学会 |

学会 JRS ▶▶▶ 学会 JSH

| JRS | Japan Radiological Society | 日本医学放射線学会 |
|---|---|---|
| JRS | Japanese Respiratory Society | 日本呼吸器学会 |
| JSA | Japanese Society of Allergology | 日本アレルギー学会 |
| JSA | Japanese Society of Anesthesiologists | 日本麻酔科学会 |
| JSAO | Japanese Society for Artificial Organs | 日本人工臓器学会 |
| JSB | Japanese Society for Bacteriology | 日本細菌学会 |
| JSBI | Japanese Society for Burn Injuries | 日本熱傷学会 |
| JSC | Japanese Society of Chemotherapy | 日本化学療法学会 |
| JSCC | Japanese Society of Clinical Cytology | 日本臨床細胞学会 |
| JSCHN | Japanese Society of Child Health Nursing | 日本小児看護学会 |
| JSCN | Japanese Society of Child Neurology | 日本小児神経学会 |
| JSCO | Japan Society of Clinical Oncology | 日本癌治療学会 |
| JSCP | Japan Society of Coloproctology | 日本大腸肛門病学会 |
| JSCPT | Japanaese Society of Clinical Pharmacology and Therapeutics | 日本臨床薬理学会 |
| JSCSM | Japanese Society of Clinical Sports Medicine | 日本臨床スポーツ医学会 |
| JSCVS | Japanese Society for Cardiovascular Surgery | 日本心臓血管外科学会 |
| JSDN | Japan Society of Disaster Nursing | 日本災害看護学会 |
| JSDT | Japanese Society for Dialysis Therapy | 日本透析医学会 |
| JSES | Japan Society for Endoscopic Surgery | 日本内視鏡外科学会 |
| JSGE | Japanese Society of Gastroenterology | 日本消化器病学会 |
| JSGS | Japanese Society of Gastroenterological Surgery | 日本消化器外科学会 |
| JSH | Japanese Society for Hygiene | 日本衛生学会 |
| JSH | Japan Society of Hepatology | 日本肝臓学会 |

付録

その他の略語 ● 学会・機関・組織

**学会 JSH ▶▶▶ 学会 JSMN**

| JSH | Japanese Society of Hematology | 日本血液学会 |
|---|---|---|
| JSH | Japanese Society of Hypertension | 日本高血圧学会 |
| JSHA | Japan Society for Healthcare Administration | 日本医療・病院管理学会 |
| JSHG | Japan Society of Human Genentics | 日本人類遺伝学会 |
| JSHHE | Japanese Society of Health and Human Ecology | 日本民族衛生学会 |
| JSI | Japanese Society for Immunology | 日本免疫学会 |
| JSICM | Japanese Society of Intensive Care Medicine | 日本集中治療医学会 |
| JSIRN | Japanese Society of Interventional Radiology Nursing | IVR看護研究会 |
| JSCN | Japanese Society of Cancer Nursring | 日本がん看護学会 |
| JSIM | Japanese Society of Internal Medicine | 日本内科学会 |
| JSLM | Japanese Society of Legal Medicine | 日本法医学会 |
| JSLM | Japanese Society of Laboratory Medicine | 日本臨床検査医学会 |
| JSLSM | Japan Society for Laser Surgery and Medicine | 日本レーザー医学会 |
| JSLTR | Japanese Society for Lymphoreticular Tissue Research | 日本リンパ網内系学会 |
| JSMBE | Japanese Society for Medical and Biological Engineering | 日本生体医工学会 |
| JSME | Japan Society for Medical Education | 日本医学教育学会 |
| JSMEZ | Japan Society of Medical Entomology and Zoology | 日本衛生動物学会 |
| JSMH | Japan Society of Medical History | 日本医史学会 |
| JSMI | Japanese Society of Medical Instrumentation | 日本医療機器学会 |
| JSMM | Japanese Society for Medical Mycology | 日本医真菌学会 |
| JSMN | Japan Society of Maternity Nursing | 日本母性看護学会 |

| | | |
|---|---|---|
| JSMO | Japanese Society of Medical Oncology | 日本臨床腫瘍学会 |
| JSMRM | Japanese Society for Magnetic Resonance in Medicine | 日本磁気共鳴医学会 |
| JSN | Japanese Society of Neurology | 日本神経学会 |
| JSN | Japanese Society of Nephrology | 日本腎臓学会 |
| JSNAS | Japanese Society of Nursing Art and Science | 日本看護技術学会 |
| JSND | Japan Society of Nursing Diagnosis | 日本看護診断学会 |
| JSNFS | Japan Society of Nutrition and Food Science | 日本栄養・食糧学会 |
| JSNHC | Japan Society of Nursing and Health Care | 日本看護医療学会 |
| JSNM | Japanese Society of Nuclear Medicine | 日本核医学会 |
| JSNP | Japanese Society of Neuropathology | 日本神経病理学会 |
| JSNR | Japan Society of Nursing Research | 日本看護研究学会 |
| JSNR | Japan Society of Neurovegetative Research | 日本自律神経学会 |
| JSOG | Japan Society of Obstetrics and Gynecology | 日本産科婦人科学会 |
| JSOH | Japan Society for Occupational Health | 日本産業衛生学会 |
| JSOM | Japan Society for Oriental Medicine | 日本東洋医学会 |
| JSOMT | Japanese Society of Occupational Medicine and Traumatology | 日本職業・災害医学会 |
| JSP | Japanese Society of Parasitology | 日本寄生虫学会 |
| JSP | Japanese Society of Pathology | 日本病理学会 |
| JSPCCS | Japanese Society of Pediatric Cardiology and Cardiac Surgery | 日本小児循環器学会 |
| JSPFSM | Japanese Society of Physical Fitness and Sports Medicine | 日本体力医学会 |
| JSPH | Japanese Society of Public Health | 日本公衆衛生学会 |

**学会 JSPM ▶▶▶ 学会 JSUM**

| JSPM | Japanese Society for Palliative Medicine | 日本緩和医療学会 |
|------|------|------|
| JSPM | Japanese Society of Psychosomatic Medicine | 日本心身医学学会 |
| JSPN | Japanese Society of Psychiatry and Neurology | 日本精神神経学会 |
| JSPNM | Japan Society of Perinatal and Neonatal Medicine | 日本周産期・新生児医学会 |
| JSPRS | Japan Society of Plastic and Reconstructive Surgery | 日本形成外科学会 |
| JSPS | Japanese Society of Pediatric Surgeons | 日本小児外科学会 |
| JSRE | Japan Society for Respiratory Endoscopy | 日本呼吸器内視鏡学会 |
| JSRM | Japanese Society of Reproductive Medicine | 日本生殖医学会 |
| JSS | Japan Surgical Society | 日本外科学会 |
| JSS | Japanese Stomatological Society | 日本口腔科学会 |
| JSS | Japan Stroke Society | 日本脳卒中学会 |
| JSSH | Japanese Society for Surgery of the Hand | 日本手外科学会 |
| JSSMR | Japan Society of Smooth Muscle Research | 日本平滑筋学会 |
| JSSR | Japan Society of Sleep Research | 日本睡眠学会 |
| JSSR | Japanese Society for Spine Surgery and Related Research | 日本脊椎脊髄病学会 |
| JST | Japanese Society for Transplantation | 日本移植学会 |
| JST | Japanese Society for Tuberculosis | 日本結核病学会 |
| JSTH | Japanese Society on Thrombosis and Hemostasis | 日本血栓止血学会 |
| JSTM | Japanese Society of Tropical Medicine | 日本熱帯医学会 |
| JSTMCT | Japan Society of Transfusion Medicine and Cell Therapy | 日本輸血・細胞治療学会 |
| JSUM | Japan Society of Ultrasonics in Medicine | 日本超音波医学会 |

学会 JSV ▶▶▶ 学会 NIID

| JSV | Japanese Society for Virology | 日本ウイルス学会 |
|------|------|------|
| JSVS | Japanese Society for Vascular Surgery | 日本血管外科学会 |
| JTS | Japanese Teratology Society | 日本先天異常学会 |
| JUA | Japanese Urological Association | 日本泌尿器科学会 |
| MDS | Movement Disorder Society | 国際運動障害学会 |
| MDSJ | Movement Disorder Society of Japan | 日本パーキンソン病・運動障害疾患学会 |
| MSF | Médecins Sans Frontières | 国境なき医師団 |
| NANDA | North American Nursing Diagnosis Association | 北米看護診断協会 |
| NCC | National Cancer Center | 国立がん研究センター |
| NCCHD | National Center for Child Health and Development | 国立成育医療研究センター |
| NCGG | National Center for Geriatrics and Gerontology | 国立長寿医療研究センター |
| NCGM | National Center for Global Health and Medicine | 国立国際医療研究センター |
| NCIC | Japanese Society of Nursing Care and Infection Control | 日本感染看護学会 |
| NCNP | National Center of Neurology and Psychiatry | 国立精神・神経医療研究センター |
| NCVC | National Cerebral and Cardiovascular Center | 国立循環器病研究センター |
| NIBIO | National Institute of Biomedical Innovation | 医薬基盤研究所 |
| NIG | National Institute of Genetics | 国立遺伝学研究所 |
| NIHN | National Institute of Health and Nutrition | 国立健康・栄養研究所 |
| NIHS | National Institute of Health Sciences | 国立医薬品食品衛生研究所 |
| NIID | National Institute of Infectious Diseases | 国立感染症研究所 |

付録

その他の略語 ●学会・機関・組織

**学会 NIMD ▶▶▶ 学会 WASPaLM**

| NIMD | National Institute for Minamata Disease | 国立水俣病総合研究センター |
|------|------|------|
| NIPH | National Institute of Public Health | 国立保健医療科学院 |
| NYHA | New York Heart Association | ニューヨーク心臓協会 |
| OMED | Organisation Mondiale d'Endoscopie Digestive | 世界消化器内視鏡学会 |
| OMS | Organisation Mondiale de la Santé | 世界保健機関（＝WHO） |
| ORLJ | Oto-Rhino-Laryngological Society of Japan | 日本耳鼻咽喉科学会 |
| PAFSC | Pharmaceutical Affairs and Food Sanitation Council | 薬事・食品衛生審議会 |
| PMDA | Pharmaceutical and Medical Devices Agency | 医薬品医療機器総合機構 |
| PSJ | Phisiological Society of Japan | 日本生理学会 |
| SCJ | Science Council of Japan | 日本学術会議 |
| SICOT | Société Internationale de Chirurgie Orthopédique et de Traumatologie | 国際整形災害外科学会 |
| SIHM | Société Internationale d'Hitoire de la Médecine | 国際医史学会 |
| SIROT | Société Internationale de Recherche Crthopédique et de Traumatologie | 国際整形災害外科基礎医学会 |
| SIU | Société Internationale d'Urologie | 国際泌尿器学会 |
| SNJ | Societas Neurologica Japonica | 日本神経学会 |
| TTS | International Congress of The Transplantation Society | 国際移植学会 |
| UICC | Unio Internationalis Contra Cancrum | 国際対がん連合 |
| WANS | World Academy of Nursing Science | 世界看護科学学会 |
| WAO | World Allergy Organization | 国際アレルギー学会 |
| WASPaLM | World Association of Societies of Pathology and Laboratory Medicine | 世界病理学・臨床検査医学会連合 |

| 学会 WFN ▶▶▶ 学会 WSO |

| WFN | World Federation of Neurology | 世界神経学連合 |
|---|---|---|
| WFNMB | World Federation of Nuclear Medicine and Biology | 世界核医学生物学会 |
| WFNS | World Federation of Neurosurgical Societies | 世界脳神経外科学会連合 |
| WFPHA | World Federation of Public Health Association | 世界公衆衛生学連盟 |
| WFPICCS | World Federation of Pediatric Intensive and Critical Care Societies | 世界小児集中治療連盟 |
| WFSA | World Federation of Societies of Anesthesiologists | 世界麻酔科学会連合 |
| WFSICCM | World Federation of Societies of Intensive and Critical Care Medicine | 世界集中治療医学会連盟 |
| WFSLMS | World Federation of Societies for Laser Medicine and Surgery | 世界レーザー医学連合会 |
| WFUMB | World Federation for Ultrasound in Medicine and Biology | 世界超音波医学生物学連合 |
| WFVS | World Federation of Vascular Societies | 世界血管学会連合 |
| WGO | World Gastroenterology Organization | 世界消化器病学会 |
| WHF | World Heart Federation | 世界心臓連合 |
| WHO | World Health Organization | 世界保健機関 |
| WMA | World Medical Association | 世界医師会 |
| WPA | World Psychiatric Association | 世界精神医学会 |
| WSCTS | World Society of Cardio-Thoracic Surgeons | 世界心臓胸部外科学会 |
| WSO | World Stroke Organization | 世界脳卒中機構 |

付録 その他の略語 ●学会・機関・組織

**薬剤 AAP ▶▶▶ 薬剤 AKM**

## 薬剤に関する略語

| | | |
|---|---|---|
| AAP | アセトアミノフェン | 鎮痛薬 |
| ABC | アバカビル | 抗HIV薬 |
| ABK | アルベカシン | アミノグリコシド系抗菌薬 |
| ABPC | アンピシリン | ペニシリン系抗菌薬 |
| ABPC/MCIPC | アンピシリン・クロキサシリン | $\beta$ ラクタマーゼ阻害薬配合ペニシリン系抗菌薬 |
| ABPC/SBT | アンピシリン・スルバクタム | $\beta$ ラクタマーゼ阻害薬配合ペニシリン系抗菌薬 |
| ABVD | アドリアマイシン＋ブレオマイシン＋ビンブラスチン＋ダカルバジン | 併用化学療法（ホジキンリンパ腫） |
| AC | アセチルシステイン | 鎮咳薬、解毒薬 |
| AC | アドリアマイシン＋シクロホスファミド | 併用化学療法（乳がん） |
| ACD | アクチノマイシンD | 抗悪性腫瘍薬 |
| ACEI | アンジオテンシン変換酵素阻害薬 | 降圧薬 |
| ACM | アクラシノマイシン | 抗悪性腫瘍薬 |
| ACNU | ニムスチン | 抗悪性腫瘍薬 |
| ACPC | シクラシリン | ペニシリン系抗菌薬 |
| ACR | アクラシノマイシン | 抗悪性腫瘍薬 |
| AC-SPM | アセチルスピラマイシン | スピラマイシン系抗菌薬 |
| ACT | アクチノマイシン | 抗悪性腫瘍薬 |
| ACT-D | アクチノマイシンD | 抗悪性腫瘍薬 |
| ACV | アシクロビル | 抗ウイルス薬 |
| ADM, ADR | アドリアマイシン | 抗悪性腫瘍薬 |
| $\alpha$GI | $\alpha$ グルコシダーゼ阻害薬 | 糖尿病治療薬 |
| AGs | アミノ糖系抗生物質 | アミノグリコシド系抗菌薬 |
| AKM | ベカナマイシン | アミノグリコシド系抗菌薬 |

| | | |
|---|---|---|
| **Al-PAS-Ca** | アルミノパラアミノサリチル酸カルシウム水和物 | 抗結核薬 |
| **AMD** | アクチノマイシンD | 抗悪性腫瘍薬 |
| **AMK** | アミカシン | アミノグリコシド系抗菌薬 |
| **AMP** | アミトリプチリン | 三環系抗うつ薬 |
| **AMPC** | アモキシシリン | ペニシリン系抗菌薬 |
| **AMPH-B** | アムホテリシンB | 抗真菌薬 |
| **AMR** | アムルビシン | 抗悪性腫瘍薬 |
| **ANA** | アナストロゾール | 抗悪性腫瘍薬 |
| **APT** | アセチルフェネトライド | 抗てんかん薬 |
| **Ara-A** | ビダラビン | 抗ウイルス薬 |
| **Ara-C** | シタラビン | 抗悪性腫瘍薬 |
| **ARB** | アンジオテンシンII受容体拮抗薬 | 降圧薬 |
| **ARI** | アルドース還元酵素阻害薬 | 糖尿病用薬 |
| **ASA** | アスピリン | 非ステロイド性抗炎症薬 |
| **ASPC** | アスポキシシリン | ペニシリン系抗菌薬 |
| **ASTM** | アストロマイシン | アミノグリコシド系抗菌薬 |
| **ATRA** | 全トランス型レチノイン酸トレチノイン | 抗悪性腫瘍薬 |
| **ATV** | アタザナビル | 抗HIV薬 |
| **AUR** | オーラノフィン | 抗リウマチ薬 |
| **AZ** | アザチオプリン | 免疫抑制薬 |
| **AZA** | アセタゾラミド、アセタゾールアミド | 抗てんかん薬、メニエール病治療薬、緑内障治療薬 |
| **AZM** | アジスロマイシン | マクロライド系抗菌薬 |
| **AZP** | アザチオプリン | 免疫抑制薬 |
| **AZT** | アズトレオナム | モノバクタム系抗菌薬 |
| **BAK** | ベンザルコニウム | 消毒薬、殺菌薬 |

**薬剤 BAL ▶▶▶ 薬剤 BUS**

| BAL | バル | 解毒薬 |
|---|---|---|
| BAPC | バカンピシリン | ペニシリン系抗菌薬 |
| BB | β遮断薬 | 交感神経遮断薬 |
| BC | バシトラシン・フラジオマイシン | ポリペプチド系・アミノグリコシド系抗菌薬 |
| BCD | ブレオマイシン+シクロホスファミド+アクチノマイシンD | 併用化学療法(悪性骨腫瘍など) |
| BCP | パラミヂン | 非ステロイド性抗炎症薬 |
| BD | 気管支拡張薬 | 呼吸器官用薬 |
| BEP | ブレオマイシン+エトポシド+シスプラチン(プラチノール) | 併用化学療法(睾丸腫瘍、胚細胞腫など) |
| BG | ビグアナイド薬 | 経口血糖降下薬 |
| BHAC | エノシタビン | 抗悪性腫瘍薬 |
| BIP | ブレオマイシン+イホスファミド+シスプラチン(プラチノール) | 併用化学療法(子宮頸がんなど) |
| BIPM | ビアペネム | カルバペネム系抗菌薬 |
| BLFX | バロフロキサシン | ニューキノロン系抗菌薬 |
| BLM, BLEO | ブレオマイシン | 抗悪性腫瘍薬 |
| BLs | βラクタム系抗生物質 | βラクタム系抗菌薬 |
| BOMP | ブレオマイシン+ビンクリスチン(オンコビン)+マイトマイシンC+シスプラチン(プラチノール) | 併用化学療法(子宮頸がん) |
| BP | ビスホスホネート | 骨粗しょう症治療薬 |
| BSF | ブスルファン(マブリン) | 抗悪性腫瘍薬 |
| BST | ウベニメクス(ベスタチン) | 抗悪性腫瘍薬 |
| BUC | ブシラミン | 抗リウマチ薬 |
| BUS | ブスルファン | 抗悪性腫瘍薬 |

| BZD | ベンゾジアゼピン | 睡眠薬、抗不安薬 |
|---|---|---|
| CA | カルシウム拮抗薬 | 高血圧治療薬、狭心症治療薬 |
| CAF | シクロホスファミド＋アドリアマイシン＋フルオロウラシル | 併用化学療法（乳がんなど） |
| CAI | 炭酸脱水酵素阻害薬 | 緑内障治療薬 |
| CAM | クラリスロマイシン | マクロライド系抗菌薬 |
| CAP | シクロホスファミド＋アドリアマイシン＋シスプラチン（プラチノール） | 併用化学療法（卵巣がん） |
| CAR | シトシンアラビノシド | 抗悪性腫瘍薬 |
| CAV | シクロホスファミド＋アドリアマイシン＋ビンクリスチン | 併用化学療法（肺がん） |
| CAZ | セフタジジム | 第三世代セフェム系抗菌薬 |
| CBDCA | カルボプラチン | 抗悪性腫瘍薬 |
| CBPC | カルベニシリン | 広範囲ペニシリン系抗菌薬 |
| CBPZ | セフブペラゾン | セファマイシン系抗菌薬 |
| CBZ | カルバマゼピン | 抗てんかん薬、抗精神病薬 |
| CCB | カルシウムチャネル遮断薬 | 高血圧治療薬、狭心症治療薬 |
| CCL | セファクロル | 第二世代セフェム系抗菌薬 |
| CCZ | クロコナゾール | 抗真菌薬 |
| CDCA | ケノデオキシコール酸 | 胆石治療薬 |
| CDDP | シスプラチン | 抗悪性腫瘍薬 |
| CDTR | セフジトレン | 第三世代セフェム系抗菌薬 |
| CDTR-PI | セフジトレンピボキシル | 第三世代セフェム系抗菌薬 |
| CDX | セファドロキシル | 第一世代セフェム系抗菌薬 |
| CDZM | セフォジジム | 第三世代セフェム系抗菌薬 |
| CEC | セファセトリル | 第一世代セフェム系抗菌薬 |
| CED | セフラジン | 第一世代セフェム系抗菌薬 |

**薬剤 CEF ▶▶▶ 薬剤 ChlVPP**

| CEF | シクロホスファミド＋エピルビシン＋フルオロウラシル | 併用化学療法（乳がん） |
|---|---|---|
| CEG | セファログリシン | 経口セフェム系抗菌薬 |
| CEMT-PI | セフェタメトピボキシル | 第二世代セフェム系抗菌薬 |
| CEPP | シクロホスファミド＋エトポシド＋プロカルバジン＋プレドニゾロン | 併用化学療法（非ホジキンリンパ腫） |
| CEPR | セファピリン | 第一世代セフェム系抗菌薬 |
| CEPs | セファロスポリン系生物質 | セファロスポリン系抗菌薬 |
| CER | セファロリジン | 第一世代セフェム系抗菌薬 |
| CET | セファロチン | 第一世代セフェム系抗菌薬 |
| CETB | セフチブテン | 第三世代セフェム系抗菌薬 |
| CEX | セファレキシン | 第一世代セフェム系抗菌薬 |
| CEZ | セファゾリン | 第一世代セフェム系抗菌薬 |
| CFDN | セフジニル | 第三世代セフェム系抗菌薬 |
| CFIX | セフィキシム | 第三世代セフェム系抗菌薬 |
| CFLP | セフルプレナム | 第四世代セフェム系抗菌薬 |
| CFPM | セフェピム | 第三世代セフェム系抗菌薬 |
| CFPN-PI | セフカペンピボキシル | 第三世代セフェム系抗菌薬 |
| CFPZ | セフプロジル | 第二世代セフェム系抗菌薬 |
| CFS | セフスロジン | 第三世代セフェム系抗菌薬 |
| CFSL | セフォセリス | 第三世代セフェム系抗菌薬 |
| CFT | セファトリジン | 第一世代セフェム系抗菌薬 |
| CFTM-PI | セフテラムピボキシル | 第三世代セフェム系抗菌薬 |
| CHASE | シクロホスファミド＋シタラビン＋エトポシド＋デキサメタゾン | 併用化学療法（非ホジキンリンパ腫） |
| CHG | グルコン酸クロルヘキシジン | 外皮用殺菌消毒薬 |
| ChlVPP | クロラムブシル＋ビンブラスチン＋プロカルバジン＋プレドニゾロン | 併用化学療法（ホジキンリンパ腫） |

**薬剤 CINX ▶▶▶ 薬剤 CP**

| CINX | シノキサシン | キノロン系抗菌薬 |
|------|------------|----------------|
| CIPC | カリンダシリン | β（ベータ）ラクタム系抗菌薬 |
| CISCA | シスプラチン＋シクロホスファミド＋アドリアマイシン | 併用化学療法（膀胱（ぼうこう）がんなど） |
| CJ | シクロホスファミド＋カルボプラチン | 併用化学療法（卵巣がん） |
| CL | コリスチン | ポリペプチド系抗菌薬 |
| CLB | クロバザム | 抗てんかん薬 |
| CLDM | クリンダマイシン | リンコマイシン系抗菌薬 |
| CMD | セファマンドール | 第二世代セフェム系抗菌薬 |
| CMF | シクロホスファミド＋メトトレキサート＋フルオロウラシル | 併用化学療法（乳がん） |
| CMNX | セフミノクス | 第三世代セフェム系抗菌薬 |
| C-MOPP | シクロホスファミド＋ビンクリスチン＋プロカルバジン＋プレドニゾロン | 併用化学療法（ホジキン病） |
| CMRN | クーママイシン | 抗悪性腫瘍（しゅよう）薬 |
| CMTD | シメチジン | 抗潰瘍（かいよう）薬 |
| CMX | セフメノキシム | 第三世代セフェム系抗菌薬 |
| CMZ | セフメタゾール | 第二世代セフェム系抗菌薬 |
| CODE | シスプラチン＋ビンクリスチン（オンコビン）＋ドキソルビシン＋エトポシド | 併用化学療法（胸腺がん、肺小細胞がんなど） |
| COPP | シクロホスファミド＋ビンクリスチン（オンコビン）＋プロカルバジン＋プレドニゾロン | 併用化学療法（ホジキン病） |
| CP | クロラムフェニコール | クロラムフェニコール系抗菌薬 |
| CP | シクロホスファミド＋シスプラチン（プラチノール） | 併用化学療法（卵巣がん） |
| CP | シスプラチン（プラチノール）＋ペプロマイシン | 併用化学療法（頭頸部（とうけい）がん） |

付録 その他の略語 ● 薬剤

557

## 薬剤 CPDX ▶▶▶ 薬剤 CXM-AX

| CPDX | セフポドキシム | 第三世代セフェム系抗菌薬 |
|---|---|---|
| CPDX-PR, CPDX-PX | セフポドキシムプロキセチル | 第三世代セフェム系抗菌薬 |
| CPFX | シプロフロキサシン | ニューキノロン系抗菌薬 |
| CPIZ | セフピミゾール | 第三世代セフェム系抗菌薬 |
| CPM | シクロホスファミド | 抗悪性腫瘍薬 |
| CPR | セフピロム | 第三世代セフェム系抗菌薬 |
| CPRM | カプレオマイシン | 抗結核薬 |
| CPs | クロラムフェニコール系抗生物質 | クロラムフェニコール系抗菌薬 |
| CPZ | クロルプロマジン | 抗精神病薬 |
| CPZ | セフォペラゾン | 第三世代セフェム系抗菌薬 |
| CRM | カルボマイシン | マクロライド系抗菌薬 |
| CRMN | カルモナム | モノバクタム系抗菌薬 |
| CS | サイクロセリン | 抗結核薬 |
| CTC | クロルテトラサイクリン | テトラサイクリン系抗菌薬 |
| CTM | セフォチアム | 第二世代セフェム系抗菌薬 |
| CTM-HE | セフォチアムヘキセチル | 第二世代セフェム系抗菌薬 |
| CTRX | セフトリアキソン | 第三世代セフェム系抗菌薬 |
| CTT | セフォテタン | 第二世代セフェム系抗菌薬 |
| CTX | セフォタキシム | 第三世代セフェム系抗菌薬 |
| CTZ | セフテゾール | 第一世代セフェム系抗菌薬 |
| CVA | クラブラン酸 | β ラクタマーゼ阻害薬 |
| C-VAMP | シクロホスファミド＋ビンクリスチン＋ドキソルビシン＋メチルプレドニゾロン | 併用化学療法（多発性骨髄腫） |
| CXD | セフロキサジン | 第一世代セフェム系抗菌薬 |
| CXM | セフロキシム | 第二世代セフェム系抗菌薬 |
| CXM-AX | セフロキシムアキセチル | 第二世代セフェム系抗菌薬 |

| | | |
|---|---|---|
| CyA, CYA | シクロスポリン | 免疫抑制薬 |
| CZL | フェノール・亜鉛華リニメント | 外皮用薬 |
| CZON | セフジナム | 第三世代セフェム系抗菌薬 |
| CZOP | セフォゾプラン | 第三世代セフェム系抗菌薬 |
| CZP | クロナゼパム | 抗てんかん薬 |
| CZX | セフチゾキシム | 第三世代セフェム系抗菌薬 |
| CZX-AP | セフチゾキシムアラピボキシル | 第三世代セフェム系抗菌薬 |
| DACT | ダクチノマイシン（アクチノマイシン） | 抗悪性腫瘍薬 |
| DAP | ダプトマイシン | リポペプチド系抗菌薬 |
| DBECPCG | ベンジルペニシリンベンザチン | ペニシリン系抗菌薬 |
| DCF | デオキシコホルマイシン | 抗悪性腫瘍薬 |
| DCI | 脱炭酸酵素抑制薬 | 抗パーキンソン薬 |
| DDAVP | デスモプレシン | ホルモン製剤 |
| ddC | ザルシタビン | 抗ウイルス薬 |
| ddI | ジダノシン | 抗HIV薬 |
| DDP | シスプラチン | 抗悪性腫瘍薬 |
| DDS | ジアフェニルスルホン | ハンセン病治療薬 |
| Dex | デキサメタゾン | 抗炎症薬、自己免疫疾患治療薬 |
| DFNa | ジクロフェナクナトリウム | 非ステロイド系抗炎症薬 |
| DFOM | メシル酸デフェロキサミン | キレート剤（解毒薬） |
| 5'-DFUR | 5'-ドキシフルリジン | 抗悪性腫瘍薬 |
| DHP | ジヒドロピリジン | カルシウム拮抗薬 |
| DKB | ジベカシン | アミノグリコシド系抗菌薬 |
| DMARDs | 疾患修飾性抗リウマチ薬 | 抗リウマチ薬 |
| DMCTC | デメチルクロルテトラサイクリン | テトラサイクリン系抗菌薬 |
| DMPPC | メチシリン | ペニシリン系抗菌薬 |
| DN, DNR | ダウノルビシン | 抗悪性腫瘍薬 |

**薬剤 DOA ▶▶▶ 薬剤 ED**

| DOA | ドーパミン（ドパミン） | 心不全治療薬（強心剤） |
|---|---|---|
| DOB | ドブタミン | 虚血性心疾患治療薬、心不全治療薬 |
| DOC | ドセタキセル（タキソテール） | 抗悪性腫瘍薬 |
| DOXY | ドキシサイクリン | テトラサイクリン系抗菌薬 |
| DPH | ジフェニルヒダントイン | 抗てんかん薬 |
| DPI | ドライパウダー吸入剤 | 吸入薬 |
| DPR | ダルホプリスチン | ストレプトグラミン系抗菌薬 |
| DPT | ジフテリア・百日咳・破傷風ワクチン | 3種混合予防ワクチン（DTP） |
| DRPM | ドリペネム | カルバペネム系抗菌薬 |
| DSCG | クロモグリク酸 | 抗アレルギー薬 |
| DSS | ジオクチルソジウムスルホサクシネート | 湿潤性下剤 |
| DT | ジフテリア・破傷風ワクチン | 2種混合予防ワクチン |
| d4T | サニルブジン（スタブジン） | 抗HIV薬 |
| DTIC | ダカルバジン | 抗悪性腫瘍薬 |
| DTP | ジフテリア・百日咳・破傷風ワクチン | 3種混合予防ワクチン |
| DVP | ダウノマイシン＋ビンクリスチン＋プレドニゾロン | 併用化学療法（慢性骨髄性白血病） |
| DXR | ドキソルビシン | 抗悪性腫瘍薬 |
| DZP | ジアゼパム | 抗不安薬 |
| EAP | エトポシド＋アドリアマイシン＋シスプラチン（ブラチノール） | 併用化学療法（胃がん） |
| EB | エタンブトール | 抗結核薬 |
| EC | エピルビシン＋シクロホスファミド | 併用化学療法（乳がん） |
| E-CMF | エピルビシン＋シクロホスファミド＋メトトレキサート＋フルオロウラシル | 併用化学療法（乳がん） |
| ED | 成分栄養剤 | 経腸栄養剤 |

| | | |
|---|---|---|
| **EDC** | エンラマイシン、エンデュラシジン | ペプタイド系抗菌薬 |
| **EDTA** | エデト酸カルシウムニナトリウム | キレート剤（解毒薬） |
| **EDX** | エンドキサン | 抗悪性腫瘍薬 |
| **EE** | エチニルエストラジオール | 女性ホルモン製剤 |
| **EFV** | エファビレンツ | 抗HIV薬 |
| **EHT** | エトトイン | 抗てんかん薬 |
| **EM** | エリスロマイシン | マクロライド系抗菌薬 |
| **EMB** | エタンブトール | 抗結核薬 |
| **ENX** | エノキサシン | ニューキノロン系抗菌薬 |
| **EP** | エトポシド＋シスプラチン（プラチノール） | 併用化学療法（小細胞肺がん） |
| **Eph** | エフェドリン | 気管支拡張薬 |
| **EPI** | エピルビシン | 抗悪性腫瘍薬 |
| **ESM** | エトスクシミド | 抗てんかん薬 |
| **ETH** | エチオナミド | 抗結核薬 |
| **ETO** | エトポシド | 抗悪性腫瘍薬 |
| **EVM** | エンビオマイシン | 抗結核薬 |
| **FA** | フンジン酸 | 外皮用抗菌薬 |
| **FAC** | フルオロウラシル＋アドリアマイシン（ドキソルビシン）＋シクロホスファミド | 併用化学療法（乳がん） |
| **FAD** | フラビンアデニンジヌクレオチド | ビタミンB2欠乏症治療薬、代謝障害治療薬 |
| **FAM** | フルオロウラシル＋アドリアマイシン（ドキソルビシン）＋マイトマイシンC | 併用化学療法（胃がん） |
| **FAMTX** | フルオロウラシル＋アドリアマイシン（ドキソルビシン）＋メトトレキサート | 併用化学療法（胃がん） |

| 薬剤 FAP ▶▶▶ 薬剤 GPFX | | |
|---|---|---|
| FAP | フルオロウラシル＋アドリアマイシン＋シスプラチン（プラチノール） | 併用化学療法（食道がん） |
| 5-FC | フルシトシン、5−フルオロシトシン | 抗真菌薬 |
| FCZ | フルコナゾール | トリアゾール系抗真菌薬 |
| FEC | フルオロウラシル＋エピルビシン＋シクロホスファミド | 併用化学療法（乳がん） |
| FEM | フルオロウラシル＋エピルビシン＋マイトマイシンC | 併用化学療法（胃がんの肝転移） |
| F-FLCZ | ホスフルコナゾール | 抗真菌薬 |
| FK506 | タクロリムス水和物 | 免疫抑制薬 |
| FLCZ | フルコナゾール | 抗真菌薬 |
| FLRX | フレロキサシン | ニューキノロン系抗菌薬 |
| FMOX | フロモキセフ | オキサセフェム系抗菌薬 |
| FOLFOX | フォリン酸＋フルオロウラシル＋オキサリプラチン | 併用化学療法（大腸がん） |
| FOM | ホスホマイシン | ホスホマイシン系抗菌薬 |
| FP | フルオロウラシル＋シスプラチン（プラチノール） | 併用化学療法（食道がん、頭頸部がんなど） |
| FPV | ホスアンプレナビル | 抗HIV薬 |
| FRM | 硫酸フラジオマイシン、ネオマイシン | アミノグリコシド系抗菌薬 |
| FRP, FRPM | ファロペネム | βラクタム系抗菌薬 |
| FTC | エムトリシタビン | 抗ウイルス薬 |
| 5-FU | 5-フルオロウラシル | 抗悪性腫瘍薬 |
| GCV | ガンシクロビル | 抗ウイルス薬 |
| GEM | ゲムシタビン | 抗悪性腫瘍薬 |
| GFLX | ガチフロキサシン | フルオロキノロン系抗菌薬 |
| GM | ゲンタマイシン | アミノグリコシド系抗菌薬 |
| GPFX | グレパフロキサシン | フルオロキノロン系抗菌薬 |

**薬剤 GPs ▶▶▶ 薬剤 IPM/CS**

| GPs | グリコペプチド系抗生物質 | グリコペプチド系抗菌薬 |
|---|---|---|
| GRF | グリセオフルビン | 抗真菌薬 |
| GRNX | ガレノキサシン | フルオロキノロン系抗菌薬 |
| GST | 金チオリンゴ酸ナトリウム | 抗リウマチ薬 |
| HCTZ | ヒドロクロロチアジド | チアジド系利尿降圧薬 |
| HLP | ハロペリドール | 抗精神病薬 |
| H2RA | $H_2$受容体拮抗薬 | 消化性潰瘍治療薬 |
| HU | ヒドロキシ尿素、ヒドロキシカルバミド | 抗悪性腫瘍薬 |
| HYD | ヒドロキシウレア、ヒドロキシカルバミド | 抗悪性腫瘍薬（＝HU） |
| ICE | イホスファミド＋カルボプラチン＋エトポシド | 併用化学療法（非ホジキンリンパ腫） |
| ICS | 吸入コルチコステロイド（副腎皮質ホルモン） | ステロイド系抗炎症薬 |
| IDR | イダルビシン | 抗悪性腫瘍薬 |
| IDU | イドクスウリジン | 抗ウイルス薬 |
| IDV | インジナビル | 抗HIV薬 |
| IFM | イホスファミド | 抗悪性腫瘍薬 |
| IHMS | イソニコチン酸ヒドラジドメタンスルホン酸 | 抗結核薬 |
| IMIP,IMP | イミプラミン | 抗うつ薬 |
| IMT | インドメタシン | 非ステロイド性抗炎症薬 |
| INAH, INH | イソニコチン酸ヒドラジド（イソニアジド） | 抗結核薬 |
| Inf | インフサム | 漢方医薬 |
| IPABPC | ヘタシリン | ペニシリン系抗菌薬 |
| IPM | イミペネム | カルバペネム系抗菌薬 |
| IPM/CS | イミペネム・シラスタチン | カルバペネム系抗菌薬 |

付録 その他の略語 ●薬剤

563

**薬剤 ISDN ▶▶▶ 薬剤 LMWH**

| ISDN | 硝酸イソソルビド | 狭心症治療薬 |
|---|---|---|
| ISMN | 一硝酸イソソルビド | 狭心症治療薬 |
| ISO | イソフルラン | 全身麻酔薬 |
| ISP | イセパマイシン | アミノ糖系抗菌薬 |
| ITCZ | イトラコナゾール | トリアゾール系真菌薬 |
| JM | ジョサマイシン | マクロライド系抗菌薬 |
| KCZ | ケトコナゾール | イミダゾール系真菌薬 |
| KDM | カネンドマイシン | 抗菌薬 |
| KI | ヨウ化カリウム | 甲状腺疾患治療薬 |
| KLs | ケトライド系抗生物質 | ケトライド系抗菌薬 |
| KM | カナマイシン | アミノグリコシド系抗菌薬 |
| KPB | ケトフェニルブタゾン | ピラゾロン系非ステロイド性抗炎症薬 |
| KSM | カスガマイシン | アミノグリコシド系抗菌薬 |
| L-AMB | アムホテリシンBリボソーム製剤 | ポリエンマクロライド系抗菌薬 |
| LAPC | レナンピシリン | ペニシリン系抗菌薬 |
| L-ASP | L-アスパラギナーゼ | 抗悪性腫瘍薬 |
| LCBF | ロラカルベフ | 第二世代セフェム系抗菌薬 |
| LCM | リンコマイシン | リンコマイシン系抗菌薬 |
| LCMs | リンコマイシン系抗生物質 | リンコマイシン系抗菌薬 |
| L-DOPA,<br>L-dopa | レボドーパ、L-ジヒドロキシフェニルアラニン | パーキンソン病治療薬 |
| L-DOPS | ドロキシドパ | パーキンソン病治療薬 |
| LFLX | ロメフロキサシン | ニューキノロン系抗菌薬 |
| LM | ロイコマイシン（キタサマイシン） | マクロライド系抗菌薬 |
| LMOX | ラタモキセフ | オキサセフェム系抗菌薬 |
| LMWH | 低分子量ヘパリン | 血液凝固阻止薬 |

**薬剤** LNT ▶▶▶ **薬剤** MIT

| LNT | レンチナン | 抗悪性腫瘍薬 |
|---|---|---|
| L-PAM | メルファラン | 抗悪性腫瘍薬 |
| LPV/rtv | ロピナビル・リトナビル | 抗HIV薬 |
| LV | ホリナートカルシウム | 抗悪性腫瘍薬 |
| LVDM | リビドマイシン | アミノグリコシド系抗菌薬 |
| LVFX | レボフロキサシン | キノロン系抗菌薬 |
| LZD | リネゾリド | オキサゾリジノン系抗菌薬 |
| MAOI | モノアミン酸化酵素阻害薬 | 抗パーキンソン薬 |
| MARTA | 多元受容体標的化抗精神病薬 | 統合失調症治療薬 |
| MCFG | ミカファンギン | 抗真菌薬 |
| MCIPC | クロキサシリン | βラクタマーゼ抵抗性ペニシリン系抗菌薬 |
| MCNU | ラニムスチン | 抗悪性腫瘍薬 |
| MCR | ミクロノマイシン | アミノグリコシド系抗菌薬 |
| MCZ | ミコナゾール | 抗真菌薬 |
| MDIPC | ジクロキサシリン | βラクタマーゼ抵抗性ペニシリン系抗菌薬 |
| MDM | ミデカマイシン | マクロライド系抗菌薬 |
| MEPM | メロペネム | カルバペネム系抗菌薬 |
| MFC | マイトマイシンC＋フルオロウラシル＋シタラビン | 併用化学療法（胃がん） |
| MFIPC | フルクロキサシリン | βラクタマーゼ抵抗性ペニシリン系抗菌薬 |
| MFLX | モキシフロキサシン | フルオロキノロン系抗菌薬 |
| MIC | マイトマイシンC＋イホスファミド＋シスプラチン | 併用化学療法（肺がん） |
| MINO | ミノサイクリン | テトラサイクリン系抗菌薬 |
| MIT | マイトマイシン | 抗悪性腫瘍薬（＝MMC） |

付録
その他の略語 ● 薬剤

565

## 薬剤 MIT ▶▶▶ 薬剤 NB

| MIT | ミトキサントロン | 抗悪性腫瘍薬 |
|---|---|---|
| MKM | ミカマイシン | ストレプトグラミン系抗菌薬 |
| MKs | マクロライド系抗生物質 | マクロライド系抗菌薬 |
| MLX | ミロキサシン | キノロン系抗菌薬 |
| MMC | マイトマイシンC | 抗悪性腫瘍薬 |
| MMF | ミコフェノール酸モフェチル | 免疫抑制薬 |
| MMI | チアマゾール | 抗甲状腺薬 |
| MMR | 麻疹・流行性耳下腺炎・風疹混合ワクチン | 新3種混合ワクチン |
| MP | メルファラン＋プレドニゾロン | 併用化学療法（多発性骨髄腫） |
| 6-MP | 6-メルカプトプリン | 抗悪性腫瘍薬 |
| MPA | メドロキシプロゲステロンアセテート | 合成黄体ホルモン薬 |
| MPC | メシリナム | 広範囲ペニシリン系抗菌薬 |
| MPIPC | オキサシリン | βラクタマーゼ抵抗性ペニシリン系抗菌薬 |
| MPL | メルファラン | 抗悪性腫瘍薬 |
| MR | 麻疹・風疹ワクチン | 混合ワクチン |
| MTC | メタサイクリン | テトラサイクリン系抗菌薬 |
| MTX | メトトレキサート | 抗悪性腫瘍薬 |
| MUP | ムピロシン | 抗MRSA薬 |
| M-VAC | メトトレキサート＋ビンブラスチン＋ドキソルビシン＋シスプラチン | 併用化学療法（膀胱がん） |
| MZPC | メズロシリン | 広範囲ペニシリン系抗菌薬 |
| NA | ナリジクス酸 | キノロン系抗菌薬 |
| NA | ニコチン酸 | ビタミン（B群） |
| NAA | ニコチン酸アミド | ビタミン（B群） |
| NB | ノボビオシン | クマリン系抗菌薬 |

| | | |
|---|---|---|
| **NDFX** | ナジフロキサシン | ニューロキノン系抗菌薬 |
| **NF** | ニトロフラゾン | ニトロフラン系抗菌薬 |
| **NFLX** | ノルフロキサシン | ニューキノロン系抗菌薬 |
| **NFPC** | ナフシリン | ペニシリン系抗菌薬 |
| **NFV** | ネルフィナビルメシル酸塩、メシル酸ネルフィナビル | 抗HIV薬 |
| **NM** | ネオマイシン、フラジオマイシン | アミノグリコシド系抗菌薬 |
| **NPH** | NPH（中間型）インスリン | 糖尿病治療薬 |
| **NSAIDs** | 非ステロイド性抗炎症薬 | 鎮痛薬 |
| **NTG** | ニトログリセリン | 冠動脈拡張薬 |
| **NTL** | ネチルマイシン | アミノグリコシド系抗菌薬 |
| **NVP** | ネビラピン | 非ヌクレオシド系抗ウイルス薬 |
| **NYS** | ナイスタチン | 抗真菌薬 |
| **NZP** | ニトラゼパム | 催眠鎮静薬 |
| **OFLX** | オフロキサシン | ニューキノロン系抗菌薬 |
| **OL** | オレアンドマイシン | マクロライド系抗菌薬 |
| **OPV** | 経口ポリオワクチン | 小児麻痺予防ワクチン |
| **OTC** | オキシテトラサイクリン | テトラサイクリン系抗菌薬 |
| **OZs** | オキサゾリジノン系抗生物質 | オキサゾリジノン系抗菌薬 |
| **PA** | ピロミド酸 | キノロン系抗菌薬 |
| **PA** | プロカインアミド | 抗不整脈薬 |
| **PAC** | シクロホスファミド＋ドキソルビシン＋シスプラチン | 併用化学療法（卵巣がん）（＝CAP） |
| **PAM** | プラリドキシム | 解毒薬 |
| **PAPM/BP** | パニペネム・ベタミプロン | カルバペネム系抗菌薬 |
| **PAS** | パラアミノサリチル酸 | 抗結核薬 |
| **Past** | パスタ剤 | 泥膏（外皮用薬） |

**薬剤 PAV ▶▶▶ 薬剤 PPA**

| PAV | プロカルバジン＋ニムスチン＋ビンクリスチン | 併用化学療法（脳腫瘍） |
|---|---|---|
| PB | フェノバルビタール | 抗てんかん薬 |
| PCG | ベンジルペニシリン | ペニシリン系抗菌薬 |
| PCs | ペニシリン系抗生物質 | ペニシリン系抗菌薬 |
| PCV | ペニシリンV | ペニシリン系抗菌薬 |
| PCZ | プロカルバジン | 抗悪性腫瘍薬 |
| PDL, PDN | プレドニゾロン | ステロイド系抗炎症薬 |
| PEG-IFN | ペグ・インターフェロン | C型肝炎治療薬 |
| PEP | ペプロマイシン | 抗悪性腫瘍薬 |
| PEPC | フェネチシリン | $\beta$ ラクタマーゼ感受性ペニシリン系抗菌薬 |
| PFZX | パズフロキサシン | フルオロキノロン系抗菌薬 |
| PGE1 | プロスタグランジンE1（アルプロスタジルアルファデクス） | 血管拡張薬、勃起不全治療薬 |
| PGE2 | プロスタグランジンE2（ジノプロストンベータデクス） | 陣痛促進剤 |
| PGE2α | プロスタグランジンF2α（ジノプロスト） | 陣痛促進剤 |
| PHT | フェニトイン | 抗てんかん薬 |
| PIPC | ピペラシリン | ペニシリン系抗菌薬 |
| PL-B | ポリミキシンB | ポリペプチド系抗菌薬 |
| PLs | ポリペプチド系抗生物質 | ポリペプチド系抗菌薬 |
| PMPC | ピブメシリナム | ペニシリン系抗菌薬 |
| PMR | ピマリシン | 抗真菌薬 |
| PNT | ペンタマイシン | マクロライド系抗菌薬 |
| POB | フェノキシベンザミン | 降圧薬 |
| PPA | ピペミド酸 | キノロン系抗菌薬 |

| | | |
|---|---|---|
| **PPI** | プロトンポンプ阻害薬 | 消化性潰瘍治療薬、逆流性食道炎治療薬 |
| **PPPC** | フェノキシプロピルペニシリン（プロピシリン） | ペニシリン系抗菌薬 |
| **PRM** | パロモマイシン | アミノグリコシド系抗菌薬 |
| **PRMTC** | ロリテトラサイクリン | テトラサイクリン系抗菌薬 |
| **PSL** | プレドニゾロン | 合成副腎皮質ホルモン製剤 |
| **PTH** | プロチオナミド | 抗結核薬 |
| **PTU** | プロピルチオウラシル | 甲状腺機能亢進症治療薬 |
| **PTX** | パクリタキセル | 抗悪性腫瘍薬 |
| **PUFX** | プルリフロキサシン | ニューキノロン系抗菌薬 |
| **PVPC** | ピバンピシリン | ペニシリン系抗菌薬 |
| **PZA** | ピラジナミド | 抗結核薬 |
| **PZFX** | パズフロキサシン | ニューキノロン系抗菌薬 |
| **PZI** | プロタミン亜鉛インスリン | 糖尿病治療薬 |
| **QLs** | キノロン系抗生物質 | キノロン系抗菌薬 |
| **QPR** | キヌプリスチン | ストレプトグラミン系抗菌薬 |
| **RBT** | リファブチン | 抗結核薬 |
| **RCT** | リストセチン | グリコペプチド系抗菌薬 |
| **RFP** | リファンピシン | 抗結核薬 |
| **RI** | レギュラーインスリン | 糖尿病治療薬 |
| **RIPM-AC** | リチペネムアコキシル | ペネム系抗菌薬 |
| **RKM** | ロキタマイシン | マクロライド系抗菌薬 |
| **RSM** | リボスタマイシン | アミノ配糖体系抗菌薬 |
| **RTV** | リトナビル | 抗HIV薬 |
| **RXM** | ロキシスロマイシン | マクロライド系抗菌薬 |
| **SASP** | サラゾスルファピリジン（サラゾスリン） | 抗菌薬（サルファ薬） |

**薬剤 SBPC ▶▶▶ 薬剤 TAM**

| SBPC | スルホベンジルペニシリン（スルベニシリン） | ペニシリン系抗菌薬 |
|---|---|---|
| SBT | スルバクタム | βラクタマーゼ阻害薬 |
| SBT/CPZ | スルバクタム・セフォペラゾン | セファム系抗菌薬 |
| SBTPC | スルタミシリン | ペニシリン系抗菌薬 |
| SCC | サクシニルコリン | 筋弛緩薬 |
| SDA | セロトニン・ドパミン受容体拮抗薬 | 抗精神病薬 |
| SEV | セボフルラン | 全身麻酔薬 |
| SGs | ストレプトグラミン系抗生物質 | ストレプトグラミン系抗菌薬 |
| SISO | シソマイシン | アミノグリコシド系抗菌薬 |
| SM | ストレプトマイシン | アミノグリコシド系抗菌薬 |
| SMX | スルファメトキサゾール | 抗菌薬（サルファ薬） |
| SNMC | 強力ネオミノファーゲンC | 肝疾患治療薬、抗アレルギー薬 |
| SNP | ニトロプルシド | 降圧薬、血管拡張薬 |
| SNRI | セロトニン・ノルアドレナリン再取り込み阻害薬 | 抗うつ薬 |
| SPAC | シタラビンオクホスファート | 抗悪性腫瘍薬 |
| SPCM | スペクチノマイシン | アミノグリコシド系抗菌薬 |
| SPFX | スパルフロキサシン | ニューキノロン系抗菌薬 |
| SPG | シゾフィラン | 非特異的抗悪性腫瘍薬 |
| SPM | スピラマイシン | マクロライド系抗菌薬 |
| SQV | サキナビル | 抗HIV薬 |
| SSRI | 選択的セロトニン再取り込み阻害薬 | うつ病治療薬、不安障害治療薬 |
| ST | スルファメトキサゾール・トリメトプリム | ST（スルファメトキサゾール・トリメトプリム）合剤 |
| STFX | シタフロキサシン | フルオロキノロン系抗菌薬 |
| SU | スルホニル尿素 | 糖尿病治療薬 |
| TAM | タモキシフェン | 抗悪性腫瘍薬 |

| | | |
|---|---|---|
| TAPC | タランピシリン | βラクタム系抗菌薬 |
| TAZ | タゾバクタム | βラクタマーゼ阻害薬 |
| TBPM-PI | テビペネムピボキシル | カルバペネム系抗菌薬 |
| 3TC | ラミブジン | 抗HIV薬 |
| TC | テトラサイクリン | テトラサイクリン系抗菌薬 |
| TCA | 三環系抗うつ薬 | 抗うつ薬 |
| TCs | テトラサイクリン系抗生物質 | テトラサイクリン系抗菌薬 |
| Tct, Tr | チンキ | チンキ剤 |
| TDF | テノホビル | 抗HIV薬 |
| TEIC | テイコプラニン | グリコペプチド系抗菌薬 |
| TESPA | テスパミン（チオテパ） | 抗悪性腫瘍薬 |
| TFLX | トスフロキサシン | ニューキノロン系抗菌薬 |
| TGF | テガフール | 抗悪性腫瘍薬 |
| THP | ピラルビシン | 抗悪性腫瘍薬 |
| TIPC | チカルシリン | βラクタム系抗菌薬 |
| TJ | パクリタキセル＋カルボプラチン | 併用化学療法（卵巣がん） |
| TMC | トヨマイシン | 抗悪性腫瘍薬 |
| TMFX | テマフロキサシン | フルオロキノロン系抗菌薬 |
| TMO | トリメタジオン | 抗てんかん薬 |
| TOB | トブラマイシン | アミノグリコシド系抗菌薬 |
| TP | チアンフェニコール | クロラムフェニコール系抗菌薬 |
| TP | パクリタキセル＋シスプラチン | 併用化学療法（卵巣がん、子宮頸がん） |
| TRM | トリコマイシン | ポリエン系抗真菌薬 |
| TT | チオテパ | 抗悪性腫瘍薬 |
| TXL | パクリタキセル | 抗悪性腫瘍薬 |
| TXT | ドセタキセル | 抗悪性腫瘍薬 |

**薬剤 UDCA ▶▶▶ 薬剤 VCM**

| UDCA | ウルソデオキシコール酸 | 胆道疾患治療薬 |
|---|---|---|
| UFTM | ユーエフティ＋マイトマイシンC | 併用化学療法（胃がん） |
| UK | ウロキナーゼ | 抗血栓薬 |
| Ura | ウラシル | 抗悪性腫瘍薬 |
| VAC | ビンクリスチン＋アクチノマイシンD＋シクロホスファミド | 併用化学療法（横紋筋肉腫） |
| VACV | バラシクロビル | ヘルペスウイルス感染症治療薬 |
| VAD | ビンクリスチン＋アドリアマイシン＋デキサメタゾン | 併用化学療法（多発性骨髄腫） |
| VAIA | ビンクリスチン＋アドリアマイシン＋イホスファミド＋アクチノマイシンD | 併用化学療法（骨腫瘍） |
| VAP | バルプロ酸 | 抗てんかん薬 |
| VAPEC-B | ビンクリスチン＋ドキソルビシン（アドリアマイシン）＋プレドニゾロン＋エトポシド＋シクロホスファミド＋ブレオマイシン | 併用化学療法（非ホジキンリンパ腫） |
| VAR | 水痘ワクチン | 水痘（水疱瘡）予防ワクチン |
| VB | ベクロニウム | 筋弛緩薬 |
| VBAP | ビンクリスチン＋カルムスチン（BCNU）＋アドリアマイシン＋プレドニゾロン | 併用化学療法（多発性骨髄腫） |
| VBL | ビンブラスチン | 抗悪性腫瘍薬 |
| VBMCP | ビンクリスチン＋カルムスチン（BCNU）＋メルファラン＋シクロホスファミド＋プレドニゾロン | 併用化学療法（多発性骨髄腫） |
| VCAP | ビンクリスチン＋シクロホスファミド＋アドリアマイシン＋プレドニゾロン | 併用化学療法（多発性骨髄腫） |
| VCM | バンコマイシン | グリコペプチド系抗菌薬 |

| | | |
|---|---|---|
| **VCR** | ビンクリスチン | 抗悪性腫瘍薬 |
| **VD** | 血管拡張薬 | 高血圧治療薬、心不全治療薬など |
| **VDS** | ビンデシン | 抗悪性腫瘍薬 |
| **VeIP** | ビンブラスチン＋イホスファミド＋シスプラチン＋メスナ | 併用化学療法（睾丸腫瘍・胚細胞腫） |
| **VGCV** | バルガンシクロビル | 抗ウイルス薬 |
| **VIP** | エトポシド（VP-16）＋イホスファミド＋シスプラチン＋メスナ | 併用化学療法（睾丸腫瘍・胚細胞腫） |
| **VLB** | ビンブラスチン | 抗悪性腫瘍薬（＝VBL） |
| **VM** | バイオマイシン | ペプチド系抗菌薬 |
| **VMCP** | ビンクリスチン＋メルファラン＋シクロホスファミド＋プレドニゾロン | 併用化学療法（多発性骨髄腫） |
| **VNR** | ビノレルビン | 抗悪性腫瘍薬 |
| **VP** | ビンデシン＋シスプラチン（プラチノール） | 併用化学療法（非小細胞肺がん） |
| **VP-16** | エトポシド（ベプシド） | 抗悪性腫瘍薬 |
| **VPA** | バルプロ酸 | 抗てんかん薬（＝VAP） |
| **VR** | バリオチン | 抗真菌薬 |
| **VRCZ** | ボリコナゾール | トリアゾール系抗真菌薬 |
| **WF** | ワルファリン | 抗血栓薬 |
| **ZDV** | ジドブジン | 抗HIV薬 |
| **ZNS** | ゾニサミド | 抗てんかん薬 |
| **ZOS** | 帯状疱疹ワクチン | 帯状疱疹予防ワクチン |
| **ZS** | 亜鉛華軟膏 | 外皮用薬 |

付録

その他の略語 ● 薬剤

573

## 数詞 記号

| 数詞 | | |
|---|---|---|
| 記号 | 読み方 | 数 |
| mono(hen) | モノ（ヘン） | 1 |
| di(do) | ジ（ド） | 2 |
| tri | トリ | 3 |
| tetra | テトラ | 4 |
| penta | ペンタ | 5 |
| hexa | ヘキサ | 6 |
| hepta | ヘプタ | 7 |
| octa | オクタ | 8 |
| nona | ノナ | 9 |
| deca | デカ | 10 |
| undeca | ウンデカ | 11 |
| dodeca | ドデカ | 12 |
| trideca | トリデカ | 13 |
| tetradeca | テトラデカ | 14 |
| pentadeca | ペンタデカ | 15 |
| hexadeca | ヘキサデカ | 16 |
| heptadeca | ヘプタデカ | 17 |
| octadeca | オクタデカ | 18 |
| nonadeca | ノナデカ | 19 |
| (e)icosa | （エ）イコサ | 20 |
| hen(e)icosa | ヘン（エ）イコサ | 21 |
| docosa | ドコサ | 22 |
| tricosa | トリコサ | 23 |
| tetracosa | テトラコサ | 24 |

| | | |
|---|---|---|
| pentacosa | ペンタコサ | 25 |
| hexacosa | ヘキサコサ | 26 |
| heptacosa | ヘプタコサ | 27 |
| octacosa | オクタコサ | 28 |
| nonacosa | ノナコサ | 29 |
| triaconta | トリアコンタ | 30 |
| tetraconta | テトラコンタ | 40 |
| pentaconta | ペンタコンタ | 50 |
| hexaconta | ヘキサコンタ | 60 |
| heptaconta | ヘプタコンタ | 70 |
| octaconta | オクタコンタ | 80 |
| nonaconta | ノナコンタ | 90 |
| hecta | ヘクタ | 100 |
| dicta | ジクタ | 200 |
| tricta | トリクタ | 300 |
| tetracta | テトラクタ | 400 |
| pentacta | ペンタクタ | 500 |
| hexacta | ヘキサクタ | 600 |
| heptacta | ヘプタクタ | 700 |
| octacta | オクタクタ | 800 |
| nonacta | ノナクタ | 900 |
| killia | キリア | 1,000 |
| dilia | ジリア | 2,000 |
| trilia | トリリア | 3.000 |
| tetralia | テトラリア | 4,000 |
| pentalia | ペンタリア | 5,000 |

| | | | | |
|---|---|---|---|---|
| **hexalia** | ヘキサリア | 6,000 | **octalia** | オクタリア | 8,000 |
| **heptalia** | ヘプタリア | 7,000 | **nonalia** | ノナリア | 9,000 |

## 10の乗数（べき乗）を表す記号

| 記号 | 接頭語 | 読み方 | 乗数 | 10進数 |
|---|---|---|---|---|
| **y** | yocto | ヨクト | $10^{-24}$ | 0.000 000 000 000 000 000 000 001 |
| **z** | zepto | ゼプト | $10^{-21}$ | 0.000 000 000 000 000 000 001 |
| **a** | atto | アト | $10^{-18}$ | 0.000 000 000 000 000 001 |
| **f** | femto | フェムト | $10^{-15}$ | 0.000 000 000 000 001 |
| **p** | pico | ピコ | $10^{-12}$ | 0.000 000 000 001 |
| **n** | nano | ナノ | $10^{-9}$ | 0.000 000 001 |
| **μ** | micro | マイクロ | $10^{-6}$ | 0.000 001 |
| **m** | milli | ミリ | $10^{-3}$ | 0.001 |
| **c** | centi | センチ | $10^{-2}$ | 0.01 |
| **d** | deci | デシ | $10^{-1}$ | 0.1 |
| **da** | deca | デカ | $10^{1}$ | 10 |
| **h** | hecto | ヘクト | $10^{2}$ | 100 |
| **k** | kilo | キロ | $10^{3}$ | 1,000 |
| **M** | mega | メガ | $10^{6}$ | 1,000,000 |
| **G** | giga | ギガ | $10^{9}$ | 1,000,000,000 |
| **T** | tera | テラ | $10^{12}$ | 1,000,000,000,000 |
| **P** | peta | ペタ | $10^{15}$ | 1,000,000,000,000,000 |
| **E** | exa | エクサ | $10^{18}$ | 1,000,000,000,000,000,000 |
| **Z** | zetta | ゼタ | $10^{21}$ | 1,000,000,000,000,000,000,000 |
| **Y** | yotta | ヨタ | $10^{24}$ | 1,000,000,000,000,000,000,000,000 |

## 元素 記号

### 元素記号

| 記号 | 英語 | ラテン語 | 元素名 | 原子番号 |
|------|------|----------|--------|----------|
| Ac | Actinium | Actinium | アクチニウム | 89 |
| AG | Silver | Argentum | 銀 | 47 |
| Al | Aluminium | Aluminium | アルミニウム | 13 |
| Am | Americium | Americium | アメリシウム | 95 |
| Ar | Argon | Argonium | アルゴン | 18 |
| As | Arsenic | Arsenicum | ヒ素 | 33 |
| At | Astatine | Astatum | アスタチン | 85 |
| Au | Gold | Aurum | 金 | 79 |
| B | Boron | Borium | ホウ素 | 5 |
| Ba | Barium | Barium | バリウム | 56 |
| Be | Beryllium | Beryllium | ベリリウム | 4 |
| Bh | Bohrium | Bohrium | ボーリウム | 107 |
| Bi | Bismuth | Bisemutum | ビスマス | 83 |
| Bk | Berkelium | Berkelium | バークリウム | 97 |
| Br | Bromine | Bromum | 臭素 | 35 |
| C | Carbon | Carbonium | 炭素 | 6 |
| Ca | Calcium | Calcium | カルシウム | 20 |
| Cd | Cadmium | Cadmium | カドミウム | 48 |
| Ce | Cerium | Cerium | セリウム | 58 |
| Cf | Californium | Californium | カリホルニウム | 98 |
| Cl | Chlorine | Chlorum | 塩素 | 17 |
| Cm | Curium | Curium | キュリウム | 96 |
| Cn | Copernicium | Copernicium | コペルニシウム | 112 |
| Co | Cobalt | Cobaltum | コバルト | 27 |
| Cr | Chromium | Chromium | クロム | 24 |
| Cs | Caesium | Caesium | セシウム | 55 |
| Cu | Copper | Cuprum | 銅 | 29 |
| Db | Dobnium | Dubnium | ドブニウム | 105 |

| | | | | |
|---|---|---|---|---|
| **Ds** | Darmstadtium | Darmstadtium | ダームスタチウム | 110 |
| **Dy** | Dysprosium | Dysprosium | ジスプロシウム | 66 |
| **Er** | Erbium | Erbium | エルビウム | 68 |
| **Es** | Einsteinium | Einsteinium | アインスタイニウム | 99 |
| **Eu** | Europium | Europium | ユウロピウム | 63 |
| **F** | Fluorine | Fluorum | フッ素 | 9 |
| **Fe** | Iron | Ferrum | 鉄 | 26 |
| **Fl** | Flerovium | Flerovium | フレロビウム | 114 |
| **Fm** | Fermium | Fermium | フェルミウム | 100 |
| **Fr** | Francium | Francium | フランシウム | 87 |
| **Ga** | Gallium | Gallium | ガリウム | 31 |
| **Gd** | Gadolinium | Gadolinium | ガドリニウム | 64 |
| **Ge** | Germanium | Germanium | ゲルマニウム | 32 |
| **H** | Hydrogen | Hydrogenium | 水素 | 1 |
| **He** | Helium | Helium | ヘリウム | 2 |
| **Hf** | Hafnium | Hafnium | ハフニウム | 72 |
| **Hg** | Mercury | Hydrargyrum | 水銀 | 80 |
| **Ho** | Holmium | Holmium | ホルミウム | 67 |
| **Hs** | Hassium | Hassium | ハッシウム | 108 |
| **I** | Iodine | Iodum | ヨウ素 | 53 |
| **In** | Indium | Indium | インジウム | 49 |
| **Ir** | Iridium | Iridium | イリジウム | 77 |
| **K** | Potassium | Kalium | カリウム | 19 |
| **Kr** | Krypton | Kryptonum | クリプトン | 36 |
| **La** | Lanthanum | Lanthanum | ランタン | 57 |
| **Li** | Lithium | Lithium | リチウム | 3 |
| **Lr** | Lawrencium | Lawrencium | ローレンシウム | 103 |
| **Lu** | Lutetium | Lutetium | ルテチウム | 71 |
| **Lv** | Livermorium | Livermorium | リバモリウム | 116 |
| **Mc** | Moscovium | Moscovium | モスコビウム | 115 |
| **Md** | Mendelevium | Mendelevium | メンデレビウム | 101 |

# 元素 記号

| | | | | |
|---|---|---|---|---|
| **Mg** | Magnesium | Magnesium | マグネシウム | 12 |
| **Mn** | Manganese | Manganum | マンガン | 25 |
| **Mo** | Molybdenum | Molybdenum | モリブデン | 42 |
| **Mt** | Meitnerium | Meitnerium | マイトネリウム | 109 |
| **N** | Nitrogen | Nitrogenium | 窒素 | 7 |
| **Na** | Sodium | Natrium | ナトリウム | 11 |
| **Nb** | Niobium | Niobium | ニオブ | 41 |
| **Nd** | Neodymium | Neodymium | ネオジム | 60 |
| **Ne** | Neon | Neonium | ネオン | 10 |
| **Nh** | Japanium | Nihonium | ニホニウム | 113 |
| **Ni** | Nickel | Niccolum | ニッケル | 28 |
| **No** | Nobelium | Nobelium | ノーベリウム | 102 |
| **Np** | Neptunium | Neptunium | ネプツニウム | 93 |
| **O** | Oxygen | Oxygenium | 酸素 | 8 |
| **Og** | Oganesson | Oganessonium | オガネソン | 118 |
| **Os** | Osmium | Osmium | オスミウム | 76 |
| **P** | Phosphorus | Phosphorum | リン | 15 |
| **Pa** | Protactinium | Protactinium | プロトアクチニウム | 91 |
| **Pb** | Lead | Plumbum | 鉛 | 82 |
| **Pd** | Palladium | Palladium | パラジウム | 46 |
| **Pm** | Promethium | Promethium | プロメチウム | 61 |
| **Po** | Polonium | Polonium | ポロニウム | 84 |
| **Pr** | Praseodymium | Praseodymium | プラセオジム | 59 |
| **Pt** | Platinum | Platinum | 白金 | 78 |
| **Pu** | Plutonium | Plutonium | プルトニウム | 94 |
| **Ra** | Radium | Radium | ラジウム | 88 |
| **Rb** | Rubidium | Rubidium | ルビジウム | 37 |
| **Re** | Rhenium | Rhenium | レニウム | 75 |
| **Rf** | Rutherfordium | Rutherfordium | ラザホージウム | 104 |
| **Rg** | Roentgenium | Roentgenium | レントゲニウム | 111 |
| **Rh** | Rhodium | Rhodium | ロジウム | 45 |

| Rn | Radon | Radonum | ラドン | 86 |
|---|---|---|---|---|
| Ru | Ruthenium | Ruthenium | ルテニウム | 44 |
| S | Sulfur | Sulphurium | 硫黄 | 16 |
| Sb | Antimony | Stibium | アンチモン | 51 |
| Sc | Scandium | Scandium | スカンジウム | 21 |
| Se | Selenium | Selenium | セレン | 34 |
| Sg | Seaborgium | Seaborgium | シーボーギウム | 106 |
| Si | Silicon | Silicium | ケイ素 | 14 |
| Sm | Samarium | Samarium | サマリウム | 62 |
| Sn | Tin | Stannum | スズ | 50 |
| Sr | Strontium | Strontium | ストロンチウム | 38 |
| Ta | Tantalum | Tantalum | タンタル | 73 |
| Tb | Terbium | Terbium | テルビウム | 65 |
| Tc | Technetium | Technetium | テクネチウム | 43 |
| Te | Tellurium | Tellurium | テルル | 52 |
| Th | Thorium | Thorium | トリウム | 90 |
| Ti | Titanium | Titanium | チタン | 22 |
| Tl | Thallium | Pottagryium | タリウム | 81 |
| Tm | Thulium | Thulium | ツリウム | 69 |
| Ts | Tennessine | Tennessinum | テネシン | 117 |
| U | Uranium | Uranium | ウラン | 92 |
| V | Vanadium | Vanadium | バナジウム | 23 |
| W | Tungsten | Wolframium | タングステン | 74 |
| Xe | Xenon | Xenonium | キセノン | 54 |
| Y | Yttrium | Yttrium | イットリウム | 39 |
| Yb | Ytterbium | Ytterbium | イッテルビウム | 70 |
| Zn | Zinc | Zincum | 亜鉛 | 30 |
| Zr | Zirconium | Zirconium | ジルコニウム | 40 |

## 骨格 skeleton

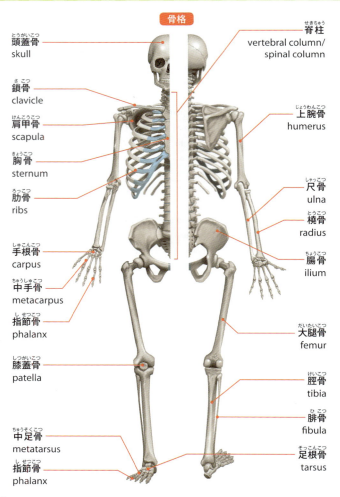

骨格

- 頭蓋骨（とうがいこつ） skull
- 鎖骨（さこつ） clavicle
- 肩甲骨（けんこうこつ） scapula
- 胸骨（きょうこつ） sternum
- 肋骨（ろっこつ） ribs
- 手根骨（しゅこんこつ） carpus
- 中手骨（ちゅうしゅこつ） metacarpus
- 指節骨（しせつこつ） phalanx
- 膝蓋骨（しつがいこつ） patella
- 中足骨（ちゅうそくこつ） metatarsus
- 指節骨（しせつこつ） phalanx
- 脊柱（せきちゅう） vertebral column/spinal column
- 上腕骨（じょうわんこつ） humerus
- 尺骨（しゃっこつ） ulna
- 橈骨（とうこつ） radius
- 腸骨（ちょうこつ） ilium
- 大腿骨（だいたいこつ） femur
- 脛骨（けいこつ） tibia
- 腓骨（ひこつ） fibula
- 足根骨（そっこんこつ） tarsus

筋肉 muscle

付録 人体の名称

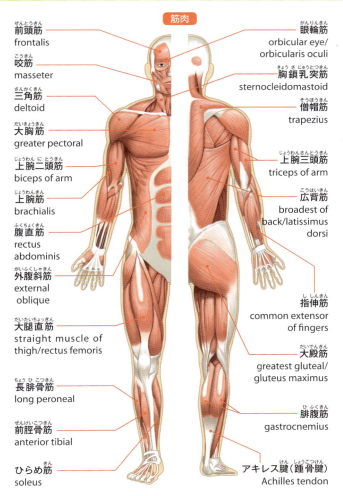

筋肉

- 前頭筋 frontalis
- 咬筋 masseter
- 三角筋 deltoid
- 大胸筋 greater pectoral
- 上腕二頭筋 biceps of arm
- 上腕筋 brachialis
- 腹直筋 rectus abdominis
- 外腹斜筋 external oblique
- 大腿直筋 straight muscle of thigh/rectus femoris
- 長腓骨筋 long peroneal
- 前脛骨筋 anterior tibial
- ひらめ筋 soleus
- 眼輪筋 orbicular eye/orbicularis oculi
- 胸鎖乳突筋 sternocleidomastoid
- 僧帽筋 trapezius
- 上腕三頭筋 triceps of arm
- 広背筋 broadest of back/latissimus dorsi
- 指伸筋 common extensor of fingers
- 大殿筋 greatest gluteal/gluteus maximus
- 腓腹筋 gastrocnemius
- アキレス腱（踵骨腱） Achilles tendon

581

心臓 heart　血管 blood vessel

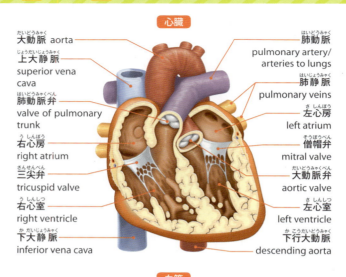

心臓

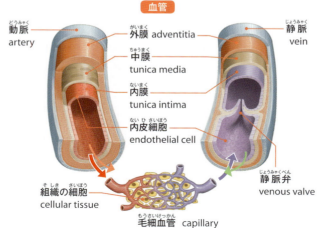

血管

# リンパ節 lymph node

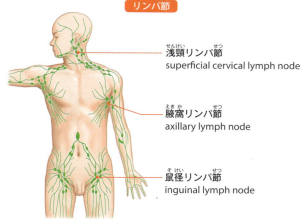

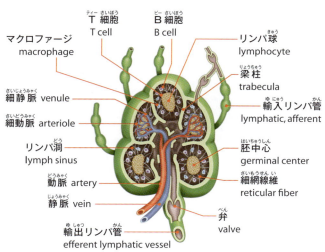

## 気道 respiratory tract / airway

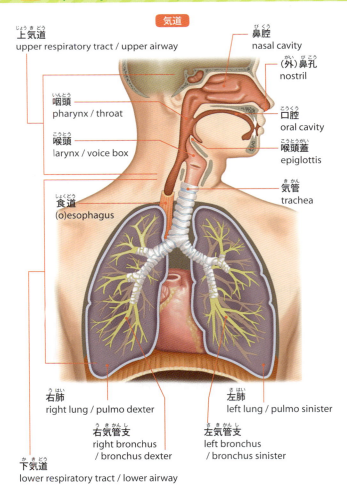

肺 lung　肺胞 alveolus

## 肺

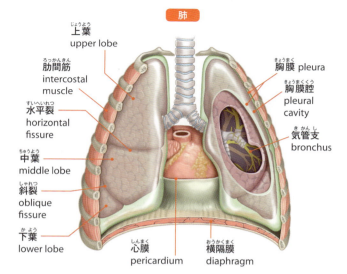

## 肺胞

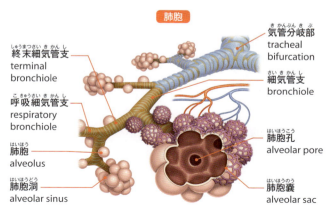

585

消化器 digestive organs

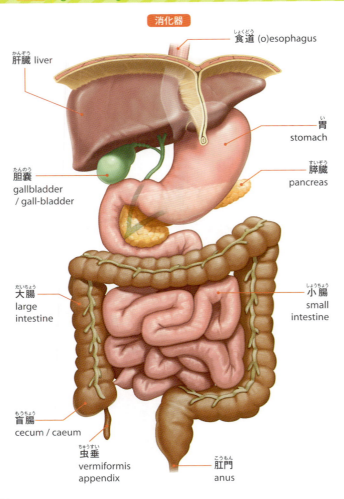

肝臓 liver　胆嚢 gall(-)bladder

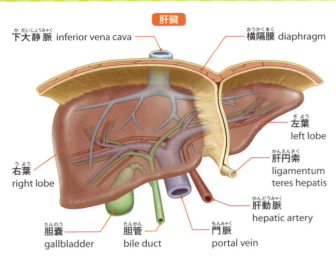

肝臓

- 下大静脈 inferior vena cava
- 横隔膜 diaphragm
- 左葉 left lobe
- 肝円索 ligamentum teres hepatis
- 肝動脈 hepatic artery
- 門脈 portal vein
- 胆管 bile duct
- 胆嚢 gallbladder
- 右葉 right lobe

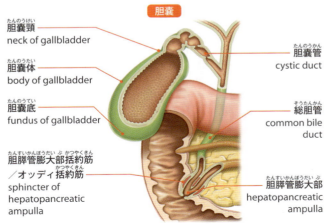

胆嚢

- 胆嚢頸 neck of gallbladder
- 胆嚢体 body of gallbladder
- 胆嚢底 fundus of gallbladder
- 胆膵管膨大部括約筋／オッディ括約筋 sphincter of hepatopancreatic ampulla
- 胆嚢管 cystic duct
- 総胆管 common bile duct
- 胆膵管膨大部 hepatopancreatic ampulla

587

## 胃 stomach　膵臓 pancreas

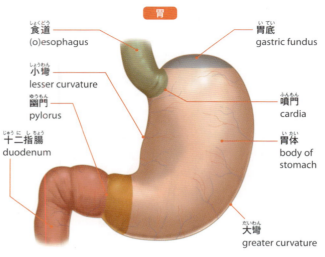

胃

- 食道 (o)esophagus
- 胃底 gastric fundus
- 小彎 lesser curvature
- 噴門 cardia
- 幽門 pylorus
- 胃体 body of stomach
- 十二指腸 duodenum
- 大彎 greater curvature

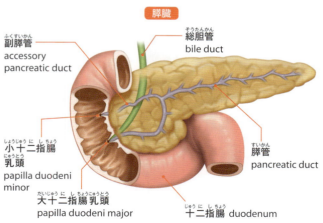

膵臓

- 副膵管 accessory pancreatic duct
- 総胆管 bile duct
- 小十二指腸乳頭 papilla duodeni minor
- 膵管 pancreatic duct
- 大十二指腸乳頭 papilla duodeni major
- 十二指腸 duodenum

小腸・大腸 small intestine, large intestine　肛門 anus

## 小腸・大腸

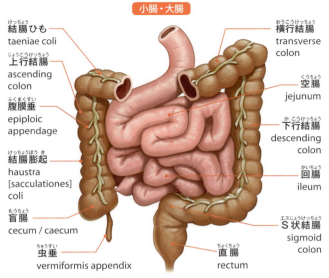

- 結腸ひも taeniae coli
- 上行結腸 ascending colon
- 腹膜垂 epiploic appendage
- 結腸膨起 haustra [sacculationes] coli
- 盲腸 cecum / caecum
- 虫垂 vermiformis appendix
- 横行結腸 transverse colon
- 空腸 jejunum
- 下行結腸 descending colon
- 回腸 ileum
- S状結腸 sigmoid colon
- 直腸 rectum

## 肛門

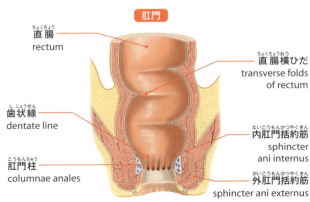

- 直腸 rectum
- 歯状線 dentate line
- 肛門柱 columnae anales
- 直腸横ひだ transverse folds of rectum
- 内肛門括約筋 sphincter ani internus
- 外肛門括約筋 sphincter ani externus

## 泌尿器 urinary organs　腎臓 kidney

### 泌尿器

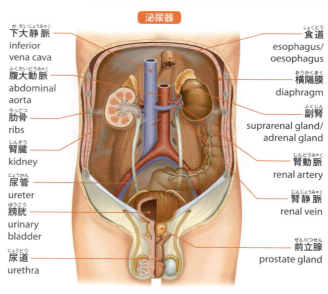

- 下大静脈 inferior vena cava
- 腹大動脈 abdominal aorta
- 肋骨 ribs
- 腎臓 kidney
- 尿管 ureter
- 膀胱 urinary bladder
- 尿道 urethra
- 食道 esophagus/oesophagus
- 横隔膜 diaphragm
- 副腎 suprarenal gland/adrenal gland
- 腎動脈 renal artery
- 腎静脈 renal vein
- 前立腺 prostate gland

### 腎臓

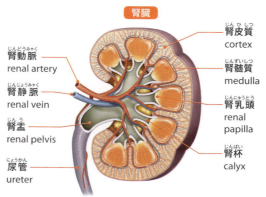

- 腎動脈 renal artery
- 腎静脈 renal vein
- 腎盂 renal pelvis
- 尿管 ureter
- 腎皮質 cortex
- 腎髄質 medulla
- 腎乳頭 renal papilla
- 腎杯 calyx

590

## 膀胱・尿道 urinary bladder, urethra

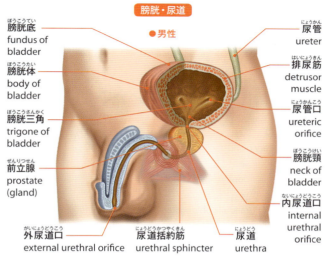

● 男性

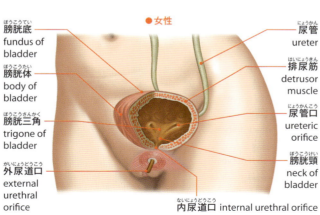

● 女性

**脳 brain　神経 nerve**

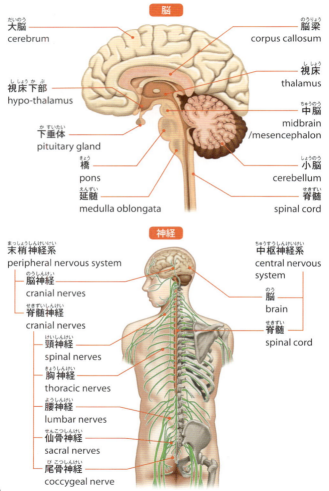

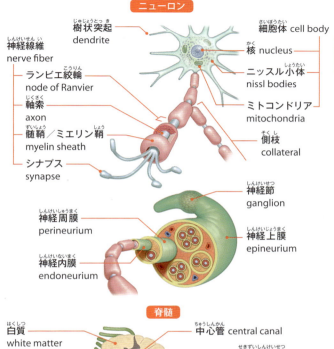

ニューロン neuron | 脊髄 spinal cord

付録 人体の名称

### ニューロン

- 樹状突起 dendrite
- 細胞体 cell body
- 核 nucleus
- ニッスル小体 nissl bodies
- 神経線維 nerve fiber
- ランビエ絞輪 node of Ranvier
- 軸索 axon
- 髄鞘／ミエリン鞘 myelin sheath
- ミトコンドリア mitochondria
- 側枝 collateral
- シナプス synapse
- 神経節 ganglion
- 神経周膜 perineurium
- 神経上膜 epineurium
- 神経内膜 endoneurium

### 脊髄

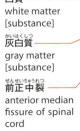
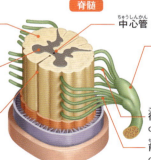

- 白質 white matter [substance]
- 中心管 central canal
- 脊髄神経節 spinal ganglion
- 灰白質 gray matter [substance]
- 脊髄神経 spinal nerve
- 前正中裂 anterior median fissure of spinal cord
- 後根 posterior root of spinal nerve
- 前根 anterior root of spinal nerve

593

# 目 eye　耳 ear

## 目

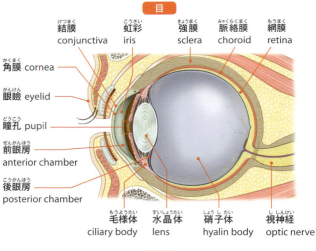

- 結膜 conjunctiva
- 虹彩 iris
- 強膜 sclera
- 脈絡膜 choroid
- 網膜 retina
- 角膜 cornea
- 眼瞼 eyelid
- 瞳孔 pupil
- 前眼房 anterior chamber
- 後眼房 posterior chamber
- 毛様体 ciliary body
- 水晶体 lens
- 硝子体 hyalin body
- 視神経 optic nerve

## 耳

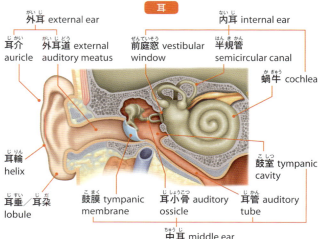

- 外耳 external ear
- 内耳 internal ear
- 耳介 auricle
- 外耳道 external auditory meatus
- 前庭窓 vestibular window
- 半規管 semicircular canal
- 蝸牛 cochlea
- 耳輪 helix
- 鼓室 tympanic cavity
- 耳垂／耳朶 lobule
- 鼓膜 tympanic membrane
- 耳小骨 auditory ossicle
- 耳管 auditory tube
- 中耳 middle ear

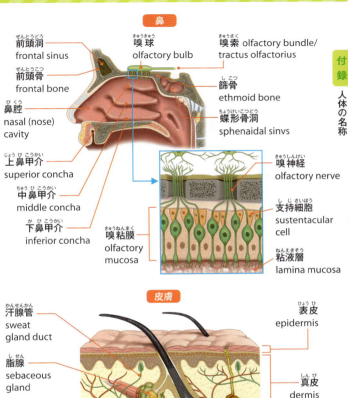

口 mouth　舌 tongue

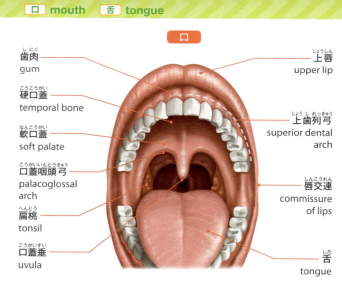

口

- 歯肉 gum
- 硬口蓋 temporal bone
- 軟口蓋 soft palate
- 口蓋咽頭弓 palacoglossal arch
- 扁桃 tonsil
- 口蓋垂 uvula
- 上唇 upper lip
- 上歯列弓 superior dental arch
- 唇交連 commissure of lips
- 舌 tongue

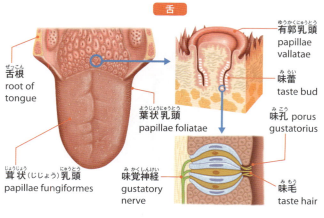

舌

- 舌根 root of tongue
- 葉状乳頭 papillae foliatae
- 茸状(じじょう)乳頭 papillae fungiformes
- 有郭乳頭 papillae vallatae
- 味蕾 taste bud
- 味孔 porus gustatorius
- 味覚神経 gustatory nerve
- 味毛 taste hair

# 歯 tooth

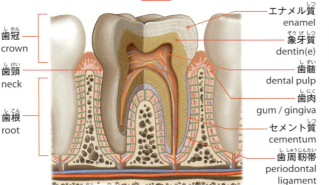

- エナメル質 enamel
- 象牙質 dentin(e)
- 歯髄 dental pulp
- 歯肉 gum / gingiva
- セメント質 cementum
- 歯周靭帯 periodontal ligament
- 歯冠 crown
- 歯頸 neck
- 歯根 root

付録 人体の名称

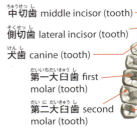
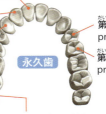

永久歯

- 中切歯 middle incisor (tooth)
- 側切歯 lateral incisor (tooth)
- 犬歯 canine (tooth)
- 第一大臼歯 first molar (tooth)
- 第二大臼歯 second molar (tooth)
- 第三大臼歯／親知らず third molar (tooth) / wisdom tooth
- 第一小臼歯 first premolar (tooth)
- 第二小臼歯 second premolar (tooth)

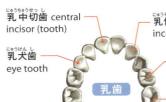

乳歯

- 乳中切歯 central incisor (tooth)
- 乳側切歯 lateral incisor (tooth)
- 乳犬歯 eye tooth
- 第一小臼歯 first molar (tooth)
- 第二小臼歯 second molar (tooth)

597

## 数字・記号

1回換気量
‥‥‥‥‥458, 484, 529
1回仕事量‥‥‥‥‥‥431
1回心拍出量‥‥‥429, 527
1回拍出係数
‥‥‥‥‥413, 430, 527
1型糖尿病‥‥‥‥‥‥217
1日2回‥‥‥‥‥‥‥534
1日3回‥‥‥‥‥533, 536
1日4回‥‥‥‥‥371, 535
1日耐容摂取量‥‥‥‥440
1日のエネルギー消費量‥440
1秒率‥‥‥‥‥‥162, 520
1秒量‥‥‥‥‥‥162, 520
Ⅰ度熱傷‥‥‥‥‥‥‥132
2点識別テスト‥‥‥‥452
2,3-ジホスホ
　　グリセリン酸‥‥‥‥125
Ⅱ度熱傷‥‥‥‥112, 408
Ⅲ度熱傷‥‥‥‥‥‥‥109
5'-ドキシフルリジン
‥‥‥‥‥‥‥115, 559
5-ヒドロキシ
　　トリプタミン‥‥‥‥206
5-フルオロウラシル
‥‥‥‥‥‥‥171, 562
5-フルオロシトシン
‥‥‥‥‥‥‥159, 562
6分間歩行試験‥‥‥‥291
6-メルカプトプリン
‥‥‥‥‥‥‥283, 566
17-ケトジェニック
　　ステロイド‥‥‥240, 522

17-ケトステロイド
‥‥‥‥‥‥‥241, 522
17-ヒドロキシコルチ
　　コステロイド‥‥312, 524
50%致死量‥‥‥‥‥249
50%有効量‥‥‥‥‥136
100万分率‥‥‥‥‥352
$^{131}$I-メタヨードベンジル
　　グアニジン‥‥‥‥224
%最大換気量‥‥‥‥524
%肺活量‥‥‥‥‥‥528

## 欧文

A型肝炎‥‥‥‥‥‥187
A型肝炎ウイルス
‥‥‥‥‥‥‥189, 520
A型肝炎抗原‥‥‥‥187
A型肝炎抗体‥‥‥‥187
Aライン‥‥‥‥‥‥ 31
ABC症候群‥‥‥‥‥ 14
ABCDEアプローチ‥‥ 14
ABO式血液型‥‥‥‥ 15
AMPLEヒストリー‥‥ 34
α-グルコシダーゼ
　　阻害薬‥‥‥ 26, 552
α-フェトプロテイン
‥‥‥‥‥‥‥ 25, 516
B型肝炎‥‥‥‥‥‥189
B型肝炎ウイルス
‥‥‥‥‥‥‥190, 521
B型慢性肝炎‥‥‥‥ 81
B群溶血性連鎖球菌‥174
B細胞‥‥‥‥‥‥50, 54
β遮断薬‥‥‥ 52, 554

β2-マイクログロブリン
‥‥‥‥‥‥‥‥517
βラクタム系抗生物質
‥‥‥‥‥‥‥‥554
β-リポ蛋白‥‥‥‥517
C型肝炎‥‥‥‥‥‥190
C型肝炎ウイルス
‥‥‥‥‥‥‥191, 521
C型肝炎ウイルス
　　RNA定量‥‥‥‥521
C型慢性肝炎‥‥‥‥ 81
C反応性蛋白‥‥ 98, 518
C-ペプチド免疫活性
‥‥‥‥‥‥‥‥518
CKアイソザイム（CK1）
‥‥‥‥‥‥‥‥518
CKアイソザイム（CK2）
‥‥‥‥‥‥‥‥518
CKアイソザイム（CK3）
‥‥‥‥‥‥‥‥518
CM関節‥‥‥‥ 88, 503
D型肝炎ウイルス‥‥195
DDDペーシング‥‥112
DESIGN褥瘡状態評価法
‥‥‥‥‥‥‥‥114
E型肝炎‥‥‥‥‥‥195
E型肝炎ウイルス‥‥197
FAB分類‥‥‥‥‥155
γ-アミノ酪酸‥‥‥‥172
γ-グルタミルトランス
　　ペプチダーゼ‥178, 520
γ-セミノプロテイン
‥‥‥‥‥‥‥184, 520
H鎖‥‥‥‥‥‥‥‥187
H鎖病‥‥‥‥‥‥‥190

欧文 ▶▶▶ あ

H2受容体拮抗薬 ……563
HAD尺度 ……………188
HBc抗原 ……………521
HBe抗原 ……………521
HBs抗原 ……………521
HBウイルス抗原 ……189
ICG消失率（K：クリア
　ランス）……238, 522
IgA腎症 ……………219
iPS細胞 ……………228
IVR看護研究会 ………546
J鎖 ………………234
L-アスパラギナーゼ
　…………246, 564
L鎖 ……………243, 248
L鎖沈着症……………248
L-ジヒドロキシフェニル
　アラニン……250, 564
LE（エリテマトーデス）
　細胞 ……………523
LSG分類 ……………261
MAP加赤血球濃厚液…380
NPH（中間型）インスリン
　…………303, 567
P波 ………………319
PAP染色 ……………323
Pap分類 ……………324
PQ時間 ……………353
PR間隔 ……………354
PTB（膝蓋腱荷重式）
　ソケット …………510
Q熱 ………………370
Q波 ………………370
Q波梗塞……………371
QRS波 ……………372

QS間隔 ……………372
QSパターン ………372
QT延長症候群 ……259
QT時間 ……………373
R波…………………374
Rh因子 ……………385
RR間隔 ……………392
S期 ………………397
S状結腸……………397
S状結腸鏡検査 ……414
SF健康調査票 ……410
SHELモデル ………412
ST部分 ……………425
T細胞………433, 439
T波 ………………433
T1強調画像 ………459
T2強調画像 ………459
TNM分類 …………450
TORCH症候群（トキソプ
　ラズマ症・その他の感
　染症・風疹・サイトメガ
　ロウイルス感染症・単
　純ヘルペス）………452
TSH結合阻害免疫
　グロブリン ………438
TVTスリング手術 …459
VDT症候群 ………477
W形成術……………490
WAB失語症検査…486, 515
WDHA症候群…………487
WPW症候群 ………490
X線…………………493
X線コンピュータ断層
　撮影 ……………491
X線写真……………493

X線照射治療…………493
X連鎖重症複合免疫
　不全症 …………493
X連鎖無ガンマ
　グロブリン血症……492
X連鎖リンパ増殖症候群
　…………………492
Z形成術……………497

あ

アール・オン・ティー …390
アールピーエム………532
アイユー（国際単位）…530
アイユーパー
　ミリリットル ………530
アイユーパーリットル
　…………………530
亜鉛 ………496, 529
亜鉛華軟膏 ……497, 573
亜鉛欠乏症候群 ……495
亜鉛プロトポルフィリン …497
亜急性硬化性全脳炎…423
亜急性甲状腺炎………400
亜急性細菌性心内膜炎
　…………………402
亜急性ステント血栓症
　…………………400
亜急性脊髄視神経症…417
亜急性連合性脊髄変性症
　…………………405
アキレス腱反射
　………30, 45, 500, 501
悪性…………………265
悪性液性因子
　高カルシウム血症…198

## あ ▶▶▶ あ

悪性関節リウマチ
   ……………………286, 508
悪性高熱…………………277
悪性黒色腫 …………280
悪性持続性頭位めまい症
   ……………………285
悪性腫瘍随伴性
   高カルシウム血症…266
悪性線維組織球腫…275
悪性貧血…………………319
悪性リンパ腫…………279
アクセサリー細胞……18
アクチノマイシン…20, 552
アクチノマイシンD
   …………20, 33, 552, 553
アクティブサイクル
   呼吸法…………17
アクラシノマイシン
   …………………20, 552
朝…………………………534
アザチオプリン…49, 553
朝のこわばり………287
朝夕………………………535
足…………………………505
アシクロビル……21, 552
アジスロマイシン…49, 553
アズテック法…………49
アズトレオナム…………553
アストロマイシン…44, 553
アスパラギン酸………44
アスパラギン酸アミノトランス
   フェラーゼ……44, 516
アスピリン………………553
アスピリン喘息………28
アスポキシシリン…44, 553

アセスメント…………10
アセタゾールアミド
   ……………………49, 553
アセタゾラミド…49, 553
アセチルコリン…………18
アセチルコリン
   エステラーゼ…18, 515
アセチルシステイン
   ……………………17, 552
アセチルスピラマイシン
   ……………………552
アセチルフェネトライド
   ……………………39, 553
アセトアミノフェン
   ……………………552, 553
与えよ…………………534
アタザナビル………………553
アダムス・ストークス
   症候群…………44
アダムス・ストークス
   発作…………42
圧…………………………509
圧挫症候群………99
圧支持換気………359
圧調節換気………331
圧迫包装…………364
圧補正従量式換気…356
圧力尿流試験………336
アデノイド……………47
アデノウイルス………23
アデノシン三リン酸…45
アデノシンデアミナーゼ…515
アデノシン二リン酸…23
アテローム硬化性
   心血管疾患………21

アトピー性皮膚炎……21
アドリアマイシン…22, 552
アドリアマイシン+シクロ
   ホスファミド …17, 552
アドリアマイシン+ブレ
   オマイシン+ビンブラ
   スチン+ダカルバジン
   ……………………16, 552
アドレナリン(カテコール
   アミン) ………21, 515
アナストロゾール……553
アニオンギャップ…25, 516
アバカビル………………552
アパシェ重症度評価基準
   ……………………37
アプガースコア……36, 37
アプドーマ…………40
アポリポ蛋白…………39
アマルガム充填 …24
アミカシン………33, 553
アミトリプチリン…34, 553
アミノ糖系抗生物質…552
アミラーゼ………35, 516
アミロイド
   アンジオパチー……12
アムホテリシンB …34, 553
アムホテリシンB
   リボソーム製剤……564
アムルビシン………………553
アメーバ性髄膜脳炎…33
アメリカ脳性麻痺協会
   ……………………498
アモキシシリン…34, 553
アラニンアミノトランス
   フェラーゼ……32, 516

## あ　い

アルカリホスファターゼ
　……………… 32, 516
アルギニンバソプレシン … 49
アルコール性肝障害… 31
アルゴンプラズマ凝固法 … 37
アルゴンレーザー虹彩
　切開術……………… 31
アルツハイマー型認知症
　……………109, 501, 503
アルツハイマー型老年認
　知症… 46, 408, 501, 512
アルツハイマー病… 21, 499
アルツハイマー病評価
　スケール……………499
アルドース還元酵素
　阻害薬…… 41, 553
アルドステロン……… 31
アルドステロン産生腺腫
　……………………… 36
アルドラーゼ………516
アルブミン……… 31, 516
アルブミン・グロブリン
　比…………… 26, 516
アルベカシン…… 15, 552
アルミノパラアミノサリチル
　酸カルシウム水和物…553
アレルギー…………… 10
アレルギー性気管支肺
　アスペルギルス症… 16
アレルギー性気管支肺
　真菌症……………… 16
アレルギー性接触皮膚炎
　……………………… 17
アレルギー性肉芽腫性
　血管炎……………… 26

アレルギー性鼻炎…… 40
アンジオテンシン…… 10
アンジオテンシンII
　受容体拮抗薬… 40, 553
アンジオテンシン変換
　酵素阻害薬…… 17, 552
安静時エネルギー消費量 …381
安静時狭心症………374
安静時代謝率………387
安静・冷却・圧迫・挙上・
　支持／固定………385
アンダーアームブレース …461
アンチトロンビンIII… 45, 516
安定………………407
アンドロゲン産生
　副腎腫瘍…………… 37
アンドロステンジオン… 108
アンピシリン…… 16, 552
アンピシリン・クロキサ
　シリン………… 16, 552
アンピシリン・スルバク
　タム…………… 16, 552
アンプテーション… 34, 500
アンプル………… 34, 533
アンペア……………529
アンモニア………299, 524
アンモニウム………516

### い

イートン・ランバート
　症候群……………141
イー・ビー・ウイルス …132
胃液………………172
胃液検査……………172
胃潰瘍………186, 276, 469

胃下部………………243
胃管………………277
胃がん………174, 279
息切れ……………420
異型狭心症………470, 471
異型腺腫様過形成…… 12
異型ポルフィリン症…482
医原病……………124
移行型芽球増加型
　不応性貧血………375
移行上皮がん………439
医師………… 126, 537
意識消失……………256
胃十二指腸動脈…176
萎縮 ………… 45, 501
異常なし………302, 309
胃上部………………461
異常不随意運動疾患…500
胃食道逆流症………177
移植片対宿主病……186
胃切除術……………183
イセパマイシン…230, 564
異染性白質
　ジストロフィー……279
イソニアジド…………224
イソニコチン酸ヒドラジ
　ド（イソニアジド）
　……………222, 563
イソニコチン酸ヒドラジ
　ドメタンスルホン酸
　……………221, 563
イソフルラン…230, 564
胃大網動脈…176
イダルビシン…217, 563
位置………………509

601

## い ▶▶▶ う

一次救命処置…………… 58
一硝酸イソソルビド
　………………………230, 564
胃チューブ……………184
胃中部…………………265
胃腸炎…………………176
胃腸管出血……………179
胃腸瘻（系）の…………177
胃腸の…………………178
胃腸吻合術……………179
一過性下部食道括約筋
　弛緩…………………448
一過性全健忘……444, 514
一過性脳虚血発作……446
一酸化炭素……………… 90
一酸化炭素拡散能力…519
一酸化炭素ヘモグロビン…190
一酸化窒素……………301
一枝病変………………429
一側肺動脈閉塞試験…467
一般医…………………182
一般教育目標…………179
一般手術室……………182
一般の…………………506
一般用医薬品…………318
イディオタイプ………216
胃電図…………………138
遺伝性圧迫性
　ニューロパチー……202
遺伝性運動感覚性
　ニューロパチー……201
遺伝性感覚自律性
　ニューロパチー……205
遺伝性球状赤血球症…205
遺伝性痙性対麻痺……206

遺伝性血管神経性浮腫…188
移動CCU………………270
イドクスウリジン…217, 563
イトラコナゾール…230, 564
胃内視鏡検査…………163
胃内容排出時間………177
胃バイパス手術………173
胃ファイバースコープ…177
胃ファイバースコープ
　検査…………………177
イホスファミド…218, 563
イホスファミド＋カルボプラチ
　ン＋エトポシド …212, 563
イミプラミン…224, 563
イミペネム……………563
イミペネム・
　シラスタチン…228, 563
医薬基盤研究所………549
医薬品医療機器総合機構…550
医薬品の臨床試験の
　実施に関する基準…175
胃抑制ペプチド………179
囲卵腔精子注入法……429
医療ソーシャルワーカー
　………………288, 508, 537
医療品情報担当者…285, 537
胃瘻…………………177
胃瘻造設術……………185
因子……………………155
インジナビル……217, 563
インスリン依存性糖尿病…217
インスリンショック療法…230
インスリン非依存性
　糖尿病…………222, 299
インスリン負荷試験…231

インスリン様成長因子
　………………………220, 522
インターフェロン…218, 522
インターベンショナル
　ラジオロジー………232
インターロイキン…223, 522
インチ…………………530
咽頭結膜熱……………329
インドシアニングリーン
　………………………212, 522
インドシアニングリーン
　蛍光眼底撮影………209
インドメタシン…224, 563
インフォームド
　コンセント…………211
インフサム……224, 563
インフルエンザ………166

## う

ウィスコット・オールド
　リッチ症候群………486
ヴィダル反応…………488
ウイルス肝炎…………479
ウイルス関連血球
　貪食症候群…………471
ウイルス性出血熱……480
ウィルソン・ミキティ
　症候群………………489
ウィルムス腫瘍………490
ウェーバー・
　クリスチャン病……487
ウェクスラー記憶検査
　………………………489, 515
ウェクスラー小児
　知能検査……………515

**う ▶▶▶ え**

**索引**

ウェクスラー成人
　知能検査········486, 515
ウェゲナー肉芽腫症····488
植込み型除細動器······212
ウェバー············533
ウェルドニッヒ・
　ホフマン病··········488
ウェルニッケ・コルサ
　コフ症候群·····489, 515
ウォックナース········489
ウォルフ・パーキンソン・
　ホワイト症候群·······490
右眼················310
右眼眼圧············451
右眼視力············477
右冠尖·············379
右冠尖逸脱··········379
右脚ブロック·········378
ウシ海綿状脳症········63
右軸偏位············375
右室1回仕事量·······526
右室拡張末期圧·······526
右室駆出時間·····395, 526
右室径·············526
右室収縮期圧·········526
右室造影············395
右室二腔症··········440
右室拍出仕事量係数····526
右室肥大············395
右室不全············395
右室流出路··········395
右手撮高単極肢誘導····49
後ろの··········509, 510
右心カテーテル·······384
右心耳·············375

右心室·············395
右心不全············385
右心房·············374
右心補助人工心臓·····395
うっ血型心筋症········75
うっ血性心不全········82
うつ病··········108, 503
ウベニメクス（ベスタチン）
　·············64, 554
右（心）房圧·····376, 526
右房肥大············376
ウラシル········468, 572
ウリジン二リン酸·····464
ウルソデオキシコール酸
　·············464, 572
ウロキナーゼ·····466, 572
ウロキナーゼ型プラスミ
　ノーゲン活性化因子···467
運動··············154
運動機能テスト·······507
運動神経伝導速度·272, 282
運動制限············256
運動単位············508
運動単位活動電位·····508
運動単位電位·········508
運動痛·············350
運動ニューロン疾患
　·············282, 508
運動負荷試験·········153

**え**

エアートラッピング係数
　················516
エイコサペンタエン酸···146
エイズ関連症候群······40

栄養学的手術危険指数···303
栄養サポートチーム····305
栄養障害関連糖尿病····286
栄養状態良好な·······489
栄養評価指数·····293, 524
エーラース・ダンロス
　症候群············137
腋窩温·············433
腋窩大腿動脈バイパス···24
エキシマレーザー
　冠動脈形成術·······140
エキス·············534
エキス剤············154
液体クロマトグラフィー···247
壊死性血管炎·········292
壊死性腸炎··········296
壊死性遊走性紅斑·····300
エストラジオール·131, 519
エストリオール···131, 519
エストロゲン·········131
エストロゲン受容体····148
エストロゲン補充療法····149
エストロン·····131, 519
壊疽性膿皮症·········336
エタンブトール
　·········132, 560, 561
エチオナミド·····152, 561
エチニルエストラジ
　オール········137, 561
エチレンオキシドガス
　·········145, 152
エデト酸カルシウム
　二ナトリウム···137, 561
エトスクシミド···151, 561
エトトイン·····139, 561

603

**え ▶▶▶ か**

エトポシド（ベプシド）
　　　……152, 482, 561, 573
エトポシド＋アドリアマイ
　　シン＋シスプラチン（プ
　　ラチノール）　…132, 560
エトポシド（VP-16）＋イホ
　　スファミド＋シスプラチ
　　ン＋メスナ ……480, 573
エトポシド＋シスプラチン（プ
　　ラチノール）　…146, 561
エノキサシン……145, 561
エノシタビン　57, 554
エピネット……………147
エピルビシン……147, 561
エピルビシン＋シクロホ
　　スファミド…133, 560
エピルビシン＋シクロホス
　　ファミド＋メトトレキサー
　　ト＋フルオロウラシル
　　…………………135, 560
エファビレンツ……138, 561
エフェドリン……146, 561
エプスタイン・バー・
　　ウイルス…………133
エボラ出血熱…………139
エマジコール…………142
エムトリシタビン……562
絵物語作製法…………507
エリキシル……………141
エリスロポエチン…147, 519
エリスロマイシン…141, 561
遠位指節間関節…118, 503
遠隔操作式後装填法…376
塩基過剰………… 55, 517
嚥下造影…………479

エンケファリン………143
遠視………………208
遠視性乱視………… 27
炎症性腸疾患………210
円錐角膜線…………239
塩素（クロール）……… 85
エンデュラシジン……561
エンドキサン……137, 561
エンドキサン大量療法…193
円板状エリテマトーデス…120
エンビオマイシン…154, 561
エンラマイシン………561

**● ● ● ● ● お ● ● ● ● ●**

応急手当……………155
横行結腸……………433
横指………………505
黄色腫………………491
黄色靱帯骨化症
　　…………314, 318, 509
黄色爪症候群 ………494
黄色肉芽腫性腎盂腎炎
　　………………492
黄色肉芽腫性胆嚢炎…491
黄色ブドウ球菌性
　　熱傷様皮膚症候群…425
黄体形成ホルモン…251, 523
黄体形成ホルモン
　　放出因子………252
黄体形成ホルモン
　　放出ホルモン……252
黄体刺激ホルモン
　　……… 87, 261, 262
嘔吐中枢…………475
黄斑円孔…………277

黄斑上膜…………142
大型顆粒リンパ球…251
オーストラリア抗原… 46
オートラジオグラフィー… 41
オーム……………533
オーラノフィン… 46, 553
オキサシリン………566
オキサゾリジノン系
　　抗生物質…………567
オキシダント………318
オキシテトラサイクリン
　　…………318, 567
オキシトシン………318
オキシトシン負荷試験…310
オキシトシン分娩誘導…313
悪心・嘔吐………306
オスモル………317, 531
オフロキサシン…311, 567
および………………534
およびその他の者たち…152
オリーブ核・橋・
　　小脳萎縮症 ………315
オレアンドマイシン
　　…………314, 567
音圧レベル…………421
温罨法……………506
温虚血時間…………488
オングストローム……529
オンコスタチンM……317
オンス………318, 531
音声振盪…………168

**● ● ● ● ● か ● ● ● ● ●**

カーペンター・
　　エドワーズ弁……… 77

か　→→　か

カーンシンボルテスト…241
カーンズ・セイヤー
　症候群…241
下位運動ニューロン…255
外眼筋運動…145
外頸動脈…133
介護福祉士…536
カイザー…99
カイザー・フライシャー輪…239
外耳炎…311
外耳道…131
外斜位…492
外斜視…493
外傷後健忘…360
外傷重症度スコア…230
外傷性脳障害…75
開心術…312
外旋…504
回旋枝…106
咳嗽反射…96
外側膝状体…251
外側側副靱帯
　…248, 505, 507
外側直筋…260
外側半月…255
回腸…209
回腸肛門吻合術…209
外転…14, 498
解凍赤血球濃厚液…171
外反母趾…207
回復室…391
開腹術…245
解剖学的死腔…23
解剖学的短絡量…372
カイモグラフ…242

潰瘍…466
外用…533
潰瘍係数…465
潰瘍性大腸炎…463
潰瘍治癒の質…371
外来患者…315
解離性胸部大動脈瘤…128
解離性大動脈瘤…108
ガウス…530
下顎がん…466
化学受容器引金帯…104
下顎前突症…355
下顎前方移動スプリント…345
過活動膀胱…308
過換気症候群…208
可逆性虚血性神経障害…386
芽球増加型不応性貧血…375
各…533
顎間固定…223, 506
核間性眼筋麻痺…224
顎関節…450
核酸…292
拡散強調画像…129
核磁気共鳴…301
隔日…370, 371, 533, 535
学習障害…249, 507
拡大分時強制換気…142
拡張型心筋症…111
拡張期…117
拡張期血圧…110, 127
拡張期雑音…121
拡張末期径（左心室）…519
拡張末期後肥厚…525
拡張末期容量…137
（下）顎反射…236

角膜後面沈着物…240
角膜前面放射状切開術…386
確率…509
学力指数…501
学力年齢…498
書け…535
下行結腸…108, 110
下肢…507
下肢伸展挙上訓練…416
下肢伸展挙上テスト
　…415, 513
下斜筋…226
過剰乳酸…492
下垂体後葉ホルモン…352
下垂体前葉ホルモン…31, 38
カスガマイシン…564
ガストリン…172
仮性球麻痺…327
下前腸骨棘…500
家族性アミロイドポリ
　ニューロパチー…157
家族性筋萎縮性側索
　硬化症…157
家族性痙性対麻痺
　…170, 505
家族性若年糖尿病…282
家族性滲出性
　硝子体網膜症…162
家族性大腸腺腫症…158
家族性大腸
　ポリポーシス…168
家族性複合型高脂血症
　（脂質異常症）…159
家族歴…163
下腿…514

605

## か ▶▶▶ か

下大静脈･･････････231
下大静脈造影･･････231
下腿切断･･････58, 502
過大体重児･･･････197
課題統覚検査･･･437, 514
ガチフロキサシン･･･177, 562
下腸間膜動脈･････223
下直筋･･････････228
滑液･･･････････410
褐色細胞腫･･･････327
活性化凝固時間･････20
活性化部分トロンボプラ
　スチン時間･････39, 516
活性酸素除去酵素･･･420
カッツ法･･･････238
家庭医･･･････････182
家庭内暴力･･･････129
カテーテル関連血流感染･･･97
カテーテル敗血症･･････98
カテコールアミン･･･67, 517
カテコラミン･････67, 517
果糖･･･････････169
可動性の腕支持具･････502
カナマイシン･････240, 564
加熱人血漿蛋白 ････351
カネンドマイシン･･･239, 564
過敏性(大)腸症候群
　････････････211, 214
下腹壁動脈･･････218
下部消化管･･････251
下部食道括約筋･･･250
カプセル･･････71, 534
下部直腸･･･････378
カフ付き口咽頭
　エアウェイ･･････92

カプレオマイシン･････558
カポジ肉腫･･････241
鎌状赤血球貧血･････404
過ヨウ素酸メセナミン
　銀染色･･･････323
カリウム･･････238, 522
カリウム部分排泄率･･･161
カリウム分画排泄率･･･161
カリエス･･･････67
顆粒 球コロニー刺激因子
　････････････176, 520
顆粒 球マクロファージ
　コロニー刺激因子･･･180
渦流浴･･･････････490
顆粒 リンパ球増多症･･･249
カリンダシリン･････557
カルシウム･････68, 517
カルシウム拮抗薬･･･68, 555
カルシウムチャネル
　遮断薬･････74, 555
カルシウム沈着、レイノー現
　象、食道機能異常、強指症、
　毛細血管拡張症 ････97
カルシトニン･････518
カルノフスキー尺度･･･240
カルノフスキー・パフォーマ
　ンス・ステータス･････240
カルバマゼピン･･･73, 555
カルベニシリン･････555
カルボキシメチルセルロー
　ス(カルメロース)･････534
カルボプラチン･･･73, 555
カルボマイシン･････558
カルメット・ゲラン桿菌･･･54
カルモナム･････98, 558

加齢黄斑変性症･･････33
ガレノキサシン･････563
カロリー･･････70, 529
川崎病･･････239, 280
がん･･･････････69
癌(腫)･･････････69
眼圧･･･････････227
簡易式外傷スケール･･･30
簡易精神状態検査･･･281, 508
簡易認知評価スケール･･･501
感音性難聴･･････418
肝外胆管･･･････139
肝外胆道閉鎖症･･･132
肝外門脈閉塞症･････139
眼窩外耳孔線･････314
冠灌流圧･･･････95
換気・血流比･･･472, 528
肝機能検査･･････251
環境タバコ煙･････153
冠血管抵抗･･････106
間欠性跛行･･････211
間欠的強制換気･･････224
間欠的空気圧迫装置･･･227
間欠的腎機能代替療法･･･229
観血的整復･･････509
観血的整復固定･･･316, 509
間欠的補助換気･････210
間欠的陽圧換気･････228
肝血流量･･･････190
がん抗原125 ････68, 517
肝硬変･･････247, 264
看護介入分類･････299
看護学士･･･････63
看護学修士･･････287
看護学生･･････418

606

か ▶▶▶ か

| | | |
|---|---|---|
| 看護計画……………………302 | 関心領域…………………388 | 感染対策チーム…………214 |
| 看護師……………………304 | 乾性角結膜炎……………239 | 完全房室ブロック……… 72 |
| 看護診断…………………296 | 肝性昏睡…………………195 | 含嗽(薬)………………173 |
| 看護成果分類……………302 | 肝性脳症…………………195 | 乾燥体重…………………129 |
| 寛骨臼回転骨切り術…376 | 関節……………………237, 501 | がん胎児性抗原……77, 518 |
| 肝細胞がん………………190 | 関節運動学的アプローチ | 浣腸………………………143 |
| 肝左葉切除術……………252 | …………………………500 | 環椎歯突起間の…………499 |
| 環軸関節亜脱臼…………498 | 関節可動域……………388, 511 | 環椎後頭骨の……………500 |
| 環軸関節回旋位固定……498 | 関節可動域訓練………388, 511 | 眼底………………………167 |
| 環軸関節間隙……………498 | 関節可動域テスト……388, 511 | カンデラ…………76, 529 |
| 環軸関節脱臼……………498 | 間接クームス試験………214 | 眼電位図…………………145 |
| 環軸(環椎・軸椎)関節の…498 | 関節の最大可動域………505 | 肝動注療法………………188 |
| 環軸関節癒合……………498 | 間接ビリルビン………210, 521 | 冠動脈…………………… 67 |
| 環軸歯突起間距離………499 | 関節包……………………501 | 眼動脈圧…………………308 |
| 環軸椎亜脱臼……………12 | 関節面大転子間距離……501 | (経カテーテル)肝動脈 |
| ガンシクロビル…176, 562 | 関節リウマチ…………375, 511 | 化学塞栓療法……………435 |
| 間質液……………………229 | 関節リウマチ受け身凝集 | 冠動脈血流量……………73 |
| 冠疾患集中治療部[室]… 75 | 反応……………………377, 526 | 肝動脈持続動注療法…… 81 |
| 間質性肺炎………………227 | 関節リウマチ赤血球凝集 | 冠動脈疾患………………69 |
| 間質性肺炎を伴う閉塞性 | 反応……………………376, 526 | 冠動脈造影………………69 |
| 細気管支炎……………57 | 完全アンドロゲン遮断…434 | 眼動脈造影………………308 |
| 間質性膀胱炎……………211 | 完全右脚ブロック……… 97 | 冠動脈大動脈バイパス |
| 患者………………………360 | 完全寛解…………………96 | 移植術……………………69 |
| 患者自己管理鎮痛法……328 | 感染管理看護師…………213 | 冠動脈内血栓溶解療法…215 |
| 患者制御鎮痛法…………328 | 完全左脚ブロック……… 86 | 冠動脈病変………………70 |
| 感受性訓練………………425 | 感染症疫学センター(国立 | 眼内異物…………………226 |
| 環状アデノシン一リン酸 | 感染症研究所)…………539 | 肝内胆管…………………221 |
| ………………………… 70 | 完全床上安静……………73 | 肝内門脈圧亢進症………222 |
| 緩衝塩基…………………52 | 完全静脈栄養……………453 | 眼内レンズ………………226 |
| 桿状核球…………………527 | 完全静脈麻酔……………446 | がんの転移………………275 |
| 管状腺がん………………457 | 完全心ブロック………… 81 | 鑑別診断…………………113 |
| 冠静脈洞…………………99 | 感染性肝炎………………220 | 顔貌所見…………………159 |
| 緩徐血漿交換……………421 | 感染性心内膜炎…………218 | 顔面痙攣…………………505 |
| 眼振………………………307 | 完全奏効…………………96 | 顔面肩甲上腕(型)筋ジス |
| 肝腎症候群………………204 | 感染対策実践者…………213 | トロフィー……170, 505 |

607

## か ▶▶▶ き

顔面ジスキネジア……160
顔面神経麻痺……168
顔面播種状粟粒性狼瘡
　……255
肝門脈……204
丸薬……341, 535
管理栄養士……537
灌流・吸引……209
灌流強調画像　……368
緩和ケアチーム……331
緩和ケア病棟……331

## き

キース・ワグナー分類……242
既往歴……337, 369
期外収縮……150
気管支拡張症……55
気管支拡張薬……55, 554
気管支関連リンパ組織……51
気管支鏡検査……62
気管支喘息……50
気管支動脈塞栓術……51
気管支内視鏡検査……56
気管支肺異形成症……61
気管支肺胞洗浄……51
気管支肺胞洗浄液……51
気管食道瘻……442
気管切開下陽圧換気……453
気管挿管チューブ……153
気管内噴霧麻酔法……262
気胸……369
キサンチン……491
義肢装具士……510, 537
器質化肺炎を伴う
　閉塞性細気管支炎……61

器質性精神疾患……314, 509
器質性脳症候群……309
奇静脈……47, 474
キシロース……493
偽性副甲状腺機能低下症
　……339
基節骨……510
季節性感情障害……399
基礎エネルギー消費量……55
義足足部……505
規則的……511
基礎酸分泌量……52
基礎体温……53
基礎代謝……502
基礎代謝率……59, 502
気体脳室造影……367
キタサマイシン……255
基底細胞がん……54
基底細胞上皮腫……54
気道……49
気道圧開放換気……39
気道・呼吸・循環……13
気道コンダクタンス
　……173, 520
気道抵抗……378, 526
気道内圧……326
気道閉塞……49
キヌプリスチン……569
機能……505
気脳撮影……334
機能性胃腸症……160
機能性子宮出血……128
機能的頸部郭清術……166
機能的残気量……168, 520
機能的磁気共鳴撮影……166

機能的自立度評価法
　……164, 505
機能的電気刺激……162, 505
機能的内視鏡下鼻内手術……162
機能的不応期……169
機能テスト……505
キノロン系抗生物質……569
希薄……534
ギプス固定のままでの
　Ｘ線撮影……492, 515
ギプスを外した状態での
　Ｘ線撮影……492, 515
基本的日常生活動作……501
偽膜性壊疽性腸炎……348
偽膜性腸炎……345
キモグラフ……242
偽薬……343
逆浸透法……388
逆転写酵素……393
脚ブロック……53
逆流性食道炎……381
逆流性腎症……387
客観的臨床能力試験……317
逆行性経肝胆道
　ドレナージ……394
逆行性腎盂造影……390
吸引性粥腫切除術……441
吸引分娩……478
吸気時間……446
吸気時間・呼気時間比……218
吸気時気道陽圧……227
吸気終末休止……140
救急医療サービス……143
救急救命士……141, 537
救急救命室……148

608

| | | |
|---|---|---|
| 救急隊·············143 | 急性前部ぶどう膜炎···13 | 胸骨右縁上部·········468 |
| 吸収不良症候群·······267 | 急性単球性白血病······34 | 胸骨左縁·········507 |
| 吸収・分布・代謝・排泄···23 | 急性中耳炎········36, 314 | 胸骨左縁上部···466, 514 |
| 急性胃腸炎·········26 | 急性尿細管壊死······45 | 胸鎖骨関節·········512 |
| 急性胃粘膜病変·······26 | 急性熱性皮膚粘膜 | 胸鎖乳突筋····406, 512 |
| 急性ウイルス性肝炎···48 | リンパ節症候群·····271 | 胸三角筋皮弁·······125 |
| 急性炎症性脱髄性 | 急性肺障[傷]害······31 | 鏡視下手根管開放術···135 |
| 多発根神経炎·····29 | 急性肺塞栓症······37 | 胸神経········445, 514 |
| 急性横断性脊髄症·····501 | 急性肺損傷······31 | 狭心症······36 |
| 急性灰白髄炎·······350 | 急性破壊型股関節症···381 | 胸髄の·········514 |
| 急性化膿性耳下腺炎···44 | 急性播種性表皮壊死症···22 | 矯正不能·········294 |
| 急性肝炎·········27 | 急性皮膚エリテマトーデス···19 | 強制分時換気·······282 |
| 急性間質性腎炎·······29 | 急性皮膚粘膜リンパ節 | 協調性テスト·······503 |
| 急性間質性肺炎·······29 | 症候群·········280 | 強直性脊椎骨増殖症···501 |
| 急性冠症候群·······20 | 急性不安発作······11 | 強直性脊椎炎·······501 |
| 急性感染性心内膜炎···29 | 急性閉塞隅角緑内障···11 | 胸椎の·········514 |
| 急性好酸球肺炎·······24 | 急性閉塞性化膿性胆管炎···36 | 胸椎の·········514 |
| 急性硬膜外血腫·······24 | 急性網膜壊死······42 | 共通房室弁口······72 |
| 急性硬膜下血腫·······43 | 急性溶血性輸血反応···28 | 強迫性障害····310, 508 |
| 急性呼吸窮迫症候群···41 | 急性溶血性輸血副作用···28 | 強迫性パーソナリティ障害 |
| 急性呼吸不全·······41 | 急性リンパ性白血病···32 | ···········310 |
| 急性骨髄性白血病·····34 | 球脊髄性筋萎縮症···502 | 強皮症·········407 |
| 急性細菌性心内膜炎···14 | 急速進行性糸球体腎炎···391 | 胸部·········514 |
| 急性細菌性前立腺炎···15 | 吸入気酸素濃度·······164 | 胸部下部食道·······262 |
| 急性錯乱状態·······499 | 吸入コルチコステロイド | 胸腹部大動脈瘤···434 |
| 急性散在性脳脊髄炎···22 | （副腎皮質ホルモン）···563 | 胸部上部食道·······469 |
| 急性糸球体腎炎·······26 | キュリー·········529 | 胸部食道·········441 |
| 急性出血性結膜炎·····27 | 教育指数·········148 | 胸部大動脈瘤···434 |
| 急性出血性膵炎·······27 | 境界型人格障害·······502 | 胸部中部食道·······288 |
| 急性腎盂腎炎·······38 | 仰臥位低血圧症候群···413 | 胸膜·········344 |
| 急性心筋梗塞·······33 | 胸郭·········514 | 強力ネオミノファーゲンC |
| 急性腎障害·········31 | 強拡大·········203 | ········419, 570 |
| 急性心不全·········27 | 胸郭出口症候群·······452 | 寄与危険度割合·······42 |
| 急性腎不全·········41 | 胸腔鏡併用胸部外科手術···474 | 棘下筋·········507 |
| 急性前骨髄球性白血病···38 | 凝固時間·········518 | 棘果長·········513 |

## き ▶▶▶ く

棘上筋 ……………………513
局所脳血流量…………………379
局所麻酔……………………243
(血中濃度)曲線下面積… 46
極低出生体重児………480
棘波 ……………………420, 513
棘波徐波結合 ……………422
虚血性急性腎不全……210
虚血性視神経症……………226
虚血性心筋障害……………223
虚血性心疾患………………222
巨細胞腫……………………176
巨細胞間質性肺炎……179
拒food症………………… 35, 500
巨赤芽球性貧血…265, 319
キラー細胞………………239
偽絡膜症候群…………335
ギラン・バレー症候群… 173
起立性蛋白尿………………308
起立性調節障害…311, 508
起立性低血圧………………312
キロ塩基…………238, 530
キロカロリー……239, 530
キログラム………239, 530
キロサイド少量療法…249
キロサイド大量療法…193
キロメートル………………530
近位指節間関節…341, 510
筋萎縮性側索硬化症
………………………… 32, 500
(軸面)近位の…………500
緊急開胸…………………150
緊急超音波検査………158
筋緊張性ジストロフィー
………………………291, 504

キング・アームスト
ロング単位……238, 530
近視……………………291
近視性乱視……………… 33
金チオリンゴ酸
ナトリウム……184, 563
筋電位……………………283
筋電図…………142, 504
筋肉…………265, 280
筋肉注射…………………223
筋肉皮弁…………………271
キンメルスチール・
ウィルソン症候群…242

## く

クイーデルアレルギー
スクリーン…………370
隅角検査…………………182
隅角癒着解離術………183
空気眼圧計………………363
クーゲルベルク・
ヴェランダー病………242
空腸パウチ・ダブル
トラクト再建法………236
空腹時血糖障害………218
空腹時血糖値……159 ,519
クーママイシン………557
クームス試験……………102
クーロン…………………529
クェッケンシュテット試験
…………………………373
クエン酸–リン酸–
ブドウ糖液……………94
クォート…………373, 532
駆出時間…………………151

駆出性雑音……………141
駆出前期(左心室)…525
駆出率…………138, 519
屈曲…………165, 505
靴べら式装具……………513
クモ膜下腔……………400
クモ膜下出血…………399
クラインフェルター症候群
…………………………241
グラスゴーコーマスケール
…………………………175
クラブラン酸……………558
クラミジア結膜炎……211
グラム……………………530
グラム陰性桿菌……181
グラム陰性球菌……181
グラムパーデシリットル…530
グラム陽性桿菌……183
グラム陽性球菌……183
クラリスロマイシン
……………………… 70, 555
クリアランス…………… 67
グリコアルブミン…172, 520
グリコペプチド系抗生物質
…………………………563
グリセオフルビン…183, 563
グリセリン浣腸………176
クリティカルケア……… 74
クリニカルナース
スペシャリスト…… 90
クリンダマイシン… 86, 557
グルカゴン・インスリン
療法………………………178
グルクロン酸転移酵素…465
グルコース………………180

610

く ▶▶▶ け

索引

グルコース・ガラクトース
　吸収不良[全]症 ……178
グルココルチコイド…176
グルコサミン…………180
グルコン酸クロル
　ヘキシジン…… 82, 556
グルタミン…………172, 180
グルタミン酸オキサロ酢酸
　トランスアミナーゼ…182
グルタミン酸脱炭酸酵素…172
グルタミン酸ピルビン酸
　トランスアミナーゼ…183
車椅子………………487
クレアチニン…… 96, 518
クレアチニンクリアランス
　………………75, 517
クレアチンキナーゼ
　………………85, 518
クレアチンリン酸分解酵素
　…………………94
グレイ…………186, 530
グレーン…………530
グレパフロキサシン…562
クロイツフェルト・
　ヤコブ[ヤコブ]病 … 85
クロージング
　キャパシティ………517
クロージングボリューム…518
クロール…………518
クローンパーキログラム…529
クローン病…………76
クロキサシリン………565
クロコナゾール… 75, 555
クロナゼパム……107, 559
クロバザム…… 86, 557

グロブリン…………180
クロム………………518
クロモグリク酸…127, 560
クロラムフェニコール
　………………93, 557
クロラムフェニコール系
　抗生物質…………558
クロラムブシル+ビンブラス
　チン+プロカルバジン+プ
　レドニゾロン … 83, 556
クロルテトラサイクリン…558
クロルプロマジン… 96, 558
加えよ………………533
訓練………………154

け

経過観察…………171
経カテーテル肝動脈塞栓術
　………………435
経カテーテル肝動脈
　注入療法…………436
経管栄養…………443
頸管の……………504
経気管吸引法………456
経気管支吸引針生検…438
経気管支肺生検……438
頸胸椎装具………503
経胸壁心エコー法……456
経頸静脈的肝内門脈
　短絡術…………446
経口………………349
蛍光 in situ ハイブリッド
　形成法…………164
経口栄養…………308
蛍光眼底造影………157

経口血糖降下薬………312
経口投与…………535
経口避妊ホルモン……310
経口避妊薬…………309
経口ブドウ糖負荷試験…312
経口ポリオワクチン
　………………315, 567
経口輸液療法………316
軽鎖…………243, 248
軽鎖沈着症…………248
経産回数…………319
経産婦……………283
形質転換増殖[成長]因子…445
軽症病棟…………406
頸静脈……………237
頸静脈圧…………237
経静脈性胆管造影…231
経静脈的冠動脈血栓
　溶解療法…………231
経静脈的尿路造影…233
経静脈的ブドウ糖
　負荷試験…………220
経食道心エコー法……441
経頭蓋磁気刺激法…450
経頭蓋超音波ドプラー…439
痙性脊髄麻痺……423, 513
経中心静脈高カロリー輸液
　………………232
経腸栄養…………143
経蝶形骨洞下垂体手術…455
頸椎症性神経根症…101, 503
頸椎症性脊髄症…101, 503
頸椎装具…………503
頸椎椎間板ヘルニア…502
頸動脈海綿静脈洞瘻…74

611

## け ▶▶▶ け

頸動脈造影……………… 69
頸動脈洞症候群……… 102
頸動脈内膜切除術…… 77
経尿道的切開術……… 457
経尿道的切除術……… 458
経尿道的前立腺蒸散術… 458
経尿道的前立腺切除術… 458
経尿道的電気凝固術… 457
経尿道的尿管結石除去術… 457
経尿道的尿道切開術… 457
経尿道的膀胱頸部切開術… 457
経尿道的膀胱腫瘍切除術… 458
経妊回数……………… 172
頸(椎)の……………… 502
経鼻胃管……………… 298
経皮吸収治療システム… 456
経皮経肝食道静脈瘤塞栓術
…………………… 364
経皮経肝胆管造影…… 361
経皮経肝胆管ドレナージ
…………………… 361
経皮経肝胆道鏡下切石術
…………………… 362
経皮経肝胆道鏡検査… 362
経皮経肝胆道造影…… 361
経皮経肝胆道ドレナージ
…………………… 361
経皮経肝胆嚢ドレナージ
…………………… 363
経皮経管的冠動脈形成術
…………………… 361
経皮経管的冠動脈血栓
溶解術……………… 362
経皮経管的腎血管(動脈)
形成術……………… 364

経皮経肝膿瘍ドレナージ… 360
経皮経肝門脈カテーテル法… 364
経皮経肝門脈造影…… 364
経皮経肝門脈塞栓術… 364
経皮経食道胃管挿入術… 363
経皮水分喪失………… 459
経皮的エタノール注入療法
…………………… 334
経皮的下大静脈・
門脈短絡術………… 341
経皮的冠動脈インター
ベンション………… 329
経皮的冠静脈の僧帽弁
交連切開術………… 364
経皮的血管形成術…… 360
経皮的酸素分圧……… 440
経皮的酸素飽和度…… 422
経鼻の持続陽圧呼吸… 295
経皮的腎結石除去術… 348
経皮的心肺補助装置… 330
経皮的腎瘻造設術…… 349
経皮的中隔心筋焼灼術… 365
経皮的電気神経刺激… 442
経皮的膿瘍ドレナージ… 322
経皮的バルーン大動脈弁
切開術……………… 360
経皮的ペーシング…… 439
経皮的マイクロ波凝固療法
…………………… 346
経皮内視鏡的胃瘻造設術
…………………… 334
経皮内視鏡的腸瘻造設術
…………………… 335
経皮薬物送達システム… 440
頸部食道……………… 77

頸部脊椎症……… 99, 503
経毛様体扁平部水晶体
切除術……………… 352
痙攣の………………… 509
痙攣のないてんかん… 508
ゲージ…………… 172, 530
外科医………………… 538
劇症肝炎……………… 163
劇症肝不全…………… 164
血圧…………………… 61
血液…………………… 50
血液ガス分析………… 56
血液灌流……………… 202
血液交差適合試験…… 492
血液透析……………… 192
血液尿素窒素…… 65, 517
血液脳関門…………… 53
血液培養……………… 53
血液濾過……………… 197
血液濾過透析………… 193
結核…………… 437, 438
血管運動性鼻炎……… 481
血管拡張薬…… 476, 573
血管筋脂肪腫………… 34
血管作動性腸ポリペプチド
…………………… 480
血管神経性浮腫……… 35
血管新生緑内障……… 306
血管心臓造影………… 18
血管造影……………… 26
血管内超音波法……… 233
血管内皮細胞増殖因子… 478
血管壁………………… 485
血管迷走神経反射…… 485
血管攣縮性狭心症 … 483

612

月経血量……………269
月経前症候群…………347
結合組織病……………102
血色素…………189, 521
血漿……………………319
血漿灌流………………350
血漿交換………………333
血漿浸透圧 ……350, 525
血漿鉄交代率…342, 525
血漿鉄消失率…340, 525
血小板…………345, 525
血小板凝集因子………322
血小板減少性紫斑病…453
血小板濃厚液…………327
血小板由来成長因子…333
血漿レニン活性…354, 525
血清……………………397
血清アミロイドA蛋白
　　　　　　……398, 527
血清アミロイドP成分…399
血清アルブミン…398, 527
血清肝炎………………412
血清グルタミン酸オキサロ酢酸
　トランスアミナーゼ……412
血清グルタミン酸ピルビン酸
　トランスアミナーゼ …412
血清クレアチニン…406, 527
血清鉄…………………413
血清補体価……… 81, 518
結節性多発性動脈炎…347
結節性皮膚ループス
　ムチン症………………295
血栓性血小板減少性紫斑病
　　　　　　………………456
血栓性静脈炎…………452

血栓性微小血管症……449
血栓内膜摘除術………441
血中アルコール濃度… 51
血糖…………………56, 62
血糖自己測定…………417
血流感染…………………63
血流量…………………370
ケトコナゾール…239, 564
ケトフェニルブタゾン
　　　　　　……240, 564
ケトライド系抗生物質…564
ケノデオキシコール酸
　　　　　　………76, 555
ケファリン・コレステ
　ロール絮状試験……517
ゲムシタビン……177, 562
ケラチノサイト…………239
ゲルストマン・シュトロイス
　ラー・シェンカー症候群
　　　　　　………………184
ケルビン…………238, 530
ケルマン超音波白内障
　破砕吸引術………240
腱移行術………………455
牽引………………459, 514
牽引性網膜剝離………454
限界フリッカー値…… 79
限外濾過………………464
限外濾過率………464, 528
検眼鏡…………………315
嫌気性代謝閾値…… 44
限局性腸穿孔…………254
肩甲下筋………………513
健康関連QOL…………204
肩甲骨…………………512

肩甲骨下部皮下脂肪厚…423
健康障害評価…………506
健康診断……333, 509, 510
言語聴覚士…425, 513, 538
言語聴覚療法……425, 513
腱索断(破)裂……………511
検査結果に異常を認めない
　　　　　　………………293
検査室…………………244
肩鎖(関節)の……………498
原始神経外胚葉腫瘍…348
現実見当識訓練………388
検出されない…………296
検出できない…………296
ゲンタマイシン…180, 562
原発性アルドステロン症
　　　　　　………………319
原発性開放隅角緑内障…349
原発性肝がん…………339
原発性硬化性胆管炎…357
原発性後天性鉄芽球貧血
　　　　　　………………326
原発性心筋症…………346
原発性胆汁性肝硬変…327
原発性肺高血圧症……352
原発性非定型性肺炎…324
原発性副甲状腺機能亢進症
　　　　　　………………339
原発性閉塞隅角緑内障…321
現病歴…………………340
肩峰骨頭間距離………500

## こ

高圧酸素療法……190, 312
高位脛骨骨切り術……206

| | | |
|---|---|---|
| 抗HBウイルス抗原抗体…189 | 好酸球性肺炎…………340 | 抗ストレプトリジンO |
| 好塩基球………………516 | 好酸球増多症候群……196 | …………………43, 516 |
| 口蓋垂軟口蓋咽頭形成術 | 抗酸菌………………… 24 | 抗ストレプトリジンO価 |
| …………………………467 | 高脂血症(脂質異常症)…200 | 測定試験…………… 43 |
| 口蓋裂………………… 92 | 膠質浸透圧……… 92, 518 | 合成血………………… 56 |
| 光学干渉断層計………310 | 向脂肪(性脳下垂体) | 抗生剤関連下痢症…… 11 |
| 抗核抗体…………35, 516 | ホルモン…………259 | 高性能微粒子除去 |
| 光覚なし………………300 | 後十字靱帯……329, 509 | フィルター………196 |
| 光覚弁…………………257 | 後縦靱帯………………344 | 硬性白斑………………195 |
| 後下小脳動脈…………340 | 後縦靱帯骨化症…315, 509 | 抗生物質……………… 13 |
| 後下膵十二指腸動脈…341 | 抗重力力………………499 | 後前方向………………509 |
| 硬化性被囊性腹膜炎…409 | 後上膵十二指腸動脈…358 | 光線力学的療法………333 |
| 高活性抗レトロウイルス | 甲状腺機能検査………443 | 酵素……………………131 |
| 療法………………187 | 甲状腺刺激抗体…455, 528 | 高速液体クロマト |
| 高カロリー輸液用糖…177 | 甲状腺刺激阻止抗体 | グラフィー………203 |
| 交感神経系……………419 | …………………455, 528 | 拘束型心筋症…………380 |
| 抗胸腺細胞グロブリン… 45 | 甲状腺刺激ホルモン | 後側方固定術……344, 510 |
| 後筋麻痺………………510 | …………………455, 528 | 抗体…………………… 13 |
| 口腔温…………………449 | 甲状腺刺激ホルモン | 交代運動率……………500 |
| 口腔ケア………………270 | 受容体抗体……454, 528 | 後大脳動脈……………328 |
| 口腔清掃度指数………312 | 甲状腺刺激ホルモン | 好中球……………297, 524 |
| 高血圧……………190, 206 | 放出ホルモン………454 | 好中球アルカリホスファ |
| 高血圧性心血管疾患…192 | 甲状腺ペルオキシターゼ…453 | ターゼ………293, 524 |
| 高血圧性心疾患………198 | 甲状腺ホルモン………445 | 抗てんかん薬…………499 |
| 高血圧性脳内出血……199 | 高所性脳浮腫…………188 | 後天性心疾患………… 27 |
| 高血糖性高浸透圧性 | 口唇口蓋裂…………… 87 | 後天性囊胞腎………19, 41 |
| 非ケトン性昏睡……199 | 高浸透圧性高血糖性 | 後天性免疫不全症候群… 29 |
| 抗原…………………… 26 | 非ケトン性昏睡……199 | 行動異常………………501 |
| 抗原結合部位…………156 | 高浸透圧性非ケトン性 | 喉頭がん………………240 |
| 抗原抗体反応………… 12 | 高血糖昏睡…………202 | 喉頭気管支気管支炎…262 |
| 抗好中球細胞質抗体… 35 | 高浸透圧性非ケトン性昏睡 | 行動疾患………………501 |
| 後交通脈………………330 | …………………………202 | 後頭動脈・後下小脳動脈 |
| 合剤……………………278 | 後水晶体線維増殖症…386 | 吻合術………………309 |
| 抗サイログロブリン抗体 …444 | 抗ストレプトキナーゼ抗体 | 喉頭マスクエアウェイ…255 |
| 好酸球……………145, 519 | …………………43, 516 | 行動療法………………502 |

| | | |
|---|---|---|
| 高度治療部［室］………191 | 抗リン脂質抗体症候群… 39 | 国際疫学会……………539 |
| 後嚢下白内障…………357 | 高レニン本態性高血圧症 …204 | 国際解剖学会連合……539 |
| 後嚢混濁………………330 | コエンザイム（補酵素）A … 91 | 国際化学療法学会……540 |
| 高濃度領域……………193 | コーネル健康調査表… 88 | 国際眼科学会連合……540 |
| 後発白内障……………330 | コーネル大学メディカル | 国際眼科理事会………539 |
| 広汎性子宮全摘術……394 | インデックス………503 | 国際癌研究機関………538 |
| 紅斑性狼瘡……………250 | 語音聴取閾値…………423 | 国際看護師協会…213, 539 |
| 高比重リポ蛋白……193, 521 | 語音明瞭度検査………513 | 国際感受性指標………230 |
| 高比重リポ蛋白 | 呼気気道陽圧…………146 | 国際感染症学会………541 |
| コレステロール……194 | 呼気終末二酸化炭素濃度 …152 | 国際肝臓学会…………538 |
| 高頻度換気……………198 | 呼気終末肺容量…137, 519 | 国際感度指数…………230 |
| 高頻度ジェット換気……197 | 呼気終末平圧換気……495 | 国際救急医学会………539 |
| 高頻度振動換気………197 | 呼気終末陽圧…………334 | 国際救急医学連盟……539 |
| 後腹膜気腫……………355 | 呼気肺活量……………153 | 国際形成外科学会……540 |
| 後部硝子体剥離 ……367 | 呼吸……………………374 | 国際外科学会…………539 |
| 高分解能コンピュータ | 呼吸音…………… 62, 392 | 国際血液学会…………541 |
| 断層撮影…………204 | 呼吸器感染……………394 | 国際血液浄化学会……540 |
| 後房内レンズ…………329 | 呼吸器合胞体ウイルス…393 | 国際血栓止血学会……541 |
| 後方へ…………………510 | 呼吸窮迫症候群 …381 | 国際高血圧学会………541 |
| 後方腰椎椎間固定術…344, 510 | 呼吸死腔……476, 529 | 国際細胞学会…………538 |
| 後房レンズ……………329 | 呼吸仕事量……………489 | 国際産婦人科連合……538 |
| 硬膜外血腫……………137 | （重症）呼吸（不全）集中 | 国際疾病分類…………212 |
| 硬膜外麻酔……………147 | 治療部［室］………380 | 国際耳鼻咽喉科学会連合…540 |
| 硬膜下血腫……………408 | 呼吸商……………391, 526 | 国際障害分類…………506 |
| 硬膜下腹腔短絡術……420 | 呼吸数…………………391 | 国際消化器外科学会…541 |
| 硬膜穿刺後頭痛………333 | 呼吸中枢………………379 | 国際小児科学会………540 |
| 肛門管…………………319 | 呼吸不全………………383 | 国際小児神経学会……539 |
| 抗利尿物質…………… 23 | 呼吸療法（認定）士 | 国際助産師連盟………539 |
| 抗利尿ホルモン… 22, 515 | （臨床工学技士）……537 | 国際自律神経科学会…540 |
| 抗利尿ホルモン不適合 | 国際アレルギー学会…550 | 国際神経病理学会……541 |
| 分泌症候群……413, 527 | 国際医史学会……541, 550 | 国際人工臓器連合……539 |
| 抗利尿ホルモン分泌 | 国際移植学会…………550 | 国際心身医学会………539 |
| 異常症…………209 | 国際医真菌学会………541 | 国際腎臓学会…………541 |
| 高リポ蛋白血症………200 | 国際医療情報学会……540 | 国際心臓血管外科学会…540 |
| 交流分析………………433 | 国際運動障害学会……549 | 国際人類遺伝学連合…540 |

索引

615

| | | |
|---|---|---|
| 国際スポーツ医学連合…538 | 国際保険医学会………539 | 午後………………………535 |
| 国際生化学・分子生物学連合 | 国際勃起機能スコア…222 | 固視………………………165 |
| …………………………541 | 国際脈管学連合………541 | 個人防護具………………351 |
| 国際生活機能分類……212 | 国際脈管学会…………539 | 午前………………533, 534 |
| 国際整形災害外科学会…550 | 国際免疫学会連合……542 | 骨壊死……………………314 |
| 国際整形災害外科 | 国際薬理学連合………542 | 骨塩定量…………………519 |
| 基礎医学会…………550 | 国際輸血学会…………540 | 骨型アルカリホスファ |
| 国際生殖補助技術 | 国際リウマチ学会……540 | ターゼ………… 52, 517 |
| 監理委員会…………539 | 国際リハビリテーション | 国境なき医師団………549 |
| 国際生命情報科学会…541 | 医学会………………541 | 骨形成因子……………… 59 |
| 国際生理学会…………542 | 国際臨床化学連合……539 | 骨形成不全（症）…312, 508 |
| 国際先天異常学会連合…540 | 国際レーザー医学会…541 | 骨髄…………………………… 58 |
| 国際前立腺症状スコア…228 | 国際老年学会…………538 | 骨髄異形成症候群……274 |
| 国際蘇生連絡協議会…540 | 国際老年精神医学会…540 | 骨髄移植………………… 59 |
| 国際大学直腸結腸外科学会 | 黒色表皮腫………… 35 | 骨髄炎……………………317 |
| …………………………541 | 国立遺伝学研究所……549 | 骨髄芽球…………………269 |
| 国際対がん連合………550 | 国立医薬品食品衛生研究所…549 | 骨髄化生を伴う骨髄線維症 |
| 国際単位…………………231 | 国立がん研究所 | …………………………281 |
| 国際地域医療保健学会…538 | 共通毒性基準………295 | 骨髄線維症………………275 |
| 国際糖尿病連合………539 | 国立がん研究センター…549 | 骨髄増殖性疾患………284 |
| 国際動脈硬化学会……538 | 国立感染症研究所……549 | 骨髄転移…………………267 |
| 国際内科学会…………541 | 国立健康・栄養研究所…549 | 骨髄内輸液………………226 |
| 国際内視鏡外科学会連合…540 | 国立国際医療研究センター | 骨髄非破壊的の同種造血 |
| 国際内分泌学会………541 | …………………………549 | 幹細胞移植…………301 |
| 国際尿禁制学会………539 | 国立循環器病研究センター | 骨折……168, 171, 505, 506 |
| 国際鼻科学会…………540 | …………………………549 | 骨粗しょう症……………315 |
| 国際微生物学連合……542 | 国立成育医療研究センター | 骨肉腫……………………317 |
| 国際泌尿器学会………550 | …………………………549 | 骨盤位…………………… 56 |
| 国際皮膚科学連合……540 | 国立精神・神経医療研究 | 骨盤位外回転術………136 |
| 国際肥満学会…………538 | センター……………549 | 骨盤帯付長下肢装具…506 |
| 国際標準（化）比………225 | 国立長寿医療研究センター | 骨盤動脈造影……………322 |
| 国際病理学会…………538 | …………………………549 | 骨盤内炎症性疾患……340 |
| 国際腹膜透析学会……541 | 国立保健医療科学院…550 | 骨盤内血管造影………322 |
| 国際法医学会…………538 | 国立水俣病総合研究 | 骨皮質指数………210, 521 |
| 国際放射線学会………539 | センター……………550 | 骨（塩）密度……… 58, 517 |

こ ▶▶▶ さ

固定‥‥‥‥‥‥‥‥165
ゴナドトロピン‥‥181, 185
ゴナドトロピン
　放出ホルモン‥181, 252
コバルト‥‥‥‥‥‥‥91
コミュニケーション能力
　促進法‥‥‥‥‥‥509
固有肝動脈‥‥‥‥‥338
固有受容性神経筋促通法
　‥‥‥‥‥‥348, 510
コリスチン‥‥‥‥85, 557
コリンエステラーゼ
　‥‥‥‥‥‥‥82, 518
コレシストキニン‥75, 517
コレシストキニン・パン
　クレオザイミン‥‥‥75
コレステロール‥‥‥‥83
コレステロール指数‥‥84
コロニー刺激因子‥‥101
根管充填‥‥‥‥‥‥379
根管治療‥‥‥‥‥‥380
根拠にもとづく医療‥133
根拠にもとづく看護‥133
混合型白血病‥‥‥‥279
混合静脈血酸素含量‥105
混合静脈血酸素分圧‥367
混合静脈血酸素飽和度
　‥‥‥‥‥‥290, 430
混合静脈血二酸化炭素含量
　‥‥‥‥‥‥‥‥104
混合静脈血二酸化炭素分圧
　‥‥‥‥‥‥‥‥367
混合性結合組織病‥‥272
混合リンパ球培養‥‥279
コンタクトレンズ‥‥85

根治的頸部郭清術‥‥387
コンピュータ断層撮影‥102
コンプライアンス‥‥67
混和‥‥‥‥‥‥‥‥534
混和、与えよ、書け（用法）
　‥‥‥‥‥‥‥‥535

■■■■■■■■ さ ■■■■■■■■
災害ストレス障害‥‥127
災害派遣医療チーム‥122
サイクル‥‥‥‥‥‥67
サイクロセリン‥99, 558
最高胃液分泌量‥‥‥288
最高酸濃度‥‥‥‥‥266
最終月経期‥‥‥‥‥255
最小致死量‥‥‥‥‥275
最小発育阻止濃度‥‥278
最小麻酔濃度‥‥‥‥266
臍静脈‥‥‥‥‥‥‥469
最小有効量‥‥‥‥‥274
細針吸引生検‥‥‥‥166
再生結節‥‥‥‥‥‥387
再生不良性貧血‥11, 38
最大アンドロゲン遮断療法
　‥‥‥‥‥‥‥‥266
最大胃液分泌量‥267, 523
最大換気量‥269, 291, 524
最大吸気圧‥278, 341, 523
最大吸気流速‥‥‥‥341
最大吸気流量‥‥‥‥278
最大吸気量‥‥‥‥‥211
臍帯血幹細胞移植‥‥73
最大呼気圧‥274, 335, 523
最大呼気流量
　‥‥274, 334, 481, 529

最大酸分泌量‥‥‥‥323
在胎週数‥‥‥‥‥‥172
最大伸展角度‥‥‥‥499
最大心拍数‥‥‥‥‥204
最大中間呼気流量‥‥523
最大尿流率‥‥‥‥‥371
在宅経腸栄養法‥‥‥196
在宅頸椎牽引‥‥‥‥506
在宅酸素療法‥‥‥‥202
在宅人工呼吸‥‥‥‥202
在宅中心静脈栄養法‥203
在宅輸液療法‥‥‥‥199
臍動脈‥‥‥‥‥‥‥461
サイトケラチン19
　フラグメント‥107, 519
サイトメガロウイルス‥89
再発性アフタ性口内炎‥377
臍ヘルニア‥‥‥‥‥465
細胞外液‥‥‥‥‥‥134
細胞内液‥‥‥‥‥‥212
細網内皮系‥‥‥‥‥383
細網肉腫症‥‥‥‥‥380
サイロキシン結合
　グロブリン‥‥438, 527
サイログロブリン‥444, 527
左眼‥‥‥‥‥‥‥‥317
左眼眼圧‥‥‥‥‥‥452
左眼視力‥‥‥‥‥‥483
サキシトキシン‥‥‥428
サキナビル‥‥‥‥‥570
左脚後枝ブロック‥‥258
左脚前枝ブロック‥‥245
左脚ブロック‥‥‥‥246
作業療法（士）
　‥‥318, 509, 515, 537

索引

617

## さ ▶▶▶ し

サクシニルコリン…404, 570
鎖骨下………………………406
鎖骨下動脈…………………404
左軸偏位……………………244
左室1回仕事量……………523
左室拡張末期圧…263, 523
左室拡張末期容量…………523
左室駆出時間……263, 523
左室径………………263, 523
左室収縮期圧………………523
左室収縮末期容量…………523
左室造影……………………263
左室低形成症候群…………200
左室拍出仕事量係数………523
左室肥大……………………263
左室不全……………………263
左室補助人工心臓…………263
左室補助装置………………263
左室流出路…………………264
左手増高単極肢誘導… 48
左心カテーテル法…………251
左心形成不全症候群…200
左心耳………………………244
左心室………………………263
左心不全……………………252
左心房………………………243
左足増高単極肢誘導… 48
サッチ足部…………………512
サニルブジン（スタブジン）
　………………………128, 560
左肺上葉……………………262
サブスタンスP………420
左房圧………………………522
左房径………………245, 522
左房径係数…………………522

左房径／大動脈径……522
挫滅症候群……………… 99
坐薬…………428, 497, 536
左右短絡……………………260
左右の………………………502
サラゾスルファピリジン（サ
　ラゾピリン）……400, 569
サルコイドーシス……400
ザルシタビン………………559
酸塩基平衡…………… 13
産科的結合線……309, 524
産科・婦人科………………309
酸化ヘモグロビン……190
三環系抗うつ薬
　………………439, 514, 553
残気量………………………395
散剤…………………365, 535
三叉神経……………………450
三次元CT…………………112
三枝病変……………………458
三尖弁………………………458
三尖弁逆流症………………453
三尖弁狭窄症………………454
三尖弁形成術………………459
三尖弁置換術………………459
三尖弁閉鎖症………………434
三尖弁輪形成術……………437
酸素…………………………308
酸素解離曲線………………311
酸素拡散能力………………519
酸素消費量…481, 508, 529
酸素分圧……………………349
酸素飽和度…………400, 419
酵素免疫吸着測定法………141
酵素免疫測定法……………140

残尿測定……………………394
産婦人科……………………186
酸ホスファターゼ… 20, 515

## ●●●●●●●● し ●●●●●●●●

ジアゼパム………130, 560
ジアフェニルスルホン
　………………………113, 559
シアリルLeX-i抗原 …527
シアリルTn抗原…427, 527
シーセクション……… 99
シーベルト…………429, 532
シーメンス…………………532
シーワップ…………………106
視運動性眼振……314, 509
シェーグレン症候群……414
シェーンライン・
　ヘノッホ紫斑病……412
ジオクチルソジウムスルホ
　サクシネート …127, 560
歯科医師……………………536
紫外線………………………469
紫外線血液照射法…………463
紫外線照射…………………469
歯科衛生士………115, 537
自家感作性皮膚炎…… 43
歯科技工士…………………537
痔核…………………………196
視覚アナログ尺度…………473
視覚失認症…………………470
視覚性失認…………………470
視覚誘発電位………………479
自家骨髄移植………… 15
自家末梢血幹細胞移植… 16
弛緩…………………………511

時間‥‥‥‥‥‥‥534
弛緩骨盤底部‥‥‥‥391
歯冠周囲炎‥‥‥‥335
磁気共鳴血管造影‥286
磁気共鳴撮影‥‥‥286
磁気共鳴膵胆管造影‥286
磁気共鳴スペクトロ
　スコピー‥‥‥‥286
磁気共鳴脳管造影法‥286
色素性乾皮症‥‥‥492
色素性絨毛結節性滑膜炎
　‥‥‥‥‥‥‥‥368
色素性母斑‥‥‥‥295
子宮外妊娠‥‥‥‥153
子宮筋腫‥‥‥‥‥291
子宮筋電図検査‥‥‥139
子宮頸がん‥‥‥‥496
子宮頸管拡張および掻爬術
　‥‥‥‥‥‥‥‥111
子宮頸管粘液検査‥‥89
子宮弛緩因子‥‥‥468
子宮収縮‥‥‥‥‥463
子宮収縮負荷試験‥‥102
子宮体がん‥‥‥‥240
糸球体腎炎‥‥‥‥180
子宮胎盤機能不全‥‥467
糸球体濾過値[量]‥177, 520
糸球体濾過率‥‥‥520
子宮動脈塞栓術‥‥‥462
子宮内圧‥‥‥‥‥231
子宮内胎児死亡‥‥‥231
子宮内発育遅滞‥‥‥231
子宮内避妊器具‥‥‥231
子宮内膜組織診‥‥‥141
子宮内容除去術‥‥46, 111

子宮卵管造影法‥‥‥206
軸‥‥‥‥‥‥‥‥501
死腔‥‥‥‥‥‥‥126
死腔換気‥‥‥476, 529
死腔換気率‥‥‥477, 529
死腔負荷呼吸訓練法‥217
軸面近位切歯面の‥‥500
シクラシリン‥‥20, 552
シクロオキシゲナーゼ‥92
ジクロキサシリン‥‥565
シクロスポリン‥107, 559
ジクロフェナクナトリウム
　‥‥‥‥‥‥‥114, 559
シクロホスファミド
　‥‥‥‥‥‥‥95, 558
シクロホスファミド＋アドリ
　アマイシン＋シスプラチン
　（プラチノール）‥‥71, 555
シクロホスファミド＋ア
　ドリアマイシン＋ビン
　クリスチン‥‥‥71, 555
シクロホスファミド＋ア
　ドリアマイシン＋フル
　オロウラシル‥‥69, 555
シクロホスファミド＋エトポ
　シド＋プロカルバジン＋プ
　レドニゾロン‥‥78, 556
シクロホスファミド＋エ
　ピルビシン＋フルオロ
　ウラシル‥‥‥‥78, 556
シクロホスファミド＋カ
　ルボプラチン‥‥85, 557
シクロホスファミド＋シ
　スプラチン（プラチノー
　ル）‥‥‥‥‥‥93, 557

シクロホスファミド＋シタ
　ラビン＋エトポシド＋デ
　キサメタゾン‥‥81, 556
シクロホスファミド＋ド
　キソルビシン＋シスプ
　ラチン‥‥‥‥321, 567
シクロホスファミド＋ビンクリス
　チン＋ドキソルビシン＋メチル
　プレドニゾロン‥104, 558
シクロホスファミド＋ビンクリ
　スチン＋プロカルバジン＋プ
　レドニゾロン‥‥89, 557
シクロホスファミド＋ビン
　クリスチン（オンコビン）
　＋プロカルバジン＋プレ
　ドニゾロン‥‥‥92, 557
シクロホスファミド＋メ
　トトレキサート＋フル
　オロウラシル‥‥88, 557
刺激伝導系‥‥‥‥214
試験管内で‥‥‥‥225
試験的開腹術‥‥‥154
自己骨髄単核細胞移植‥435
自己評価うつ病尺度‥409
自己免疫性肝炎‥‥‥29
自己免疫性血小板減少性
　紫斑病‥‥‥‥‥45
自己免疫性高脂血症‥29
自己免疫性甲状腺疾患‥30
自己免疫性溶血性貧血‥27
歯根尖切除術‥‥‥‥38
自殺企図‥‥‥418, 512
自殺未遂‥‥‥‥‥512
脂質異常症‥‥‥‥200
指示のとおり‥‥‥535

619

四肢麻痺
　……… 373, 443, 511, 514

歯周炎………………335

歯状核赤核淡蒼球ルイ体
　萎縮症 ………126

視床下部・下垂体系…199

視神経………………315

視神経炎……………315

歯髄炎………………365

指数弁…………… 79

システインアミノ
　ペプチダーゼ…517

システイン…………… 67

シスプラチン
　…… 76, 113, 555, 559

シスプラチン＋シクロホ
　スファミド＋アドリア
　マイシン…… 85, 557

シスプラチン＋ビンクリスチン
　(オンコビン)＋ドキソルビシ
　ン＋エトポシド … 91, 557

シスプラチン(プラチノール)＋
　ペプロマイシン … 93, 557

指節間関節………227, 506

自然経腟分娩………429

自然流産……………398

持続温熱腹膜灌流療法… 83

持続携帯式腹膜透析… 71

持続静脈内インスリン
　注入療法……… 84

持続性甲状腺刺激物質…246

持続性部分てんかん…504

持続的気道陽圧法…… 93

持続的血液透析…… 82

持続的血液濾過…… 82

持続的血液濾過透析… 82

持続的血漿交換 …… 94

持続的静静脈血液透析…106

持続的静静脈血液濾過…106

持続的静静脈血液濾過透析
　……………106

持続的腎機能代替療法… 98

持続的他動運動装置… 95

持続的動静脈血液透析… 72

持続的動静脈血液濾過… 72

持続的動静脈血液濾過透析
　…………… 72

持続脳室ドレナージ…105

持続皮下インスリン注入法
　……………101

持続皮下注入法……101

持続陽圧換気……… 95

シゾフィラン……421, 570

シソマイシン……414, 570

肢帯型筋ジストロフィー
　……………251

ジダノシン……113, 559

シタフロキサシン…570

シタラビン…… 40, 553

シタラビンオクホスファート
　……………421, 570

歯痛…………………434

膝蓋腱荷重試験…360, 510

膝蓋腱反射…240, 364, 510

膝外側角…………170

膝蓋大腿関節………509

膝蓋軟骨軟化症…… 89

疾患修飾性抗リウマチ薬
　……………122, 559

膝関節内障………217

疾患の所見なし………296

実験事象率…………138

失語(症)………500, 501

実行線量……………136

膝上 ………500

膝(ひざ)・踵(かかと)上部装具
　……………415, 513

膝上切断 …… 31, 500

湿疹…………………154

失認…………………499

湿布…………………487

自動介助運動………498

自動角膜層状切開術… 33

児頭骨盤不均衡……… 94

自動周期呼吸法…… 17

児頭大横径…… 61, 517

自動体外除細動器… 23

自動腹膜透析……… 37

シトシンアラビノシド
　……………71, 555

ジドブジン……495, 573

シナール……… 84

歯肉腫瘍…………172

視能訓練士……317, 537

シノキサシン………557

自発眼振……………418

自発呼吸……………400

耳鼻咽喉科…………145

ジヒドロピリジン………559

ジフェニルヒダントイン
　……………125, 560

ジフテリア・破傷風・
　百日咳ワクチン …128

ジフテリア・破傷風
　ワクチン………127, 560

ジフテリア・百日咳・破傷風ワクチン……125, 560

シプロフロキサシン……94, 558

ジベカシン……119, 559

脂肪肝……165

脂肪負荷テスト……171

シメチジン……557

死滅ワクチン……242

視野……479

斜位……309, 508

社会生活技能訓練……425, 513

社会福祉士……536

尺側手根屈筋……160, 505

尺側手根伸筋……135, 504

若年型糖尿病……235, 236

若年性関節リウマチ……237, 507

若年性骨髄単球性白血病……236

若年成人平均値……494

若年性パーキンソニズム……236

若年性慢性骨髄性白血病……234

ジャケット冠……234

尺骨神経……466

シャトル・ウォーキング試験……432

シャルコー・マリー・ツース病……89, 503

シャワー浴……401

習慣流産……187

周期性四肢運動……510

周期性四肢運動障害……510

周期性四肢麻痺……350

自由行動下血圧測定……16

重鎖……187

重鎖病……190

周産期集中治療部［室］……340

収縮期……432

収縮期拡張期比……407

収縮期血圧……402

収縮期雑音……417

収縮期前方運動……399

収縮末期径（左心室）……519

収縮末期後肥厚……525

収縮末期容量……151

周術期心筋梗塞……346

重症急性呼吸器症候群……400

重症筋無力症……276, 507

重症複合免疫不全……405

重症複合免疫不全症候群……405

就寝時……534

修正大血管転位症……103

重炭酸イオン……191, 521

集中治療部［室］……215

十二指腸温存膵頭切除術……125

十二指腸潰瘍……128, 464

十二指腸ファイバースコープ……160

十分量……372, 535

周辺虹彩前癒着……325

絨毛上皮腫……83

絨毛膜羊膜炎……70

重量……515

ジュール……530

主観的情報……397, 512

手根管……102

手根管症候群……103

手根中手骨関節……88, 503

手術……315

手術後の……349

手術室……316, 318

手術室看護師……316

手術日……124

手術部位感染……423

樹状細胞……110

主訴……74

手段的日常生活動作……209, 506

出血時間……517

術後日数……350

出産歴……319

出生時体重……65

出生時未熟状態の児……410

出生身長……56

術前化学療法……215

術中経鼻胆汁ドレナージ……315

術中照射法……227

術中心筋梗塞……346

受動的……509

手動弁……201

主肺動脈……283

腫瘍壊死因子……450

腫瘍壊死因子 α……528

主要塩基性蛋白……270

腫瘍関連抗原……434

腫瘍特異抗原……454

腫瘍崩壊症候群……448

腫瘍マーカー……448

シュワン腫……301

純音聴力検査……360

循環顆粒球プール……80

循環血液量……65

准看護師（＝LPN）……537

純型肺動脈閉鎖……351

621

| | | |
|---|---|---|
| 順応性補助換気 ……… 13 | 常習者 ………………499 | 静脈確保 ………………242 |
| 上位運動ニューロン…466 | 上小脳動脈 ………… 404 | 静脈血 …………………474 |
| 漿液性嚢胞腫瘍 ……406 | 常水 ……………………533 | 静脈血栓塞栓症 ………484 |
| 消化管 …………………179 | 掌蹠膿疱症 ……………352 | 静脈性腎盂造影 ………232 |
| 消化管間質腫瘍 ………179 | 上前後関節唇損傷…415, 513 | 静脈注射 ………………231 |
| 消化管出血 ……………179 | 常染色体優性遺伝…… 21 | 静脈内ブドウ糖負荷試験…232 |
| 消化管の………… 177, 178 | 常染色体劣性遺伝…… 40 | 静脈閉塞性疾患 ………481 |
| 上顎がん………………313 | 上大静脈 ………………429 | 静脈ライン ……………481 |
| 踵（かかと）・下肢整形 | 上大静脈造影 …………429 | 常用者 …………………499 |
| …………………… 25, 499 | 上大静脈閉塞症候群 …429 | 蒸留水 …………………533 |
| 笑気 ……………………301 | 状態・特性不安尺度 …426 | 上腕囲 …………………498 |
| 笑気イソフルラン麻酔…182 | 静注用帯状疱疹 | 上腕筋囲 …………33, 500 |
| 笑気エンフルラン麻酔…182 | 免疫グロブリン…495 | 上腕三頭筋反射 ………456 |
| 笑気セボフルラン麻酔…182 | 上腸間膜動脈 …………417 | 上腕三頭筋皮下脂肪厚…455 |
| 上気道感染 ……………468 | 上腸間膜動脈閉塞症 …417 | 上腕神経叢損傷 ………502 |
| 笑気ハロセン麻酔……182 | 小腸大量切除術 ………403 | 上腕切断 …………23, 499 |
| 条件情動反応……………502 | 小腸ファイバースコープ…164 | 上腕動脈造影 ………… 51 |
| 条件詮索反応聴力検査… 92 | 小腸閉塞症 ……………402 | 上腕二頭筋腱反射…… 64 |
| 上行結腸 ……………… 10 | 上直筋 …………………422 | ショートベベル ………401 |
| 上行性網様体賦活系… 40 | 小児丘疹性先端皮膚炎…320 | 除外診断 ………………388 |
| 上行大動脈 …………… 42 | 小児集中治療部［室］…340 | 食後 …………… 328, 535 |
| 猩紅熱 …………………410 | 静肺コンプライアンス | 食後すぐ ………………536 |
| 錠剤 ……………………434 | ………………… 102, 518 | 食前…… 17, 498, 533, 536 |
| 小細胞がん ……………404 | 上皮小体ホルモン…363, 525 | 褥瘡状態判定用具 …359 |
| 硝酸イソソルビド…229 ,564 | 上皮増殖因子 …………138 | 食中毒 …………………168 |
| 上肢 ……………………514 | 上皮内がん …………… 84 | 食直後 …………………535 |
| 小指外転筋 ……………499 | 上部消化管 ……………465 | 食道胃接合部 ……139, 234 |
| 小指固有伸筋 …………504 | 上部消化管内視鏡検査…138 | 食道・胃粘膜接合部 …496 |
| 上矢状静脈洞 …………424 | 上部消化管ファイバー | 食道がん ……… 133, 313 |
| 小指伸筋 ………………504 | スコープ………179 | 食道静脈瘤 …………153 |
| 硝子体混濁 ……………310 | 上部直腸 ………………375 | 食道閉鎖式エアウェイ…145 |
| 硝子体切除術 …………480 | 小発作 …………………345 | 除細動器 ………………114 |
| 上室期外収縮 …………430 | 静脈 ……………………470 | ジョサマイシン…236, 564 |
| 上室頻拍 ………………431 | 静脈圧 …………………482 | 助産師…………………537 |
| 上斜筋 …………………419 | 静脈栄養 ………………347 | 除脂肪体重 ……… 162, 246 |

622

| | | |
|---|---|---|
| ショック指数………… 413 | 神経芽腫…………… 294 | 人工呼吸器関連肺炎… 471 |
| ショックパンツ… 268, 326 | 神経活動電位………… 293 | 人工呼吸器関連肺損傷… 471 |
| 食間……………… 211, 534 | 神経管欠損…………… 305 | 人工呼吸器誘発肺損傷… 480 |
| 徐波睡眠……………… 432 | 神経筋接合部………… 300 | 人工骨頭置換術 |
| 初回尿意……………… 161 | 神経筋単位…………… 301 | ……………… 465, 502, 514 |
| 処方(箋)…… 390, 396, 535 | 神経興奮性検査……… 297 | 人工膝関節全置換術 |
| 徐放性製剤技術……… 112 | 神経遮断薬悪性症候群… 301 | ………………… 447, 514 |
| 徐脈…………………… 62 | 神経鞘腫 …………… 301 | 人工心肺装置………… 349 |
| 徐脈頻脈症候群……… 65 | 神経心理学的検査…… 303 | 進行性外眼筋麻痺…… 335 |
| シリコーンオイル…… 419 | 心係数…………… 83, 518 | 進行性核上性麻痺…… 358 |
| 自律(性)機能性甲状腺結節 | 神経性過[大]食症…… 59 | 進行性筋萎縮症 …… 345 |
| ……………………… 25 | 神経性難聴…………… 296 | 進行性筋ジストロフィー |
| 自律訓練法…………… 501 | 神経性無食欲症… 35, 500 | … 122, 273, 346, 504, 510 |
| 自律神経系…………… 36 | 神経生理学的アプローチ … 508 | 進行性骨化性線維異形成症 |
| 視力…………………… 470 | 神経セロイド | ………………………… 168 |
| シロップ………… 432, 536 | リポフスチン症…… 295 | 進行性指掌角皮症…… 241 |
| 腎盂腎炎……………… 348 | 神経線維腫症………… 298 | 進行性自律神経機能不全症 |
| 腎盂尿管移行部……… 467 | 神経線維層欠損……… 298 | ………………………… 322 |
| 心音…………………… 205 | 神経調節性失神……… 301 | 進行性脊髄性筋萎縮症 |
| 心音図………………… 329 | 神経伝達物質………… 305 | ………………………… 358 |
| 心外膜………………… 146 | 神経伝導速度………… 295 | 進行性全身性硬化症… 358 |
| 心気症………………… 205 | 神経特異エノラーゼ… 524 | 進行性多巣性白質脳症… 346 |
| 腎機能代行療法……… 392 | 神経特異エノラーゼ | 進行性麻痺…………… 182 |
| 深吸気量……………… 211 | (NSE)精密測定…… 304 | 人工足関節置換術… 437, 514 |
| 心胸郭比 …………… 103 | 神経発達学的治療…… 508 | 人工多能性幹細胞…… 228 |
| 心筋血流イメージング… 284 | 神経フィラメント…… 298 | 人工破水……………… 41 |
| 心筋梗塞……………… 277 | 腎血管性高血圧症…… 395 | 人工流産………… 11, 209 |
| 心筋梗塞後症候群…… 346 | 腎血漿流量 …… 391, 526 | 腎細胞がん…………… 379 |
| 心筋コントラストエコー法 | 腎血流量………… 379, 526 | 心雑音………………… 201 |
| ………………………… 270 | 心原性ショック……… 80 | 深指屈筋………… 160, 505 |
| 心筋酸素消費量… 289, 523 | 進行………………… 331 | 腎疾患集中治療部[室]… 240 |
| 心筋症………………… 87 | 人工肩関節全置換術 | 心室期外収縮 |
| シングルユース器材… 428 | ………………… 455, 514 | ……………… 366, 479, 482 |
| 神経…………………… 292 | 人工股関節全置換術 | 心室興奮伝達時間…… 473 |
| 神経因性膀胱………… 298 | ………………… 445, 514 | 心室細動……………… 479 |

623

| | | |
|---|---|---|
| 心室粗動……………479 | 腎性尿崩症 ……………296 | 心内膜……………143 |
| 心室中隔………233, 522 | 新生物……………303 | 心内膜床欠損症………134 |
| 心室中隔欠損…………483 | 新鮮液状血漿…………168 | 心内膜心筋生検………141 |
| 心室中隔／左室壁比…522 | 振戦せん妄……………128 | 腎・尿管・膀胱X線撮影 |
| 心室中隔穿孔…………483 | 新鮮凍結血漿…………162 | ……………242 |
| 心室中隔破裂…………483 | 心尖拍動図……………18 | 心肺運動負荷試験……96 |
| 心室頻拍………………484 | 新鮮保存血……………487 | 心肺蘇生………………95 |
| 心室補助人工心臓…470, 473 | 心臓カテーテル法……74 | 心肺蘇生禁止…………123 |
| 心室抑制型心室ペーシング | 心臓再同期療法………98 | 心肺停止………………93 |
| ……………484 | 心臓神経症……………90 | 心肺脳蘇生……………94 |
| 心室抑制型房室順次 | (心臓)電気生理検査…147 | 心拍応答型ペースメーカー |
| ペーシング…………129 | 心臓突然死……………405 | ……………392 |
| 心室抑制心房同期型心室 | 心臓弁膜症……………477 | 心拍再開………………390 |
| ペーシング…………477 | 迅速血漿レアギン試験…391 | 心拍出量…90, 373, 518, 526 |
| 心収縮時間……………427 | 身体系統別レビュー……390 | 心拍数……………204 |
| 滲出性中耳炎…………314 | 身体検査………………510 | 心拍動下冠動脈バイパス術 |
| 尋常性乾癬……………353 | 深達性表皮熱傷………112 | ……………315 |
| 腎静脈血栓症…………396 | 診断……………129 | 深部腱反射………128, 504 |
| 腎静脈血レニン比…396, 526 | 診断学的面接基準……119 | 深部静脈血栓症………129 |
| 心身医学………………357 | 診断群分類……………124 | 心不全……………78, 83 |
| 心身症…………………357 | 心断層エコー図………463 | 腎不全……………383 |
| 新生血管緑内障………306 | 心タンポナーデ………102 | 深部組織損傷…………128 |
| 腎性骨異栄養症………388 | 身長……… 56, 206, 506 | 人物描画テスト………109 |
| 新生児……………294 | 陣痛室……………260 | 深部表層角膜移植……121 |
| 新生児一過性多呼吸…456 | 心的外傷後ストレス障害 | 心弁膜疾患……………479 |
| 新生児肝炎症候群……299 | ……………365, 510 | 心房圧……………320 |
| 新生児行動評価………294 | 伸展……………154 | 心房期外収縮……37, 320 |
| 新生児室………………294 | 心電図………134, 140 | 心房細動………………24 |
| 新生児死亡率…………301 | 浸透圧……………317 | 心房性ナトリウム利尿因子 |
| 新生児集中治療部[室]…299 | 浸透圧クリアランス | ……………35 |
| 新生児遷延性肺高血圧症 | ……………92, 518 | 心房性ナトリウム利尿 |
| ……………352 | 浸透圧の単位(オスモル)…317 | ペプチド………35, 516 |
| 新生児溶血性黄疸……277 | 腎動脈狭窄……………377 | 心房粗動………………25 |
| 真性赤血球増加症……366 | 腎動脈造影……………375 | 心房中隔………………210 |
| 真性多血症……………366 | 腎毒性腎炎……………305 | 心房中隔欠損…………43 |

## し ▶▶▶ せ

心房同期型心室ペーシング…474
心房抑制型心房ペーシング… 12
診療放射線技師………537
診療報酬明細書………390

## す

髄液………410
髄液比重………518
膵外分泌能検査……336, 525
膵管胆道合流異常……37
膵管内乳頭粘液性腫瘍…228
膵局所動注療法………96
水銀………198, 521
水銀柱ミリメートル…280, 531
膵空腸吻合カテーテル…343
水剤………278
水腫………131
水晶体乳化吸引術………334
水晶体嚢外摘出術………133
水晶体嚢内摘出術………212
膵腎同時移植術………421
水素………187
水素イオン濃度…338, 525
膵臓がん………343
錐体外路症状………147
錐体路………510
錐体路ニューロン………510
水中油滴型………318
推定胎児体重……138, 519
水痘………83
膵島細胞抗体……211, 521
膵島細胞膜抗体……214, 522
膵頭十二指腸切除術…332
水痘・帯状疱疹ウイルス…485
膵頭部がん………343

水痘ワクチン……473, 572
水負荷試験………489
水分出納………225
膵分泌性トリプシン
　インヒビター…359, 525
水平の………506
睡眠関連呼吸障害……423
睡眠時低換気症候群…413
睡眠時無呼吸症候群…400
睡眠ポリグラフィー…357
睡眠前………536
数字評定尺度………304
頭蓋形成術………95
頭蓋内圧………214
頭蓋内圧亢進………222
頭蓋内血腫………213
頭蓋内出血………105
頭蓋内腫瘍………215
すくみ足………505
スタブジン………128
スタンフォード知能テスト
　………513
スダンブラックB……402
頭痛………187
スティーブンス・
　ジョンソン症候群…414
ステラジアン………532
ステロイドホルモン…412
ステント内再狭窄……230
ストークス・アダムス発作…398
ストーマ療法士…151, 537
ストレプトキナーゼ…415
ストレプトグラミン系
　抗生物質………570
ストレプトマイシン…417, 570

ストレプトリジンO…415
スパルフロキサシン…421, 570
スピラマイシン…422, 570
スペクチノマイシン…421, 570
スモン………417
スライディングスケール…423
スリット脳質症候群…431
スルタミシリン…403, 570
スルバクタム………570
スルバクタム・セフォペ
　ラゾン…403, 570
スルファメトキサゾール
　………418, 570
スルファメトキサゾール・
　トリメトプリム……570
スルベニシリン…403, 570
スルホニル尿素…428, 570
スルホベンジルペニシリン
　………403, 570
スローウイルス感染症…430
スワン・ガンツカテーテル
　………411

## せ

生活の質………371, 510
正看護師………537
整形外科………317
清潔間欠自己導尿……85
清潔間欠導尿………84
清潔看護師………418
生検………66
性行為感染症………427
正視………141
清拭………52
（筋の）静止性収縮……513

625

| | | |
|---|---|---|
| 精子不動化試験……… 414 | 生体応答調節物質…… 62 | 世界超音波医学生物学 |
| 正常圧水頭症………… 303 | 生体外の……………… 225 | 　連合………………… 551 |
| 正常下限……………… 254 | 生体肝移植術………… 250 | 世界脳神経外科学会連合 … 551 |
| 正常眼圧緑内障……… 305 | 生体内で……………… 226 | 世界脳卒中機構……… 551 |
| 星状神経節ブロック… 412 | 生体物質隔離………… 63 | 世界病理学・臨床検査 |
| 正常洞調律…………… 304 | 成長遅延……………… 183 | 　医学会連合………… 550 |
| 青少年赤十字…… 237, 544 | 成長ホルモン…… 178, 520 | 世界保健機関… 488, 550, 551 |
| 正常範囲……………… 303 | 成長ホルモン分泌不全症… 178 | 世界麻酔科学会連合… 551 |
| 正常範囲内…………… 489 | 成長ホルモン放出ホルモン | 世界レーザー医学連合会 |
| 正常満期産…………… 304 | ………………… 178, 183 | ……………………… 551 |
| 生食浣腸……………… 409 | 成長ホルモン抑制ホルモン | 赤芽球癆……………… 354 |
| 生殖補助技術………… 42 | ………………… 178, 179 | 赤十字国際委員会…… 539 |
| 精神医学……………… 509 | 生年…………………… 494 | 脊髄…………………… 403 |
| 精神科………………… 359 | 性病…………………… 477 | 脊髄延髄脊髄反射…… 512 |
| 精神科集中治療部［室］… 340 | 性病性梅毒…………… 477 | 脊髄小脳変性症… 405, 512 |
| 精神科ソーシャルワーカー | 成分栄養……………… 136 | 脊髄性進行性筋萎縮症 |
| ……………… 359, 510, 537 | 成分栄養剤…………… 560 | ………………… 422, 513 |
| 成人型糖尿病………… 282 | 生命維持装置………… 261 | 脊髄造影法……… 279, 291 |
| 精神疾患の診断・ | 生命の質………… 371, 510 | 脊髄損傷………… 405, 512 |
| 　統計マニュアル…… 127 | 生理学的短絡量……… 372 | 脊椎（脊柱）………… 513 |
| 精神状況質問紙……… 287 | 生理食塩水…………… 358 | 脊椎前方固定（術）… 43, 501 |
| 精神遅滞 ………… 285, 508 | 生理食塩水浣腸……… 409 | 脊椎麻酔……………… 421 |
| 成人Ｔ細胞白血病・ | 世界医師会…………… 551 | セクレチン試験……… 427 |
| 　リンパ腫…………… 45 | 世界核医学生物学会… 551 | 絶飲食…………… 303, 535 |
| 精神電流反射………… 337 | 世界看護科学学会…… 550 | 石灰化歯原生囊胞…… 91 |
| 精神発達遅滞………… 273 | 世界血管学会連合…… 551 | 切開・排膿…………… 216 |
| 精神病………………… 509 | 世界公衆衛生学連盟… 551 | 舌がん………………… 496 |
| 精神保健福祉士……… 537 | 世界集中治療医学会連盟… 551 | 赤血球凝集抑制試験 |
| 精製ツベルクリン…… 351 | 世界消化器内視鏡学会… 550 | ………………… 188, 199, 520 |
| 性腺刺激ホルモン…… 185 | 世界消化器病学会…… 551 | 赤血球算定……… 378, 526 |
| 性腺刺激ホルモン | 世界小児集中治療連盟… 551 | 赤血球沈降速度 |
| 　分泌ホルモン……… 252 | 世界神経学連合……… 551 | ………… 63, 64, 151, 519 |
| 性腺刺激ホルモン | 世界心臓胸部外科学会… 551 | 赤血球鉄交代率 |
| 　放出ホルモン……… 181 | 世界心臓連合………… 551 | ………………… 140, 386, 526 |
| 声帯…………………… 475 | 世界精神医学会……… 551 | 赤血球鉄利用率… 380, 526 |

**せ**

索引

赤血球濃厚液……354, 379
赤血球容積………380, 526
石けん浣腸………409
石けん清拭………402
接合子卵管内移植……495
接合部型表皮水疱症…235
絶食………294
接触性皮膚炎………76
切迫性尿失禁………466
セファクロル…… 75, 555
セファセトリル………555
セファゾリン…… 78, 556
セファトリジン…… 80, 556
セファドロキシル 76, 555
セファピリン………556
セファマンドール……557
セファレキシン… 78, 556
セファログリシン……556
セファロスポリン系
　　抗生物質……………556
セファロチン… 78, 556
セファロリジン………556
セフィキシム…… 79, 556
セフェタメトピボキシル
　……………… 78, 556
セフェピム……… 79, 556
セフォジジム…… 77, 555
セフォセリス………556
セフォゾプラン…107, 559
セフォタキシム…104, 558
セフォチアム……103, 558
セフォチアムヘキセチル
　……………103, 558
セフォテタン………558
セフォペラゾン… 96, 558

セフカペンピボキシル
　…………… 79, 556
セフジトレン………555
セフジトレンピボキシル
　…………… 76, 555
セフジニル…… 79, 556
セフスロジン… 80, 556
セフゾナム………559
セフタジジム… 72, 555
セフチゾキシム…107, 559
セフチゾキシム
　アラピボキシル………559
セフチブテン…… 78, 556
セフテゾール………556
セフテラムピボキシル
　…………… 80, 556
セフトリアキソン…103, 558
セフピミゾール………558
セフピロム…… 96, 558
セフブペラゾン… 73, 555
セフプロジル………556
セフポドキシム………558
セフポドキシム
　プロキセチル… 94, 558
セフミノクス… 89, 557
セフメタゾール… 89, 557
セフメノキシム… 89, 557
セフラジン… 78, 555
セフルプレナム………556
セフロキサジン…106, 558
セフロキシム………558
セフロキシムアキセチル
　…………106, 558
セボフルラン……409, 570
セレン………527

セロトニン・ドパミン
　受容体拮抗薬…407, 570
セロトニン・ノルアドレナリン再
　取り込み阻害薬 …419, 570
ゼロラジオグラフィー…493
線維芽細胞増殖［成長］因子
　………………163
線維化性肺疾患…166
線維筋性形成異常……166
前外方回旋不安定性…500
全荷重負荷………171, 505
前下小脳動脈……… 28
前下膵十二指腸動脈… 30
腺がん………17, 22
前期破水………355
占拠性病変………420
セングスターケン・
　ブレイクモア管……403
前屈………499
前脛骨の………514
潜血………309
全血液………487
全血球算定……… 72
全血凝固時間……… 91
潜血反応………309
前後（方向）………500
前交通動脈………20
前後径………501
前後撮影………36
仙骨（の）………512
穿刺………365
穿刺吸引細胞診……… 14
浅指屈筋………160, 505
前十字靱帯…… 19, 498
前縦靱帯………31, 500

627

## せ ▶▶▶ そ

前縦靱帯骨化症…308, 508
前上膵十二指腸動脈… 44
洗浄赤血球…490
線条体黒質変性症…418
全身温熱療法…487
全身血圧…399
全身性エリテマトーデス
…415
全身性炎症反応症候群…414
全身性カルニチン欠乏症
…405
全身性強直間代発作
…185, 506
全身性強反応症…423
全身の動脈圧…399
全身の…506
全身放射線照射…438
全身リンパ節照射…448
仙髄（の）…512
全層角膜移植…343
前増殖糖尿病網膜症…351
全層植皮術…171
漸増抵抗訓練…510
浅側頭動脈・上小脳動脈
　吻合術…426
浅側頭動脈・中大脳動脈
　吻合術…426
全大腸内視鏡検査…440
前大脳動脈… 17
選択的近位迷走神経切断術
…422
選択的消化管除菌…408
選択的セロトニン再取り
　込み阻害薬…424, 570
選択的肺胞気管支造影…398

浅達性表皮熱傷…408
センチメートル…529
仙腸関節…513
仙腸装具…513
前庭動眼反射…482
先天奇形… 87
先天性甲状腺機能低下症
… 81
先天性股関節脱臼
…76, 502, 507
先天性心疾患… 82
先天性多嚢胞腎… 88
先天性胆道拡張症… 73
先天性胆道閉鎖症… 72
先天性嚢胞状腺腫様奇形
… 74
先天性風疹症候群… 98
先天代謝異常…218
前頭眼野…161
前頭の…505
前頭部の…505
前頭葉…165
全トランス型レチノイン酸
　トレチノイン… 46, 553
全肺気量…447, 528
全肺容量…448
前部…500
前部虚血性視神経症… 29
全腹腔鏡下子宮全摘術…448
前方…500
前方固定…500
前方切除術…501
前方の…498
前房レンズ… 18
全末梢血管抵抗…431, 527

全末梢血管抵抗係数
…431, 527
前脈絡叢動脈… 18
前面の…498
専門看護師… 90, 536
腺様増殖症… 47
前立腺圧出分泌液…147
前立腺酸性ホスファターゼ
…324, 524
前立腺特異抗原…357, 525
前立腺肥大症…338
全量…536
前リンパ球性白血病…344
前腕切断… 55, 502

## そ

躁うつ病…273
造影剤… 87
造影CT… 78
総肝動脈… 81
早期胃がん…138
早期破水…149
早期幼児自閉症…504
双極性障害… 61, 502
総頸動脈… 74
造血幹細胞移植…205
総合診療…180
総コレステロール
…438, 439, 527
総脂質…528
総指伸筋…504
創傷…486, 515
巣状糸球体硬化症 …163
巣状糸球体腎炎 …163
巣状肺気腫 …161

増殖型糖尿病網膜(もうまく)症…333
増殖性糸球体腎炎……337
増殖性硝子体網膜症(しょうしたいもうまくしょう)…367
双胎間輸血症候群……457
相対的生物学的効果比…378
相対的入力瞳孔(どうこう)反射異常…377
総胆管…………………… 73
総胆管空腸吻合(ふんごう)術…… 85
総蛋白(たんぱく)……………452, 528
総腸骨動脈…………… 84
早朝尿…………………143
創底管理………………487
総鉄結合能………446, 527
相当重量児…………… 25
総[全]肺静脈還流異常…437
早発閉経………………350
総ビリルビン…437, 438, 527
僧帽弁…………265, 289
僧帽弁逸脱症…………290
僧帽弁開放音…………317
僧帽弁逆流症…………285
僧帽弁狭窄(きょうさく)兼逆流症…288
僧帽弁狭窄(きょうさく)症 ………287
僧帽弁形成術…………267
僧帽弁置換術…………291
僧帽弁閉鎖症…………266
ソーシャルワーカー
……………431, 513, 538
ソープ…………………420
足関節・上腕血圧比
………………15, 38, 515
即時型喘息(ぜんそく)反応………210
側頭動脈炎……………434
側頭の…………………514
側頭葉…………………447
続発性網膜剥離(もうまくはくり)………422
側方の……………243, 507
側方へ…………………507
足浴 …………………158
鼠径(そけい)ヘルニア…………221
組織プラスミノーゲン
活性化因子…………452
組織ポリペプチド抗原…528
蘇生(そせい)訓練用生体
シミュレーター……383
蘇生(そせい)後死亡……………109
蘇生(そせい)適応除外…………123
足根中足関節…………448
足根中足骨の…………514
ゾニサミド………496, 573
ソマトスタチン………418
ソマトトロピン
放出ホルモン………183
ソラレン紫外線療法…366
ゾリンジャー・
エリソン症候群……495
それぞれ………………533

## た

ダース……………130, 529
第1～7頸椎(けいつい)…………502
第1～12胸椎(きょうつい) ………514
第一次硝子体過形成遺残(しょうしたい/いざん)…339
第1斜位………………511
第1心音………………397
第1頭位………………257
体位ドレナージ………332
体位変換………………327
体位変換と咳嗽(がいそう)………439
退院…………111, 119, 145
退院した………………111
大うつ病………………273
体温……………… 64, 433
体温・脈拍・呼吸 ……453
体外式限外濾(ろ)過法……136
体外式心肺補助………135
体外式二酸化炭素除去…134
体外式肺補助…………135
体外式膜型人工肺……135
体外受精………………232
体外受精胚(はい)移植………232
体外循環………………133
体外衝撃波(結石)破砕(はさい)術
………………135, 151
体格指数………… 59, 502
大カロリー………239, 530
体血管抵抗………431, 527
体血管抵抗係数…431, 527
大血管転位症…………444
大後頭三叉(さんさ)神経症候群…182
対光反射………………260
大細胞がん……………248
第3心音………………397
胎児アルコール症候群…158
胎児エコー……………161
胎児仮死(かし)……………160
胎児監視装置…………138
胎児呼吸様運動………158
胎児循環遺残(いざん)症………336
胎児心音………………164
胎児心電図……………161
胎児心拍………………164
胎児心拍陣痛図………103
胎児心拍数……………164
胎児心拍動……………164

索引

| た ▶▶▶ た |

胎児体幹面積······170, 520
胎児頭殿長······98, 518
胎児ヘモグロビン······521
体脂肪量······438
代謝当量······275, 507
体重······65, 490, 515
対称性緊張性頸反射······513
帯状疱疹······208
帯状疱疹ウイルス······208
帯状疱疹後神経痛······339
帯状疱疹免疫グロブリン······495
帯状疱疹ワクチン···497, 573
耐性······374
体性感覚誘発電位···409, 513
体性神経系······419
大泉門······24
大腿脛骨角······170
大腿骨長 ···165, 505, 520
大腿骨頭すべり症······512
大腿膝窩動脈バイパス···168
大腿四頭筋···371, 373, 511
大腿四頭筋セッティング
　　運動······372
大腿神経伸展テスト······167
大腿切断······31, 500
大腿大腿動脈バイパス···162
大腿長 (大腿骨～大転子)···514
大腿動脈······155
大腸菌······135
大腸内視鏡検査······79
大腸ファイバースコープ··· 80
胎動······166
耐糖因子······185
耐糖能障害······220
大動脈······36

大動脈冠動脈バイパス術··· 17
大動脈弓症候群 ······ 12
大動脈弓離断症 ······209
大動脈狭窄症······ 91
大動脈径······516
大動脈径係数······516
大動脈造影······ 36
大動脈内バルーン
　　パンピング法······209
大動脈弁······ 47
大動脈弁逆流症······ 40
大動脈弁狭窄兼逆流症··· 44
大動脈弁狭窄症 ······ 42
大動脈弁形成術······ 49
大動脈弁最大開放······516
大動脈弁置換術······ 49
大動脈弁輪拡張症······ 11
第 2 斜位······507
第 2 心音······397
第 2 頭位······390
胎囊······183
大脳皮質基底核変性症··· 73
胎盤機能不全症候群···333
体表面積 ······ 63, 502
大伏在静脈グラフト······429
胎便吸引症候群······267
大縫線核······304
大発作 (てんかん)······506
第 4 心音······397
大理石骨病······507
体力指数······509
ダウノマイシン+ビンクリスチン
　　+プレドニゾロン···129, 560
ダウノルビシン···122, 559
ダウン症候群······126

ダカルバジン······128, 560
ダクチノマイシン (アクチ
　　ノマイシン) ···108, 559
タクロリムス水和物···165, 562
多形核白血球······346
多形滲出性紅斑 ······137
多形性膠芽腫······173
多系統臓器不全······287
多元受容体標的化
　　抗精神病薬···267, 565
多源性心房頻拍······268
多剤耐性······273
多剤耐性結核菌······273
多剤耐性緑膿菌······273
多臓器機能不全症候群···282
多臓器不全······282, 482
タゾバクタム······437, 571
ただちに······427, 536
脱臼······119
脱出椎間板······192
脱炭酸酵素抑制薬···111, 559
多動性障害······506
多囊胞性腎······329
多囊胞性卵巣症候群···330
多発性筋炎······345
多発性硬化症······287
多発性梗塞性認知症···122
多発性骨髄腫······280
多発性内分泌腺腫症···274
ダプトマイシン······559
ダブルプロダクト···355, 525
ダブルルーメンカテーテル
　　······120
ダメージコントロール
　　サージェリー······112

た ▶▶▶ ち

索引

タモキシフェン…437, 570
タランピシリン…437, 571
ダルホプリスチン……560
単一X線吸収測定法…432
単一光子放射型コン
　ピュータ断層撮影…421
単一臍帯動脈…………428
単一ヌクレオチド多型…419
単右室………………423
段階的患者管理………351
短下肢ギプス包帯…415 ,513
短下肢装具………415, 513
短下肢副子…………416
短下肢歩行用ギプス包帯…417
単球…………………523
単左室………………416
短鎖脂肪酸…………405
炭酸脱水酵素阻害薬
　……………… 70, 555
胆汁酸 …………… 50
単純型糖尿病網膜症…408
単純型表皮水疱症…133, 150
単純子宮全摘術………427
単純ヘルペスウイルス
　……………206, 521
単純ヘルペス脳炎……205
単純疱疹……………205
単純疱疹ウイルス…206, 521
短上肢ギプス包帯 …399
単シロップ…………536
単心室………………429
単心房………………398
胆石…………174, 183
胆石症………………83
淡蒼球 ……………182

断層撮影……………451
短橈側手根伸筋………504
胆道閉鎖症…………50
胆嚢…………………173
胆嚢がん……………173
胆嚢疾患……………173
胆嚢造影検査…………173
胆嚢摘出後症候群……330
蛋白・エネルギー低栄養
　（状態）……………329
蛋白質………………319
蛋白質エネルギー栄養障害
　………………335
蛋白利用効率…335, 525
蛋白漏出性胃腸症 …344
単発性骨嚢腫………402
ダンピング症候群…126
短母指外転筋…………500

ち

チアノーゼ性心疾患… 82
チアノーゼ性先天性心疾患
　………………74
チアマゾール…280, 566
チアンフェニコール…571
チームナーシング……450
チェーン・ストークス呼吸
　………………100
遅延型皮膚過敏症……111
チオテパ…442, 456, 571
知覚神経伝導速度…406, 512
チカルシリン…446, 571
治験コーディネーター… 97
治験新薬……………224
智歯周囲炎…………335

地誌的障害…………514
致死量………………160
膣式子宮全摘出術…458, 484
チトクロームP450 …107
知能指数………228, 506
遅発性外傷性脳内出血…128
遅発性虚血性神経脱落…118
遅発性ジスキネジア…440
遅発性溶血性輸血反応…117
遅発性溶血性輸血副作用
　………………117
遅発電位……………257
チモール混濁試験…457, 528
チャーグ・ストラウス
　症候群……………102
着床前診断…………337
注意欠如障害………499
注意欠陥・多動性障害
　…………… 22, 499
肘下（前腕）…………502
中間………………533
中間尿………………288
中間比重リポ蛋白…217
中空糸型人工腎臓……197
中硬膜動脈…………280
中鎖脂肪酸…………270
中鎖トリグリセリド…272
中耳炎………………314
注射………………224
注射用水……………488
中手指節関節…272, 283, 507
肘上………………499
中心静脈……………104
中心静脈圧………105, 519
中心静脈栄養法…105, 232

631

## ち ▶▶▶ て

中心静脈カテーテル…104
中心性漿液性網脈絡膜症
　…………………………101
虫垂…………………………470
虫垂炎………………………39
虫垂切除術…………………39
中枢興奮状態………………502
中枢神経系…………………90
中枢神経系原発リンパ腫…330
中枢性協調障害……………496
中枢性睡眠時無呼吸症候群
　…………………………99
中性脂肪……………………298
中足趾節関節………………508
中大脳動脈…………………270
中毒性表皮壊死症…………442
注入…………………………224
肘(ひじ)反射………………504
腸炎ビブリオ………………482
腸(雑)音……………………63
超音波検査…………………468
超音波砕石術………………468
超音波心エコー法…………463
超音波診断…………………135
超音波生体顕微鏡…………463
超音波内視鏡ガイド下
　穿刺吸引術………………153
超音波内視鏡検査…………153
超音波ネブライザー………469
超音波腹腔鏡………………262
聴覚誘発電位………………24
長下肢ギプス包帯…………254
長下肢装具…238, 254, 507
長下肢副子…………………254
長下肢歩行用ギプス包帯…254

腸管関連リンパ組織………173
腸管グルカゴン……………138
腸管出血性大腸菌…139, 308
腸管付着性大腸菌…………132
長期救命処置………………344
長期酸素療法………………262
超高比重リポ蛋白…479, 529
長鎖脂肪酸…………………248
長鎖トリアシルグリセロール
　…………………………249
長鎖トリグリセリド………249
長趾伸筋……………………504
腸重積症……………………225
長掌筋………………………510
長上肢ギプス包帯…………244
聴神経腫瘍…………………44
聴性行動反応検査…………60
腸性肢端皮膚炎……………23
聴性脳幹反応………16, 55
腸チフス……………………434
超低カロリー食療法………480
超低出生体重児……………140
超低比重リポ蛋白…………480
長橈側手根伸筋……………504
腸閉塞………………59, 226
長母趾屈筋…………………505
長母指伸筋…………………504
聴力損失……………………200
直視下心臓手術……………312
直視下僧帽弁交連切開術…314
直接監視下短期化学療法…124
直接クームス試験…………112
直接ビリルビン
　…………109, 110, 519
直線加速器…………………253

直腸S状部…………………393
直腸温………………………393
直腸がん……………………386
直腸(指)診…………………126
直流除細動…………………110
治療…………………………460
治療線量……………………76
治療的血漿交換……………452
治療的電気刺激…442, 514
治療必要数…………………301
チンキ………………………571
陳旧性心筋梗塞……………314
鎮痛薬………………………533

### つ

椎間板造影…………………115
椎間板ヘルニア
　…………192, 199, 303, 506
椎骨後下小脳動脈分岐部
　動脈瘤……………………472
椎骨動脈……………………470
椎骨動脈造影………………471
椎骨脳底動脈循環不全……474
対麻痺………………324, 509
通常型間質性肺炎…………466
槌状(つい状)指……………506
ツベルクリン反応…………454
ツングうつ病評価尺度…495

### て

手足口病……………………197
手足症候群…………………198
手洗い看護師………………418
定位手術……………………427
低位前方切除………………245

## て ▶▶▶ と

定位的放射線療法……427
帝王切開……99
帝王切開後の経膣分娩…474
低眼圧緑内障……262
底屈……509
低血圧……246
低血糖症……198, 208
テイコプラニン…442, 571
低残渣食……260
低酸素性虚血性脳症…199
低子宮頸部帝王切開…248
低出生体重児……247
定常領域……159
低進行性インスリン
　依存型糖尿病……421
低心拍出量症候群……256
低濃度領域……249
低比重リポ蛋白…250, 522
低比重リポ蛋白
　アフェレーシス……250
低比重リポ蛋白
　コレステロール……250
低分化腺がん……350
低分子量ヘパリン…256, 564
停留睾丸……464
定量的冠動脈造影……370
定量的骨塩量測定法…371
定量的超音波法……373
定量噴霧吸入器……273
ティンパノグラム……460
デオキシコホルマイシン
　……111, 559
デオキシコルチコステロン
　……123
デオキシリボ核酸……123

テガフール………445, 571
滴………534
デキサメタゾン…114, 559
デキサメタゾン抑制試験
　……127
適量………535
テクネチウム………439
デジタル血管造影……108
デジタルサブトラクション
　血管造影……127
デシベル………110, 529
デシリットル………529
テスパミン………442, 571
デスモプレシン…112, 559
テスラ………532
鉄………161, 519
鉄芽球性貧血……398
鉄芽球性不応性貧血…377
鉄欠乏性貧血……217
テトラサイクリン…438, 571
テトラサイクリン系
　抗生物質………571
テトラヨードサイロニン
　……433, 527
テノホビル………440, 571
デヒドロエピアンドロ
　ステロン……117
テビペネムピボキシル…571
テマフロキサシン……571
デメチルクロルテトラ
　サイクリン……122, 559
デュシェンヌ型筋ジス
　トロフィー……122, 504
デュビン・ジョンソン
　症候群……119

てんかん………147, 504
点眼………136
電気眼振図………143
電気痙攣療法………135
電気ショック療法…151, 504
電気診断（法）………504
電気水圧衝撃波砕石術…139
電気生理検査……147
デング出血熱……117
電撃ショック（療法）…504
電子線コンピュータ断層
　撮影………132
点状角膜炎………240
点状表層角膜炎………241
伝染性紅斑………139
伝染性単核球症……223
伝染性単核症……224
伝染性膿痂疹性皮膚炎… 94
伝達性海綿状脳症……455
点滴………117
点滴静注………119
点滴静注血栓溶解療法…233
点滴静注腎盂造影…118, 119
点滴静注胆嚢造影……117
点滴静脈注射………232
デンバー式発達スクリー
　ニング検査………113
伝令RNA………286

## と

銅………518
頭位変換眼球反射……310
動悸………323
冬季うつ病………487
同期的間欠強制換気…414

索引

633

| | | |
|---|---|---|
| 頭頸部……………202, 506 | 動脈………………………10 | 特発性側彎症………………229 |
| 凍結乾燥豚皮………259 | 動脈圧………15, 36, 516 | 特発性大腿骨頭壊死（症） |
| 洞（房）結節………399, 418 | 動脈管開存症………332 | ……………………226, 500 |
| 糖原病………………183 | 動脈血ガス…………15 | 特発性ネフローゼ症候群…225 |
| 瞳孔間距離…………332 | 動脈血酸素含量……70 | 特発性肺線維症………227 |
| 統合失調症……403, 512 | 動脈血酸素分圧…323, 524 | 特発性肥厚性大動脈弁 |
| 橈骨動脈……………375 | 動脈血酸素飽和度…399, 527 | 下部狭窄症 ………222 |
| 糖鎖抗原15-3………517 | 動脈血栓症…………44 | 特発性副甲状腺機能低下症 |
| 糖鎖抗原19-9……68, 517 | 動脈血二酸化炭素含量…69 | ……………………222 |
| 糖鎖抗原50…………517 | 動脈血二酸化炭素分圧 | 特発性門脈圧亢進症……227 |
| 糖質コルチコイド……176 | ……………………321, 524 | 匿名断酒会…………10 |
| 同上…………………534 | 動脈硬化性心血管疾患…43 | 匿名の酒害者会……10 |
| 動静脈奇形…………48 | 動脈硬化性心疾患……43 | ドコサヘキサエン酸…116 |
| 動静脈血酸素較差……47 | 動脈静脈シャント……49 | 徒手筋力テスト…281, 508 |
| 動静脈吻合…………47 | 動脈ライン…………31 | トスフロキサシン…443, 571 |
| 動静脈瘤……………48 | 透明帯開口術………369 | ドセタキセル（タキソテール） |
| 洞徐脈………………402 | 投薬………………396, 535 | ……………123, 460, 560, 571 |
| 透析液流量…………371 | 投与制限毒性………534 | 特記すべきことなし…294 |
| 橈側手根屈筋……159, 505 | 当量…………………148 | 突然死………………407 |
| 到着時死亡…………123 | 登録看護師…………387 | 突然心停止…………404 |
| 洞調律………………422 | トータルヘルス | 突発性難聴…………407 |
| 糖尿病………………121 | プロモーション……445 | 突発性発疹…………150 |
| 糖尿病合併症対照試験…111 | ドーパミン………123, 560 | ドナーリンパ球輸注療法…120 |
| 糖尿病性ケトアシドーシス | トール………………452, 532 | ドパミン（カテコール |
| ……………………119 | ドキシサイクリン…124, 560 | アミン）……108, 519, 560 |
| 糖尿病性糸球体硬化症…115 | ドキソルビシン…130, 560 | ドパミン部分アゴニスト…124 |
| 糖尿病性神経障害……122 | 特発（性）骨折………410 | ドブタミン………123, 560 |
| 糖尿病性足病変……114 | 特発性間質性肺炎……222 | トブラマイシン…451, 571 |
| 糖尿病網膜症………126 | 特発性起立性低血圧症…226 | トヨマイシン…450, 571 |
| 動肺コンプライアンス | 特発性血小板減少性紫斑病 | ドライシロップ………126 |
| ……………………77, 517 | ……………………230 | ドライパウダー吸入剤…560 |
| 頭部外傷……………199 | 特発性[新生児]呼吸窮迫 | トラコーマ…………454 |
| 洞不全症候群………424 | 症候群……………229 | ドラッグデリバリー |
| 洞房伝導時間………399 | 特発性心筋症………213 | システム…………113 |
| 洞房ブロック………398 | 特発性新生児呼吸障害…229 | トラベクレクトミー…448 |

## と　な

トラベクロトミー……448
トランスフェリン……443, 527
トリカルボン酸回路…439
トリグリセリド……443, 527
トリコマイシン……454, 571
トリプルルーメン
　カテーテル……447
ドリペネム…………560
トリメタジオン……450, 571
トリヨードサイロニン
　……433, 527
努力呼気量………162, 520
努力性肺活量…………171
トル………………532
トルサード・ド・ポアンツ…441
トルブタミド負荷試験…457
トレッドミル運動負荷試験
　…………442
ドロキシドパ………564
トロポニン………450, 528
トロンビン時間…456, 528
トロンボエラストグラム…442
トロンボキサンA2　…460
トロンボテスト……456
トロンボプラスチン…453
トロンボポエチン…453
ドワイヤー法…………117

### な

内科医………………537
内胸動脈………230
ないきょう
内頚動脈………211
ないけい
内頚動脈・後交通動脈
　分岐部………214
ふくびくう
内視鏡下副鼻腔手術…151

内視鏡的逆行性膵造影…149
すいかん
内視鏡的逆行性膵胆管造影
すいたんかん
　………………149
内視鏡的逆行性胆管造影
　………………148
内視鏡的逆行性胆道
　ドレナージ………148
たんのう
内視鏡的逆行性胆嚢造影
　………………149
たんのう
内視鏡的逆行性胆嚢胆管
　ドレナージ………149
内視鏡的逆行性乳頭
　括約筋切開術……149
内視鏡的吸引粘膜切除法…132
たんのう
内視鏡的経乳頭胆嚢
　ドレナージ………152
すいかん
内視鏡的経鼻膵管
　ドレナージ………144
内視鏡的経鼻胆道
　ドレナージ………143
たんのう
内視鏡的経鼻胆嚢
　ドレナージ………143
りゅうけっさつ
内視鏡的静脈瘤結紮術…154
りゅう
内視鏡的食道静脈瘤
　硬化療法………140
はさい
内視鏡的膵石破砕術…147
内視鏡的膵胆管造影術…146
内視鏡的胆道ステント
　留置術………133
内視鏡的胆道ドレナージ…132
内視鏡的乳頭括約筋切開術…151
内視鏡的乳頭切開術…148
内視鏡的乳頭バルーン
ばくり
　拡張術………146
内視鏡的粘膜下層剥離術…150

内視鏡的粘膜切除術…142
内視鏡的分割粘膜切除術…147
内斜位………………146
内斜視………………152
ナイスタチン……307, 567
じゅうそく
内側縦束症候群　……279
じんたい
内側側副靱帯……271, 507
内側直筋………285
内側半月………280
内転………… 22, 499
内転筋………499
内毒素………152
内乳動脈………223
内反足………443
内服………533
かくらん
内分泌撹乱物質……136
しゅよう
内分泌腫瘍………145
内膜中膜複合体……223
長さ・幅・高さ……507
ナジフロキサシン…296, 567
ナチュラルキラー細胞…300
ナトリウム………293, 524
ナトリウム(部分)排泄率…161
ナノグラム………298, 531
ナノグラムパー
　ミリリットル……531
ナノメートル………531
ナノモル濃度……300, 531
ナフシリン………567
鉛………524
生ワクチン………263
ナリジクス酸……293, 566
なんこう
軟膏………313, 509, 536
軟性ダブルルーメン
　カテーテル………160

635

## な ▶▶▶ に

軟性白斑……………………409
難聴……………………200, 513

## に

ニーマン・ピック病 …302
ニコチンアミドアデニン
　ジヌクレオチド……293
ニコチン酸…………566
ニコチン酸アミド……566
二酸化炭素…………… 91
二酸化炭素排出量… 476, 528
二次救命処置………19, 32
二重エネルギー
　X線吸収法………130
二重盲検試験………110
二重濾過血漿交換 …115
二重濾過血漿分離 …115
二相性喘息反応………109
二相性陽圧呼吸…… 57
日常生活関連動作 37, 501
日常生活動作…… 22, 499
日常生活動作テスト…499
ニッケル……………524
日光蕁麻疹……………420
二頭筋長頭……………507
ニトラゼパム…… 307, 567
ニトログリセリン…305, 567
ニトロフラゾン………567
ニトロプルシド…419, 570
二分脊椎……………512
二弁置換術……………129
日本アレルギー学会…545
日本医学会…………542
日本医学教育学会……546
日本医学放射線学会…545

日本医学放射線物理学会 …543
日本医師会…………544
日本医史学会………546
日本移植学会………548
日本移植・再生医療
　看護学会…………543
日本医真菌学会……546
日本医療機器学会……546
日本医療機能評価機構…543
日本医療情報学会……542
日本医療・病院管理学会 …546
日本ウイルス学会……549
日本衛生学会………545
日本衛生動物学会……546
日本栄養・食糧学会 …547
日本疫学会…………544
日本温泉気候物理医学会…538
日本解剖学会………542
日本化学療法学会……545
日本核医学会………547
日本学術会議………550
日本家族看護学会……543
日本眼科学会………544
日本癌学会…………543
日本がん看護学会……546
日本看護医療学会……547
日本看護科学学会……543
日本看護学教育学会……542
日本看護学校協議会……544
日本看護管理学会……542
日本看護技術学会……547
日本看護教育学会……543
日本看護協会……236, 544
日本看護系学会協議会…542
日本看護系大学協議会…543

日本看護研究学会……547
日本看護診断学会……547
日本看護倫理学会……544
日本感染看護学会……549
日本感染症学会……542
日本肝臓学会………545
日本癌治療学会……545
日本緩和医療学会……548
日本気管食道科学会…543
日本寄生虫学会……547
日本救急医学会……542
日本救急看護学会……542
日本矯正医学会 ……542
日本胸部外科学会……543
日本クリティカルケア
　看護学会…………542
日本形成外科学会……548
日本外科学会………548
日本血液学会………546
日本結核病学会……548
日本血管外科学会……549
日本血栓止血学会……548
日本口腔科学会……548
日本高血圧学会……546
日本公衆衛生学会……547
日本交通医学会……543
日本呼吸器学会……545
日本呼吸器外科学会…542
日本呼吸器内視鏡学会…548
日本骨髄バンク………236
日本昏睡スケール……234
日本災害看護学会……545
日本細菌学会………545
日本産科婦人科学会…547
日本産業衛生学会……547

636

| | | |
|---|---|---|
| 日本磁気共鳴医学会 547 | 日本脊椎脊髄病学会…548 | 日本放射線腫瘍学会…543 |
| 日本耳鼻咽喉科学会…550 | 日本先天異常学会……549 | 日本保険医学会………538 |
| 日本周産期・新生児医学会 | 日本蘇生協議会………544 | 日本母性看護学会……546 |
| …………………548 | 日本大腸肛門病学会…545 | 日本麻酔科学会………545 |
| 日本集中治療医学会…546 | 日本体力医学会………547 | 日本脈管学会…………543 |
| 日本手術看護学会……544 | 日本地域看護学会……542 | 日本民族衛生学会……546 |
| 日本循環器学会………544 | 日本超音波医学会……548 | 日本免疫学会…………546 |
| 日本消化器外科学会…545 | 日本手外科学会………548 | 日本薬理学会…………544 |
| 日本消化器内視鏡学会…544 | 日本透析医学会………545 | 日本薬局方……………236 |
| 日本消化器病学会……545 | 日本糖尿病学会………544 | 日本輸血・細胞治療学会…548 |
| 日本小児科学会………544 | 日本糖尿病教育・看護学会 | 日本リウマチ学会……544 |
| 日本小児看護学会……545 | …………………542 | 日本リハビリテーション |
| 日本小児外科学会……548 | 日本動脈硬化学会……543 | 医学会……………543 |
| 日本小児循環器学会…547 | 日本東洋医学会………547 | 日本リハビリテーション |
| 日本小児神経学会……545 | 日本内科学会…………546 | 看護学会…………544 |
| 日本職業・災害医学会…547 | 日本内視鏡外科学会…545 | 日本臨床検査医学会…546 |
| 日本自律神経学会……547 | 日本内分泌学会………544 | 日本臨床細胞学会……545 |
| 日本神経学会……547, 550 | 日本乳癌学会…………543 | 日本臨床腫瘍学会……547 |
| 日本神経病理学会……547 | 日本熱傷学会…………545 | 日本臨床スポーツ医学会…545 |
| 日本人工臓器学会……545 | 日本熱帯医学会………548 | 日本臨床薬理学会……545 |
| 日本心身医学会………548 | 日本脳炎………………235 | 日本リンパ網内系学会…546 |
| 日本腎臓学会…………547 | 日本脳神経外科学会…544 | 日本レーザー医学会…546 |
| 日本心臓血管外科学会…545 | 日本脳卒中学会………548 | 日本老年医学会………544 |
| 日本腎不全看護学会…542 | 日本農村医学会………543 | ニムスチン……… 20, 552 |
| 日本人類遺伝学会……546 | 日本パーキンソン病・ | 入院…………………21, 22 |
| 日本睡眠学会…………548 | 運動障害疾患学会…549 | 乳がん………… 53, 281 |
| 日本生化学会…………543 | 日本ハンセン病学会…544 | 乳酸………………244, 522 |
| 日本整形外科学会……544 | 日本泌尿器科学会……549 | 乳酸脱水素酵素…250, 522 |
| 日本生殖医学会………548 | 日本皮膚科学会………544 | 乳児(小児)交代性片麻痺 |
| 日本精神科看護技術協会…544 | 日本肥満学会…………543 | …………………500 |
| 日本精神神経学会……548 | 日本病理学会…………547 | 乳児突然死症候群……414 |
| 日本精神保健看護学会…543 | 日本プライマリ・ケア | 乳腺刺激ホルモン……289 |
| 日本生体医工学会……546 | 連合学会…………544 | 乳糖…………………535 |
| 日本生理学会…………550 | 日本平滑筋学会………548 | 乳頭腫………………324 |
| 日本赤十字社……237, 544 | 日本法医学会…………546 | 乳頭上血管新生………306 |

637

に ▶▶▶ の

乳頭腺がん…………… 324
乳糖不耐症………… 253
ニュートン………… 531
乳房自己検査法……… 402
乳房自己検診……… 63
乳房生検………… 52
ニューモシスチス肺炎… 330
ニューヨーク心臓協会… 550
ニューヨーク心臓協会
　心機能分類………… 307
乳幼児突然性危急事態… 33
ニューロキニン……… 299
ニューロキニン１…… 300
ニューロレプト麻酔… 300
尿…………… 187, 204, 468
尿管膀胱移行部……… 469
尿管膀胱移行部狭窄症… 469
尿細管間質性腎炎…… 446
尿細管最大輸送量…… 449
尿細管性アシドーシス… 394
尿酸…………… 461, 528
尿潜血………… 463
尿素………… 461
尿素クリアランス… 463, 528
尿素窒素………… 467, 528
尿蛋白………… 467, 528
尿中アミラーゼ……… 462
尿沈渣検査………… 409
尿糖………… 468
尿道圧………… 366
尿道造影法………… 465
尿道内圧曲線………… 467
尿道膀胱撮影………… 463
尿比重………… 528
尿崩症………… 117

尿流測定………… 464, 528
尿流動態検査………… 464
尿量…………… 467, 468
尿路………… 469
尿路感染………… 469
尿路結石………… 469
任意量………… 533
妊娠…………… 412, 423
妊娠期間相当の児の大きさ
　…………… 26
妊娠期間に比べて大きい
　新生児………… 251
妊娠期間に比べて小さい
　新生児………… 411
妊娠高血圧症候群…… 341
妊娠性絨毛性疾患…… 185
妊娠性痒疹性丘疹…… 366
妊娠性ヘルペス……… 198
妊娠性疱疹………… 198
妊娠糖尿病………… 176
妊娠歴………… 172
認知行動療法……… 73, 502
認知症の行動・心理症状… 62
認定看護師……… 78, 536

ね

ネイルプレート法…… 502
ネオマイシン
　…………… 169, 300, 562, 567
ネチルマイシン… 305, 567
熱傷指数………… 57
熱傷予後指数………… 327
熱性痙攣………… 159
熱帯性痙性対麻痺…… 455
ネビラピン………… 567

ネフローゼ症候群…… 304
ネルフィナビルメシル酸塩
　…………… 298, 567
粘液がん………… 289
粘液性嚢胞腫瘍……… 271
粘膜下腫瘍………… 418
粘膜関連リンパ組織… 266
粘膜内にとどまる大腸がん
　…………… 265
年齢に応じ………… 533

の

脳アミロイド血管症… 69
脳灌流圧………… 95
脳血管疾患………… 105
脳血管障害………… 104
脳血管造影………… 70
脳血管抵抗………… 106
脳血管攣縮………… 483
脳血流量………… 73
脳腱黄色腫症………… 103
濃厚………… 534
濃厚血小板HLA……… 329
脳梗塞………… 83
脳硬膜血管吻合術…… 136
脳死………… 55
脳磁図………… 274
脳室周囲白質軟化症… 367
脳室心房短絡術……… 473
脳室造影………… 479
脳室ドレナージ……… 153
脳室内出血………… 232
脳室腹腔シャント…… 482
脳腫瘍………… 64
脳神経………… 90

の | へ | は

索引

脳神経外科集中治療部［室］…295
脳深部電気刺激……110, 503
脳性ナトリウム利尿
　ペプチド………59, 517
脳性麻痺……92, 503
脳脊髄液………101
脳脊髄膜炎………101
脳卒中………39
　〜の疑い………419
脳底動脈………51
脳電気刺激………504
脳内出血………213
脳波………137
脳腫瘍………55
嚢胞状黄斑浮腫………87
嚢胞性線維症………79
脳誘発電位………56
ノボビオシン………566
ノルアドレナリン（カテコー
　ルアミン）………292, 524
ノルフロキサシン…298, 567
ノンストレステスト…305
ノンレム睡眠………303

●●●●●● は ●●●●●●

パーキンソニズム………343
パーキンソン病………332
パーセント………533
パーセント肺活量………475
パーマイクロリットル（マイク
　ロリットル当たり）…531
パーミル………533
バー療法………52
バイオフィードバック…56
バイオマイシン………573

肺拡散能力………119
肺活量………475, 528
肺がん………247, 254
肺気腫………333
肺機能検査………336
肺機能状態尺度………336
肺胸郭コンプライアンス…518
配偶者間人工授精………29
配偶子卵管内移植………179
背屈………503
肺血管抵抗………368, 525
肺血流量………327
肺高血圧症………338
肺好酸球浸潤症候群…340
肺コンプライアンス………518
肺小細胞がん………406
肺硝子膜症………201
肺小動脈抵抗………324
肺静脈………366
胚性幹細胞………150
肺性心………93
排泄性尿路造影………493
肺塞栓症………333
肺・体血流比………372, 526
バイタルサイン………483
肺動脈………320
肺動脈圧………323, 524
肺動脈拡張終期圧………524
肺動脈血栓症………362
肺動脈血流量………372
肺動脈絞扼術………320
肺動脈収縮終期圧………524
肺動脈楔入圧
　………326, 369, 490, 524
肺動脈造影………322

肺動脈弁………366
肺動脈弁逆流症………354
肺動脈弁狭窄症………368
肺動脈弁置換術………368
肺動脈弁閉鎖症………320
梅毒血清反応………428, 527
梅毒トレポネーマ蛍光
　抗体吸収試験………170
梅毒トレポネーマ血球
　凝集反応………453, 528
肺内シャント率…372, 526
排尿筋括約筋協調不全…127
排尿筋尿道協調不全…129
排尿時膀胱尿道造影
　………272, 476
肺胞気酸素濃度………157
肺胞気酸素分圧………323
肺胞気・動脈血酸素分圧
　較差………11, 515
肺胞気・動脈血二酸化炭素
　分圧較差………11, 515
肺胞気二酸化炭素濃度…157
肺胞気二酸化炭素分圧…321
肺胞死腔量………477, 529
肺毛細管………328
肺毛細血管圧………330
肺毛細血管楔入圧………331
肺容量減少手術………264
破壊性脊椎関節症………127
バカンピシリン…52, 554
白色上皮………486
白内障………71
白内障吸引灌流装置………28
白内障嚢内摘出術………212
剥離型間質性肺炎………119

639

| | | |
|---|---|---|
| パクリタキセル<br>‥‥‥365, 460, 569, 571 | 鼻茸‥‥‥‥‥‥‥302 | バレイショ（じゃがいも） |
| パクリタキセル＋カルボ | 鼻ポリープ‥‥‥‥‥302 | デンプン‥‥‥‥534 |
| プラチン‥‥‥‥446, 571 | パニペネム・ベタミプロン | バロフロキサシン‥‥‥554 |
| パクリタキセル＋シスプ | ‥‥‥‥‥324, 567 | ハロペリドール‥200, 563 |
| ラチン‥‥‥‥452, 571 | 馬尿酸‥‥‥‥‥520 | パロモマイシン‥355, 569 |
| 白蝋病‥‥‥‥‥‥485 | バニリルマンデル酸 | 晩‥‥‥‥‥‥‥533 |
| バシトラシン・フラジオ | ‥‥‥‥‥481, 529 | 反回神経‥‥‥‥‥386 |
| マイシン‥‥‥54, 554 | ハバードタンク‥‥‥206 | パンクレオザイミン‥369 |
| 播種性血管内凝固症候群 | パパニコロウ染色‥‥‥323 | パンクレオザイミン・ |
| ‥‥‥‥‥‥‥118 | バビンスキー反射‥‥‥63 | セクレチン試験‥‥359 |
| 破傷風‥‥‥‥‥‥441 | パフォーマンスステータス | 半減期‥‥‥‥‥‥433 |
| 破傷風免疫グロブリン‥446 | ‥‥‥‥‥‥‥356 | バンコマイシン‥476, 572 |
| パスカル‥‥‥‥‥531 | ハミルトン不安(評価)尺度 | バンコマイシン耐性黄色 |
| バスキュラーアクセスイン | ‥‥‥‥‥‥‥506 | ブドウ球菌‥‥‥483 |
| ターベンション治療‥471 | ハムスターテスト‥‥‥497 | バンコマイシン耐性腸球菌 |
| パス染色‥‥‥‥‥325 | パラアミノサリチル酸 | ‥‥‥‥‥‥‥483 |
| パスタ剤‥‥‥‥326, 567 | ‥‥‥‥‥326, 567 | 瘢痕拘縮‥‥‥404, 512 |
| パズフロキサシン | パラアミノ馬尿酸‥‥‥323 | 反射‥‥‥‥‥382, 511 |
| ‥‥‥‥369, 568, 569 | バラシクロビル‥470, 572 | 反射性交感神経性ジスト |
| 長谷川式簡易知能評価 | パラチフスA‥‥‥‥320 | ロフィー‥‥‥393, 511 |
| スケール‥‥‥‥506 | パラフィン浴‥‥‥‥326 | 半消化態栄養‥‥‥114 |
| 長谷川式認知症スケール‥194 | パラミヂン‥‥‥54, 554 | 伴性遺伝性魚鱗癬‥‥‥492 |
| バソプレシン‥‥‥‥482 | バリウム‥‥‥‥‥51 | 伴性優性遺伝‥‥‥491 |
| 発育性股関節脱臼‥‥‥113 | バリウム注腸‥‥‥‥55 | 伴性劣性遺伝‥‥‥493 |
| 発育遅延‥‥‥‥‥183 | バリオチン‥‥‥483, 573 | ハンセン病‥‥‥‥192 |
| バッグバルブマスク‥‥65 | バル‥‥‥‥‥51, 554 | ハンチントン病‥‥‥193 |
| 白血球数‥‥‥‥487, 529 | バルーン下逆行性経静脈的 | 汎適応症候群‥‥‥173 |
| 白血球除去赤血球‥‥‥259 | 塞栓術‥‥‥‥‥62 | 反応性リンパ細網細胞 |
| 白血球除去療法‥‥‥247 | バルーン式心房中隔開口術 | 増殖症‥‥‥‥‥386 |
| 発達指数‥‥‥126, 504, 519 | ‥‥‥‥‥‥‥52 | 晩発性小脳皮質萎縮症‥248 |
| 発達障害‥‥‥‥‥503 | バルーン閉塞下肝動脈造影 | 反復性腹痛‥‥‥‥377 |
| 発熱性非溶血性輸血反応‥167 | ‥‥‥‥‥‥‥60 | 反復唾液嚥下テスト |
| 発熱性非溶血性輸血副作用 | バルーン閉塞下動注法‥60 | ‥‥‥‥‥393, 511 |
| ‥‥‥‥‥‥‥167 | バルガンシクロビル‥573 | 汎網膜光凝固‥‥‥355 |
| | バルプロ酸‥482, 572, 573 | 半量‥‥‥‥‥‥536 |

## ひ

|  |  |
|------|--------|
| 日 | 534 |
| ビアペネム | 57, 554 |
| ヒアリン膜症 | 201 |
| 非アルコール性脂肪肝 | 293 |
| 非アルコール性脂肪性肝炎 | 293 |
| ピーエイチ | 532 |
| ピークフロー率 | 336 |
| ピーピーエイチエム | 532 |
| ピーピーエム | 352, 532 |
| ピーピーティー | 532 |
| ピーピービー | 532 |
| 鼻咽頭がん | 302 |
| 非エステル型脂肪酸 | 296 |
| 非開胸心マッサージ | 75 |
| 非潰瘍性消化不良 | 306 |
| 皮下注射 | 403 |
| 光凝固 | 328 |
| 光刺激 | 356 |
| 非観血的整復 | 503 |
| 被虐待児症候群 | 54 |
| ビグアナイド薬 | 554 |
| 肥厚性幽門狭窄症 | 203 |
| ピコグラム | 337, 532 |
| ピコグラムパーミリリットル | 532 |
| 非細菌性咽頭炎 | 294 |
| 比最大換気量 | 524 |
| 微細脳障害症候群 | 269 |
| 皮質 | 67 |
| 微小血管減圧術 | 289 |
| 微小血管症性溶血性貧血 | 277 |

|  |  |
|------|--------|
| 微小変化型ネフローゼ症候群 | 272 |
| 微小変化群 | 270 |
| 鼻唇溝 | 300 |
| 非侵襲的陽圧換気 | 299, 303 |
| ヒス・心室時間 | 207 |
| ヒス束心電図 | 190 |
| ヒスチオサイトーシスX | 208 |
| ヒスチジン | 187 |
| ヒステリー | 208, 506 |
| 非ステロイド性抗炎症薬 | 304, 567 |
| ビスホスホネート | 554 |
| 非接触型眼圧計 | 295 |
| 非セミノーマ性胚細胞腫瘍 | 304 |
| 肥大型心筋症 | 191 |
| 非対称性緊張性頸反射 | 501 |
| 肥大性骨関節症 | 202, 506 |
| ビタミン | 470, 480 |
| ビタミンK欠乏誘導蛋白 | 342, 525 |
| ビダラビン | 40, 553 |
| 左下肢 | 254 |
| 左下腹部 | 254 |
| 左から右へ | 507 |
| 左冠動脈 | 247 |
| 左冠動脈回旋枝 | 249 |
| 左冠動脈主幹部 | 255 |
| 左冠動脈前下行枝 | 245 |
| 左鎖骨下静脈 | 261 |
| 左鎖骨下動脈 | 261 |
| 左上大静脈遺残 | 345 |

|  |  |
|------|--------|
| 左上腹部 | 262 |
| 左前斜位 | 507 |
| 左の | 512 |
| 左肺動脈 | 258 |
| 左肋骨縁 | 507 |
| 鼻・胆道チューブ | 294 |
| 非蛋白性窒素 | 524 |
| 非チアノーゼ性先天性心疾患 | 294 |
| 鼻中隔彎曲症 | 127 |
| ピック病 | 332 |
| 必須アミノ酸 | 131 |
| 必要エネルギー消費量 | 442 |
| 必要なら | 536 |
| 必要に応じ | 535 |
| 非定型抗酸菌症 | 45 |
| ヒト下垂体性ゴナドトロピン | 203 |
| ヒト下垂体性腺刺激ホルモン | 203 |
| ヒト顆粒球コロニー刺激因子 | 198 |
| 非特異性尿道炎 | 305 |
| ヒト絨毛性甲状腺刺激ホルモン | 191 |
| ヒト絨毛性ゴナドトロピン | 191, 521 |
| ヒト絨毛性ゴナドトロピンβ分画コア定量 | 57, 517 |
| ヒト絨毛性ソマトマモトロピン | 191 |
| ヒト上皮細胞増殖因子受容体2型 | 196, 521 |
| ヒト心臓由来脂肪酸結合蛋白 | 197, 521 |

| ひ ▶▶▶ ひ |

ヒト心房性ナトリウム
　利尿ペプチド…188, 520
ヒト成長ホルモン……198
ヒト胎盤性ラクトゲン
　……………………203, 521
ヒトT細胞白血病ウイルス
　……………………206, 521
ヒトT細胞白血病ウイルス
　Ⅰ型関連脊髄症 ……188
ヒト乳頭腫ウイルス…204
ヒト白血球抗原…200, 521
ヒトプロラクチン……203
ヒト閉経期ゴナドトロピン
　…………………………201
ヒト免疫不全ウイルス
　……………………199, 521
ヒドロキシウレア…208, 563
ヒドロキシカルバミド
　……………207, 208, 563
ヒドロキシ尿素…207, 563
ヒドロキシメチルグルタ
　リル補酵素Ａ………201
ヒドロクロロチアジド
　……………………191, 563
皮内注射………………216
非内分泌性低身長症…296
泌尿器科………………468
被嚢性腹膜硬化症……148
ビノレルビン……481, 573
比肺活量………………528
非配偶者間人工授精…28
ピバンピシリン…367, 569
非必須アミノ酸………296
非糜爛性胃食道逆流症…296
皮膚移植………………410
皮膚炎…………………113

皮膚科…………………114
皮膚筋炎………………121
皮膚結節性多発性動脈炎
　…………………………348
皮膚試験………………426
皮膚電気抵抗…………151
皮膚粘膜眼症候群……272
皮膚粘膜リンパ節関節炎…271
ピブメシリナム…346, 568
鼻閉……………………302
非閉塞性腸間膜梗塞…302
ピペミド酸………351, 568
ピペラシリン……341, 568
非ホジキンリンパ腫…299
ピマリシン………347, 568
びまん性糸球体腎炎…115
びまん性軸索損傷……109
びまん性増殖性
　ループス腎炎………125
びまん性大細胞型
　Ｂリンパ腫…………120
びまん性特発性骨増殖症
　……………………119, 503
びまん性脳損傷………110
びまん性肺胞出血……109
びまん性肺胞障害……109
びまん性汎細気管支炎…124
びまん性表層角膜炎…241
肥満低換気症候群……312
非免疫性胎児水腫……299
百日咳 ………………335
ヒュー・ジョーンズ分類…200
秒………………………532
病院……………………203
病院情報システム……199

標準失語症検査…416, 513
標準体重………………211
標準ブドウ糖負荷試験…412
標準偏差………………407
標準模擬患者…………420
表層角膜移植…………254
病棟……………………487
病理学…………………326
病歴…………………81, 208
日和見感染症…………313
ピラジナミド……369, 569
ピラルビシン……445, 571
糜爛……………………148
ビリルビン………57, 517
非淋菌性尿道炎………298
鼻涙腺反射……………300
ヒルシュスプルング病…205
ピルビン酸……………526
ビルロートⅠ法………50
ビルロートⅡ法………50
ピロミド酸………320, 567
ピロリン酸カルシウム二
　水和物………………95
ピロリン酸カルシウム二
　水和物結晶沈着症…95
ビンクリスチン…476, 573
ビンクリスチン＋アクチ
　ノマイシンＤ＋シクロ
　ホスファミド…470, 572
ビンクリスチン＋アドリアマイ
　シン＋イホスファミド＋アク
　チノマイシンＤ …471, 572
ビンクリスチン＋アドリ
　アマイシン＋デキサメ
　タゾン………471, 572

ビンクリスチン＋カルムスチン
（BCNU）＋アドリアマイシン＋
プレドニゾロン …474, 572
ビンクリスチン＋カルムスチ
ン（BCNU）＋メルファラン
＋シクロホスファミド＋プ
レドニゾロン …475, 572
ビンクリスチン＋シクロホスファ
ミド＋アドリアマイシン＋プ
レドニゾロン ……476, 572
ビンクリスチン＋ドキソルビ
シン（アドリアマイシン）＋
プレドニゾロン＋エトポシ
ド＋シクロホスファミド＋
ブレオマイシン…472, 572
ビンクリスチン＋メルファラ
ン＋シクロホスファミド＋
プレドニゾロン …481, 573
品質管理………………370
ビンデシン………477, 573
ビンデシン＋シスプラチン（プ
ラチノール）……482, 573
ビンブラスチン
………474, 480, 572, 573
ビンブラスチン＋イホス
ファミド＋シスプラチ
ン＋メスナ……478, 573
頻脈…………………435

ふ

ファーベルテスト……156
ファイバー気管支鏡検査…159
ファラド…………530
ファロー四徴症 443, 451
ファロペネム……169, 562

不安尺度………………267
不安定狭心症………462
不安定ヘモグロビン症…465
不安定膀胱…………468
フィート…………530
フィッシュバーグ濃縮試験
………………165
フィブリノーゲン…158, 519
フィブリン…………158
フィブリン・フィブリノー
ゲン分解産物…160, 519
フィラデルフィア染色体…338
フィルムバッジ……158
封入体…………210
封入体筋炎…………210
封入体性結膜炎……211
フェイススケール…169
フェニトイン……339, 568
フェニルアラニン…339
フェニルケトン尿症…343
フェネチシリン……568
フェノール・亜鉛華リニメント
（カチリ）…107, 534, 559
フェノールスルホンフタレ
イン排泄試験 …358, 525
フェノキシプロピルペニシリン
（プロピシリン）…352, 569
フェノキシベンザミン
………………350, 568
フェノバルビタール
………………327, 568
不応性貧血…………375
フォリン酸＋フルオロウラ
シル＋オキサリプラチン
………………167, 562

フォン・ヴィルブランド
因子………………485
フォン・ヴィルブランド病
………………485
不快指数………………117
不感蒸泄………………233
不完全右脚ブロック…228
不完全左脚ブロック…223
不完全奏効…………228
腹圧性尿失禁………428
腹囲……17, 498, 499
腹会陰式直腸切断術… 39
腹腔鏡下総胆管切石術…248
腹腔鏡下胆嚢摘出術
………………245, 247, 261
腹腔鏡下膣式子宮全摘術
………………246
腹腔鏡下マイクロ波
凝固療法………255
腹腔鏡検査………245
腹腔鏡手術………260
腹腔鏡補助下幽門側
胃切除術………245
腹腔静脈短絡術………368
腹腔動脈造影…… 67
腹腔内温熱灌流法…227
腹腔内注射………227
副交感神経系………349
副甲状腺機能亢進症…204
副甲状腺摘出術………365
副甲状腺ホルモン…363, 525
副甲状腺ホルモン
関連ペプチド………363
複合性局所疼痛症候群… 98
副作用…………………409

643

| | | |
|---|---|---|
| 腹式子宮全摘術… 45, 436 | 不適合溶血性輸血(病)… 221 | フリードマン反応…… 169 |
| 副腎髄質……………… 22 | 不当軽量児………… 251 | ブリックテスト……… 422 |
| 副腎性器症候群……… 27 | ブドウ糖………… 180 | プリン体…………… 366 |
| 副腎皮質…………… 22 | ブドウ糖・インスリン・ | フルオレセイン蛍光眼底 |
| 副腎皮質機能不全…… 18 | カリウム療法……… 179 | 造影法…………… 155 |
| 副腎皮質刺激ホルモン | ブドウ糖・インスリン療法… 178 | フルオロウラシル+アドリアマイ |
| ………………… 20, 515 | ブドウ糖液………… 129 | シン(ドキソルビシン)+シク |
| 副腎皮質刺激ホルモン | ブドウ糖食塩液…… 126 | ロホスファミド …157, 561 |
| 放出因子……… 97 | ブドウ糖生理食塩液… 123 | フルオロウラシル+アドリア |
| 副腎皮質刺激ホルモン | ブドウ糖チャレンジ試験… 176 | マイシン+シスプラチン |
| 放出ホルモン……… 97 | ブドウ糖負荷試験…186, 520 | (プラチノール)…158, 562 |
| 副腎皮質ホルモン…… 18 | 部分荷重………368, 510 | フルオロウラシル+アドリアマ |
| 副鼻腔炎…………… 142 | 部分奏効………… 354 | イシン(ドキソルビシン)+マ |
| 副鼻腔気管支症候群…403 | 部分的肺静脈還流異常… 324 | イトマイシンC …157, 561 |
| 腹部……………… 14 | 部分的脾動脈塞栓術… 357 | フルオロウラシル+アドリアマ |
| 腹部X線撮影……… 14 | 部分トロンボプラスチン | イシン(ドキソルビシン)+メ |
| 腹部食道…………… 23 | 時間………365, 525 | トトレキサート …157, 561 |
| 腹部大動脈瘤……… 11 | 不飽和鉄結合能……… 466 | フルオロウラシル+エピ |
| 腹部超音波………… 46 | 不明熱…………… 171 | ルビシン+シクロホス |
| 腹部の……………… 14 | プライマリーケア…… 328 | ファミド ………161, 562 |
| 腹壁反射…………… 501 | プライマリーヘルスケア… 339 | フルオロウラシル+エピ |
| 複方……………… 534 | フラジオマイシン…300, 567 | ルビシン+マイトマイ |
| 腹膜透析…………… 332 | ブラジキニン………… 58 | シンC ………161, 562 |
| 服用せよ………428, 536 | プラスミノゲン活性化 | フルオロウラシル+シスプ |
| 浮腫……………… 131 | 阻害因子1 ……323, 524 | ラチン(プラチノール) |
| 浮腫・蛋白尿・高血圧 … 146 | プラスミン………… 344 | ………………168, 562 |
| ブシラミン……… 65, 554 | ブラゼルトン新生児 | フルクロキサシリン…565 |
| 不随意運動………… 232 | 行動評価尺度……… 59 | フルコナゾール…166, 562 |
| ブスルファン(マブリン) | フラビンアデニンジヌク | フルシトシン……159, 562 |
| …………63, 65, 554 | レオチド………157, 561 | ブルリフロキサシン |
| 不整脈……………… 68 | プラリドキシム…323, 567 | ………………365, 569 |
| 不整脈原性右室異形成症… 42 | ブラロック・タウシグ | ブレオマイシン… 58, 554 |
| 付属器……………… 21 | 短絡術…………… 64 | ブレオマイシン+イホスファ |
| 付属器炎…………… 21 | ブランド・ホワイト・ガー | ミド+シスプラチン(プラ |
| プチマル…………… 345 | ランド症候群……… 66 | チノール)……… 57, 554 |

ブレオマイシン+エトポシド+シスプラチン（プラチノール）…… 56, 554
ブレオマイシン+シクロホスファミド+アクチノマイシンD … 54, 554
ブレオマイシン+ビンクリスチン（オンコビン）+マイトマイシンC+シスプラチン（プラチノール）… 60, 554
ブレストケアナース… 54
プレドニゾロン
……………357, 568, 569
プレドニン併用ブドウ糖
負荷試験……………337
フレロキサシン…166, 562
フレンチサイズ
……………155, 168, 530
フローボリューム曲線…171
プロカインアミド…320, 567
プロカルバジン…331, 568
プロカルバジン+ニムスチン+ビンクリスチン…326, 568
プログラム細胞死……328
プロゲステロン………319
プロスタグランジン…337
プロスタグランジンI2…337
プロスタグランジンE1（アルプロスタジルアルファデクス）……………568
プロスタグランジンE2（ジノプロストンベータデクス）………………568
プロスタグランジンF2α（ジノプロスト）……568

プロタミン亜鉛インスリン
………………369, 569
プロチオナミド………569
プロテインC……328, 525
プロトロンビン時間…359, 525
プロトロンビン時間国際
標準比……………363
プロトンポンプ阻害薬
………………352, 569
プロピシリン…………352
プロピルチオウラシル
………………365, 569
ブロムサルファレイン
排泄試験……… 64, 517
ブロムチモールブルー… 64
フロモキセフ……166, 562
プロラクチン…355, 525
プロラクチン放出因子…355
プロラクチン抑制因子…341
プロラクチン抑制ホルモン
………………………341
分岐鎖アミノ酸……… 54
文献………………382
分時換気量…289, 523
文章完成テスト……406
フンジン酸…………561
分層植皮術………427, 428
分娩監視装置………310
分娩後出血…………352
分娩室………………260
分娩予定日…………136
粉末…………365, 535

### へ

平滑筋………………417

平均…………………48
平均血圧……………270
平均赤血球ヘモグロビン
濃度……………271, 523
平均赤血球ヘモグロビン量
………………271, 523
平均赤血球容積…273, 523
平均動脈圧………266, 267
平均尿流率…………370
平均肺動脈圧………283
平均流量率…………276
閉経後症候群………347
へいこう
平衡塩類溶液………… 64
米国疾病管理予防センター
………………… 76, 538
米国性病研究所テスト…477
へいそく
閉塞型睡眠時無呼吸症候群
………………………317
へいそくせいおうだん
閉塞性黄疸……………313
へいそくせいけっせん
閉塞性血栓性血管炎…437
へいそく
閉塞性細気管支炎…… 60
へいそく
閉塞性動脈硬化症…… 43
へいそく
閉塞性肥大型心筋症…202
ペースメーカー………345
ペーハー………………532
ベカナマイシン… 31, 552
ペグ・インターフェロン
………………334, 568
ベクトル心電図………476
ベクレル…………62, 529
ベクロニウム……474, 572
ベスタチン………64, 554
ヘスパンダー…………197
ヘタシリン……………563
ベックうつ病尺度… 55, 501

645

## へ ▶▶▶ ほ

ペニシリン感受性肺炎菌…358
ペニシリン系抗生物質…568
ペニシリン耐性肺炎球菌…356
ペニシリン低感受性
　肺炎球菌…………………341
ペニシリンV…………………568
ヘノッホ・シェーンライン
　紫斑病………………………206
ヘパプラスチンテスト…204
ヘパリン加新鮮血液…203
ペプシド………………………482
ペプロマイシン…335, 568
ヘマトキシリンエオジン
　………………………………195
ヘマトクリット値
　………………………191, 206, 521
ヘモグロビン…189, 521
ヘモグロビンエーワンシー
　………………………189, 521
ヘリコバクターピロリ…203
ヘルツ………………208, 530
ベル麻痺………………………61
ベロ毒素………………………484
ベロ毒素産生大腸菌…484
便………………………………426
辺縁顆粒 球プール …277
変形性関節炎…108, 503
変形性関節症……308, 508
変形性脊椎症…………512
ベンザルコニウム… 51, 553
ベンジルペニシリン…329, 568
ベンジルペニシリン
　ベンザチン…110, 559
ベンス・ジョーンズ蛋白
　………………………58, 517

便潜血検査……………167
ベンゾジアゼピン… 66, 555
ベンダー・ゲシュタルト
　テスト…………… 56, 502
ペンタマイシン…349, 568
便通……………………………58
扁桃周囲膿瘍…………360
扁桃体…………………………33
ベントン視覚記銘検査…502
扁平円柱上皮接合部…406
扁平上皮がん…………404
扁平上皮がん関連抗原
　………………………404, 527
片麻痺…………………196
片麻痺性片頭痛………201
ヘンリー………………530
ヘンレ係蹄……………256

### ほ

縫合……………………428
膀胱……………………463
膀胱鏡…………………99
膀胱頸部拘縮……………59
膀胱腫瘍………………64
方向性冠動脈粥腫切除術
　………………………………111
膀胱造影………………80
芳香族アミノ酸…………11
膀胱内圧検査……………88
膀胱尿管逆流…………484
膀胱尿道造影…………104
ホウ酸亜鉛華軟膏（ボチ）
　………………………66, 534
傍糸球体細胞…………235
傍糸球体装置…………235

房室結節…………………48
房室結節リエントリー性
　頻拍…………………………48
房室接合部性期外収縮
　………………………236, 343
房室ブロック……………47
放射性アレルゲン吸着試験
　………………………………377
放射性受容体測定法…392
放射性同位元素（ラジオア
　イソトープ）…385, 526
放射性免疫吸着試験…386
放射性ヨード摂取試験…376
放射線学的診断…375
放射線効果……………392
放射線療法……………394
放射標識免疫測定法…385
胞状奇胎………………283
疱疹状皮膚炎…………115
傍正中橋毛様体………353
包帯交換………………111
乏突起膠腫……………311
補完・代替療法…………70
北米看護診断協会…293, 549
保健師…………339, 537
歩行可…………………315
ホジキン病……………193
ポジトロンエミッションコン
　ピュータ断層撮影……334
ポジトロンエミッション
　断層撮影………………336
母指内転筋……………499
母子保健………………271
補助調節換気……………21
ホスアンプレナビル…562

646

## ほ ▶▶▶ ま

ホスフルコナゾール
　　…………………162, 562
ホスホジエステラーゼ…332
ホスホマイシン…167, 562
補体結合反応…………518
母体胎児集中治療部[室]
　　………………………276
勃起障害…………………136
発作性上室頻拍………359
発作性心室頻拍………368
発作性心房頻拍………326
発作性夜間血色素尿症…348
発作性夜間呼吸困難…348
発作性夜間ヘモグロビン
　尿症……………………348
発作の…………………509
発赤所見………………380
ホットパック…………506
骨と関節………………502
母斑細胞母斑…………295
ホモバニリン酸…207, 521
ポリアミド……………320
ポリープ………………349
ポリープ状嚢胞性胃炎…175
ポリ塩化ビニル………367
ボリコナゾール………573
ホリナートカルシウム
　　…………………263, 565
ポリペプチド系抗生物質
　　………………………568
ポリミキシンB…344, 568
ポリメラーゼ連鎖反応…330
ホルター心電図………202
ボルト…………………532
ホルモン補充療法……205

本態性血小板血症……152
本態性高血圧症………139
本態性振戦……………152
ポンド…………………530

## ま

マーフ…………………275
毎朝………………370, 535
マイクログラム…277, 531
マイクログラムパー
　デシリットル…………531
マイクロ波凝固療法…272
マイクロメートル……531
マイコバクテリウム・アビウ
　ムコンプレックス……266
マイコプラズマ肺炎…284
毎食間………………495, 536
マイトジェン因子……275
マイトマイシン…278, 565
マイトマイシンC…280, 566
マイトマイシンC＋イホス
　ファミド＋シスプラチン
　　…………………278, 565
マイトマイシンC＋フルオ
　ロウラシル＋シタラビン
　　…………………275, 565
毎日………………534, 535
毎晩……………………535
毎分換気量……………478
毎分吸気量……………480
毎分呼吸量……………287
前………………………500
マクギル痛み質問票…285
膜性糸球体腎炎………277
膜性腎症………………282

膜性増殖性糸球体腎炎…284
マグネシウム……276, 523
マクロファージ………283
マクロファージコロニー
　刺激因子………………272
マクロファージ遊走阻止
　因子……………………278
マクロファージ遊走阻止
　試験……………………278
マクロライド系抗生物質
　　………………………566
麻疹・風疹ワクチン…285, 562
麻疹・流行性耳下腺炎・風疹
　混合ワクチン…281, 566
麻酔後回復室…………322
麻酔の前投薬…………354
マスト細胞……………270
末期腎臓病……………151
末期腎不全……………151
マックバーニー点……270
末梢血幹細胞移植……327
末梢血幹細胞採取……327
末梢骨用定量CT　……354
末梢静脈栄養…………352
末梢神経系……………349
末梢神経障害…………349
末梢性肺動脈狭窄　……353
末梢挿入中心静脈
　カテーテル……………340
末梢動脈疾患…………322
末節骨…………………504
まで……………………533
マブリン…………………63
マロリー・ワイス症候群
　　………………………291

**索引**

647

## ま ▶▶▶ み

マンガン………523
満期正常経腟分娩……171
満期正常自然分娩……170
満期正常分娩……170
慢性炎症性脱髄性
　多発神経症…… 84, 503
慢性活動性肝炎……70
慢性化膿性中耳炎……314
慢性肝炎……81
慢性肝疾患……86
慢性肝性脳症……82
慢性冠動脈完全閉塞……103
慢性気管支炎……72
慢性好酸球性肺炎……78
慢性好中球性白血病……78
慢性硬膜下血腫……101
慢性呼吸器疾患……97
慢性呼吸不全……97
慢性骨髄性白血病……88
慢性骨髄増殖性疾患……89
慢性糸球体腎炎……80
慢性進行性ミエロパチー……503
慢性腎臓病……85
慢性心不全……82
慢性腎不全……97
慢性胆汁性肝炎……74
慢性中耳炎……91
慢性特発性腸管
　仮性閉塞症……84
慢性肉芽腫症……80
慢性肺気腫……94
慢性肺疾患……86
慢性非活動性肝炎……84
慢性非化膿性破壊性胆管炎
　………90

慢性疲労症候群………80
慢性複雑性腎盂腎炎……75
慢性副鼻腔炎……241
慢性腹膜透析……94
慢性閉塞隅角緑内障……69
慢性閉塞性肺疾患……91, 92
慢性リンパ性白血病……86
マンモグラフィー……266

## み

ミエロペルオキシダーゼ
　………284
ミオグロビン……269, 523
ミカファンギン……271, 565
ミカマイシン……279, 566
右下肢……511
右下部……511
右冠動脈……379
右鎖骨下動脈……393
右上肢……512
右上中葉切除……395
右上部……512
右上腹部……395
右前斜位……511
右側臥位……511
右中外側……511
右の……511
右肺動脈……391
ミクロノマイシン……272, 565
ミコナゾール……273, 565
ミコフェノール酸
　モフェチル……280, 566
未熟児……340
未熟児網膜症……390
水（常水）……533

未然型乳幼児突然死症候群
　………304
密封法……535
密封療法……311
ミデカマイシン……273, 565
ミトキサントロン……278, 566
ミネソタ多面人格テスト
　………281, 508
ミノサイクリン……278, 565
未分化がん腫……464
耳・鼻・咽喉……145
脈圧……351
脈拍……319
脈拍数……354
脈絡膜新生血管……90
脈絡膜剥離……76
ミュンスター式踝部下腿
　義足……238
ミラー・アボット管……268
ミリオスモル……531
ミリグラム………276, 531
ミリグラムパー
　デシリットル……531
ミリグラムパーリットル
　………531
ミリ当量……274, 531
ミリ当量/リットル
　………274, 531
ミリメートル……531
ミリモル……280, 531
ミリリットル……279, 531
ミルウォーキーブレース
　………269
ミルクアルカリ症候群……268
ミロキサシン……566

648

## む

| | |
|---|---|
| 無害性心雑音 | 224 |
| 無菌室 | 54 |
| 無呼吸指数 | 28 |
| 無呼吸・低換気指数 | 27, 516 |
| ムコ多糖症 | 285 |
| 無酢酸透析 | 25 |
| 無症候性キャリア | 42 |
| 無症候性細菌尿 | 16 |
| 無症候性心筋虚血 | 417 |
| 無毒性量 | 302 |
| ムピロシン | 289, 566 |
| 無脈性電気活動 | 334 |
| 無抑制収縮 | 466 |
| ムンテラ | 288 |

## め

| | |
|---|---|
| 迷走神経刺激法 | 481 |
| メートル | 531 |
| メープルシロップ尿症 | 288 |
| メサンギウム性増殖性糸球体腎炎 | 284 |
| メシリナム | 566 |
| メシル酸デフェロキサミン | 115, 559 |
| メシル酸ネルフィナビル | 298, 567 |
| メズロシリン | 566 |
| メタサイクリン | 566 |
| メチオニン | 275 |
| メチシリン感受性黄色ブドウ球菌 | 288 |
| メチシリン耐性黄色ブドウ球菌 | 286 |

| | |
|---|---|
| メチシリン耐性表皮ブドウ球菌 | 287 |
| メッセンジャー RNA | 286 |
| メッセンジャーリボ核酸 | 286 |
| メトトレキサート | 289, 566 |
| メトトレキサート大量療法 | 194 |
| メトトレキサート+ビンブラスチン+ドキソルビシン+シスプラチン | 289, 566 |
| メトヘモグロビン | 275 |
| メドロキシプロゲステロンアセテート | 283, 566 |
| メニエール症候群 | 287 |
| メラニン細胞刺激ホルモン | 287 |
| メルファラン | 258, 284, 565, 566 |
| メルファラン+プレドニゾロン | 283, 566 |
| メロペネム | 274, 565 |
| 免疫芽球性リンパ節症 | 210 |
| 免疫学的便潜血検査 | 218 |
| 免疫活性インスリン | 229, 522 |
| 免疫グロブリン | 219 |
| 免疫グロブリンE | 219, 522 |
| 免疫グロブリンA | 219, 522 |
| 免疫グロブリンM | 220, 522 |
| 免疫グロブリンG | 220, 522 |
| 免疫グロブリンD | 219 |
| 免疫蛍光法 | 218 |
| 免疫不全 | 216 |
| 免疫放射定量測定法 | 229 |

| | |
|---|---|
| 免荷 | 306, 508 |

## も

| | |
|---|---|
| 毛細(血)管 | 67 |
| 毛細血管充填時間 | 98 |
| 網状赤血球 | 383, 526 |
| 盲腸 | 67 |
| 網膜黄斑 | 494 |
| 網膜芽細胞腫 | 378 |
| 網膜色素上皮 | 391 |
| 網膜色素上皮剝離 | 391 |
| 網膜色素変性症 | 113 |
| 網膜出血 | 384 |
| 網膜上膜 | 149 |
| 網膜静脈分枝閉塞症 | 62 |
| 網膜前線維増殖症 | 285 |
| 網膜中心静脈閉塞症 | 98 |
| 網膜中心動脈閉塞症 | 96 |
| 網膜電図 | 149 |
| 網膜動脈分枝閉塞症 | 62 |
| 網膜剝離 | 381 |
| 毛様細胞白血病 | 191 |
| 網様体賦活系 | 377 |
| モーズレイ性格検査 | 284, 508 |
| モキシフロキサシン | 565 |
| モノアミン酸化酵素 | 267 |
| モノアミン酸化酵素阻害薬 | 267, 565 |
| モヤモヤ病 | 280 |
| モル | 283, 531 |
| 問診 | 35 |
| 問題志向型システム | 350 |
| 門脈 | 366 |
| 門脈圧 | 367 |

## も ▶▶▶ ら

門脈圧亢進症…………339
門脈下大静脈吻合術…331
門脈大動脈シャント…331
門脈内腫瘍塞栓………368

### や

ヤード…………………533
夜間腹膜透析…………302
薬剤師…………………537
薬剤性大腸炎…………118
薬剤耐性………………374
薬事・食品衛生審議会…550
薬物血中濃度モニタリング
………………………440
薬物有害反応…………23
ヤグレーザー…………494
矢田部・ギルフォード
　性格検査……………494

### ゆ

ユーエフティ＋マイト
　マイシンC……464, 572
夕方……………………533
有効服用量……………136
優性栄養障害性表皮水疱症
………………………113
誘発筋電図……………137
誘発反応聴力検査……148
幽門狭窄症……………357
幽門側部分胃切除術…125
幽門輪温存胃切除術…351
幽門輪温存膵頭十二指腸
　切除術………………353
遊離サイロキシン…170, 520
遊離脂肪酸…162, 464, 520

遊離トリヨードサイロニン
………………………170, 520
遊離ヘモグロビン……164
輸血……………………64
輸血関連移植片対宿主病…436
輸血関連急性肺障害…454
輸血後肝炎……………363
油中水滴型……………489
ユニット………………532
ユニットパーミリリットル…532
ユニットパーリットル…532
ユニバーサル・
　プリコーション……467
ユビキノン……………371
指鼻（試験）…………505
指鼻指（試験）………505

### よ

溶液……………………420
ヨウ化カリウム…240, 564
溶血性尿毒症症候群…207
溶血性輸血反応………207
溶血性輸血副作用……207
養子免疫療法…………30
用手補助下腹腔鏡下手術…188
羊水……………………24
羊水過度吸引症候群…266
羊水指標………25, 516
羊水塞栓症……………25
腰髄の…………………243
羊水量…………………25
容積……………………482
腰仙椎装具……………507
腰椎クモ膜下腔・
　腹腔短絡術…………259

腰椎穿刺…………257, 507
腰椎穿刺後頭痛………344
腰椎多数回手術例……282
腰椎椎間板ヘルニア
………………………250, 507
腰椎の…………………243
腰痛……………247, 507
腰部脊柱管狭窄症
………………………261, 507
用法……………………535
用量……………108, 124
容量減少手術…………483
翌日……………………534
翼状片…………………363
抑制ホルモン…………221
横………………………514
予後栄養指数…………348
予備吸気量……………229
予備呼気量……………150
夜………………………535

### ら

来院時心肺停止………93
来院直後心肺停止……93
ライム病………………249
ラウンド・ザ・クロック療法
………………………394
ラ音……………………384
裸眼視力………………306
ラジアン………………532
ラジオ波………………383
ラジオ波焼灼術………384
ラタモキセフ……255, 564
ラテックスアレルギー…244
ラテックス凝集反応…246

ラテックス粒子凝集試験
·················258
ラド··············532
ラドン············387
ラニムスチン·····272, 565
ラミブジン·········571
ラム値············532
ラリンジアルマスク
エアウェイ·······255
卵円孔開存·········336
卵円窓············318
卵黄嚢腫瘍·········494
卵管結紮···········447
卵管采癒着·········336
卵細胞質内精子注入法···214
乱視·············· 42
乱視矯正角膜切開術··· 30
卵巣過剰刺激症候群···313
卵巣がん···········309
ランダム化比較試験···380
卵胞刺激ホルモン···170, 520
卵胞刺激ホルモン
放出ホルモン·······169

••••••••• り •••••••••

リーメンビューゲル装具
·············378, 511
リウマチ··········511
リウマチ因子
·········383, 511, 526
リウマチ因子テスト···378
リウマチ性疾患·······511
リウマチ性心疾患·····385
リウマチ性多発筋痛症···346
リウマチ熱·········383, 511

理学療法（士）
·········360, 510, 537
リケッチア·········374
リコール···········254
離床············315
リストセチン·········569
理想体重·········211
リゾチーム·········264
離脱症候群·········488
離断性骨軟骨炎···310, 508
リチペネムアコキシル···569
リットル···········530
リトナビル·······394, 569
リニメント剤·········253
リネゾリド·······264, 565
リハビリテーション···511
リピオドール動脈塞栓術
·················259
リビドマイシン·······565
リファブチン·········569
リファンピシン···384, 569
リボ核酸···········387
リボ核蛋白·········388
リボスタマイシン···393, 569
リボソームリボ核酸···392
リボ多糖···········259
リボ蛋白·········258
リボ蛋白分解酵素·····259
リポトロピン·········259
隆起性皮膚線維肉腫···115
流行性角結膜炎·····140
硫酸亜鉛混濁試験···497, 529
硫酸フラジオマイシン
·············169, 562
粒子線励起X線分光法··· 343

流体減衰反転回復······165
流量気量曲線·········171
量·············370
両眼············308
両脚ブロック········· 53
量支持換気·········484
両室肥大··········· 65
両心室の··········· 65
両心室補助人工心臓··· 65
良性前立腺肥大症······ 61
良性乳房疾患·········· 53
良性発作性頭位めまい症
················· 61
両側の··········502
両側肺門リンパ節腫脹··· 57
両側卵巣卵管切除術··· 63
両大血管右室起始症···124
両大血管左室起始症···124
量調節換気·········476
緑内障············180
リン·········319, 524
淋菌············174
淋菌性尿道炎·········186
リンコマイシン···248, 564
リンコマイシン系
抗生物質·········564
リン脂質·········525
淋疾後尿道炎·········337
臨床栄養士·········536
臨床検査技師
·········288, 536, 537
臨床工学技士·····536, 537
臨床心理士·········536
臨床病理検討会······· 93
リンパ球·······264, 523

651

## り ▶▶▶ わ

リンパ球刺激試験……261
リンパ球除去療法……249
リンパ球浸潤胃がん……174
リンパ性間質性肺炎……254
リンパ節……256
リンパ節転移……256
リンパ脈管平滑筋腫症……245
淋病……182

### る

涙囊鼻腔吻合術……112
涙膜破壊時間……65
ループス腎炎……256
ルーメン……255, 530
ルーワイ吻合術……396
ルクス……530

### れ

レアル分類……381
レイノー症候群……392
レイノー病……381
レーザー角膜層間切開術
……246
レーザー屈折矯正角膜
切除術……355
レーザー虹彩切開術……253
レーザー線維柱帯形成術……262
レギュラーインスリン
……385, 569
レギュラーベベル……378
レシチンコレステロールア
シルトランスフェラーゼ
……247, 522
レシチン/スフィンゴミエ
リン比……260, 523

レジン充填……384
レストレスレッグ症候群
……387
レセプト……390
レチノール当量……381, 532
裂孔原性網膜剝離……392
レトロウイルス……383
レナンピシリン……245, 564
レニン・アンジオ
テンシン系……377
レビー小体型認知症……120
レビー小体病……120
レボドーパ……250, 564
レボフロキサシン……263, 565
レム……382, 532
レム睡眠……382
連鎖球菌……427
レンズ核線条体動脈……261
連続円形破囊術……74
レンチナン……256, 565
レントゲン……532

### ろ

ロイコトリエン……262
ロイコマイシン（キタサマ
イシン）……255, 564
ロイシン……243
ロイシンアミノ
ペプチダーゼ……245, 522
労作時息切れ……124, 402
労作時呼吸困難……124
労作性狭心症……131, 132
老視……354
老人性円板状黄斑変性症
……408

老人性角化症……415
老人性認知症……407, 512
老人(性)の……512
老年性記憶障害……498
老年の……512
ローション剤……257
ロータブレーター……362
ロールシャッハテスト…390
ロキシスロマイシン
……396, 569
ロキタマイシン……386, 569
肋膜……344
肋骨縁……506
肋骨横膈膜角……93, 503
肋骨脊柱角……104, 503
ロピナビル・リトナビル
……259, 565
濾胞性リンパ腫……165
ロメフロキサシン……251, 564
ロラカルベフ……564
ロリテトラサイクリン…569

### わ

ワーラー・ローズ試験 …490
ワイル・フェリックス反応
……488
ワクチン関連麻痺性ポリオ
……472
ワクチン有効率……478
ワッセルマン反応…486, 490
ワット……532
ワルファリン……488, 573

## ● 参考文献

『医学大辞典』(南山堂)
『学生のためのカレントメディカルイングリッシュ』(飯田恭子／医学書院)
『カタカナでわかる医療英単語』(飯田恭子／医学書院)
『看護学学習辞典』(大橋優美子ほか監修／学習研究社)
『看護学大辞典　第5版』(メヂカルフレンド社)
『看護技術実習ガイド1 基礎看護技術　第2版』(岡崎美智子編著／メヂカルフレンド社)
『救急看護アセスメントマップ』(寺師榮監修／日総研)
『基礎からわかる病理学』(浅野重之／ナツメ社)
『系統看護学講座 老年看護学』(中島紀恵子ほか／医学書院)
『最新看護用語辞典』(最新看護用語辞典編集委員会／メヂカルフレンド社)
『実践的看護マニュアル 共通技術編 改訂版』(川島みどり編著／看護の科学社)
『循環器疾患ナーシング』(瀬戸信二編集／医学書院)
『新看護学9　成人看護〔1〕成人看護総論　呼吸器　循環器　消化器』
　(半田俊之介ほか／医学書院)
『人体の構造と機能』(エレイン N.マリーブ,R.N.,Ph.D.／医学書院)
『ステッドマン医学大辞典』(ステッドマン医学大辞典編集委員会／メジカルビュー社)
『注射・点滴エラー防止，JNNスペシャル2001 DEC.70』(川村治子編著／医学書院)
『使いやすい　すぐ引ける　看護・医学　略語・用語ガイドブック』
　(飯田恭子監修／医学芸術社)
『ナース・看護学生のための　臨床略語辞典』(北里大学病院看護部編／学習研究社)
『ナース・コメディカルのためのカルテ用語ハンドブック』(奈良信雄／南江堂)
『ナースのための早引きモニター心電図ハンドブック』(山科章監修／ナツメ社)
『ネイティブ感覚でわかる医療動詞』(飯田恭子／医学書院)
『ハローキティの早引き看護用語・略語・聞き言葉辞典』(飯田恭子／ナツメ社)
『プラクティカル医学略語辞典』(後藤幸生／南山堂)
『薬剤師・看護師・医薬系学生のための臨床医薬略語集』
　(國府園・五味田祐編集／医歯薬出版株式会社)
『臨床看護11　フィジカル・アセスメントのための解剖・生理学事典』
　(佐伯由香監修／へるす出版)
『ICNPベータバージョン〈日本語版〉INR臨時増刊号25(3)』
　(岡谷恵子他／日本看護協会出版会)

●著者

**飯田　恭子**（いいだ　やすこ）

兵庫県芦屋市出身。AFS8期生。神戸女学院大学英文学科卒。東京大学医学部保健学科、同大学院医学系研究科修士・博士課程修了。保健学博士。首都大学東京名誉教授、日本医療科学大学名誉教授。現在、東京医療保健大学及び大学院非常勤講師。主な著書に「学生のためのカレントメディカルイングリッシュ」「カタカナでわかる医療英単語」「ネイティブ感覚でわかる医療動詞」（医学書院）、「早引き看護・カルテ用語事典」（ナツメ社）などがあり、著書は30冊を超える。

●執筆協力

**辻本敦美**（山梨大学医学部看護学科非常勤講師）

一部執筆協力　筑波大学看護学科元教授　岡部聡子

**小山田幸永**（首都大学東京非常勤講師）



ナツメ社Webサイト

https://www.natsume.co.jp

書籍の最新情報（正誤情報を含む）はナツメ社Webサイトをご覧ください。



本書に関するお問い合わせは、書名・発行日・該当ページを明記の上、下記のいずれかの方法にてお送りください。電話でのお問い合わせはお受けしておりません。

・ナツメ社webサイトの問い合わせフォーム

https://www.natsume.co.jp/contact

・FAX（03-3291-1305）

・郵送（下記、ナツメ出版企画株式会社宛て）

なお、回答までに日にちをいただく場合があります。正誤のお問い合わせ以外の書籍内容に関する解説・個別の相談は行っておりません。あらかじめご了承ください。

**現場ですぐ引ける　医学・看護略語辞典**（げんば　ひ　いがく　かんごりゃくごじてん）

2018年10月1日　初版発行

2025年3月1日　第8刷発行

**著　者**　飯田恭子（いいだやすこ）


©Iida Yasuko, 2018


**発行者**　田村正隆

**発行所**　**株式会社ナツメ社**

東京都千代田区神田神保町1-52　ナツメ社ビル1F（〒101-0051）

電話　03（3291）1257（代表）　FAX　03（3291）5761

振替　00130-1-58661

**制　作**　**ナツメ出版企画株式会社**

東京都千代田区神田神保町1-52　ナツメ社ビル3F（〒101-0051）

電話　03（3295）3921（代表）

**印刷所**　**ラン印刷社**

ISBN978-4-8163-6527-0　　Printed in Japan

〈定価はカバーに表示してあります〉〈落丁・乱丁本はお取り替えします〉



本書の一部または全部を著作権法で定められている範囲を超え、ナツメ出版企画株式会社に無断で複写、複製、転載、データファイル化することを禁じます。